0~3岁营养实用百科

赵子宜 王赫男◎编著

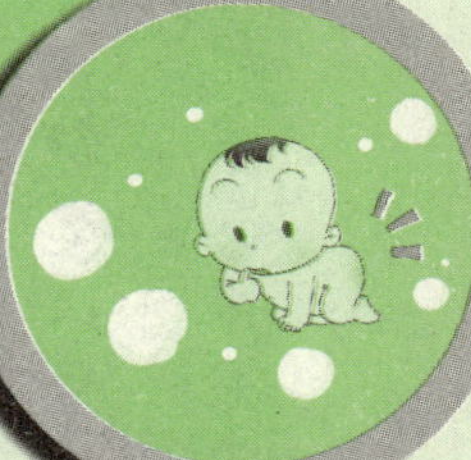

中国人口出版社

图书在版编目(CIP)数据

0~3岁营养实用百科 / 赵子宜，王赫男编著.
— 北京：中国人口出版社，2010.1
ISBN 978-7-5101-0330-8

Ⅰ. ① 0… Ⅱ. ① 赵… ② 王… Ⅲ. ① 婴幼儿-营养卫生
Ⅳ. ① R153.2

中国版本图书馆 CIP 数据核字(2009)第 235325 号

0~3岁营养 实用百科

赵子宜　王赫男　编著

出版发行　中国人口出版社
印　　刷　北京通州富达印刷厂
开　　本　720×1000　1/16
印　　张　29
字　　数　580 千字
版　　次　2010 年 2 月第 1 版
印　　次　2012 年 5 月第 3 次印刷
书　　号　ISBN 978-7-5101-0330-8
定　　价　24.80 元

社　　长　陶庆军
网　　址　www.rkcbs.net
电子邮箱　rkcbs@126.com
电　　话　(010) 83519390
传　　真　(010) 83519401
地　　址　北京市宣武区广安门南街 80 号中加大厦
邮　　编　100054

“幸福 2+1”专家团队

总顾问 吴阶平 原全国人大常委会副委员长

严仁英 北京大学第一临床医学院妇产科教授

中国关心下一代工作委员会专家委员会主任

世界卫生组织母婴保健合作中心主任

胡亚美 中国工程院院士

中华医学会副会长

北京儿童医院名誉院长

国务院学位委员会委员

杨魁孚 中国计划生育协会常务副会长

中国人民大学兼职教授

黄醒华 首都医科大学北京妇产医院教授、主任医师

首都医科大学硕士生导师

中华预防医学会妇女保健学会主任委员

中华医学会围产医学分会常委

区慕洁 中国优生科学协会理事

“万婴跟踪”首席专家

戴淑凤 北京大学第一临床医学院妇产儿童医院教授

中国优生科学协会

中国优生优育协会理事

张湖德 中央人民广播电台医学顾问

北京中医药大学教授

特别为您精心打造

经过5年的读者考验，结合读者的反馈和新的孕育理念的发展，编委会集合各方力量重新打造了“孕育实用百科”系列丛书，希望给您的孕育生活送去科学、带来轻松。

特点1

这是一套物超所值的图书——

厚重的图书、实惠的定价，您花5分钱就能读1页书，每页1~3个知识点，个个都精彩、个个都实用。

特点2

这是一套权威可信的图书——

中国人口出版社是国家级孕育类专业出版社，依托人口计生委的专业资源，出版孕育类图书累计2000余种，编委会由多位孕育专家组成，做的就是精品。

特点3

这是一套呵护有加的图书——

孕育既是一件快乐的事情，也是一件辛苦的事情，在书中除了常见的孕育知识，还有生活中其他常见问题的解决建议，比如如何维护好一个家庭、如何提高生活的品质等。

特点4

这是一套从生活中来的图书——

博尔乐孕育热线开通6年了，数十万读者打来了咨询的电话、感谢的电话，有的家庭从妈妈怀孕到宝宝上幼儿园都伴随着热线的指导，因此这套书的问题都从生活中来，解决读者的实际之需。

本套图书经过了编委会的不懈努力、倾注了编辑的满腔热情，但仍有不足之处请读者指正，知识是在不断更新的，只有不断的完善才能紧随读者的需求，解决您的孕育问题是我们的责任，我们会继续努力。

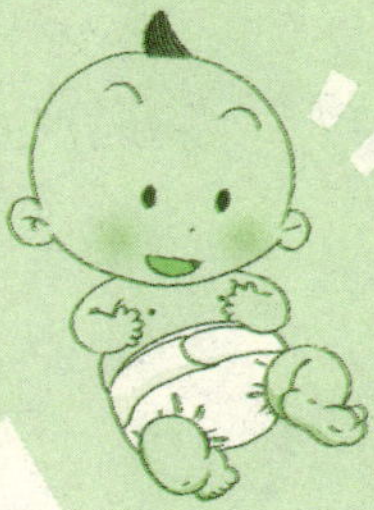

目录 Contents

第一章 0～1岁宝宝营养方案

第一节 新生儿的喂养方案

第二节 1～2个月婴儿的喂养方案

目录 Contents

Contents 目录

目录 Contents

Contents 目录

目录 Contents

Contents 目录

目录 Contents

目录 Contents

Contents 目录

目录 Contents

第八节 19～20个月幼儿喂养方案

第九节 20～21个月幼儿喂养方案

Contents 目录

第十节 21～22个月幼儿喂养方案

第十一节 22～23个月幼儿喂养方案

目录 Contents

第十二节 23～24个月幼儿喂养方案

第三章 2～3岁宝宝营养方案

第一节 2岁1～3个月幼儿喂养方案

Contents 目录

目录 Contents

第四节 2岁10～12个月幼儿喂养方案

附录 婴幼儿疾病食疗

第一章

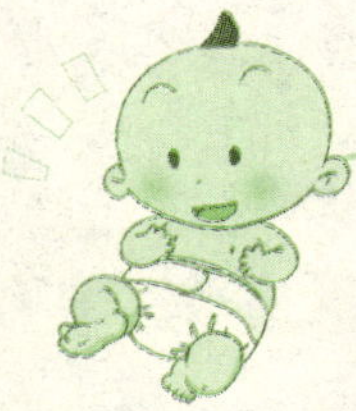

0～1岁宝宝营养方案

PART 1

宝宝刚刚出生，母乳是最好的食物。但随着一天天的成长，母乳已经不能完全满足宝宝生长的需求了，这时必需添加辅助食品。宝宝需要的各种营养来源于各种各样不同的食物，爸爸妈妈要给宝宝选择既营养又健康的食物。

第一节

新生儿的喂养方案

一、身心发育情况

历经了十月怀胎的艰辛，宝宝终于呱呱坠地了。如果你的宝宝在出生时体重超过了 2500 克，那么可以说宝宝已经顺利地度过了人生的第一关了。

身体发育

体重	2500～4000 克
身长	47～53 厘米
头围	33～34 厘米
胸围	约 32 厘米
坐高(颅顶～臀)	约 33 厘米

新生儿指的是刚生下来 1～28 天的婴儿。新生儿的头部形状与婴幼儿的头部形状会有一些区别，这主要表现在以下几个方面。

头部严重变形

顺产的新生儿，由于分娩的时候在产道中受到挤压，出生时头部会严重变形。不过妈妈们用不着担心，因为这种现象是很正常的，慢慢地新生儿的头形就会恢复正常了。

新生儿头部大多呈椭圆形，头皮肿胀，摸上去手感像橡胶一样。初产妇和高龄产妇所生的婴儿头会扁得更厉害。这种现象一般会自愈，妈妈及家人没有必要考虑用枕头之类的来帮宝宝矫正。

脸肿眼鼓的现象

新生儿出生后有时还会有脸面水肿的现象，小脸看起来红红干干的，眼皮也总是鼓鼓肿肿的。这种现象一般会在 1 周内消失，宝宝也会变得越来越可爱。所以妈妈不必着急，但是如果是肿得像“肉球”，那就要及时去医院治疗了。

1 周内的新生儿几乎整天都在安睡，有时也会睁开眼睛，但由于视力发育还不成熟，还看不见东西。在将近 1 个月时，新生儿的视力还不是很好，但如果情绪好，也会露出让妈妈心醉的笑。

新生儿眼屎多

有一些细心的妈妈还会发现自己的宝宝有眼屎，有的宝宝还会出现眼屎过多的情况。一般一侧较多，另一侧较轻或几乎没有。有时厚厚的眼屎还会把小眼睛糊得都睁不开了，为此爸爸妈妈都很担心。

这些大多是因为一些医院会在婴儿出生时，为了防止分娩时受到衣原体和细菌的感染，自行为宝宝点上抗生素之类的眼药水，妈妈不用担心。

新生儿早上醒来眼睛上可能有眼屎，这是因为这个时期眼睫毛容易向内生长，眼球受到摩擦刺激就产生了眼屎。一般 1 岁左右，睫毛自然会向外生长，眼屎便渐渐少了，所以用不着治疗。用温毛巾擦干净就可以了，也可以用消毒棉轻轻擦拭。

二、喂养有方

1. 把珍贵的初乳献给宝宝

初乳是指妈妈生下来宝宝后，5 天内乳房分泌出来的乳汁。

滴滴初乳，滴滴关怀

初乳味道清淡，量少，因为含有较多的胡萝卜素而呈黄色，以至于有的妈妈认为它是不清洁的而不给宝宝喂食。

其实产后第一天分泌的乳汁中，蛋白质含量最高，以后乳汁的蛋白质含量会慢慢下降。大约在产后第六天，乳汁中的蛋白质含量开始稳定。

初乳中的优质蛋白质内含有多种抗细菌、病毒和真菌的物质，尤以分泌型免疫球蛋白质含量最多，它可以保护婴儿呼吸道和胃肠道的黏膜。初乳中的乳铁蛋白能阻碍细菌的代谢和繁殖。初乳中还含有丰富的淋巴细胞、中性粒细胞和吞噬细胞，它们能吞噬和消灭各种微生物。初乳可以使宝宝获得强大的免疫力，所以初乳滴滴是宝，一滴也不要浪费。

什么时候开奶好

新生儿出生后，从什么时候开始给宝宝喂奶成了困扰妈妈们的一个问题。

有人认为在分娩 6～12 小时开始授乳比较合适，理由是产妇分娩后体质比较虚弱，不宜马上喂奶，这样可以使母婴都得到休息。还有人认为新生儿胃内常有羊水等，此时喂奶容易引发新生儿溢奶，最好先用糖水试喂。但更多的人认为应该提前开奶，越早越好。

及早喂奶有哪些好处

世界卫生组织和联合国儿童基金会推荐，在宝宝出生后半小时内，妈妈就应该把宝宝抱进怀中让他吸吮乳头。因为：

◎ 初乳营养丰富适于新生儿的需要；

◎ 初乳含有丰富的免疫物质，可提高新生儿的免疫力；

◎ 初乳可预防传染性疾病的发生，对新生儿有保护作用；

◎ 提前喂奶可促进乳腺提早分泌乳汁，还有利于妈妈的子宫恢复；

◎ 能够强化宝宝的吸吮能力。

新生儿如不及时补充能量，出生后 2～4 小时血糖就明显下降，可能会影响新生儿的智力发育；早喂奶还有助于新生儿排净胎便，这样就不至于因胎便中的胆红素通过肠道黏膜的毛细血管吸收到血浆中而使新生儿黄疸加重，甚至由生理性黄疸转为病理性黄疸而影响新生儿智力发育。

从乳汁的生成和分泌过程看，一位健康的母亲自然分娩后半小时内是完全可以喂奶的。所以，聪明的妈妈千万别错过了这母乳喂养的第一时间哟！

喂养小贴士

为了替宝宝从最全面的角度考虑，妈妈要特别注意保证母乳的卫生。喂奶前妈妈应该把手洗干净，用温水清洗乳房，避免用肥皂水之类清洗乳房。先将乳头清洗干净，然后再用温热干净的毛巾热敷乳房 3~5 分钟，同时按摩乳房以刺激排乳反射。

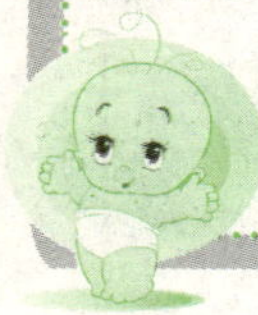

2. 妈妈的喂乳姿势有讲究

选择一个舒适的喂奶姿势，不仅妈妈不会觉得累，宝宝也更容易吸吮乳汁。那么，正确的喂奶姿势是怎样的呢？

妈妈的体位要舒适

体位舒适和全身肌肉放松有益于乳汁排出。喂奶时妈妈的体位舒适、乳头不疼才是正确的姿势。

妈妈可以选择坐在椅子上，并将与喂奶乳头同侧的脚放在小凳子上，这样就不用拉紧背部和手臂的肌肉来把宝宝搂在乳房前。若是在妈妈的胳膊下和大腿上各放一个枕头，会让宝宝有个更舒适的吸吮姿势。

妈妈也可以选择侧卧着喂奶，这适合于夜间喂奶和哄宝宝睡觉时的喂奶。靠着一个较高的枕头、一床被子，就可以完全地撑住妈妈的腰背部，不至于全身肌肉紧张以致太累，再用一个垫脚用的靠垫，在宝宝尚无法自行侧卧时，还需要一个小靠垫以顶住宝宝的背部。

正确抱住宝宝

刚出生的宝宝脖子上的肌肉还没有足够的力量来支持他的头，所以看上去总是软耷耷的。这时候给宝宝喂奶，应该用一只手托住宝宝的脖颈。如果是坐姿喂奶，则用喂奶乳头同侧的大腿支起宝宝的背，使宝宝和妈妈腹部贴腹部，宝宝的鼻子和妈妈的乳头相对，宝宝的头和身体保持在一条直线上。

防止宝宝鼻部受压

要防止宝宝的鼻部受压，在喂奶的过程中应保持宝宝头和颈略微伸张，以免宝宝鼻部挤压乳房而影响宝宝呼吸，同时也要防止宝宝头部与颈部过度伸展造成吞咽困难和咬伤乳头。

帮助宝宝含住乳头

当妈妈的乳房碰到宝宝的面颊和口唇时，我们会发现宝宝会产生神奇的吸吮反射。但他常常不能很好地含住乳头和整个乳晕，这就需要妈妈的帮助。

妈妈应该将拇指和四指分别放在乳房的上下方，托起乳房，将乳头送到宝宝嘴边，让宝宝的嘴吮住妈妈的乳头，并且要让宝宝直吮至乳晕部位。当宝宝开始吮吸时，牙龈挤压充满了乳汁的乳晕，舌头挤压乳房使乳汁流出，这样宝宝既可吮吸到乳汁，又不会因为牙龈摩擦乳头而引起乳头疼痛。

喂养小贴士

宝宝在吃奶时，如果不是由于奶流过急，妈妈尽量不要用食指和中指剪刀式地夹挤乳房。因为这样的手势会反向推压乳腺组织，阻碍宝宝含住乳晕，宝宝不能有效地吸吮出乳汁，越吸越用力，甚至会把妈妈的乳头弄破。

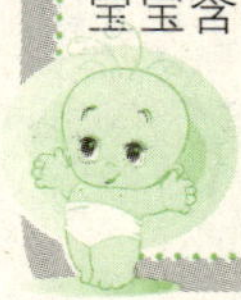

3. 呵护宝宝的母乳喂养步骤

喂奶前的准备

◎ 喂奶前，先检查婴儿的尿布，如果尿湿，要立即更换，否则宝宝吃奶的时候会不安心。

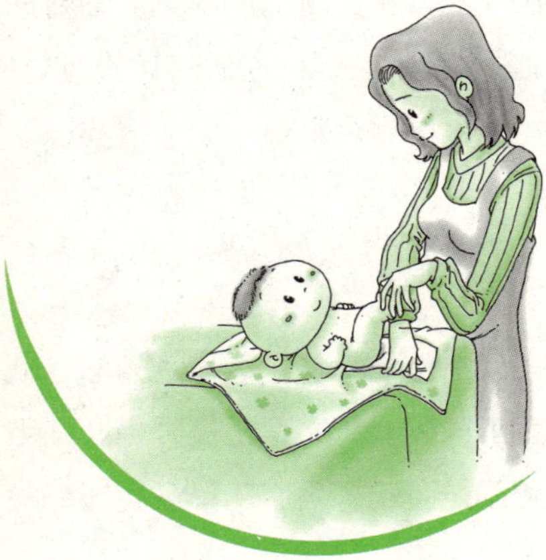

◎ 换完尿布后，洗干净手，用湿热毛巾擦洗乳头乳晕，同时双手柔和地按摩乳房3~5分钟，促进乳汁分泌。

◎ 抱起宝宝，坐在较矮的靠背椅上，让宝宝与你胸贴胸、腹贴腹，嘴与乳头成同一水平位。

◎ 用乳头从宝宝的上唇掠向下唇引起觅食反射，当宝宝嘴张大、舌向下的一瞬间，快速将乳头和大部分乳晕送入宝宝口腔。

要注意把乳头和乳晕都含入宝宝口内，这样既可使婴儿的两侧口角没有空隙，防止吞入空气，又可使婴儿的吸吮动作有效地压缩和振动位于乳晕下的乳腺集合管，使更多的乳汁吸入口内。

母乳喂养的步骤

◎ 挺直身子，用稍倾斜、稳定的姿势抱住宝宝。

◎ 用温柔爱抚的目光看着宝宝的眼睛。

◎ 吃空一侧乳房，再换另一侧，下次哺乳时相反，轮流进行。

◎ 喂奶时间以左右乳房合计20分钟为宜。新生儿吃奶时间不受限制，只要幼儿想吃就喂。2～3个月以后以20分钟为宜。

◎ 哺乳结束时，让宝宝自己张口，乳头自然从口中脱出。然后用清洁纱布擦掉宝宝嘴角的奶迹。

◎ 将宝宝抱起来，靠在妈妈肩头，然后由下而上轻轻拍背或摩擦，让宝宝打个"嗝"，避免溢奶。

◎ 如果宝宝喝奶时睡着了，妈妈应当采取右侧卧位，防止宝宝吐奶呛入气管引起窒息。

◎ 喂奶后一定要记得挤出残奶。如果乳房中有残奶，容易影响乳汁的分泌。

4. 乳头凹陷还能哺乳吗

据统计，孕妈妈中约有3%的人乳头凹陷。婴儿难以含住内陷的乳晕，从而影响母乳喂养。那么如何才能顺利哺喂婴儿呢？医生建议从孕期开始做好乳房保健。

不提倡怀孕晚期牵拉乳头

以前有人主张在怀孕晚期每天牵拉乳头数次，改善乳头凹陷。后来研究发现，这样会过度刺激乳头，促进导致子宫收缩激素的释放，甚至触发早产，所以怀孕晚期的妈妈最好不要牵拉乳头。

乳头凹陷该怎么办

如果在分娩前几周或几个月发现乳头凹陷时，可佩戴一个中空的圆锥形乳罩，对乳晕施以柔和而均匀的压迫，纠正乳头凹陷。也可以用双手拇指轻压乳晕两旁，再向上下左右推开，每天 1～2 次，每次 10 下。

如果在分娩后才发现乳头凹陷，可用手指将乳头向外轻轻牵拉，并按、捏乳头、乳晕，每天 1 次，每次 10～30 下。

乳头凹陷的哺乳方法

如果你的乳头只是稍微有些扁或是脐状乳头，那么不必太担心哺乳的问题。在哺乳之初可能会有些困难，但仍应坚持哺乳。

每次喂奶前，可以用乳泵或吸奶器将乳头轻轻拉出，送进宝宝嘴里，等他能含住乳头并能吸吮就可以了。

爸爸妈妈来互动

决定亲自哺乳可爱的宝宝了吗？精心按摩乳房也是对宝宝爱的表现。按摩过的乳房会让妈妈更加自信，也让宝宝的吸吮变得更加舒适。

对于正常的乳房，只要睡前使乳房放松就行。用手指肚轻轻捏住乳头，轻柔地按摩整个乳头。一天一次，每侧乳房做 1 分钟。

乳头凹陷的乳房，则需要更多的精心按摩。怀孕时可以用吸奶器把乳头轻轻拽出，每天 4～5 次。扁平的小乳头在按摩时要更加精心、仔细。分娩后要把乳头和乳晕部分一起给婴儿吸吮。

5. 哺乳的妈妈别生气，当心奶水生毒素

哺乳期的妈妈在愤怒、焦虑、紧张、疲劳时，内分泌系统会受到影响，分泌的乳汁质量也会产生变化，甚至会直接影响到新生儿的健康成长。

为什么妈妈生气时不能哺乳

人体在生气发怒时，可兴奋交感神经系统，使其末梢释放出大量的去甲肾上腺素，

同时肾上腺髓质也过量分泌肾上腺素。这两种物质在人体如分泌过多，就会出现心跳加快、血管收缩、血压升高等症状，危害妈妈健康。

妈妈经常性地生气发怒后，体内就分泌出有害物质。若“有毒”的乳汁被宝宝吸入，会影响其心、肝、脾、肾等重要脏器的功能，使宝宝的抗病能力下降，消化功能减退，生长发育迟滞。经常吸入“有毒”的乳汁还会使宝宝中毒而长疖疮，甚至发生各种病变。

盛怒过后，如何哺乳

哺乳期的妈妈尽量不要发怒生气。一旦发怒生气，妈妈切勿在生气时或刚生完气之后给宝宝喂奶，以免不利于宝宝健康。如果需要哺乳，最少要隔半天或一天，先要挤出一部分乳汁，然后用干净的布擦干乳头后再哺乳。

稳定情绪才能保证乳质

要保持充足的乳汁，哺乳期的妈妈除了要有充分的睡眠和休息外，还要避免精神和情绪上的不稳定，所以最好不要炒股或做其他会令情绪大起大落的事情，而应讲求张弛有度，多听听音乐、读一些好书、做一点运动，通过各种方式稳定好自己的情绪，尽量保持平和的心情，这对保证乳汁分泌的质和量都会起到较好的作用。

另外，可多喝水及牛奶以保证水分和钙量，在饮食上也要注意营养搭配，多吃动物性食品和豆制品、新鲜蔬菜水果等。另外，还可吃些海带、紫菜虾米等都含有丰富的钙及碘的海产品。

6. 纯母乳喂养能满足宝宝的需要吗

母乳喂养不足症

“母乳喂养不足症”是指母乳不足，造成纯母乳喂养儿进食不足。母乳不足表现为：喂奶时听不到宝宝吞咽的声音；宝宝吃奶时不安静，吃奶后过不了多久又想吃奶；尿量少且每日少于 6 次；生后 10 天体重仍在下降，生长曲线平坦，等等，甚至出现早发性母乳性黄疸。

大多数的妈妈出现母乳不足，往往是由于哺乳方式不当引起的，此外，妈妈营养充足，但饮食不平衡，妈妈过度紧张、忧虑、愤怒、惊恐等不良精神状态，哺乳期乳腺病导致乳腺管堵塞，都有可能造成母乳不足或“哺乳困难症”。

母乳是宝宝最理想的营养品

据研究，大多数6个月以内的宝宝，适宜纯母乳喂养生长。母乳是宝宝必需的、理想的食品，其所含的各种营养物质最适合宝宝消化吸收，而且具有最高的生物利用率。

母乳的质与量随着宝宝的生长和需要呈相应改变。宝宝吸得越勤，乳汁分泌得越多。一般公认宝宝6周时乳房每日分泌700毫升乳汁，到3个月时可增加到800毫升。宝宝6个月以后，每天需要的能量增多，母乳仅能满足此时婴儿需要量的80%。

坚持纯母乳喂养至少4个月

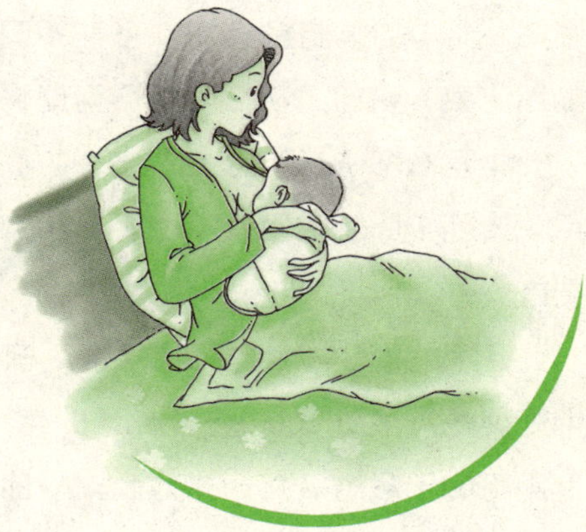

奶类是宝宝的主食，无法母乳喂养时以配方奶粉喂养，母乳不够时，添加配方奶粉。有母乳尽量给孩子吃母乳，至少4个月，最好6个月，6个月后开始添加辅食，不能早于4个月。一个月的宝宝，最好不要添加配方奶粉，因为最初的一个月很多妈妈的喂养潜力并没有全部发挥出来，而通过婴儿对妈妈乳头的吸食力度，会促进乳腺充分分泌。

7. 母乳和奶粉，选择哪个好

目前，市面上有各种各样的配方奶粉，进口、国产的都有，可谓琳琅满目。在母乳不足或客观上无法授乳的情况下，选用奶粉是完全可以的。但有些母亲完全可以用母乳喂养，却因听了不正确的宣传或者为了保持体形而不愿意喂奶，这是非常可惜的。因为婴儿配方奶粉与母乳有着极大的区别。

被加工的婴儿配方奶粉

现代高科技还不可能将婴儿配方奶粉复制得与母乳完全一样。几乎所有的配方奶粉都是以牛奶作为主要原料，再按照母乳的营养成分添加各种营养素制成的。婴儿配方奶粉有一个致命的弱点，那就是它的奶粉是经过喷雾干燥高温处理后所制成的，因此鲜牛奶中许多对健康有益但不耐热的有效成分在加工过程中被丢失了。

营养成分的比较

从营养成分上看，母乳与配方奶粉中蛋白质及非蛋白核两者不一样。母乳中约有25%的非蛋白氮，而奶粉中只有5%。更重要的是人乳中的牛磺酸是奶粉中的30～40倍，而牛磺酸对婴儿的大脑发育极为有益。所以，为了使宝宝更聪明，请尽量用母乳喂养。

人乳中的脂肪含有150多种不同的脂肪酸，配方奶粉根本就不可能将人乳中这么多的脂肪酸复制出来。而且，人乳中脂肪的吸收率比奶粉中的要好。

另外，人乳中的糖主要是乳糖，其中低聚糖含量每100毫升为1～2克，是奶粉的十多倍。而人体对低聚糖的吸收、利用和需要尤其重要。

从维生素方面来看，人乳中的维生素D是以水溶性的硫酸维生素D为主要成分，很容易被人体吸收，人乳中还含有维生素B和叶酸的配体，也能促进维生素D的消化吸收。而且由于母乳喂养时，不像牛奶、奶粉或配方乳要加热，所以对其中的维生素A、维生素B和维生素C破坏很少。母乳中还有一种特殊的脂肪酶，它几乎在消化道的所有部位都能分解脂肪。母乳中的一些激素如甲状腺素、促性腺激素等也可通过喂奶而促进宝宝的生长发育。

从免疫能力上看

奶粉中虽然也含有免疫球蛋白G与免疫球蛋白M，但在母乳中除有这些外，还含有可分泌的免疫球蛋白A。免疫球蛋白A能阻止细菌附着于肠黏膜，并且能使肠毒素失活，甚至可以

宝贝自己说

我是刚出生的小宝宝。一生下来我就会自己喝奶了，厉害吧！别看我还不会说话，其实我早就在用无声的语言，告诉爸爸妈妈我是不是饿了。

当我饿了，我会……

又哭又闹。

用小嘴找乳头。

把乳头送到我的嘴边时，我会急不可待地衔住乳头，满意地吸吮着。

吃得非常认真，不会被周围的动静打扰。

对母体没有感染过的细菌有免疫保护作用。

奶粉中虽然也含有少量溶菌酶，但在加热制成奶粉与配制配方奶粉的过程中几乎全部消失了。而母乳中的溶菌酶含量是牛奶的300倍，这种溶菌酶能溶解细菌壁而杀死细菌。母乳中还含有能杀死链球菌和葡萄球菌的溶菌酶。此外，母乳中还含有其他一些非特异性抗病毒因子，能抗流感病毒。

由于母乳具有很多奶粉所不具有的功效，所以妈妈应尽量通过喂奶来促成婴儿的健康。

8. 宝宝的奶粉是越浓越好吗

新生儿出生后，由于母乳尚未分泌或母乳不足，可用全脂牛(羊)奶粉喂哺，但是千万不要配制得太浓了。

奶粉为什么要适当稀释

◎ 全脂奶粉或强化奶粉中均含有较多的钠离子，如不进行适当稀释，就会使新生儿钠摄入过高，而钠摄入过高对人体会有极大伤害。

◎ 强化奶粉中由于补充了加工制作中损失的维生素与牛奶中容易缺少的元素，只有加以稀释后才能适用于新生儿。

◎ 给新生儿喂浓奶，会使内脏功能尚未成熟的婴儿肾脏负担加重，有时还会引起婴儿轻度脱水。

◎ 奶粉中的蛋白质经高温凝固，虽较牛奶中的蛋白质好消化，但由于新生儿消化能力差，若奶粉过浓，新生儿则难以消化。长期喂给新生儿浓奶，会使新生儿产生厌奶，所以必须稀释才可代替母乳喂养。

怎样具体地调制奶粉

奶粉是用鲜牛奶加热喷雾干燥而制成的，1千克奶粉可还原8千克鲜奶，所以将奶粉按重量以1∶8的比例稀释，即可得到全奶。然后在调好的奶汁中按100毫升加糖5～8克，摇匀后根据新生儿的周龄，适当加水稀释(出生后1周再加1/2量的水，2周加1/3，3周加1/4)，煮沸消毒后待温度适宜后即可喂哺。

若按容积配制，则奶粉和水的比例为1∶4，也就是1匙奶粉配4匙水，其余的按上法配制即可。

9. 给新生儿喂牛奶的大学问

喂牛奶时姿势一定要正确

在给宝宝喂牛奶时，妈妈一定要亲手抱起宝宝。妈妈怎么坐都可以，只要坐得舒适就行。

当妈妈的肌肉放松时，宝宝就会感觉到母体的柔软，就能让宝宝在吃奶的过程中感受到妈妈的爱抚。

卧式喂牛奶会使牛奶进入咽后部的耳咽管中，容易引起中耳炎，为了防止出现这种情况，喂牛奶时也应使宝宝的上身接近于直立。

橡胶奶嘴的选择

橡胶奶嘴不能太硬，其长度应当根据宝宝的喜好来选择。刚开始合适的奶嘴并不表明以后也合适，发现不好用时就应该换掉。

橡胶奶嘴孔也应选择合适的，如果奶嘴孔太大，牛奶出得过急，就容易呛着宝宝；而如果奶嘴孔太小，宝宝吃起来太费劲，弱小的宝宝容易在吃奶的途中累得不想吃。而对于体质较好的健壮宝宝，让他在吮吸时费点工夫会有一些好处，所以在开始时应购买孔小一点的奶嘴。孔小奶嘴的标准，是将奶瓶倒过来时，每秒钟滴 1 滴左右(水平放置时牛奶不流出来)。

现在超市出售的有些奶嘴没有孔，爸爸妈妈在买回后应先打一较小的孔，然后再稍微扩大一些，以免因第一次开孔太大而损害奶嘴。奶嘴开孔后要用清水煮沸消毒。

新生儿的喂奶量是多少

出生 7~15 天的新生儿一般每次吃牛奶 70~100 毫升，并在 10~20 分钟内吃完较为合适。但 1 周左右的宝宝也有吃一点就不吃了的，即使妈妈动动奶嘴或是捅捅其脸颊也不继续吃，也有休息 2~3 分钟后重新开始吃奶的。妈妈要把喂奶的时间掌握好，一次喂奶应控制在 30 分钟以内。

喂养小贴士

用奶瓶喂奶时，为避免婴儿吞下空气，应将奶瓶的奶嘴处始终充满牛奶。但即使这样也可能会倾斜 45°，有空气被婴儿吞入，所以在喂完奶后不要让婴儿马上睡觉，而要抱婴儿直立，抚摸或轻拍其后背，把随牛奶一起吞入的空气通过打嗝排出。

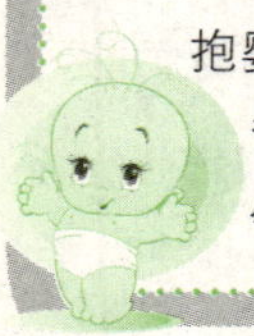

宝宝出生的10天里，每天的吃奶量是不尽相同的。但如果每次都吃不了50毫升，就应该请教医生。出生15天的宝宝一般每3小时吃一次奶，每次100毫升左右。也有的每次吃120毫升，每日只吃6次。当然，和成人的食量有大有小一样，也有的宝宝每次只吃70毫升，每天只吃6次。只要婴儿精神好爸爸妈妈就不必担心。如果出生15天的宝宝每次都能吃下120毫升，这时妈妈千万别盲目地加大喂奶量，而应该在宝宝啼哭时，加喂一些加糖的温开水(100毫升水加5克白糖)即可。

10. 双胞胎宝宝喂养小妙招

十月怀胎，一朝分娩。随着一高一低两声清脆的啼哭声，你幸福地成为了两个孩子的母亲。惊喜过后，你是否担心乳汁不够他们俩吃呢?

神奇的乳房

不用担心，大多数妈妈都有足够的乳汁喂哺双胞胎。这是因为乳房是一个很有活动能力的器官，宝宝吮吸得越勤，乳房受到的良好刺激越多，乳汁分泌也就越多。一般认为新生儿期妈妈分泌量为每日500毫升，6周时可增至每日700毫升，3个月时可增加到每日800毫升，而在7个月时则每日可分泌1500毫升。如果双胞胎吮吸，则可增至每日泌乳2500毫升，因此双胞胎妈妈无须担心。

日常双胞胎的喂养

在日常生活中，由于妈妈同时喂养照看两个宝宝会有许多困难，所以很多妈妈就放弃了母乳喂养，这并不是因为母乳不足。

妈妈应相信乳汁足够喂哺两个宝宝，因为吸吮越多，乳汁分泌也就越旺盛，也就是说，两个宝宝吸吮乳房就一定会有足够的乳汁供两个孩子吃。妈妈可以一次同时喂哺两个宝宝，也可以两个宝宝轮换着喂。

当然，妈妈因为同时喂哺两个宝宝，所以应当适当地加强营养素的补充，同时也要休息好，以保证精力的旺盛。

11. 早产儿也能养得白白胖胖

医学上称的早产儿是指胎龄未满37周(260天)，体重小于2500克，身长小于46厘米的新生儿。

早产儿的特征

早产儿由于在母体中的时间短，他们的体质一般较差，从母体中吸收的养分也相对不足。早产儿的皮肤一般薄而发亮，啼声甚轻，呼吸不均，四肢不甚活动，体温较低。而且由于他们的口舌肌肉活动能力太弱，一般不能直接通过吮吸乳头而获取乳汁。

早产儿的喂养

早产儿由于体质较差，因此若不注意喂养就容易造成营养不良，使生长发育受阻。所以多主张尽早喂养早产儿。生活能力强一些的，可在出生后4～6小时开始喂养；体重在2000克以下的早产儿，应在出生后12小时开始喂养；若是情况较差，则可推迟到24小时后喂养，先用5%或10%葡萄糖液喂，每2小时一次，每次1.5～3汤匙，24小时后可喂乳类。

对于有吸吮能力的早产儿，妈妈应尽量直接哺喂母乳；吮吸能力差一些的，妈妈可先挤出母乳，然后用滴药管将母乳缓缓滴入宝宝口中。一般每2～3小时喂一次。如果没有母乳，可用牛奶代替，开始给半脱脂或稀释乳(2：1或3：1)加5%糖液，1个月后改用全脂奶粉喂养。

早产儿的喂养量

早产儿最初2～3日内的喂哺量为

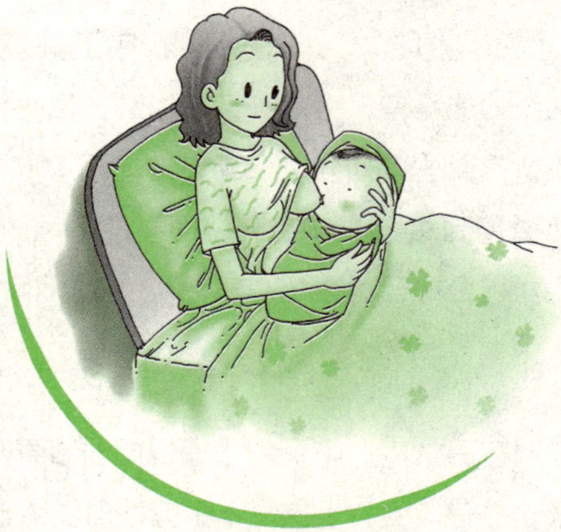

喂养小贴士

应给早产宝宝添加必要的营养物质

由于早产儿体内的各种物质储量少，所以应给宝宝添加必要的营养物质。可以给予复合维生素B片，每次1片，每日2次；维生素C每次50毫克，每日1次；维生素E每日10~15毫克，分2次服用。出生后的第2周开始服鱼肝油滴剂，开始每日1滴，后逐渐增至每日5~10滴；出生后1个月可补充硫酸亚铁，每日0.3克，分3次口服。

早产儿如果喂哺得当，每日应增重15克，到一岁左右体重和正常儿就差不多了。妈妈不必太过担心。

每日每千克体重喂奶 60 毫升，以后随着宝宝体重的增长而逐渐增加奶量，至 15 日时一般喂奶量为 70～100 毫升。每日喂 8 次，即每 3 小时喂一次，在两次中间可喂洁净凉开水一次。

三、吃什么才聪明

1. 母乳是宝宝最好的营养品

母乳是宝宝必需和理想的食品。母乳中所含有的各种营养成分特别适合宝宝的消化吸收，宝宝对母乳有着最高的生物利用率，最微妙的是母乳的质和量会随着宝宝的生长和需要而产生相应的改变，能自动调节适应宝宝不同时期生长发育所需的营养。一般来说，充足的纯母乳喂养可以保证 4 个月以内宝宝的生长发育需要。

母乳的营养成分与作用

◎ 母乳中含有较多的优质蛋白质，适合宝宝消化吸收；

◎ 母乳中脂肪酸比例适宜，尤其对体弱儿和早产儿适宜，用母乳喂养的宝宝不易引发脂肪性消化不良；

◎ 母乳中天然乳糖含量丰富，比例适当，并能抑制大肠杆菌的生长，可减少宝宝腹泻；

◎ 母乳中含有牛磺酸，而牛磺酸对新生儿神经系统的功能、智力发育、视力保护和胆汁代谢等具有重要意义；

◎ 母乳中维生素充足，且温度适宜、新鲜，可随时喂哺，极少污染；

◎ 初乳中含有母体中的抗体，可增强宝宝的抗病能力；

◎ 母乳中含有丰富的吞噬细胞和极强的杀菌活力，母乳中还有分泌型免疫球蛋白抗体，具有抗呼吸道和肠道疾病的作用；

◎ 母乳具有抗过敏的作用，母乳喂养宝宝极少会有过敏反应；

◎ 母乳有助于预防婴幼儿某些过敏性疾病，如湿疹、哮喘等；

◎ 宝宝在吮吸母乳的过程中，可促进面部和牙齿的正常发育，并有预防龋齿的作用。

母乳的“情感作用”

母乳喂养不仅供给了婴儿必需的营养素，还给予婴儿感情与温暖，促进婴儿的身心发育。

喂奶时，宝宝躺在妈妈的怀抱里，能接触到妈妈温暖的肌肤，闻到妈妈身上亲切的气味，能够再次听到早在宫内已熟悉的妈妈心跳的节律，再加上妈妈爱抚的动作和温柔的言语，这一切都能使宝宝感受到母爱，产生愉快的情绪，对婴儿的身心健康发育很有好处。

在母乳喂养的过程中，妈妈和宝宝进行着最直接的情感交流，这增进了母婴之间的感情，使宝宝在心理上更贴近妈妈，有利于宝宝的身心发育。母爱不仅影响着宝宝的健康成长，还对宝宝未来的精神、性格的发育有着不容忽视的作用。

2. 母乳喂养的宝宝需要补充维生素吗

维生素 D 的补充

佝偻病是一种骨骼发育不良的疾病，是由于维生素 D 不足引起的。如果人体接触紫外线，皮肤就会合成维生素 D，但婴儿在 1 个月左右时一般不晒太阳，所以接触不到紫外钱。因此新生儿在 2 周后应每天补充鱼肝油剂。特别是早产儿。

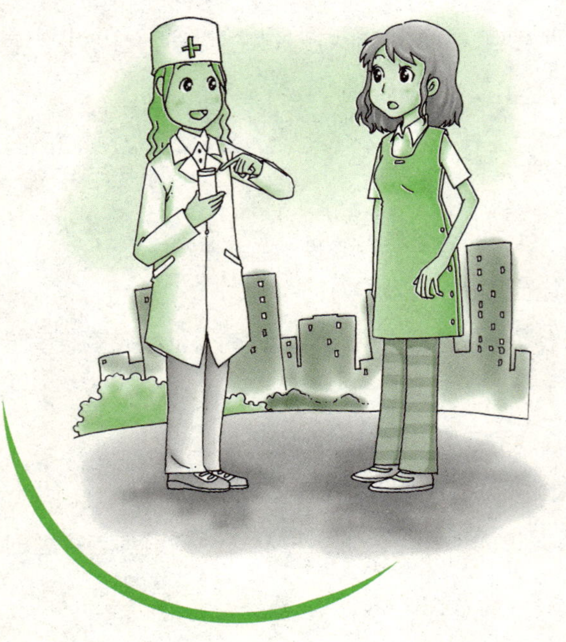

维生素 C 的补充

坏血病是一种身体各处出血的疾病。是由于维生素 C 摄入不足引起的。在妈妈喂奶期间，如果妈妈不是完全不吃水果，就不会引起维生素 C 缺乏。在人工喂养时，因为需要用热水冲奶粉，所以也会损失一部分维生素 C。因此，在出生 2～3 周后应每日补充 25 毫克维生素 C（相当于 50 毫升橘子汁）。

维生素 B_1 的补充

维生素 B_1 不足会引起脚气病。婴儿每日需要 0.5 毫克的维生素 B_1。如果妈妈不喜欢吃麦片、面条等面食，而只吃精面米，或是以方便食品为主食，婴儿就会出现“脚气症”。所以，喂奶的妈妈应多吃些粗粮或面食等。由于妈妈膳食中维生素 B_1 的量无法确实，所以预防性地每日给予婴儿 0.5 毫克的维生素 B_1 是比较安全的。

维生素 A 的补充

维生素 A 不足时，眼角膜就会干涩，严重时可引起失明。母乳中维生素 A 含量较高（100 毫升中含 200～500 国际单位），所以母乳喂养的婴儿不补充维生素 A 也可以。牛奶中含有维生素 A，而且维生素 A 耐热，即使经过消毒也不会破坏掉。所以一般说来，无论是母乳喂养还是用牛奶人工喂养的婴儿，都不特别需要补充维生素 A。

为什么要给新生儿补充维生素 K

维生素 K 是参与血液凝固的重要成分。人体的血液有一套自我保护的凝固系统，主要包括 13 个凝血因子，其中有 4 个必须在维生素 K 的参与下才能在肝脏内合成，因此，人体缺少维生素 K 就等于缺少 4 种凝血因子，出血自然不可避免。

喂奶的妈妈应多吃些含维生素 K 丰富的食物，如菠菜、番茄或鱼类等。在提倡母乳喂养的同时，可给新生儿适当喂点牛奶，因为牛奶中维生素 K 的含量是人乳的 4 倍。

3. 乳汁的好坏由妈妈的营养决定

宝宝的生长发育，完全依赖于妈妈的乳汁供给的各种营养物质，妈妈的营养状况决定了乳汁质的好坏和量的多少，乳汁的质量又决定了宝宝的身高体重及智力发育。随着宝宝一天天长大，妈妈膳食中的营养成分不仅不应减少，而且应逐渐增加。

乳汁的营养丢失

妈妈营养不良时，除泌乳量减少外，乳汁中的脂肪成分、脂酸和脂溶性维生素 A、D、E、K 以及水溶性维生素 B 族、维生素 C 等都会受到影响。特别当妈妈营养素的摄入量变动较大时，其乳汁中营养成分受到的影响更明显。

◎ 当妈妈膳食中的蛋白质质量较差、摄入量又严重不足时，将会影响乳汁中蛋白质的含量和组成。

◎ 母乳中脂肪酸、磷脂和脂溶性维生素的含量受妈妈膳食摄入量的影响。如维生素 A 在乳汁中的含量与妈妈膳食关系密切，当妈妈膳食中维生素 A 丰富时，则乳汁中也会有足够量的维生素 A；而水溶性维生素的含量则有的受母亲膳食的影响，有的不一定受影响。

◎ 母乳中钙的含量一般比较恒定，如果妈妈膳食中钙供给不足，首先会动用母体内的钙，用以维持乳汁中钙含量的恒定。但是，妈妈膳食中长期缺钙也可能导致乳汁中钙含量的降低。

◎ 母乳中的铁含量很低，妈妈膳食中铁含量的多少对乳汁中铁含量的影响甚微；而母乳中锌含量与膳食中锌的摄入量有一定的关系；母乳中铜的含量也与妈妈动物性蛋白质的摄入量有关；妈妈膳食中的硒和碘的摄入量与乳汁中这两种元素的浓度更是密切相关。

月子妈妈的营养

妈妈除自身所需的营养外，还需分泌乳汁喂养婴儿。如果母体营养不足，那么乳汁的营养只好从母体内储存的营养中提取了。时间一长，乳汁的质与量都不能满足婴儿正常生长发育所需，同时也会影响妈妈的健康。

所以，坐月子期间的妈妈应增加营养，以帮助生殖器官的恢复，补充妊娠与分娩时的消耗，为分泌充足的乳汁创造条件。

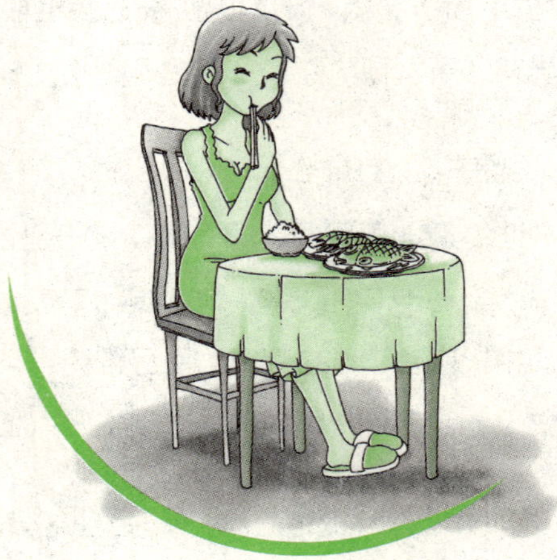

那么，哺乳期母亲究竟应该吃些什么、吃多少呢？一般来讲，哺乳期妈妈每日的泌乳量约为 500～1000 毫升，多者可达 2000 毫升以上。为了泌乳的需要，妈妈每日应保证摄入 3000～4000 卡热量，而这些热量均需从食物中获取。因此，哺乳期妈妈的营养应合理均衡，做到菜肴荤素搭配、粮食粗细搭配，应多吃些肉、鱼、蛋、奶、豆制品、新鲜蔬菜及时令水果。具体每日各种食物的摄入量约为：粮食 0.5 千克，肉类 0.25 千克，牛奶 0.25～0.5 千克，蛋 2 只以上，豆制品若干，蔬菜 0.5 千克，水果 0.25～0.5 千克。此外，还应服用适量的钙剂及鱼肝油。

科学地安排好妈妈的膳食，食物中

应有充足的热量、生理价值较高的蛋白质、丰富的无机盐和维生素以及充足的水分等，而在进食量上应掌握好，量要适宜，不是越多越好；在食物选择上也要合理，要营养均衡，不要偏食；在烹调方法及食物调配上应多样化，经常变化，且每餐要干稀搭配、荤素搭配。

4. 别让你的宝宝“蛋白质营养不良”

如果你的宝宝有消瘦或水肿的症状，那么你就要留心了，他可能患上了“蛋白质营养不良”。

什么是“蛋白质营养不良”

“蛋白质营养不良”是由于膳食中蛋白质和热能摄入不足而引起的营养缺乏病。主要发生于5岁以下的儿童，表现为宝宝消瘦，体重下降。长期以往，可能会导致宝宝生长发育障碍或机体抵抗力降低，甚至死亡。所以爸爸妈妈千万不能忽视！

病因

长期摄入不足

宝宝处于不断生长发育的阶段，对营养素的需要相对较多，母乳摄入量不足，又没有及时添加其他乳品；奶粉配制过稀；突然停奶而没有及时添加辅食；长期以淀粉类食品（粥、奶糕）为主等。

宝贝自己说

妈妈的奶真好喝！咕……我打了一个饱嗝。好饱啊！可是妈妈却不知道我已经饱了，怎么办呢？让我的小动作来告诉妈妈吧！

当我饱了，我会……

吸奶的速度变慢。

有一点动静就停止喝奶，甚至转过头去寻找声音的来源。

有时我会调皮地玩一会乳头。用小舌头把乳头抵出来，再放进去，然后再抵出来。

如果我已经很饱了，妈妈还要喂我，我会酷酷地把头转开，装作不理妈妈的样子。如果妈妈还是强迫我喝奶，我只好大哭来抗议了。

消化吸收障碍

儿童患腹泻、感染或某些传染病时；机体对蛋白质的吸收利用发生障碍，而体内对蛋白质的需要又增加，结果造成蛋白质营养水平下降。

先天因素

胎儿时期营养不良、早产儿、出生体重过低的新生儿、孪生儿，会比较容易发病。

膳食小调理

高热能喂养

充足的热量摄入，能促进体内蛋白质平衡，促进组织蛋白质合成和减少组成蛋白质的氨基酸氧化。因此，应保证儿童每日足够的能量摄入，保证其总的进食量。

高蛋白喂养

儿童每日膳食中摄入的蛋白质量要达到我国制定的蛋白质供给标准。每日供给充足的肉类、乳类、蛋类、豆类、谷类等食物，以保证蛋白质的摄入。不同食物的蛋白质含量不同。

病情稳定的标志是：经过膳食调理，食欲逐渐恢复，对外界环境开始发生兴趣，水肿减轻并逐渐消失。尽管在治疗后体重可能减轻，但这是水肿逐渐消失的结果，并非处理不当。

5. 如何促进宝宝的智力发育

随着宝宝的长大，宝宝间的差距也越来越大，有的活泼机灵，热情好动，善于学习和模仿；有的羞怯胆小，缺乏探索精神，接受和掌握新事物、新技能较慢。产生这些差别的关键在于你是否给宝宝进行了计划周密、方法得当的早期智力开发教育。

妈妈摸一摸，宝宝笑一笑

抚触是每个人都需要的，成年人也需要握手、拥抱，对婴幼儿来说更为必要。不仅能开发孩子的触觉能力，促进他们成长，还传递着爸爸妈妈的爱心，让孩子产生良好的情感体验，培养健康的心态，是亲子交流的绝佳手段。

抚触应在孩子清醒时进行，爸爸妈妈一定要洗净手，除去戒指、手链、腕表之类的饰物，以免划伤孩子。抚触时用力要轻柔，时间不宜过长，每天五六次，每次三四分钟即可。

美妙的声音让宝宝更聪明

谁都希望自己的孩子耳聪目明，口齿伶俐，尽早地训练与培养孩子良好的听觉，非常有益于孩子语言水平的发展与智力的提高。正常的婴幼儿一出生就有听觉能力，听声辩源是主要的训练方法。要坚持轻柔亲切地反复地对孩子讲话，这能在宝宝头脑中储存大量语言信息。孩子特别喜欢短小欢快、节奏鲜明的儿歌，可以多念给他听。但要注意，听觉训练时间不宜过长，音量不宜过大。

饱览大千世界，宝宝见多识广

刚出生的婴幼儿视力较弱，只能近距离看物，随着月龄增加，三个月时能看清五六米外的东西，六个月即可远距离视物。所以视觉训练应该循序渐进，孩子对鲜明的颜色较为敏感（尤其是红色），缤纷鲜艳的色彩，丰富多变的物品最能激发宝宝的兴趣。

运动宝宝身体好

运动不仅让孩子变得健康结实，更有助于孩子多种感觉能力的全面发展，培养他良好的方向感和平衡能力，使孩子聪颖活泼。但做运动时要结合孩子的本身体质，运动量、力度、难度要适中，不要让孩子运动过度。

宝宝爱模仿，进步可不小

婴幼儿有着惊人的学习能力，求知欲极强，如海绵吸水般“贪婪”地探求着。爸爸妈妈要有目的、有计划地帮助宝宝认识周围事物。要细致观察，及时发现孩子的需要与兴趣，更要耐心教导，不厌其烦，决不能生硬急躁，挫伤孩子的积极性。更为重要的是，应注重“身教”，以和蔼的态度，体贴的照料，耐心的重复和不断的鼓励为孩子营造温暖的氛围，培养愉悦的心境，这样，孩子会形成健康的心态，热情自信的性格，乐观向上的品质，让孩子受益终生。

6. 宝宝的智力，是天生的还是靠后天培养

智力是大脑活动的能力，是意识和心理活动的协调反应，也是学习、记忆、思维、适应新环境的能力，宝宝的适应能力、粗心动作、语言等，都是宝宝智力的表现。

遗传与智力

人的大脑是智力发展的物质基础，智力高低与遗传因素有密切关系，“天赋”是每个儿童智力发展的必要条件。先天愚笨的孩子是不大有正常的智力发展，儿童智力高低也与环境有很大关系。

早期教育，开发宝宝的后天智力

儿童智力的高低除与遗传、环境有关外，在很大程度上还取决于早期教育的成败，成功的早期教育可以有助于孩子的智力发展。

宝宝 6 个月时脑重约 600~700 克，2 岁时达 900~1000 克，为成人脑重的 75%，至 3 岁时脑重超过出生时的 3 倍。因此在生命的最初 2 年，是大脑发育最重要的阶段。大脑的发育是一次成型，也就是说错过脑部发育的关键阶段，以后即使再怎么补“脑白金”“脑黄金”都没有用了。

良好的育儿环境对大脑的发育，就像禾苗需要阳光雨露一样重要。从出生到 3 岁是人生奠基时期，每个爸爸妈妈都有责任奉献你的时间、精力和爱，把你的宝宝塑造为最佳。

7. 哺乳的妈妈缺铜，宝宝容易智力受损

铜是人体所必需的一种微量元素。美国科学家通过对仔鼠所做的研究发现，孕期获得足够的铜元素对胎儿大脑的发育十分重要，缺铜会影响大脑中数种酶的活性。

宝宝需要的铜，妈妈来补

铜对宝宝的正常发育很重要，特别是出生以后，宝宝的许多器官迅速发育。为了保证成长所需的大量的铜，宝宝需要从妈妈的乳汁中吸入和储存较多的铜。宝宝肝脏中储存的铜可以超过成人的 10 倍。因此，在这个期间妈妈要从饮食中加倍摄入铜，一般每天应为 3~4 毫克。孕妇和哺乳期妇女需要多摄取富含铜的食品。

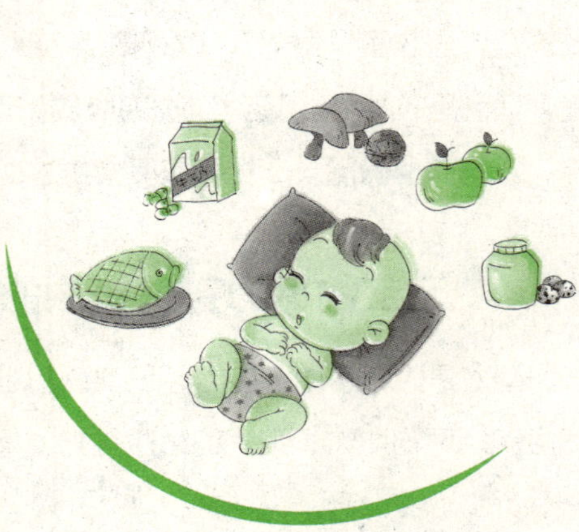

从出生到 6 个月的婴儿，每天需要摄入

0.4~0.6 毫克的铜。6 个月的婴儿到 10 岁的儿童每天应当从膳食中摄入 0.7~2 毫克的铜。一般来说，婴儿每公斤体重所需铜的数量，是成人的 3 倍以上。

膳食中铜的最佳来源

◎ 瘦肉类

◎ 粗粮类

◎ 豆类

◎ 动物肝、肾、心

◎ 鱼类、牡蛎等海产品

◎ 核桃、瓜子等坚果类

◎ 葡萄干

爸爸妈妈来互动

上午 10 点左右，是宝宝大脑状态最好的时候，对各种刺激反应都很敏捷。

这时如果妈妈靠近宝宝，他会很专注地凝视着你的脸，并专心听你讲话；给他看色彩艳丽的圆形东西，或是有条纹的图片，宝宝会表现出极大的兴趣，目光会追随着这些东西移动；妈妈高声调的声音会马上吸引他们，即使有人在他耳边或耳后轻轻呼唤，也会使宝宝听到，并转头寻找。

这是早期开发智力和亲子互动的最佳时间，每天有 40 分钟左右。爸爸妈妈千万别错过了哦！

第二节 1～2个月婴儿的喂养方案

一、身心发育情况

一个月的时间在妈妈与宝宝的不断摸索学习中过去了。在妈妈的精心照看和殷殷期盼中，宝宝顺利地从新生儿期过渡到了婴儿期。

身体发育

体重	男婴约 5.03 千克	女婴约 4.68 千克
身长	男婴约 57.06 厘米	女婴约 56.17 厘米
头围	男婴约 38.43 厘米	女婴约 37.56 厘米
胸围	男婴约 37.88 厘米	女婴约 37 厘米
坐高	男婴约 37.94 厘米	女婴约 37.35 厘米

婴儿的面部表情和活动情况

1 个月过去了，可以看出宝宝的眼睛能稍微看到点东西的样子，表情也变得丰富了，醒着的时间变长了，情绪好的时间也增多了，露出笑脸的时候也日益增多。手脚活动的范围日益增大，握着拳的小手会自己往嘴里送。

容易醒的婴儿由于胃肠发育好了，所以每次的睡眠时间变长了。不过也有的婴儿在半夜里会多次醒来，不给喂奶就不安静。由于逐渐长大，力量增加，所以这个时候的宝宝哭声更高，疲劳的时间更短，哭闹的时间就更长。

婴儿的头部发育情况

由于婴儿在睡觉的时候，一般都是只朝着一个方向，所以头部有一侧被压扁了，看起来像一个平行四边形。当然，婴儿也并不是只朝亮光的方向转头。

由于婴儿颅骨的发育速度增快，而左右两侧的生长速度稍有区别，所以头形像个平行四边形，等过了周岁后，一般头部就会变圆。对此，妈妈们不用担心。

1～2 个月婴儿的奶量多少为宜

用牛奶喂养的婴儿，有的一次可以喝下 150 毫升牛奶，而奶量较小的只能勉强喝下100毫升，对于1～2个月的婴儿，每日喂7次奶属于正常。在婴儿1～2个月时，基本上以每日喝6次牛奶较为合适，能喝7次奶，且有一次奶量超过150毫升的婴儿，其喂奶次数宜控制在6次较好，不够可给婴儿喂糖开水。

对于母乳喂养的婴儿，由于母亲的乳房每次的乳量是不一样的，所以即使是婴儿全部吃净，到下次感觉饿的时间的长短也会不一样。喂奶间隔时间2～4小时都是正常的。

婴儿的排泄情况是怎样的

在排泄方面，婴儿大小便的次数都比上个月减少。每日排大便一般为5～6次。不过由于母乳在这个月分泌急剧增加，婴儿排便次数增加也是正常的。

由于婴儿排便的次数减少，新生儿期就有便秘的情况到这个月就明显加重了，持续2日不排便的情况并不少见。在排尿方面，很多母亲发现在喂奶前换尿布时发现湿了，而在下次喂奶之前又会发现湿了而需要更换尿布。

二、喂养有方

1. 如何喂养1～2个月婴儿

对1个多月的宝宝仍应继续坚持母乳喂养。无条件哺乳、完全牛奶喂养的孩子，原来吃稀释奶的，现在可以喂全奶了，根据孩子的食欲情况而定奶量。一般全天奶量在500～750毫升，按每天喂6次计算，每次喂75～125毫升，由于每个孩子的活动量不同，每个孩子的食量也不同，这要根据每个孩子的具体情况确定，不能强求一致。

母亲平时要注意孩子的大便情况。体重增长情况，孩子的精神状态等等。人工喂养的孩子与母乳喂养的孩子不同，不要孩子一哭就以为是饿了，马上喂奶，要养成按时喂养的好习惯。

每日喂奶的时间可以安排在早晨5:00时，上午9:00时，中午13:00时，下午17:00时，晚上21:00时，夜间1:00时。白天在两次喂奶中间，应加喂蔬菜水、鲜果汁水，每次25～50毫升。

2. 母乳喂养1～2个月的婴儿

如果母乳很充足，从一个月到两个月这段时期将是一个非常平和的时期，一是经过一个月的“磨合”，母婴已达成了一定程度的默契，二是母乳一般在这个时候都会分泌得比较多，比较容易满足婴儿的需要。

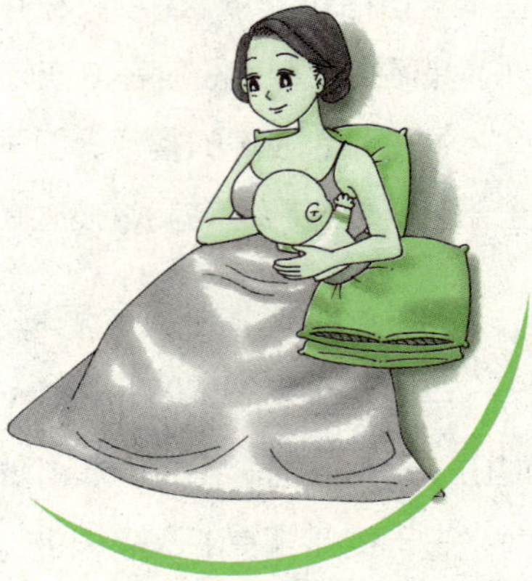

母乳喂养儿的状况

尽管喂奶的次数与婴儿的个性相适应而逐渐确定了下来，但晚上不需要喂奶的婴儿在这一时期仍属例外。只有那些白天即使过 3 小时也不饿的食量小的婴儿才能这样。这样的孩子晚上排便的次数也少。

与此相反，那些白天能把两个满满的乳房都能吮吸干净的婴儿，在晚上也需要喂奶，而且排便的次数也多，且大多数是“腹泻便”。这样的婴儿还会经常性地把喝多了的奶吐出来。吃奶很多但仍然便秘的婴儿，在母乳喂养的情况下也会经常出现。

喂奶时要注意保护乳头

过了一个月，婴儿吸奶的力量就会变得非常大，所以经常会咬伤或挤伤妈妈娇嫩的乳头。如果细菌从伤口入侵就容易引起乳腺炎，所以妈妈要注意保护好乳头。

妈妈应注意每侧乳头不要让婴儿连续吸吮 15 分钟以上。喂奶前妈妈要用洁净水洗净双手，乳房要保持清洁，不可弄脏乳头。

3. 怎么人工喂养 1~2 个月的婴儿

如果妈妈完全没有母乳或者不能喂母乳，就应该实行人工喂养。妈妈们应知道并不是没有母乳就不能抚养婴儿。尽管人工喂养比较麻烦，但只要注意好奶粉的调配就

喂养小贴士

喂奶注意事项

母乳喂养时，一般来说，每次喂奶 15~20 分钟就可以了，最多不要超过 30 分钟。在开始喂奶的 5 分钟婴儿已吮吸到了一半以上的乳汁，8~10 分钟可以吸空一侧乳房，这时可换另一侧乳房。

每次喂奶时，让两个乳房先后交替，这样就可刺激乳房产生更多的乳汁。喂哺新生儿时，由于妈妈乳汁较少，且母婴还处于学习阶段，故喂奶的次数可相对多些，时间也可相应缩短一些。

不会因细菌污染而引起婴儿腹泻，从而也能达到喂哺好婴儿的目的。

人工喂养时不可喂过量

出生一个月后的婴儿在用牛奶喂养时，最重要的是不可喂过量，以免加重婴儿消化器官的负担。

牛奶喂养不足时婴儿会哭闹，告诉大人他饿了。然而牛奶喂多了，婴儿却不会发牢骚。食量大的婴儿即使是已经喝了足够的牛奶，也会显出还要喝的样子。如果妈妈为牛奶量不够而逐渐增加牛奶，就会在不知不觉中喂多了，从而加重了婴儿的消化器官负担。

人工喂养时喂多少牛奶合适

人工喂养大致的标准是：出生时体重在 3000～3500 克的婴儿，到 1 个月时每日喝奶 700 毫升左右，在 1～2 个月期间，每日喝 800 毫升左右。如果分成 7 次喂，每次喂 120 毫升；若是分作 6 次喂，则每次喂 140 毫升。

不过，这仅仅是一个大致的标准。因为经常哭闹的婴儿，会吃得更多，而经常安静地睡觉的婴儿却吃得很少。食量小的婴儿不吃到标准量也可以，食量大的婴儿可以吃到 150～180 毫升，但是一般婴儿最好不要喂到 150 毫升以上。如果喝了 150 毫升婴儿还哭闹时，就在 30 毫升左右的温开水中加入一些白糖喂给婴儿。

需要注意的是：不要在奶粉中加入白糖喂婴儿，因为这样会使婴儿发胖。

人工喂养时的一些小要点

用牛奶喂养的婴儿，即使是每日排便 4～5 次，只要宝宝健康就不用担心。另外，不是每日排便的婴儿，可在牛奶中加入 2～3 克麦芽糖，只要宝宝每日能排便就可以了。不过，若是没有达到这种程度，只要婴儿很健康地成长，妈妈也不必放在心上。

在这一时期，一般需要把复合维生素加在奶粉中。因为平常简单的消毒方式是用热水消毒，而热水却会破坏牛奶中的一部分维生素，所以需选用复合维生素或果汁来补充维生素。

4. 混合喂养 1～2 个月的婴儿

当母乳分泌不足或由于某种原因不能完全用母乳喂养时，在母乳喂养后需要用代乳品来补充，如果在 1 天之内需要用 1 次或数次代乳品来代替母乳喂哺，那么就是混合喂养。

如何计算婴儿所需的代乳品量

婴儿所需的代乳品的量是根据婴儿实际获得的母乳的量计算出来的。测量婴儿在用母乳喂哺前后的体重（称量器的最小刻度以5克为宜），体重的增加量就是获得的母乳量，再用人工喂养方法计算出婴儿所需的奶量，从中减去已获的母乳量即是应用代乳品的量。

这里应该注意的是，1天之中，母乳的分泌量不会完全相同，早晨的会多于下午，所以应在上下午各测几次体重，然后取平均值。

混合喂养时也应坚持母乳喂养

在应用代乳品补充的同时，妈妈也要坚持母乳喂养宝宝。按喂奶时间让婴儿吸空乳房，保证乳房按时得到婴儿吮吸的刺激，这有利于母乳分泌量的增加。当坚持哺乳后，乳汁仍不能满足婴儿食量时，最好采用混合喂养，但是不应放弃母乳喂养。如婴儿每日能吃2～3次母乳，对婴儿的身体健康仍有较大益处。

如果妈妈乳汁充足，只是由于某些原因不能喂奶，那么也应该在相应的时间内挤掉母乳以保证乳房排空，从而分泌乳汁。否则会因乳房得不到刺激、不得排空而引发乳汁分泌不足。

混合喂养的方法

混合喂养的效果比纯母乳喂养差，但比完全人工喂养好。根据混合喂养的原因不同，其喂养的方法也不同。

若是因母乳不足引发的混合喂养，则应让婴儿每次先吃母乳，之后再给予人工喂哺，以补充母乳不足；若是其他原因引起的混合喂养，则可在两次授乳之间，人工喂养一次。

需要注意的是：混合喂养中，母乳喂养的次数每日不得少于3次，若是每日减到只喂1～2次，则会影响到乳汁的分泌。

妈妈上班时的哺乳方法

如果妈妈上班工作，不方便哺乳，那么就可以进行混合喂养。妈妈最好仍按哺乳时间将乳汁挤出或用吸乳器将乳房吸空，以保证下次乳房充分泌乳。

吸出的乳汁在可能的情况下，放置

喂养小贴士

母乳喂养的1~2个月婴儿，一般较少患病。有时尽管会出现“腹泻便”，一日大便7~8次；有时会有吐奶现象、或出现湿疹，但只要婴儿能健康地很好地吮奶而且精神很好就不用担心。

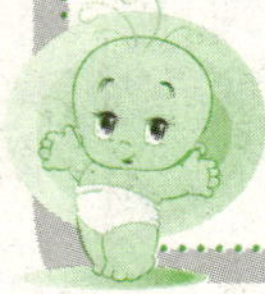

在冰箱中或其他凉爽的地方，注意清洁地存放起来，煮沸后仍可喂哺。但要注意乳汁挤出后存放时间一般不要超过30分钟。

5. 深夜怎么给宝宝喂奶

婴儿由于缺乏自己摄取食物的能力，所以需要爸爸妈妈来安排喂养。如果喂养得当，婴儿就表现为安静的睡眠、正常的排便，以及没有不舒服的啼哭，而且体重也逐渐增加。白天给宝宝喂奶比较好办，那么夜里该怎么给宝宝喂奶呢?

5个月以内的婴儿需要夜间喂奶

出生后1～2个月的婴儿，由于不会区分昼夜，所以喂奶也没有昼夜之别，只要婴儿饿了，或是想吃奶时就必须喂奶。3～5个月的婴儿一般每隔3个半小时喂一次奶，每日6次，如果夜间不给婴儿奶吃，婴儿就会因饥饿而啼哭。

5个月以上的婴儿由于胃容量增大，每次食奶量也增大了，这样日间可每隔4小时喂奶一次，晚间间隔8小时喂奶一次，全天喂奶5次，婴儿也不会因为饥饿而在夜间醒来。

需要慢慢调整夜间喂奶的习惯

婴儿吃奶也是有习惯性的。如果婴儿有吃夜奶的习惯，这样就很难改变。有些婴儿，10个月仍然要吃夜奶，这种习惯要改就更难了。所以妈妈要在婴儿早期使婴儿适应夜间不吃奶的习惯，逐渐形成正常的生活习惯。

一般情况下，尽可能让婴儿在早上6点吃第一次奶，夜间10点吃当天中的最后一次奶，然后入睡。改变婴儿夜间吃奶的习惯，并使婴儿最晚一次尽量吃饱，从而使母婴都得到充足的睡眠。如果母乳不够，可在最后喂奶时加一点牛奶。

6. 按需哺乳好

按需哺乳，具体地说就是当宝宝哭闹，妈妈感觉他要吃奶或者妈妈奶胀，想给宝宝喂奶时就可以哺乳，并不是拘泥于是否到了“预定的时间”。按需哺乳，可使妈妈的乳汁及时排空，又能通过频繁的吸吮刺激宝宝脑下垂体分泌更多的催乳素，使宝宝获得更多乳汁，同时还可以避免妈妈不必要的紧张和焦虑，有利于成功进行母乳喂养。

正确的喂奶方法

一般来说，在初生几天内母乳分泌量较少，不宜刻板地固定时间喂奶，可根据需要调节喂奶次数。因为妈妈乳汁较少时，给小儿吃奶的次数相应增加，这样一方面可以满足小儿的生理需要；另一方面通过小儿吸吮的刺激，也有助于泌乳素的分泌，继而乳汁量也会增加。当婴儿吃饱后就会很自然地延长喂奶时间至3小时左右一次。也就是说，喂奶不必严格按时，喂奶次数和间隔时间应结合乳汁的供应和新生儿的需求变化。

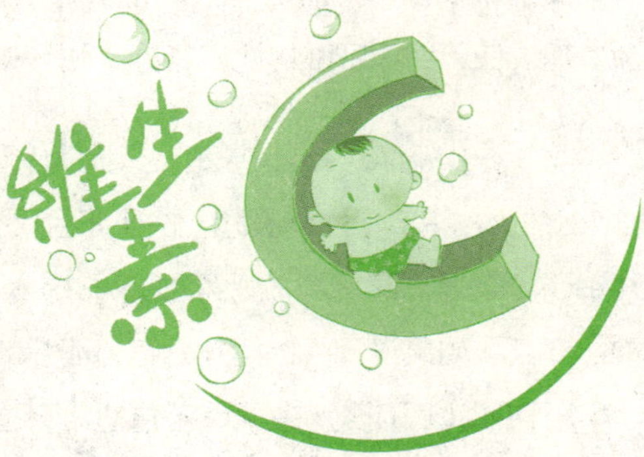

另外，母乳喂养的宝宝每次的吃奶量不一定相同，因为宝宝自身个体差异也很大，不宜用同一个标准来硬性规定喂奶时间。如果宝宝的确饿了，妈妈却任由他哭，等到了喂奶时间小儿因困乏疲劳，吃奶也不会多，且哭闹使小儿胃内进入许多气体，吃奶后会引起呕吐。这种做法不仅会影响宝宝身体的生长发育，还会给宝宝心理健康带来不良影响，使其对周围世界缺乏信任感和安全感。

食欲的节律，是婴儿身体上的要求，是因人而异的，硬要在时间上整齐划一，实际上是个极大的错误。新生儿在3～4周内，一天喂奶8次以上，2～3小时喂一次。如果宝宝睡得很香，大可不必非要弄醒他按时喂奶。

7. 宝宝不宜睡前吃奶或含着乳头睡觉

宝宝睡前吃奶害处多

抚养一个孩子，确实不容易，比如要求不高的小婴儿，一晚上也要吃几次奶，让妈妈很难睡一个囫囵觉。所以有的妈妈想了一个办法，即在睡前给宝宝喂奶，而不去管宝宝是不是睡着或者饿不饿。其实，这样做有很多害处，对宝宝的健康很不利。

容易造成乳牙龋齿

宝宝吃完奶后接着睡，甚至在睡梦中吮吸妈妈乳汁，残余乳汁会在宝宝口腔内发酵变成酸性物质，破坏宝宝牙齿。

可以在吸完奶水后再塞一瓶温开水给宝宝吸两口，稍微清洗口腔内的余奶。

容易发生呛咳

宝宝意识不清时，吞咽肌肉的协助性不足，不能有效保护气管口。刚吃完奶，宝宝接着平躺，会有一部分奶漏入小儿气管，引起呛咳。

养成被动的心理

有需求才有动力，饿了才要吃饭，如果没有饿就进食，特别是被人伺候着进食，可能会潜移默化影响宝宝的心理，如上学后懒惰，不愿意思考，也不愿意动手，并且认为是理所当然。所以要养成宝宝有主动觅食的习惯，而非被动给予。

正确的处理方法，是妈妈正常睡觉，等宝宝饿了再起来喂养，并要注意给宝宝用清水漱口，避免损害牙齿；同时看到宝宝彻底咽下之后再让宝宝睡觉，避免呛咳。这样做的缺点是爸爸妈妈，特别是妈妈会辛苦一些。

吃着奶睡觉好不好

有些妈妈为了哄宝宝睡觉，爱让宝宝叼着妈妈的乳头睡觉。其实这样并不好。

宝宝睡着了还不拉出奶头，这既影响宝宝的睡眠，也不利于宝宝养成良好的睡眠习惯，进而影响宝宝夜间睡好觉的能力。

妈妈熟睡后，可能会不小心让乳房压住宝宝的鼻孔，容易造成宝宝窒息死亡。所以夜间喂奶时妈妈一定要坐着抱起宝宝。喂牛奶时也应抱着宝宝喂。妈妈要注意培养宝宝晚上良好的睡眠习惯，当晚上宝宝有困意的时候，及时让宝宝睡觉。

宝贝自己说

我已经一个多月大了，聪明的我已经会认东西了！

这天，家里新来了一位大婶。大婶很热情，一看到我就要给我喂奶。我心想，不能吃陌生人的东西，于是害怕地把头扭了过去。大婶似乎很伤心，一个劲地对我说话。咦，这不是妈妈的声音吗？我盯着她左看右看。这不是我妈妈嘛？原来妈妈剪了个新发型回来！我高兴了，扑到妈妈怀里，愉快地喝起奶来。

妈妈妈妈，下次你回来的时候，别变化这么大。我认不出你来，会害怕的。

尝试改变宝宝的睡前程序

是否你绝对不能让宝宝吃着奶入睡呢？当然不是。让宝宝吃着奶入睡是很好的经历，但是你最好只是偶尔这样做做，而不要每晚都这样。还有一个类似的办法，就是让吃奶成为睡前程序的一部分，但是一定要让宝宝早些吃，这样你的宝宝只会把它作为睡前程序的一部分，而不是直接吃着奶入睡。

在宝宝吃完奶后，给他讲一个故事，唱一首歌，或者给他最后换一次尿布。如果你把喂奶和入睡的行为分离开来，即使只有几分钟时间，你的宝宝也就不必非得吃着奶入睡了。

8. 宝宝需要额外补水吗

谈到给宝宝增加营养，人们马上会想到蛋白质、脂肪、碳水化合物等一大堆的专业名词。但是一个最常见、最普通的营养素却被人们忽略，那就是水。

宝宝补水很重要

我们知道，除了空气以外，人的生命首先依靠水来维持。水不仅是成人的生命源，它对婴幼儿的发育成长更为重要。

水的需要量与人体的代谢和饮食成分有关，婴儿的新陈代谢比成人旺盛，需水量也就相对较多。尤其是在北方的冬天多风、干燥、室内温度偏高，给宝宝补充水分是十分必要的。

许多爸爸妈妈认为，婴儿每天的主食就是含水量很高的牛奶，所以并不需要再补充过多的水分。其实这种观点不对。因为牛奶中蛋白质和盐较多，用牛奶喂养的婴儿反而更需要多喂一些水来补充代谢的需要。

如果宝宝腹泻，失水过多，这时要减少食物营养素而多补充水分。依靠水的作用降低体温，补充液体，顺利排泄有害物质，缩短病程，提前恢复健康。

总而言之，不论宝宝在正常情况下或是疾病期间，水都是重要的营养素。

怎么给宝宝补水

一般说来，婴儿越小，每千克体重水的需要量就相对要多些。婴幼儿每日每千克体重的需水量一般是 100～150 毫升，如 5 千克体重的婴儿每日需水量为 500～750 毫升，这包括奶量在内。

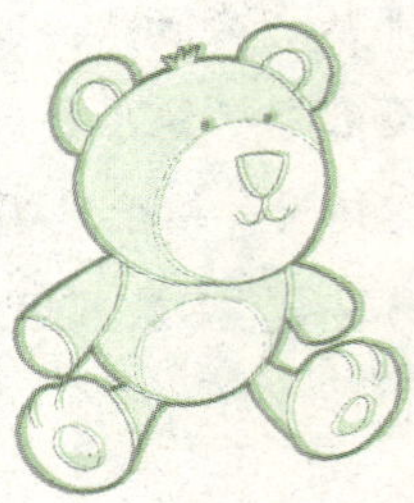

9．妈妈必知的常用代乳品

牛奶

牛奶中的钙、磷、钠、铁、钾、氯等无机盐的总含量高于人乳3～4倍，对肾功能尚未发育成熟的婴儿特别是新生儿极不适宜，所以鲜牛奶必须调配，使其成分与人乳接近，才适宜喂养婴儿。

羊奶

羊奶较牛奶脂肪球小，易消化。羊奶中维生素B较牛奶少，长期食用易造成贫血，因此应注意补充肝、蛋、鱼和瘦肉等。对牛奶过敏的婴儿可改用羊奶。羊奶也需调配才适宜喂养婴儿。

配方奶

婴儿配方奶是指以乳牛或其他动物乳汁，或其他动植物提炼成分为基本组成，并适当添加营养素，使其总合成分能供给婴儿生长与发育所需要的一种人工食品。

目前市场上销售的配方奶主要有牛奶配方奶，用于因各种母亲方面的原因不能进行母乳喂养的孩子；不含乳糖的牛奶配方奶，适合不能耐受乳糖的婴儿食用；大豆配方奶，用于不能耐受乳糖的婴儿、对牛奶过敏的婴儿、母乳缺乏而乳制品不足地区的孩子以及患有半乳糖血症的孩子；还有特殊配方奶，专用于患有某些疾病的孩子，如苯丙酮尿症。

宝宝在不同的发育阶段，对营养的需求也是不一样的。所以在挑选婴幼儿奶粉的时候应该按照婴幼儿的实际年龄来挑选。

爸爸妈妈来互动

大部分宝宝在满月以后，醒来时会到处眨眼看，对鲜艳的色彩十分敏感。爸爸妈妈可以在宝宝房间或家居中放置红、黄、蓝等颜色的鲜艳饰物，像红色的气球、黄色的动物玩具、色彩艳丽的沙发靠垫等，并有意识地移动它们来刺激宝宝的视觉，这是开发宝宝智力的重要一步。

三、吃什么才聪明

1. 宝宝的成长依赖妈妈的营养

哺乳期的妈妈，不仅要满足自身的营养需要，还要通过哺乳给予宝宝生长发育所必需的一切营养成分。对于宝宝来说，最好的营养来源莫过于母乳，只要保证母乳供给的充足，就完全可以保证 1～2 个月宝宝的营养供给和生长发育需要。

所以，哺乳期女性有必要增加热量及各种营养物质的摄取，饮食必须做到营养均衡而且充足。

增加水溶性及脂溶性维生素的摄入

维生素 A

能促进婴儿骨组织的生长发育，缺乏时可引起小儿夜盲症，富含于动物的肝脏、蛋黄、胡萝卜等。

维生素 B_1 和维生素 B_3

它们是人体细胞运行必不可少的营养元素，会影响到婴儿的生长发育，富含于瘦猪肉、瘦牛肉、鱼类等。

维生素 C

能促进婴儿的骨骼发育，缺乏时婴儿会出现全身出血症状，宜多吃一些新鲜的水果和蔬菜，不仅能够补充足够的维生素 C，还可以防止哺乳期女性便秘。

因为维生素类不能在体内储存，所以，每天都要在饮食上给予补充。只要在饮食上注意均衡补充维生素，根本不必再服用维生素类药物。

增加钙质的摄入

钙能促进婴儿骨骼和牙齿的形成，母乳喂养能够满足婴儿对钙质的需要，但母体内的钙质就容易流失，引起母体缺钙，宝宝也容易吸取不到足够的钙质。

所以建议哺乳期女性每天要比平常多摄取 500 毫克左右的钙质（正常成人每天摄取量为 600 毫克），可以每天喝两杯牛奶，还可吃一些绿叶蔬菜、酸奶酪、瘦肉、鱼虾等。

增加铁质的摄入

缺铁容易引起贫血，而哺乳期女性在生产时已大量失血，现还需保证母乳中铁的含量，所以更应补充铁质。豆类和干果类中的铁质很容易被人吸收，可适量多吃一些核桃、干杏仁、大豆、豆腐等。

增加镁的摄入

缺镁会引起女性精神不振、肌肉无力等，还可引起婴儿发生惊厥。所以哺乳期女性宜适量多吃一些含镁的食物，如：小米、燕麦、大麦、小麦和豆类等。

增加必需脂肪酸的摄入

必需脂肪酸能促进婴儿的脑部发育。植物油和鱼类中都含有大量的脂肪酸，日常饮食中宜适量多吃一些油菜、核桃、大豆、鱼类等。

增加水分的摄入

因为喂哺母乳会使母体每天流失约 1000 毫升的水分，水分不足会使母乳的量减少。每天宜饮用 6～8 杯水（每杯约 240 毫升），以满足母乳的供应以及妈妈自身的需求。

爸爸妈妈来互动

竖抱是带宝宝出门看世界的最佳方式，视野开阔，还能锻炼头部的转动，对宝宝的成长和智力开发很有好处。

你的身体应微微向后倾斜，让宝宝面朝外靠在你身上，一手放在宝宝的臀下抓住宝宝对侧的腿，另一手环过宝宝的前胸护住宝宝。这种抱姿不会伤害宝宝的脊柱发育，还能方便宝宝看东看西。这种抱姿主要适用于带宝宝出门看世界，平时在家里还是让宝宝自己趴着练抬头比较好。

2. 不同阶段的母乳营养成分

各个时期的母乳变化

母乳成分随产后不同时期而有所变化，可分为初乳、过渡乳、成熟乳和晚乳。

初乳

初乳一般指产后 5～7 天内的乳汁，质稠而带黄色，含脂肪较少而球蛋白较多，微量元素锌、白细胞等免疫物质及生长因子、牛磺酸等都比较多，对新生儿发育和抗感染十分重要。

乳腺分泌出来的初乳量一般较少，每次哺乳量仅 18～45 毫升，每天 250～300 毫升。

过渡乳

过渡乳是指产后 7 天到满月的乳汁，含脂肪最高，蛋白质和矿物质逐渐减少。

乳汁的量与婴儿的需求有关。一般成熟乳在 6 个月内，每天的哺乳量可至每天平均 500 毫升。

成熟乳

成熟乳是第 2 到第 9 个月的乳汁，蛋白质含量逐渐减少，脂肪和乳糖含量逐渐增加。看上去乳汁由稀白变为黄稠。

每天的哺乳量可至 700～1000 毫升。

晚乳

晚乳指 10 个月后的乳汁，量和营养成分都渐减少。每次哺乳时，最初分泌的乳汁和最后分泌的乳汁成分也相差不多，初分泌时含蛋白高而脂肪低（11.8 克 / 升和 17.1 克 / 升），而最后分泌的乳汁则含蛋白质低而脂肪高（7.1 克 / 升和 55 克 / 升）。

乳汁的成分及量伴随婴儿生长发育的需要自动调节，不断变化，这是任何代乳品都不具备的，也是天然、合理的体现。

哺乳过程中的乳汁变化

每次哺乳过程，乳汁的成分也有所变化，刚开始的乳汁为前乳，吸大约 15 分钟以后为后乳。前乳含蛋白质较多，后乳的脂肪含量较高。

细心的妈妈会注意到，每次哺乳开始的乳汁稀，后来的乳汁变稠，因此哺乳时应先让婴儿吸空一侧乳房，再吸另一侧乳房，这样才能保证婴儿获得足够的营养。乳汁充足的母亲要注意吃完一侧乳房再吃另一侧，否则婴儿吃的只是前乳，没有吃到后乳会影响婴儿成长。

3. 配方奶粉：选对才有营养

母乳是婴儿的最佳食品，婴儿配方奶粉以母乳成分为标准，追求对母乳的无限接近。随着产品质量不断提高，种类五花八门，针对不同年龄、不同体质的宝宝，吃的配方奶粉也不尽相同。

配方奶粉VS普通奶粉

◎ 与普通奶粉相比，配方奶粉去除了部分酪蛋白，增加了乳清蛋白；

◎ 去除了大部分饱和脂肪酸，加入了植物油，从而增加了不饱和脂肪酸；

◎ 配方奶粉中还加入了乳糖，含糖量接近人乳；

◎ 降低了矿物质含量，以减轻婴幼儿肾脏负担；

◎ 添加了微量元素、维生素、某些氨基酸或其他成分，使之更接近人乳。

选择配方奶粉的基本原则：适合的就是好的

其实，奶粉没有最好的，只有适合宝宝的奶粉才是好奶粉。奶粉的价格再高，包装再精美，牌子再硬，都比不上宝宝吃得健康好。

适合宝宝的奶粉，有以下几个要点：

◎ 食后无便秘、无腹泻

◎ 体重和身高等指标正常增长

◎ 宝宝睡得香，食欲正常

◎ 宝宝无口气，眼屎少，无皮疹

◎ 越接近母乳成分的越好

按宝宝的健康需要选择

◎ 早产儿消化系统的发育较顺产儿差，可选早产儿奶粉，待体重发育至正常（大于2500克）才可更换成婴儿配方奶粉；

◎ 对缺乏乳糖酶的宝宝、患有慢性腹泻导致肠黏膜表层乳糖酶流失的宝宝、有哮喘和皮肤疾病的宝宝，可选择脱敏奶粉，又称为黄豆配方奶粉；

◎ 急性或长期慢性腹泻或短肠症的宝宝，由于肠道黏膜受损，多种消化酶缺乏，可用水解蛋白配方奶粉；

◎ 缺铁的孩子，可补充高铁奶粉。这些选择，最好应在临床营养医生指导下进行。

知成分助选择

配方奶粉有很多组成成分，了解这些成分的作用，对妈妈的理性选择非常有帮助。

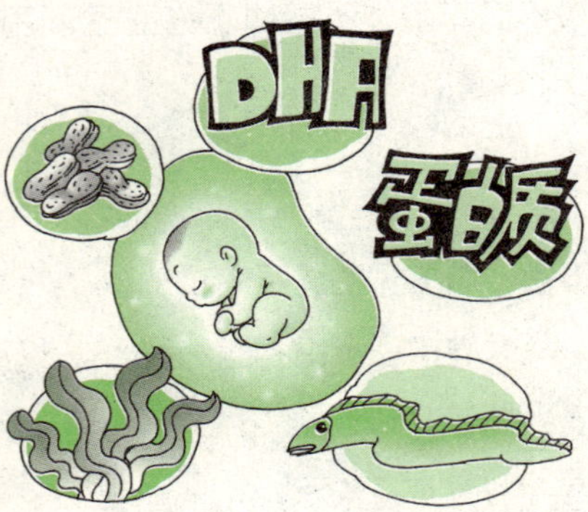

DHA

是主要针对宝宝脑部发育所添加的一种成分。早上胎儿时期，宝宝的大脑就开始了发育，出生后到6个月，脑的容量还在逐渐扩充，而这种扩充是通过脑细胞作用完成的。DHA主要附着在细胞膜上，它能增殖、繁衍出很多脑细胞，脑细胞越多，宝宝的大脑发育就越好，所以大家称DHA为“脑黄金”。

DHA一般情况下储存在蛋黄、深海鱼类、海草等海产产品中。0~6个月的小宝宝主要从母乳和奶粉中摄取。

铁和锌

铁和锌能够促进神经末梢之间的传递，增强宝宝的记忆力、学习能力。需在注意哦，如果儿时缺铁，宝宝长大后可能会有情感冷漠的表现。

硫磺酸

硫磺酸对视力、脑部的发育非常有益，它能促进视觉神经的信息传递到脑部。

低聚寡糖

低聚寡糖被称为“益菌增殖因子”，能繁衍出大量的双歧杆菌，帮助消灭宝宝肠内的有害菌，增加抵抗力。

4. 早产宝宝，补铁少不了

铁是制造运输氧气的血红蛋白必不可少的成分，铁不足就会造成血红蛋白不足，引起贫血。

早产宝宝体内铁含量不足

正常的足月宝宝从母体中吸收铁贮存在肝脏中，可够用到5~6个月，但早产宝宝由于提前降生，从母体中吸收的铁剂量少，多在出生后6周就差不多用完了。而此时的婴儿其骨髓造血功能尚未完善，因而极易发生缺铁性贫血。

爸爸妈妈来互动

为了让宝宝早日学会说话，爸爸妈妈要在宝宝呀呀学语的时候给予奖励。最好的奖励是什么？莫过于摸摸孩子的头，抱一抱孩子，亲一亲孩子之类的肌肤抚爱。与慈爱的妈妈肌肤接触，让宝宝有了母爱的滋润，可使宝宝产生满足感与安全感，这种满足感和安全感可以促使宝宝产生再说话的欲望。

早产宝宝如何补充铁

早产的婴儿在出生 1 个月后就必须开始补铁。母乳中的铁比牛乳中的铁生物效应高，易被消化，但是含量低，因此，只用母乳喂养的婴儿需到医生那里去开铁剂。

牛奶中铁的含量更低，所以早产宝宝，尤其是吃牛奶的早产宝宝、多胎宝宝，或是妈妈患有缺铁性贫血的足月儿，从第二个月起就要开始补充铁剂以预防贫血。如果是吃强化高铁奶粉的婴儿，则不需另外补充铁剂。

严格地说，应该通过婴儿的血液检测来确定补铁量，然而婴儿一旦开始吃牛奶以外的东西就很难计算铁的摄取量了。随着婴儿的不断成长，辅助食品的不断增加，婴儿可以从辅食中获取铁质了。但为了安全起见，出生后 1 年内早产宝宝都需补充铁质。

5. 健全宝宝骨骼和牙齿的磷

钙对于骨骼和牙齿的重要性人们早已耳熟能详，殊不知，除了钙之外，磷也是骨骼和牙齿的重要组成成分。

磷在人体内的含量约为 600 克，也是人体必需的无机盐之一，其含量仅次于钙，磷在人体中的含量约占体重的 1%，其中 85%～90%以羟磷灰石的形式存在于骨骼和牙齿中。

磷在人体内最主要的作用就是与钙一起参与骨骼和牙齿的形成。在骨骼和牙齿的钙化以及骨骼和牙齿的生长发育中，磷都是不可缺少的必须元素，在骨骼的形成过程中，每 2 克钙便需要 1 克磷的参与。合适的钙磷比例，才能使骨骼正常生长发育。因而，妈妈在给宝宝积极补钙的同时，也千万不能忽略了磷。

骨骼的主要成分是磷酸盐，牙齿的主要成分是羟基磷灰石，所以磷是重要的组成部分。在细胞分裂、增殖、核蛋白的合成中，磷起着重要的作用，它能促进宝宝的生长发育，维持和修复宝宝身体内部的组织。

磷代谢异常可导致骨骼生长障碍，会引起低磷性佝偻病（又称低磷抗 D 佝偻病）等身材矮小症。这是一种先天性磷代谢障碍的疾病，治疗时需补充维生素 D 和足量的磷溶液。

磷对宝宝非常重要，但在实际中人们却重视不多，主要是因为磷非常广泛地存在于所有的动植物性食物之中。只要妈妈能够摄入足够的食物，宝宝通过母乳吸取，就不容易缺乏磷。正常的膳食中，妈妈只需用每天补充1克左右的磷，这样的量就已经足够满足宝宝的机体所需了。

6. 蛋白质促进宝宝语言发育

宝宝的语言能力较其他方面更能反映宝宝的智商水平。在提高婴儿语言能力的众多方法中，最重要的一条是保证孩子获得足够的滋养大脑神经的物质，以促进其语言中枢的正常发育。

宝宝需要足够的蛋白质

蛋白质是脑细胞的主要成分之一，占脑干重量的30%~35%，在促进语言中枢发育方面起着极其重要的作用。如果妈妈蛋白质摄入不足，不仅使宝宝的脑发育发生重大障碍，还会影响到乳汁蛋白质含量及氨基酸组成，导致乳汁减少；婴幼儿蛋白质摄入不足，更会直接影响到脑神经细胞发育。因此，宝宝应摄食足够的优质蛋白质。

优质蛋白质的来源

大豆富含优质蛋白质，而且是植物中唯一类似于动物蛋白的完全蛋白质。并且，大豆蛋白不含胆固醇，还可降低人体血清中的胆固醇，这一点显然又使它优于动物蛋白。因此，可以经常给宝宝补充豆类食品及各种豆制品。

轻轻告诉你

人体对大豆蛋白的吸收多少跟食用方式有关，其中，对干炒大豆的蛋白消化率不超过50%，煮大豆也仅为65%，而制成豆浆，蛋白消化率则高达95%左右。因此，每天喝一杯豆浆不失为摄取优质蛋白的一个有效途径。

爸爸妈妈来互动

你的宝宝已经一个多月了，可以进行温水锻炼了。

把水温控制在37℃左右，然后让宝宝在水中任意活动。7~12分钟之后，用33~35℃的水冲干净宝宝，然后用干毛巾擦干、包好、穿好衣服。在水中锻炼要每日坚持，最好不要中断。冬、春季每日一次；夏、秋季每日2次。

7."智力食谱"，打造聪明宝宝

研究发现，宝宝脑细胞生长发育有3个高峰阶段，即孕早期，孕中晚期的衔接期和出生后3个月内。于是，为你打造聪明宝宝的"智力食谱"应运而生。

智力食谱三原则

全面原则

人脑主要由脂类、蛋白类、碳水化合物类、维生素（B、C、E）和钙等营养成分构成。营养摄取必须全面。营养学家建议每天最好摄取40种食品，至少也要14种以上。

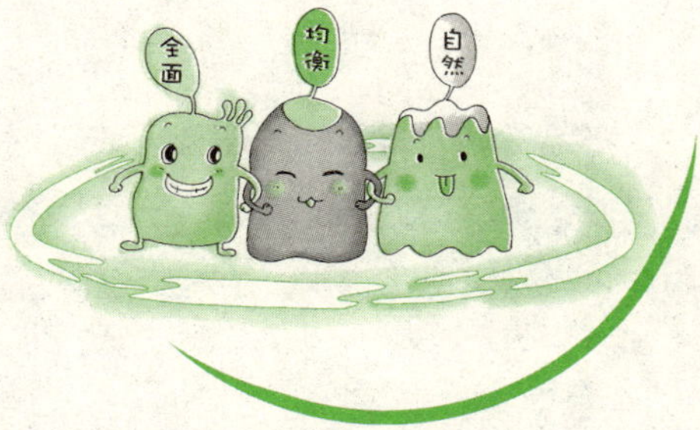

均衡原则

当脂肪摄取量占人体总热能的30%、蛋白质占15%、碳水化合物占55%左右，人体就会达到一个良好的平衡状态。不过，生活中要如此细化很难操作，只要你做到了广吃博食，不偏食，不挑食，也就大致差不多了。

自然原则

即从家常天然食物中精选对宝宝智力有突出贡献的食物，作为三餐结构的主体。列在这张清单上的有大米、小米、玉米、红小豆、黑豆、核桃、芝麻、红枣、黑木耳、金针菇、海带、紫菜、花生、鹌鹑蛋、肉、鸡肉、鱼虾、草莓、金橘、苹果、香蕉、猕猴桃、柠檬、芹菜、柿子椒、莲藕、番茄、胡萝卜、鹌鹑、葡萄、果仁、桂圆等。

坚果为宝宝大脑加油

◎ 干果中蕴藏有丰富的不饱和脂肪酸，可为宝宝脑发育提供充足的"建筑材料"。

◎ 核桃富含健脑成分磷脂，可作为妈妈的首选零食。生吃或加入适量盐水煮熟吃，也可以与薏仁、栗子等一起煮粥吃。

◎ 花生蛋白质含量高达30%，营养可与鸡蛋、牛奶、瘦肉媲美，且易被人体吸收。可与黄豆一起炖食，或与莲子一起放在粥里或是米饭里，但不可油炸。

◎ 瓜子葵花籽、南瓜籽和西瓜籽是不饱和脂肪酸的富矿。炒熟或煮熟后食用。

◎ 松籽以维生素（A、E）与人体必需脂肪酸含量丰富著称。生吃或做成美味的松仁玉米皆可。

◎ 榛子可以单吃，也可压碎拌入冰激凌或是麦片里食用。

植物性食物功效非凡

研究资料显示：以植物性食物为主的孕妇，所生婴儿骨骼结实，大脑皮层沟回因有充足的营养而大量增加，大脑沟回也更加粗犷；而以肉食为主的孕妇所生婴儿则不一样，体格可能较大，但大脑皮层沟回较少。而大脑沟回的多少直接影响到孩子的智力，沟回越多，记忆的贮存量就越大，记忆力也越持久。

磷脂独树一帜

充足的卵磷脂可提高信息传递的速度与准确性，这一点对处于发育阶段的宝宝大脑来说，更具有特殊的价值。正因为如此，欧美等国家非常注重妈妈对卵磷脂的补充。妈妈不妨从大豆、蛋黄、核桃、坚果、肉类及动物内脏等食物中摄取。

碘是聪明元素

宝宝的脑发育要依赖母体供给充足的甲状腺素，而碘是合成甲状腺素的重要原材料。如果妈妈食谱缺乏含碘丰富的食物，就会导致母婴双方甲状腺素合成不足，影响宝宝脑组织正常发育，甚至长成低智商宝宝。因此智力食谱还应包括海带、紫菜、海蜇等富含碘元素的食品。

第三节 2~3个月婴儿的喂养方案

一、身心发育情况

宝宝逐渐长大，腿脚也越来越有力了。站在妈妈膝头的孩子，跃跃欲试，一蹦一跳，让母亲柔柔的心荡起无数的涟漪。

身体发育

体重	男婴约 6.93 千克	女婴约 6.24 千克
身长	男婴约 63.35 厘米	女婴约 61.53 厘米
头围	男婴约 41.25 厘米	女婴约 39.90 厘米
胸围	男婴约 41.57 厘米	女婴约 40.05 厘米
坐高	男婴约 41.69 厘米	女婴约 40.44 厘米

2~3 个月的婴儿，眼睛已能看到东西，与妈妈之间的“沟通”也就开始慢慢形成。

2~3 个月婴儿的手脚活动情况

2~3 个月婴儿手脚的动作逐渐准确起来。两个月还不能抓住放在手里的东西，快到 3 个月时，就可以长时间抓握在手里了。不过，这个时期的婴儿还没有达到有意识地抓取东西的程度。3 个月的婴儿几乎都有用嘴吮吸拇指或小拳头的动作，这并不是表示有什么需求，而是宝宝快活的表现。

宝宝双臂的活动也日渐增多，平躺时两只胳膊不断舞动。腿部的力量也越来越大，将宝宝抱起放于妈妈的膝盖上，孩子就会跃跃欲试，一蹦一蹦地想跳起来。

宝宝喝奶的方式

这个时期宝宝喝奶的方式越来越明显地体现出不同的个性。对于爱喝奶的宝宝来说，奶粉罐上标明的量是不够的，他们会因不够喝而哭闹，或是吸着空奶瓶的奶嘴不放。

一般婴儿每次喝奶约 150 毫升。不过，婴儿在喝奶次数上也会有差异，有每日喝 6 次的，也有爱睡觉的婴儿甚至每日只喝 4 次奶。如果喝 4 次奶的婴儿每日体重增加在标准值（30 克）以上，就没有必要为了喂 5 次奶而叫醒熟睡中的婴儿。

每次喝奶之后就吐奶的婴儿，快到3个月时开始有所好转。但这时可能会出现另外一个问题：一直用母乳和牛奶混合喂养的婴儿开始对其中一种奶出现抵触。抵触母乳可能是喝牛奶时奶嘴太大过于容易而不想吃较难吸出的奶；厌食牛奶则可能是以前喂奶量太多。

二、喂养有方

1. 母乳喂养2～3个月的婴儿

母乳充足的婴儿在2～3个月这个阶段是不用看医生的。通常婴儿体重平均每日增重30克左右，身高每月增加2厘米左右。

2～3个月婴儿具有存食的能力吗

在这个时期，喝奶量增多的婴儿每次喂奶的间隔时间变长，原来过3个小时就饿得直哭的婴儿，现在可以睡上4个小时，有时甚至睡5个小时也不醒。若是婴儿体重持续增加，而且睡眠时间延长，就说明婴儿已具备了存食的能力。

有些生来食量就小的婴儿，这样的婴儿一般出生时体重比较轻。本来3小时喂一次，现在过了3小时也不想吃，到了每日只吃3次奶的程度。尽管婴儿每日只喝3次奶，但只要婴儿精神状态好，爸爸妈妈就不用担心。

怎样判断母乳分泌不足

分娩2个月后，母乳分泌会慢慢减少。如果妈妈乳房不能胀满，乳汁稀薄，每次喂奶已超过30分钟而婴儿仍频频吮奶，或无其他原因婴儿不能安睡、经常啼哭，婴儿每5日体重增加从原来的150克降至100克，就说明妈妈乳汁不足。

此外，如果出现婴儿要奶吃的哭闹时间提前，或夜里原来婴儿只醒一次，现在一夜哭闹2～3次，就可以确定是母乳分泌不足了。

婴儿首次添加牛奶时的反应

由于妈妈奶水不足需要添加牛奶时，严格消毒是非常重要的。

添加牛奶后，婴儿的大便会稍有变化，较以前发白且成块。极个别的情况还会出现大便次数增多、水分增加，所以，一些妈妈可能担心宝宝是不是出现了“消化不良”。只要严格进行了消毒，一般不会出现什么可怕的后果。即使出现“腹泻”，只要婴儿状态好，可视其为牛奶的适应过程，应继续喂下去。

开始添加牛奶时最重要的不是观察婴儿的粪便，而是观察体重。只要宝宝体重在每五日增长150克左右，就不必担心其他。

添加牛奶后要注意给宝宝补充维生素C。

母乳留待夜里喂

有的婴儿在开始补加牛奶后，就不太愿意吸母乳。如果这样就可以改喂牛奶。但夜里必定醒来喝一次奶的婴儿，还是应该把母乳留到夜里喂较好。因为母乳喂养一是简单，不太影响婴儿的睡眠——饿了就可直接吃，吃饱了就能接着睡；二是卫生，夜里起来调配奶粉比较匆忙，难免存在消毒不严，如果喂给婴儿就可能会带来疾病。

夜里不起夜一直睡到第二天早晨的婴儿，醒来的第一次奶喂母乳也是很方便的。这个时期仍喂母乳的婴儿，即使大便次数多，大便呈“腹泻”状也属于正常情形。

2. 牛奶喂养2～3个月的婴儿

2～3个月的婴儿食欲很旺盛。爸爸妈妈如果因为婴儿有食欲就不断增加牛奶量，势必造成婴儿饮食过量。而饮食过量会有较大坏处。

婴儿饮食过量的危害

婴儿如果持续过量饮奶，就可能导致肥胖。而为了供养这些脂肪，宝宝娇嫩的心脏就必须进行超负荷的劳动。同时，肝脏和肾脏也要对摄入的过量营养进行处理，而不能得到很好的休息。

然而，婴儿这种超负荷的运动，在外表是看不出来的。妈妈看见孩子发胖往往会很高兴，错误地认为他是健康的，会有可能让孩子越来越胖。

人工喂养的婴儿日需牛奶量是多少

尽管母乳喂养的婴儿也会发胖，但因母乳易于消化，即使过量也不会使宝宝的肝脏和肾脏疲劳。因此，这种肥胖病只在喂牛奶的婴儿中发生。要预防婴儿肥胖，只要不喂过量的牛奶就可以了。

2~3 个月的婴儿，每日的喂奶量应控制在 900 毫升以下。每日如果喂 6 次，则每次应在 150 毫升以下；如果每日喂 5 次奶，则每次应在 180 毫升以下。

为什么不可给“少食儿”硬性加大奶量

婴儿有着不同的个性，有非常能吃的婴儿，也有吃得很少的婴儿，即“少食儿”。

怎样判断宝宝是不是“少食儿”

用人工喂养的婴儿可以很容易地发现宝宝是不是“少食儿”。

一般“少食儿”在 1 个多月的时候就会表现出来，白天不怎么喝奶，夜里也不起夜。

不要硬给“少食儿”加大奶量

不同的婴儿有着自己不同的习惯，喝奶的方式也是千差万别。只要宝宝精神状态好、活泼，不无缘无故地啼哭，妈妈就没必要羡慕其他的胖孩子，胖或瘦与 2 个月婴儿应具备的能力没有任何关系。

此外，将牛奶调浓给少食儿食用也是不可取的。少食不是因为婴儿胃小，而是因为其身体需要的营养量少，如果牛奶浓度增大，相应的喝奶量就要减少，而且牛奶浓度过大对婴儿也不利。

为使少食婴儿多吃奶，采取给婴儿打针等方法是非常愚蠢的。少食婴儿吃奶少，是为了适应其本身的身体构成，是由婴儿的身体整体状况所决定的，注射激素是违背自然规律的。

喂养小贴士

混合喂养的宝宝，有些妈妈总是先让他吃母乳，吃不饱，再喂一些牛乳。

混合喂养时一定不要同时喂两种奶，这样容易导致宝宝消化不良。

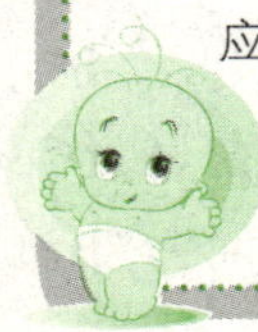

应该这次喂母乳，下次喂牛乳，或者是白天喂牛乳，晚上喂母乳，要间隔着喂。

3. 母乳不足怎么办

母乳不足是不少新妈妈在哺乳期碰到的难题。其实，这当中有不少是因为使用了错误的方法。例如，民间常用猪蹄汤、鲫鱼汤促乳，但原来如果分娩后过早进食这些汤，反而会使初乳过分浓稠，引起排乳不畅。这里总结了六种比较科学的方法，帮助新妈妈增加母乳。

注意饮食、休息和培养对哺乳的信心

产妇要保持精神愉快，对母乳喂养抱有信心，尤要注意劳逸结合，保证足够的睡眠和休息，最好采取与婴儿同步休息法，减少干扰。家庭其他成员应照顾好妈妈，精神上多加安慰鼓励，并主动分担家务，防止妈妈疲劳。

纠正母乳喂养中的不合理现象

最常见的母乳不足的原因是婴儿的吸吮时间不够，妈妈应保证足够的时间来喂养婴儿。特别是新生儿，每天的哺乳时间可能长达8个小时；出生1～2个月的婴儿，每天应哺乳8～10次；3个月的婴儿，24小时内哺乳次数至少有8次。

避免"乳头错觉"产生

从调查情况看，人工喂养3次后，婴儿即产生乳头错觉。因此，提倡早吸吮及24小时母婴同室，按需哺乳，尽量避免早期使用各种人工奶头及奶瓶。乳头错觉的纠正，要在婴儿不甚饥饿或未哭闹前指导母乳喂养，可通过换尿布、变换体位、抚摸等方法使婴儿清醒，妈妈以采取坐位哺乳姿势为佳，可使乳房下垂易于含接。乳房过度充盈时热敷5分钟，挤出部分乳汁使乳晕变软，便于宝宝正确含接乳头及大部分乳晕。

母乳不足的其他因素

如妈妈和婴儿是否生病，妈妈的乳头有无异常，哺乳技巧掌握的熟练程度等；同时避免或尽可能减少给哺乳的妈妈使用止痛药和镇静剂；哺乳期间不宜服用雌激素、孕激素类避孕药，以防抑制乳汁分泌。

及时、适量、科学地补养

哺乳期间不可偏食。并且要避免分娩后马上开始进食猪蹄汤、鲫鱼汤等高蛋白、高脂肪饮食，因为这类食物会使初乳过分浓稠，引起排乳不畅。分娩后的第一周内食物宜清淡，应以低蛋白、低脂肪的流质为主。此后可适当增加营养，可根据个人口味、平时习惯，适当多吃一些促进乳汁分泌的食物，如鲫鱼、鲢鱼、猪蹄及其汤汁，还可适当多吃些黄豆、丝瓜、黄花菜、核桃仁、芝麻这类的食物。

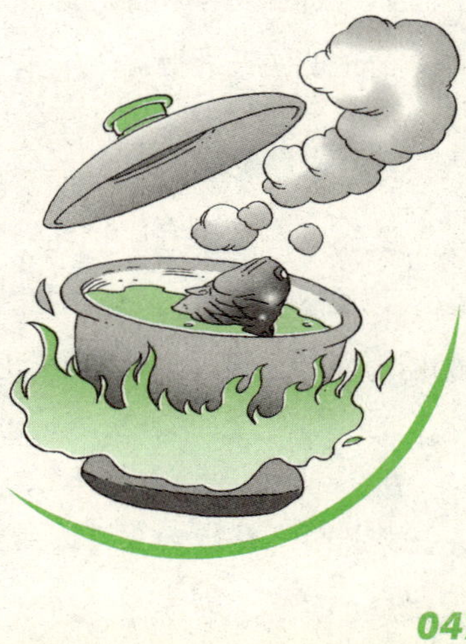

注意喂养技巧

新妈妈应两侧乳房交替哺乳，以免将来两侧大小相差悬殊，影响美观。每次喂奶都应给婴儿足够的时间吸吮，大致为每侧10分钟，这样才能让婴儿吃到乳房后半部储存的后奶。后奶脂肪含量多，热能是前奶的2倍。如果母婴一方因患病或其他原因不能哺乳时，一定要将乳房内的乳汁挤出、排空。每天排空的次数为6~8次或更多。只有将乳房内的乳汁排空，日后才能继续正常地分泌乳汁。

4. 让妈妈乳汁充足的小窍门

母乳的来源靠营养。中医认为乳汁不足主要是由于身体脾胃虚弱，产后失于调养，化源不足以致无以化生乳汁。另外，产后情绪抑郁，肝失条达，乳络郁阻，乳汁运行受阻也会导致乳汁不足。

食物营养

由于母乳的来源靠营养，因此，妈妈应多吃些营养丰富的食物。也就是说，妈妈应摄入足够的糖类（主食）和水，还应多吃一些含有丰富维生素、矿物质的水果和蔬菜，以及富含蛋白质和脂肪的肉汤、排骨汤、鱼汤或蛋类等。妈妈不宜吃热性香料、腌菜和油腻食物，也不应喝酒。另外，妈妈应明白食量多并不能使乳汁增加，乳汁的多少与营养有关而不是与食量有关。所以妈妈不要吃得太多，饱腹即止。

妈妈的情绪

乳汁的分泌受神经系统的调节，因此，妈妈的精神状态对乳量影响极大。所以妈妈应在平时保持平和的心态，不要激动或烦躁。家人也应该为妈妈创造一个宁静、愉快、舒适的生活环境。

良好的吸吮

乳房的刺激也会影响乳汁分泌。对乳汁的分泌来说，吸吮是一种良好的刺激，可以引起反射性乳汁分泌。因此妈妈在喂奶时应让婴儿把乳汁吃完，如乳汁过多可用吸奶器将乳汁全部吸出或用手挤出，以利于乳汁的分泌。

必要的休息

妈妈中午应睡一次觉，至少也得卧床休息一小时。哺乳期间不应使自己过于疲劳，每天至少要睡8小时以保证充分的休息。

在气候许可的时候，妈妈还应该每天作适当的散步等户外活动，这对乳汁的分泌也极为有益。

5. 蔬菜也可以给妈妈催乳

妈妈产后乳汁少，人们首先想到的是吃猪蹄、鲤鱼、鲫鱼。殊不知不少蔬菜也同样有良好的催乳作用，如果与荤菜一起烹制，效果更佳。

黄花菜

黄花菜也叫金针菜，是一种多年生宿根野生草本植物。黄花菜营养成分十分丰富，每100克干品含蛋白质14.1克，这几乎与动物肉相近。此外，还含有大量的维生素B_1、B_2等。由于黄花菜营养丰富，故有较多的食疗价值，祖国医学认为它有利湿热、宽胸、利尿、止血、下乳的功效。治产后乳汁不下，用黄花菜炖瘦猪肉食用，极有功效。

茭白

茭白性味甘冷，有解热毒、防烦渴、利二便和催乳功效。现今多用茭白、猪蹄、通草（或山海螺），同煮食用，有较好的催乳作用。

由于茭白性冷，妈妈如果为脾胃虚寒、大便不实，则不宜多食。茭白含难溶性草酸钙较多，尿路结石患者也应注意不要吃得太多。

莴笋

莴笋分叶用和茎用两种，叶用莴笋又名“生菜”，茎用莴笋则称“莴笋”，都具有各种丰富的营养素。据分析，除铁质外，其他所有营养成分均是叶子比茎含量高，因此，食用莴笋时，最好不要将叶子弃而不食。

莴笋性味苦寒，有通乳功效，妈妈的乳汁少时可用莴笋烧猪蹄食用。这种食法不仅减少油腻，清香可口，而且比单用猪蹄催乳效果更佳。

豌豆

豌豆又称青小豆，性味甘平，含磷十分丰富，每百克约含磷400毫克。豌豆有利小便、生津液、解疮毒、止泻痢、通乳之功效。青豌豆煮熟淡食或用豌豆苗捣烂榨汁服用，皆可通乳。

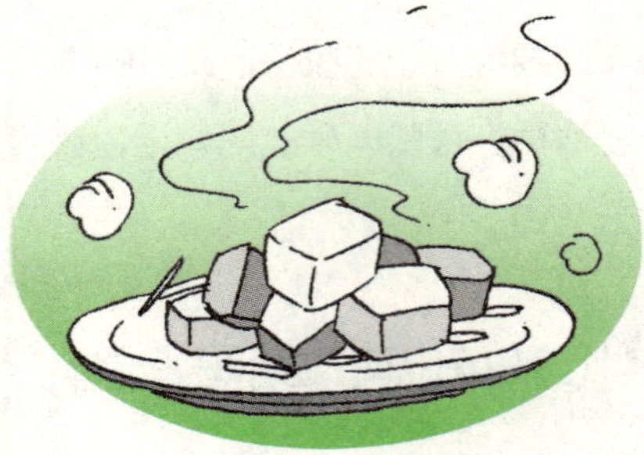

豆腐

豆腐有益气和中，生津润燥，清热解毒之功效。也是一种催乳食物。以豆腐、红糖、酒酿加水煮服，可以生乳。

宝贝自己说

今天是我2个月的生日！悄悄告诉你，我发现了一项好玩的游戏——用鼻子闻东西！

似乎是为了庆祝我两个月大寿，妈妈洗澡时用了六神花露水，洗完后又擦了香水，全身散发出香味。我左闻闻右嗅嗅，怎么也不愿意吃奶："妈妈怎么是这个体味呢？跟以前不一样嘛。"不过没一会儿我就抵不住诱惑，叼住奶头吃了起来。

6. 妈妈用药不当，母乳变"毒乳"

大部分药物能从乳汁排出，因为浓度低，每天排出的量不足以对乳儿产生不良影响。但以下药物在乳汁中的排出率较高，是哺乳期妈妈应当禁用或慎用的药物。

磺胺类

如磺胺异恶唑、磺胺嘧啶、磺胺甲基异恶唑、丙磺舒、甲氧苄啶、复方新诺明等。这类药物本不易进入乳汁，但由于宝宝的药物代谢系统尚未发育完善，肝脏解毒能力不强，少量药物进入乳儿体内也能产生有害影响，会使宝宝出现溶血性贫血。所以，哺乳期不宜长期、大量使用，尤其是长效磺胺制剂。

氯霉素

可造成致命的灰婴综合征，妈妈应当禁用。

四环素

容易随着乳汁进入宝宝体内，使宝宝牙齿染色、骨生长抑制及出现黄疸，应禁用。

氨基糖苷类

庆大霉素、链霉素等氨基糖苷类在乳汁中浓度较高，会使乳儿听力受损，应禁用。

青霉素类、头孢菌素类

可少量进入乳汁，须警惕可能影响宝宝正常的肠道菌群。乳汁中微量的青霉素或氨苄西林，可致宝宝发生过敏反应，并可能有生命危险。

抗癌药物

会随乳汁进入宝宝体内，引起骨髓抑制，出现白细胞水平下降。

抗甲状腺药物

如甲基硫氧嘧啶，会抑制宝宝的甲状腺功能，应禁用。

阿普唑仑、艾司唑仑、地西泮等治疗焦虑症和睡眠障碍类药物

可能会使宝宝昏睡和上瘾，有潜在的不良影响。所以，妈妈们在应用此类药物时，应停止哺乳。

感冒药

很多治疗伤风、感冒的中药复方制剂，均含有一定比例的解热镇痛药成分，如对乙酰氨基酚、安替比林、阿司匹林、双氯芬酸、吲哚美辛等。阿司匹林可使乳儿骨髓

喂养小贴士

及时处理宝宝“红屁股”

你家宝宝“红屁股”吗？小宝宝的娇嫩皮肤对刺激物质特别敏感，如果长时间与大小便接触、包裹在潮湿环境中，都会导致宝宝“红屁股”。如何有效预防？别急，这就教你几招！

勤换尿布。

勤洗小屁屁，擦干净，然后涂上婴儿护肤油。

布尿布应选择较易吸水的柔软棉质，且一旦尿湿立即更换。

清洗尿布时，一定要彻底清洗消毒，然后在日光下自然风干。

适时把尿，避免尿液浸湿皮肤，同时也培养良好的大小便习惯。

小屁屁要透气。

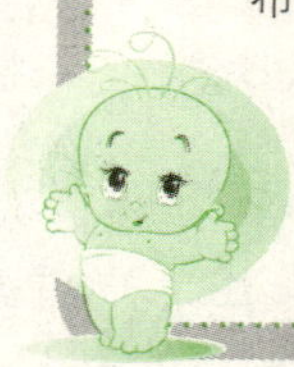

抑制，对乙酰氨基酚可引起乳儿肝损害，双氯芬酸可使乳儿产生血尿。

哺乳期妈妈在应用含上述西药成分的中药复方制剂时，应慎重考虑，仔细阅读药品说明书，了解其成分含量，切不可存在“中药无毒”的错误认识。

成瘾性镇痛药

如可待因、吗啡等，在乳汁中浓度较高。有毒瘾的哺乳期妈妈，也会使受乳的婴儿成瘾，新生儿对这类药物高度敏感，可发生呼吸抑制，所以，哺乳期妈妈绝对禁用。

哺乳的妈妈们如果正在用药的话，就要多留个心眼，别让母乳也变成了“毒乳”。

7. 给宝宝喂炼乳好不好

宝宝出生后，有些妈妈可能会发现自己的奶水不够，于是寻找可以代替母乳的乳制品。在食用时，新鲜牛奶的味道不易被宝宝接受，一些爸妈发现炼乳具有易存放、易冲调、孩子爱喝等优点，就把炼乳作为有营养价值的代乳品来喂养婴儿。事实上，这种做法并不好。

炼乳的成分

炼乳有许多弊端，最主要的缺陷是糖分太高。

炼乳虽然是乳制品，但在制作过程中使用了加热蒸发、加糖等工艺，因而更易保存，但这使得炼乳中水分仅为牛乳的 2/5，蔗糖含量高达 40%。

请别用炼乳喂宝宝

由于炼乳太甜，必须加 5～8 倍左右的水来稀释，以使糖的浓度和甜味下降。当甜味符合要求时，蛋白质和脂肪的浓度比鲜牛奶少一半，不能满足婴儿生长发育的需要。所以，即使婴儿暂时吃饱了，也是因为其中糖量多。如果考虑蛋白质、脂肪含量合适而少兑水，炼乳会过甜，不适合婴儿食用。

如果长期以炼乳为主食喂养婴儿，势必造成婴儿体重不增，面色苍白，平时容易生病，还会同时有多种脂溶性维生素缺乏症。如果少加水，使其蛋白质和脂肪的浓度接近鲜牛奶水平，则糖的含量偏高，用这样的甜炼乳喂养婴儿又会常常引起腹泻。

8. 怎样防止宝宝溢奶

新生儿很容易发生吐奶、溢奶现象，这是由于新生儿消化道生理特点造成的。

什么是溢奶

吐奶、溢奶常见于 6 个月以内的婴

儿，多因婴儿活泼好动或喂奶不当所造成。喂哺后不久，新生儿稍微被移动即可出现部分乳汁或食物自胃内向口腔返溢，有时仅见口角有少许乳汁，有时则可吐出1～2口。这是正常的生理现象，爸爸妈妈不必过于担心。

巧方法应付宝宝溢奶

◎ 为防止婴儿溢奶、吐奶，婴儿啼哭后应使其安静片刻，将吞入的空气排出后再继续喂奶。

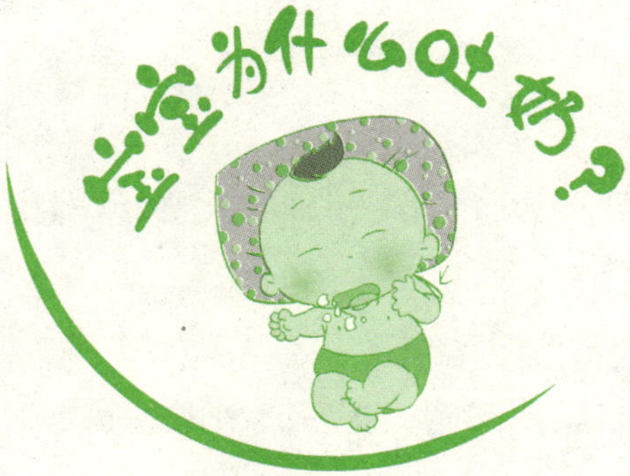

◎ 喂奶后妈妈要把宝宝抱直，靠在妈妈的肩头上，用手轻轻地拍背，使喂奶时吞入的空气排出。尤其是对容易溢奶的婴儿，喂奶后要“拍隔”一段时间然后再把婴儿放下，让婴儿稍向右侧卧，并将头部略垫高。

◎ 人工喂养婴儿所用的橡胶奶嘴不宜太大，奶汁温度不可过冷或过热（适宜温度是将奶汁滴入妈妈手腕部以不烫为宜），否则将刺激婴儿胃部引起反射性收缩而导致呕吐。

一般情况下，溢奶多在6个月后自然消失。如果溢奶现象经常出现，溢出物气味酸臭、颜色泛黄或伴有血丝，则应立即请医生诊治。

宝贝自己说

中午时，我吃完了奶，悄悄地拉起了便便。可是过了半天，妈妈也不知道。湿湿的便便弄得我的小屁股痒痒的，我开始大哭了起来。

妈妈一时有些无措，不知道我为什么哭。似乎是担心让我养成总缠人抱的坏习惯，故意任着我哭。我一伤心，哭得更大声了。

其实，我大声哭叫，一般都是有了强烈需求，比如尿布湿了、很饥饿、身体不舒服、要大人抱或陪伴。这时我会对什么也不感兴趣，眼睛紧闭，脸变得发红，四肢有力地踢蹬着，情绪很不安定。

9.6类食物会伤害宝宝

妈妈在喂母乳期间，为了自身及宝宝的健康，应避免摄取某些会影响乳汁分泌的食物或个人的一些特殊嗜好，以免破坏良好的哺喂效果。

会抑制乳汁分泌的食物

如韭菜、麦芽水、人参等食物。

刺激性的东西

产后饮食宜清淡，不要吃那些刺激性的物品，包括：辛辣的调味料、辣椒、酒、咖啡及香烟等。

酒

一般而言，少量的酒可促进乳汁分泌，对婴儿亦无影响；过量时，则会抑制乳汁分泌，也会影响子宫收缩，故应酌量少饮或不饮。

咖啡

会使人体的中枢神经兴奋。1 杯 150 毫升的咖啡，即含有 100 毫升的咖啡因，正常人 1 天最好都不要超过 3 杯。虽无证据表明它对婴儿有害，但对哺乳的妈妈来说，应有所节制地饮用或停饮。

太过刺激的调味料

如辣椒等物，哺乳妈妈应加以节制。

油炸食物、脂肪高的食物

这类食物不易消化，且热量偏高，应酌量摄取。

香烟和烟草

如果哺乳妈妈在喂奶期间仍吸烟的话，尼古丁会很快出现在乳汁当中被宝宝吸收。研究显示，尼古丁对宝宝的呼吸道有不良影响，因此，哺乳妈妈最好能戒烟，并避免吸入二手烟。

药物

对哺乳妈妈来说，虽然大部分药物在一般剂量下，都不会让宝宝受到影响，但仍建议哺乳妈妈在自行服药前，要主动告诉医生自己正在哺乳的情况，以便医生开出适合服用的药物，并选择持续时间较短的药物，达到通过乳汁的药量最少。

另外，妈妈如果在喂了宝宝母乳后服药，应在乳汁内药的浓度达到最低时再喂宝宝，这样宝宝才会更加安全。

过敏的食物

有时新生儿会有一些过敏的情况发生，产后妈妈不妨多观察宝宝皮肤上是否出现红疹，并评估自己的饮食，以作为早期发现早期治疗的参考。因此，建议产后妈妈喂母乳，并避免吃到任何可能会造成宝宝过敏的食物。

三、吃什么才聪明

1. 宝宝易缺乏哪些营养素

蛋白质

蛋白质主要由动物性食物和乳类及其制品提供。新生儿出生后如果母乳不足而用人工方式喂养，以米粉、麦乳精或甜炼乳喂养都会造成婴儿缺少蛋白质。这些婴儿外观上不瘦，但肌肉不结实，生长发育迟缓，平时易生病。

钙

钙是骨骼中的重要成分。目前成人的膳食中普遍缺钙，婴儿正处于生长发育阶段，对钙的需求量相对成人较多。母乳中钙的吸收率虽较高，但含量较低，而牛奶中钙的含量虽然较高，但由于磷的含量也较高，影响了钙的吸收。

钙的吸收有赖于维生素 D 的存在，维生素 D 缺乏时钙的吸收减少。要特别注意牛奶不可与钙剂同时服用，因为两者相遇，可使牛奶沉淀。

铁

铁是造血原料之一。婴儿出生前由于在母体中吸收了铁储存于肝脏中，可供出生后 3～4 个月之用。如果婴儿 4 个月后不及时补充含铁丰富的食物则可能出现营养性缺铁性贫血。

鱼、肉类、猪肝、动物血中含铁较多且吸收率高，大豆中的铁含量也不低。维生素 C 可以促进铁的吸收，因此应给婴儿适当补充维生素 C。

维生素 D

即使是母乳喂养的婴儿也可能缺乏维生素 D，而用牛奶进行人工、混合喂养的婴儿则更需要补给。维生素 D 缺乏会使婴儿骨骼发育受到影响，容易患佝偻病。

2. B 族维生素，促进宝宝代谢

B 族维生素

B 族维生素由多种水溶性维生素所组成，包括维生素 B_1、维生素 B_2、维生素 B_6、叶酸等。它们无法储存于体内，大多随尿液排出体外，也容易随着食品加工的过程而流失。虽然 B 族维生素不像其他维生素容易在体内保留，可却是帮助宝宝智力发育不可获缺的助手。它们能让热量代谢顺畅，神经系统传导正常。

如果你的宝宝缺乏 B 族维生素

B 族维生素是促进婴儿生长发育的必需营养家。如果你的宝宝缺乏 B 族维生素，就会容易出现：

◎ 体内新陈代谢及神经系统的运作会产生失调或“短路”的情况，影响宝宝的思维能力与学习效率。

◎ 造成神经系统功能紊乱，宝宝会出现厌食，烦躁或注意力不集中，当严重不足时，会引起精神障碍、易烦躁，思想不集中，难以保持精神安定。

B 族维生素的食物宝库

含有丰富维生素 B_1 的食品

小麦胚芽、猪腿肉、大豆、花生、里脊肉、火腿、黑米、鸡肝、胚芽米等。

含有丰富维生素 B_2（核黄素）的食品

七腮鳗、牛肝、鸡肝、香菇、小麦胚芽、小米、鸡蛋、奶酪等。

含有维生素 B_3 的食品

动物性食物、肝脏、酵母、蛋黄、豆类。

> **爸爸妈妈来互动**
>
> **逗孩子笑**
>
> 笑是宝宝与人交往的基本手段之一。因此，妈妈在与其交流的过程中可以经常逗宝宝笑，这样既可以让他感受人际交流的愉悦，还可以增进亲子关系，促进与宝宝的交流。

含有维生素 B_5 的食品

酵母、动物的肝脏、肾脏、麦芽和糙米

含有维生素 B_6 的食品

瘦肉、果仁、糙米、绿叶蔬菜、香蕉。

含有维生素 B_{12} 的食品

肝、鱼、牛奶及动物肾脏

含有烟酸、泛酸和叶酸的食品

肝、肉类、牛奶、酵母、鱼、豆类、蛋黄、坚果类、菠菜、奶酪等。

3. 给宝宝提供充足的维生素 C

维生素 C 是人体必需的营养素之一，与婴儿的健康成长有着非常密切的关系。

促进胶原形成

促进胶原形成是维生素 C 最重要的一个生理功能。当维生素缺乏时胶原合成会受到损害，可使小血管脆弱而引起不同程度的出血。

促进骨骼的发育，健全骨骼和牙齿

婴幼儿处于快速的生长发育时期，维持骨骼正常发育非常重要。而维生素 C 能参与细胞间质的形成，维持血管、牙齿的正常生理功能。维生素 C 缺乏可导致牙齿缺陷，尤其在婴儿牙齿形成的时期危害更大。

防止贫血

维生素 C 能促进铁的吸收和利用，对婴儿缺铁性贫血有预防和辅助治疗作用。

防止维生素 C 的丢失

维生素 C 主要来源于新鲜蔬菜和水果，由于婴儿不能食入蔬菜，所以容易造成维生素 C 的缺乏。

每 100 毫升母乳含维生素 C 2～6 毫克，而牛奶中不仅维生素 C 含量较少，而且在冲兑时又会损失一些，所以应给婴儿增加一些绿叶菜汁、番茄汁、橘子汁和鲜水果泥等。

维生素 C 是一种水溶性维生素，在洗、切时很容易丢失。另外，维生素 C 在接触氧气、高温、碱或铜制炊具时，容易被破坏，因而在给婴儿制作食品时要用新鲜水果或蔬菜，现做现吃，既要注意卫生，又要避免过多地破坏维生素 C。

只要平时能给婴儿喂一些新鲜水果或蔬菜汁，并注意正确的烹调方法，一般来说维生素 C 都不会缺乏。

4. 鲜为人知的维生素 K

维生素 K 是参与血液凝固的一种重要物质。

人体血液有一套自我保护的凝血系统，主要包括 13 个凝血因子。这些因子中有 4 个必须在维生素 K 参与下才能在肝脏合成，如果人体缺乏维生素 K，就等于缺乏凝血因子，就容易出血，或出血难止。

为什么宝宝更容易缺乏维生素 K

人体自身不能制造维生素 K，只有靠食物中天然产物或肠道菌群合成。成人一般可以通过食物或肠道菌群得到足量补充，而维生素 K 比较难以通过胎盘吸收，所以，婴儿体内没有多少“老本”可用。

刚从子宫娩出的小宝宝，肠道内还是一片洁净的世界，还没有帮助合成维生素 K 的细菌来“安家落户”，再加上婴儿通常只吃母乳，奶汁虽然营养充分、全面，唯独维生素 K 含量偏低，仅为牛奶的 1/4。因此，如果婴儿单纯喂养母乳而不增加其他辅食的话，出生后 24 小时至 3 个月最容易维生素 K 摄入不足。

怎样预防婴儿维生素 K 缺乏

早在 20 世纪 60 年代初，美国儿科学会营养委员就提出建议，对所有新生儿在出生后 1 小时内即预防性注射 0.1～1 毫克维生素 K。近年来多数科学家认为口服和肌肉注射维生素 K 有同样的效果，从而避免了注射的痛苦和副作用。另外，也可在分娩前 24 小时内给孕妇肌肉注射 10 毫克维生素 K。

贴心小叮咛

◎ 在怀孕时，孕妈妈尽可能不服用对胎儿有害的药物，避免产伤、感染、缺氧等诱因。

◎ 哺乳的妈妈应多吃些维生素 K 含量丰富的食物，如菠菜、苜蓿、西红柿及鱼类。

◎ 在孩子出生时注射一定量的维生素 K 剂，然后在宝宝 1 个月左右时再喂服一片维生素K（5毫克）片剂。

◎ 单纯母乳喂养的婴儿，如果经常腹泻并应用广谱抗菌素或磺胺药时，应该适量注射维生素K。

◎ 婴儿有病应该去医院就诊，在医生的指导下服药，千万不要自行购药给婴儿喂服。

5. 妈妈多吃油质鱼类，吃出宝宝好视力

妈妈的饮食与宝贝的视力发育有密切的关系。为了宝宝有一双明亮健康的眼睛，要鼓励自己，多吃对宝宝眼睛发育有益的食品。

油质鱼类

妈妈应多吃油质鱼类，如沙丁鱼和鲭鱼。这是由于油质鱼类富含一种构成神经膜的要素DHA，能帮助宝宝视力健全发展。

宝宝如果严重缺乏DHA，会出现视神经炎、视力模糊，甚至失明。但不建议妈妈吃鱼类罐头食品，最好购买鲜鱼自己烹饪，妈妈应当每个星期至少吃2次鱼。

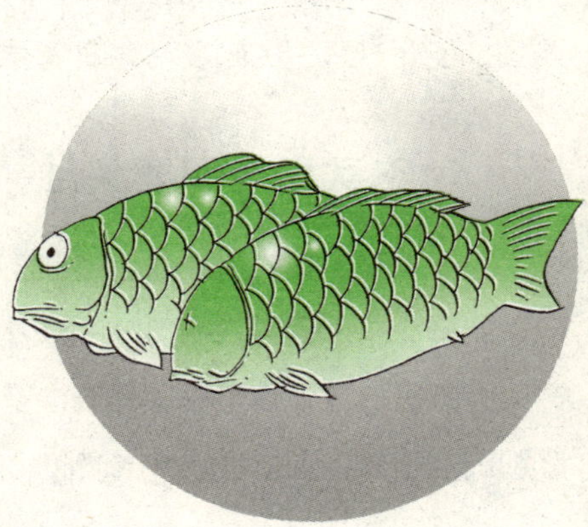

均衡营养，不要偏食

如果在哺乳期妈妈不重视对营养的全面摄入，会导致母乳中各类营养的不足。而这些营养素对宝宝的视力发育是很有益处的，会对宝宝将来的视力发育带来重大影响。

如微量元素锌是宝宝的眼球生长发育和视觉机能不可缺少的必需元素，若妈妈体内锌缺乏，就可能导致宝宝弱视的发生。含锌丰富的食品有肉类、鱼虾等。因此，妈妈一定要做到均衡营养，克服偏食的不良饮食习惯。

有益宝宝眼睛发育的美食

酱菇鲭鱼

【原料】鲭鱼4块约100克，洋葱30克，金针菇30克，生香菇30克，鲜奶油1/4杯约50克，鲜奶1/4杯约50克，盐少许，黑胡椒粉少许。

【做法】

❶ 将洋葱切丝、生香菇切片。

❷ 将鲭鱼放入烤箱烤熟。

❸ 另取一只锅，锅中放少许油，将洋葱炒香，再加生香菇及金针菇炒香，加少许盐和胡椒粉，再逐渐加 1/4 杯鲜奶油及 1/4 杯鲜奶，加些高汤一起煮，最后加少量淀粉勾芡。

❹ 将煮好的调料浇在鱼块上即可。

【功效】哺乳期多吃含 DHA 丰富的鲭鱼，能促进宝宝的脑发育和眼睛发育，还能制造含 DHA 丰富的乳汁呢！

喂养小贴士

早教忌噪声

妈妈在给宝宝喂奶时，最好不要长期躺着或一个姿势喂奶。

因为婴儿期是视觉发育最敏感的时期，妈妈如果长期固定一个位置喂奶，宝宝往往窥视一个固定的灯光，对视力很不好，容易造成斜视。

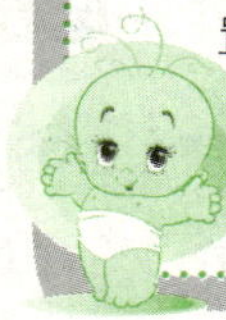

6. 购买奶粉时要关注“胆碱”

当你在购买奶粉时，你注意到了吗？奶粉中的营养素越加越多，DHA、ARA 现在已不新鲜，一个陌生的名词——胆碱又出现了。胆碱是什么呢？它能起什么作用呢？

胆碱是一种强有机碱，是卵磷脂的组成成分，也存在于神经鞘磷脂之中，它是乙酰胆碱的前体，人体也能合成胆碱，所以不易造成缺乏病。

胆碱能帮助我们做什么

胆碱增强记忆力

胆碱又被称为“记忆因子”，是大脑思维、记忆等智力活动的必需物质。

胆碱可以促进肝脏功能

胆碱还可以提高肝脏利用脂肪酸的能力，从而防止脂肪在肝中过多的积聚。有促进肝脏机能的作用，可帮助人体的组织排除毒素和药物。

胆碱可以控制胆固醇

胆碱可以乳化胆固醇，避免胆固醇积蓄在动脉壁或胆囊中。

胆碱可以辅助治疗脑部疾病

膳食中的胆碱能增加神经传递介质（乙酰胆碱）的形成，因此有助于脑的神经信号的传递，对于处理脑部的某些疾病，它也可以作为辅助药物。

如何获得胆碱

胆碱耐热，在食品加工和烹调过程中的损失很少，干燥环境下即使很长时间储存食物中胆碱含量也几乎没有变化。而且富含胆碱的食物也很容易获得。

来自妈妈的营养

对妈妈来说，胆碱的摄入量是否足够，则会影响到宝宝的大脑发育。从怀孕第25周开始，胎儿大脑的海马体开始发育，并一直持续到孩子4岁。所以，如果在海马体发育初期，孕妇出现胆碱缺乏，就会导致胎儿的神经细胞凋亡，新生脑细胞减少，进而影响到大脑发育。因此妈妈要均衡摄取饮食，保证营养充足。

据《中国居民膳食营养素参考摄入量》建议，孕妈妈和哺乳妈妈每天摄入的胆碱量应为500毫克。

胆碱的食物宝库

富含胆碱的食物有动物肝脏、蛋黄，100克鸡蛋约含250～330毫克胆碱。其次为红肉和奶制品。花生、大豆制品和土豆中也含有胆碱。

坚持母乳喂养

对母乳的最新研究发现，胆碱的水平较以往有大幅提升（从13毫克/100千卡提升到24毫克/千卡）。因此保证母乳喂养是让宝宝获得胆碱的最佳方法。

人工喂养的宝宝，购买奶粉时最好购买添加了胆碱的奶粉。

6个月以后应及时添加富含胆碱的辅食。

7. 锌是宝宝的“智力之源”

锌是人体必需的微量元素，它与人的智力关系密切。

缺锌影响婴幼儿智力发育

婴幼儿缺锌会引起严重的后果，不仅会导致生长发育的停滞，而且会影响婴幼儿智力的发育。婴幼儿缺锌最常见的症状是厌食、异食癖和生长停滞。若在胎儿和乳儿期缺锌，还会造成智力发育障碍。

补锌，从食物中获取

锌完全由食物提供。纠正的办法就是合理调配宝宝的膳食，多给宝宝吃些强化了锌元素的婴儿营养米粉等。

虽然母乳中锌的含量比牛奶中所含的低，但其生物利用率高，因此纯母乳喂养儿4个月之前很少患锌缺乏症。

妈妈的膳食会影响母乳中锌的含量。因此，妈妈在日常饮食中一定要注意补充锌元素，注意膳食平衡。含锌量多的食物包括苹果、葵花籽、蘑菇、洋葱、香蕉、卷心菜及各种坚果等。

其中，苹果素有“益智果”与“记忆果”之美称。它不仅富含锌等微量元素，还富含脂质、碳水化合物、多种维生素等营养成分，有利于宝宝大脑发育。妈妈每天吃1~2个苹果即可以满足锌的需要量。

8. 如何知道宝宝有没有智力缺陷

婴儿智力发育的早晚，与周围的环境，特别是与大人的教育训练有关。所以，爸爸妈妈需在宝宝年龄增长过程中，不断观察，才能得出是否有智力缺陷的结论。

先天遗传和后天损伤

有的婴儿，属于患有一些先天性遗传病或代谢内分泌病，这样的孩子往往有特殊面容，与正常孩子长得不一样。如有一种“先天愚型”的婴儿，眼裂小、眼外角上翘、鼻梁塌隐、眉间距离宽、嘴小舌头大，舌头常伸在口外，所以也称“先天性伸舌样痴呆”。

但多数有智力缺陷的婴儿从外观来看，往往与正常孩子无多大差别。从外表上难以看出有智力缺陷的婴儿，多数是脑部受到过损伤，如胎儿时期有过严重缺氧，出生时难产，有过窒息（即出生后没有呼吸），出生后脑子得过病，或抽风时间太长，持续性超高热等。这类婴儿除了智力发育落后外，动作发育也往往同时受到影响，落后于正常婴儿。

各月龄宝宝的智力发育标准

宝宝的智力，可以根据不同月龄期的发育标准来判断。

◎ 2~3个月　会发出个别语言，两眼能随物转动，开始微笑；

◎ 5~6个月　会大声笑，发出“爸”、“妈”等单音节词，能伸手取物，放到嘴里，分清生人和熟人；

◎ 8~9个月　能发出“爸爸”、“妈妈”、“奶奶”等称呼，会模仿大人声音，两手传递玩具，用拇指食指取物；

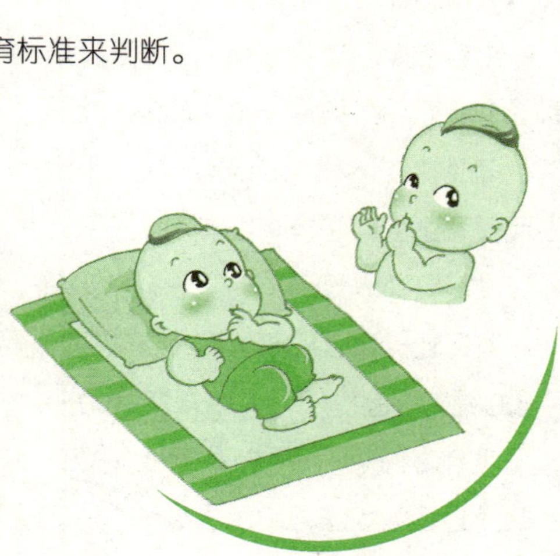

◎ 10～12个月　会用简单的词表达自己的意思，会抬手表示再见，将物品递给别人，会要水喝。

爸爸妈妈来互动

宝宝出生两个月时，开始发出"噢，啊，咿"等单个音节的声音，有时是大人在面前，有时是睡足吃饱精神状态最好的时候。

对宝宝的这种喃喃自语，爸爸妈妈一定要做出回答，对他说"嗨，小乖乖"，"笑笑吧"，"快快长吧"之类的话。宝宝对着妈妈发声，就表示他在和妈妈对话。妈妈对宝宝的话语作出了回答，会让宝宝感受到"说话的喜悦"，他会有再次说话的欲望，从而促进宝宝的语言智力良好发展。

第四节 3～4个月婴儿的营养

一、身心发育情况

3～4个月龄的婴儿，其身体的活动不仅更加活跃，而且眼睛与耳朵的功能和手脚的运动也开始逐渐协调起来。

身体发育

体重	男婴约 7.52 千克	女婴约 6.87 千克
身长	男婴约 65.46 厘米	女婴约 63.88 厘米
头围	男婴约 42.30 厘米	女婴约 41.20 厘米
胸围	男婴约 42.68 厘米	女婴约 41.60 厘米
坐高	男婴约 42.72 厘米	女婴约 41.56 厘米
牙齿	有的宝宝已经长出 1～2 颗门牙	

到了这个月龄，婴儿的头部会挺直得越来越稳，看到感兴趣的东西小脸就会转来转去，身旁的声音突然加大也会吸引着婴儿循声寻找。

3～4个月婴儿的手脚活动情况

这个时期趴着的婴儿开始能用手和腿脚支撑起身体，把头抬起来。躯干的肌肉也逐渐发育起来，不像以前那样老老实实地平躺，在衣服穿得少的时候老想着侧过身子。

婴儿的手脚已变得比较灵活，胖胖的小手老想去抓什么东西。到近 4 个月时，有的婴儿能用手抓着毛巾放到嘴里吮吸，也有的婴儿会双手扶着牛奶瓶喝奶。也有一些婴儿会在爸爸妈妈的膝头蹬腿蹦跳，不过，这个动作也是因人而异的。有的婴儿即使过了 6 个月也还是不会跳。不过爸爸妈妈请放心，这样的婴儿到了会走的时候和其他婴儿毫无差别。

婴儿的睡眠

婴儿在睡眠上差异更加明显，大部分婴儿上午和下午各睡两小时，然后晚上 8 点左右入睡，夜里只起 1～2 次。

然而少数入睡困难的婴儿到了晚上 10 点也不睡，只要有人在身边陪着就不想睡觉。这样的婴儿白天睡觉的时间也少于其他婴儿。

这个月龄婴儿的食量

宝宝的食量也开始拉开了距离。喜欢喝牛奶的婴儿即使喝够了 200 毫升仍咂着小嘴巴，一副意犹未尽的样子。而食量较少的婴儿即使只喝 120 毫升牛奶就显得很满足。混合喂养的婴儿到了这个时期有些就开始厌食牛奶了。

以前常吐奶的男婴，到这个时期吐奶的次数明显减少了。而唾液分泌多的婴儿从这时起可能要流口水，不过大多数婴儿会在满 1 岁时停止。爸爸妈妈不必担心。

二、喂养有方

1. 母乳喂养 3～4 个月的婴儿

用母乳喂养的婴儿除了有“稀便”或 2 天才便一次的情况外，其他方面在这个月龄里的婴儿会让妈妈非常省心。

母乳不足怎么办

尽管这个时候，妈妈非常省心，但大多数妈妈都清楚，现在的乳汁分泌已不能够满足婴儿的需要。夜里婴儿会因肚子饿而哭闹，婴儿体重的增加速度降下来，但是许多婴儿怎么也不肯喝牛奶。

这个时候妈妈不必着急。因为到了 4 个月，宝宝就可以吃辅食了。在此之前，只要宝宝和从前一样健康快乐，即使不吃母乳以外的食物也没有关系。婴儿的体重增加在这一阶段可能比较缓慢，但过不久就会恢复正常的，这对婴儿漫长的一生不会有什么影响，如果母乳严重不足，婴儿饥饿难耐，慢慢也就不得不吃牛奶了。

3～4 个月的婴儿每日喂几次奶

这个时期的婴儿每日吃奶次数几乎是固定的。有的婴儿每日吃 5 次，夜里也不需要喂奶，也有的婴儿每隔 4 小时需要喂 1 次，白天喂 5 次后夜里还要加 1 次，一共喂 6 次。

这个时期的婴儿每日可喂奶 800 毫升，另在两次喂奶间隔中加牛奶 90 毫升。

2. 给宝宝喂牛奶有讲究

牛奶喂养不当，有可能导致婴儿消化不良或饥饱无度。在喂养宝宝的过程中，如宝宝出现消化不良，可于奶汁中加入适量米汤或温开水略稀释后喂哺，待宝宝消化正常后重新采用全奶。

牛奶为什么不宜久煮久放

牛奶不宜久煮，不宜文火煮沸，否则会使一些不耐热的营养物质被破坏；生牛奶、病牛的奶以及老牛的奶不宜饮用，以免染上疾病或中毒。

牛奶煮沸后，不宜保温存放，应立即饮用。这是因为牛奶中的细菌在温度适宜时，每 20 分钟就可繁殖一代，3～4 小时即可使牛奶腐败。饮用这种表面上无变化的牛奶，可诱发腹痛、腹泻和胃肠炎等。

饮用牛奶有哪些禁忌

◎ 煮牛奶时忌放糖，否则可在高温下生成有害的果糖赖氨酸。牛奶不宜冰冻存放，因为在解冻后可使牛奶中的蛋白质发生沉淀、凝固而变质。牛奶忌用塑料容器盛装，否则可产生异味。牛奶忌光照，光照可使其中的维生素 B、维生素 C 损失殆尽。

◎ 牛奶忌与巧克力同食。因为牛奶中的钙易与巧克力中的草酸生成不被人体吸收的草酸钙。若长期同食，可导致婴儿腹泻、缺钙和生长发育迟缓等。

◎ 饮奶后不宜立即进食酸性食物，如橘子汁、果露等，否则可使牛奶中的蛋白质在胃内形成凝块而难以消化。

◎ 牛奶含铁量较低，而且吸收利用率也不高，因此，婴儿不宜单纯用牛奶喂养，应补充一些铁剂。

◎ 牛奶含磷较多，影响铁的吸收。贫血患儿忌服用牛奶，否则可使病情恶化。

◎ 3 岁以下婴幼儿体内乳糖酶较多，乳糖酶随年龄增长日趋减少，对牛奶中的乳糖类物质消化能力也日趋下降。超过 3 岁后如果多食奶或奶制品，可引起腹胀、腹痛和腹泻。

◎ 哮喘、荨麻疹、湿疹、肠道功能紊乱、过敏性鼻炎、感冒的患儿，应当忌食牛奶。

3. 喂养不当，当心宝宝“罢奶”

一般说来，当婴儿在 1 个月内时还不知道选择食物，爸爸妈妈给喂母乳或牛奶或其他食物，婴儿是被动接受。在两个月时，有一些婴儿会显示出对母乳或是牛奶的好恶来。而如果 3 个月大的很喜欢喝牛奶的婴儿突然不爱喝牛奶了，那该怎么办呢？

婴儿突然不爱喝牛奶了

3个月左右的婴儿本来很喜欢喝牛奶，但从某天开始突然变得不爱喝了。这时妈妈脑中可就翻腾开了：宝宝为什么不爱喝牛奶？宝宝是不是病了呢？我怎样才能让宝宝重新喝上牛奶呢……

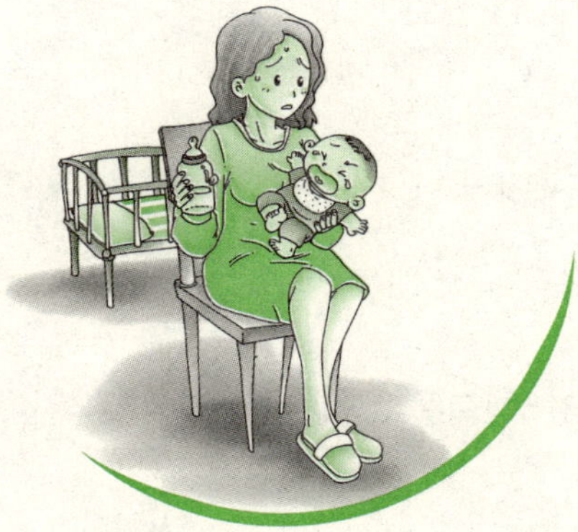

于是，妈妈千方百计想让婴儿喝，可是越着急婴儿越不喝，弄到最后婴儿一看到奶瓶就烦得直哭。妈妈束手无策了。

婴儿厌食牛奶的原因

通过调查发现，婴儿在不喝牛奶之前，有1～2周出奇地爱喝牛奶。看婴儿的体重增长就可以发现，这一时期婴儿每日体重增长超过40克。

厌食牛奶的婴儿大概是因为在两个月左右时，喝了较多的浓度较高的奶粉。厌食牛奶不是什么疾病，而只是婴儿的身体功能不适应奶粉的一种反应。

长期过量喂牛奶的婴儿，肝脏和肾脏都非常疲劳，突然在某一天以厌食牛奶的方式表现出来了。也可以这样认为，厌食牛奶是婴儿为了预防肥胖症而采取的一种自卫行动。

怎样对待厌食牛奶的宝宝

明白宝宝厌食牛奶的原因后，妈妈应该做的是，让婴儿的肝脏和肾脏得到充分的休息，不可继续给宝宝不爱喝的牛奶，应多给宝宝喂些水或果汁。或者改换奶粉；将牛奶的浓度调稀一些；把牛奶晾凉一些再给婴儿喝。

总之，这时候妈妈不可急躁，应沉着冷静，经过10～15日的细心照料，

喂养小贴士

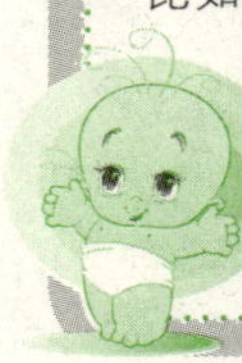

把厌食牛奶的婴儿当做病人，给他注射各种药物，只会拖延厌食牛奶的时间。比如给婴儿注射含有氨基酸的营养液，会使本该休息的肝脏和肾脏加重负担从而更加疲惫；给婴儿输葡萄糖液也没有什么意义，可以给婴儿喝果汁和糖水，让肠胃自然地吸收，绝对没有必要以点滴注射的方式使其不自然地被吸收，而且打点滴会让婴儿痛苦和恐惧。

宝宝肯定会再度喜欢上牛奶的。即使刚开始宝宝每日只能喝100毫升或200毫升牛奶也不用担心，只要尽可能地满足宝宝对果汁或水的需要就不用担心会出现什么问题。

4. 妈妈饮食无度宝宝易“奶积”

宝宝积食的现象很常见，有的爸爸妈妈觉得积食是个小问题，过两天自然就好了，之后也不会再对孩子的饮食加以注意。其实，积食不是小问题，它会增加宝宝肠、胃、肾脏的负担，还可能给这些脏器带来疾病。所以妈妈们一定要多加注意。

如何判断宝宝积食了

◎ 宝宝在睡眠中身子不停翻动。所谓食不好，睡不安。

◎ 宝宝最近大开的胃口缩小了，食欲明显不振。

◎ 宝宝的肚子涨，肚子疼。

◎ 宝宝鼻梁两侧发青。舌苔白且厚。呼出的口气中有酸腐味。

积食可能引起的后果

积食会引起恶心、呕吐、食欲不振、厌食、腹胀、腹痛、口臭、手足发烧、皮色发黄、精神委靡等症状。

小儿积食：重在预防

哺乳妈妈进食要注意：对于处在吃奶期的婴幼儿的妈妈来说，要忌口，注意饮食

爸爸妈妈来互动

推拿法给宝宝消食

捏脊：宝宝面朝下平卧，妈妈用两手手指捏脊柱两侧，随捏随按，由下而上，再从上而下，捏3~5遍，每晚1次。

揉中脘：胸中与肚脐连线的1/2处。妈妈用手掌根旋转按揉，每天2次。

摩涌泉：用拇指压按脚底的涌泉穴，旋转按摩30~30下，每天2次。

退六腑：沿宝宝左上肢下方，从肘关节向腕关节推，每天推150~200次。

泻大肠：沿宝宝的食指，从虎口方位向指尖推，每天推150~200次。

清淡，避免高脂肪、高蛋白饮食。妈妈饮食无度，婴儿就可能“奶积”。

调整饮食结构

妈妈应多吃些易消化、易吸收的食物，不要一味地增加高热量高脂的食物，以免增加宝宝放入肠胃负担。

晚上不要给宝宝喂得太饱

宝宝白天活动量大，吃东西能消化，但晚上胃蠕动慢了，就容易积食。因此，晚上吃饭别太饱，即使喝牛奶，也要水多一些，奶粉少一点。

七分饱，益健康

无论是母乳还是什么，再有营养也不能吃太多，否则不但不能强健身体，在效果上只会适得其反，弄不好会形成食积、腹泻等状况，伤害宝宝的身体。

睡醒 1 小时不进食

早上或中午宝宝刚睡醒时，1 小时内（至少 30 分钟）也不要进食，因为胃肠等内脏从低运转恢复正常需要一点时间，否则，也无益于消化和吸收。

运动消食

坚持户外活动，天气冷选择太阳好风轻的时候，每天出去活动半小时到一小时。

5. 给宝宝配奶需要注意什么

配奶的准备工作

◎ 清洁双手，取出已经消毒好的备用奶瓶；

◎ 参考奶粉包装上用量说明，按新生儿体重将适量温水加入奶瓶中；

◎ 用奶粉专用的计量勺取适量奶粉，放入奶瓶中摇匀；

◎ 将配好的奶滴几滴到手腕内侧，感觉不烫或不太凉便可给新生儿食用；

◎ 若配方奶喂得时间长，奶水渐凉，中途应加温至所需温度，再继续喂养。

调奶水源有讲究

调奶的水建议妈妈每天早上起来用壶烧开水，一部分灌暖瓶，一部分晾凉。

因为有的饮水机无法将水烧开，八九十摄氏度就停止加热了，有的饮水机的水源不太合格，而且要是中途更换水源的话，还有可能引起宝宝的一些不适反应，比如大便次数增加等，所以用自来水在灶台上烧开再晾凉，是最好的选择，夏天特别热的时候，也可以取这种凉白开给宝宝补充水分的。

喂养小贴士

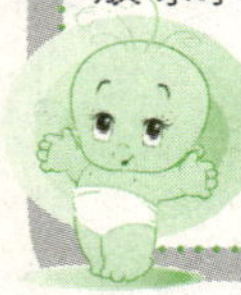

在调奶过程中，如果使用凉开水加开水的方式调节水温，记得先放凉水再放热水，然后轻摇，这样才不会干扰你对奶瓶温度的感觉。

6. 怎样预防“奶瓶龋”

什么是“奶瓶龋”

宝宝出生后不久，很多年轻妈妈用奶瓶喂食，宝宝一哭就把装有牛奶或甜品饮料的奶瓶往宝宝嘴里灌，认为这样方便省事。而口腔专家提醒年轻的妈妈，这种错误的喂养方法会导致婴儿患“奶瓶龋”。

由于牙齿里含有大量的矿物质，如果宝宝处在 0~3 岁期间，嘴里长时间接触甜食，口腔内的细菌分解糖分而产生酸素，使尚未成型的乳牙与甜食里的酸素接触，久而久之就会使婴儿的牙齿脱矿，从而就会患“奶瓶龋”。

奶瓶龋发病早，有些宝宝不到两岁，牙齿全烂光了，仅存一点牙根在牙床内。奶瓶龋一般从上前牙开始，逐渐向两侧后牙发展。牙齿龋坏降低了咀嚼功能，从而影响小儿全身的发育，甚至造成面部畸形。

帮宝宝预防“奶瓶龋”

那么，爸爸妈妈该怎样帮助宝宝预防“奶瓶龋”呢？

代乳品不要放糖过多

要正确人工喂养，牛奶里最好不放糖，喂食时应让小儿坐立，而不要躺着喂。奶瓶嘴应放在小儿上下牙之间，减少食物直接与牙齿接触的时间。喂食后应给小儿清洗口腔，去除食物残渣和乳凝块，以防被细菌发酵破坏牙齿。

养成良好的饮食习惯

不要养成婴幼儿含奶瓶睡觉的不良习惯，婴儿 1 岁大时应该开始改用“戒奶杯”，并且每日定时进食不多过 6 餐。孩子 2 岁后，每天只吃 3 餐分量足够的正餐，正餐与正餐之间有需要才给孩子吃一次茶点。两餐之间最好只吃清水解渴，以避免奶瓶龋的发生。

爸爸妈妈来互动

抱孩子方式有很多种，有“飞机抱”、“旋转抱”、“上下抛”等，甚至可以“倒提”，这些花样对婴儿的成长非常有好处。其中两个大人把孩子相互扔来扔去也是抱法之一，孩子能享受到在空中“飞”的乐趣。这些方式爸爸做起来更合适。

注意口腔卫生

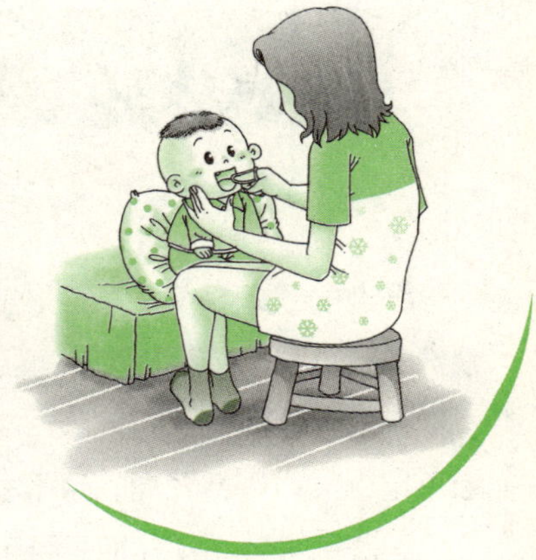

婴儿从出生开始，每天用纱布蘸些白开水替他抹口腔。等到孩子的门牙长出来后，还要帮他抹牙齿，让孩子有每天清洁口腔的习惯。乳磨牙长出后，用软毛细头的牙刷帮孩子刷牙，暂时不需要使用牙膏。在孩子 2 岁之后，爸妈可以教孩子学习自己刷牙，比如让孩子懂得吐水，可让孩子用一粒青豆分量的儿童牙膏，每天起床及晚上睡前都刷牙。黄医生建议，由于幼儿的手部小肌肉尚在初步发展阶段，刷牙的技巧还未能完全掌握，因此为了确保孩子的牙齿刷得干净，爸妈必须每晚替孩子补刷牙一次。

定期检查牙齿

当孩子第一颗牙齿长出后 6 个月内或者孩子 1 岁时，应该带孩子去医院接受牙科医生的第一次口腔检查，牙科医生可以及早为孩子提供预防牙患的指导。此后，每年应至少带孩子接受口腔检查一次。

7. 宝宝的一日食谱安排

早上 6:00	母乳喂哺 15 分钟（或给予牛奶 150 毫升，白糖适量）
上午 8:00	鲜橙汁或番茄汁 80 毫升
上午 10:00	鸡蛋米粉 10 克，鸡蛋黄 1/8 个，白糖适量；小儿鱼肝油滴剂（用量遵医嘱）
中午 12:00	新鲜蔬菜 80 毫升或水果泥 50 克
下午 2:00	母乳喂哺 15 分钟（或给予牛奶 150 毫升，白糖适量）
下午 5:30	新鲜蔬菜汁 80 毫升或水果泥 50 克
晚上 9:30	母乳喂哺 15 分钟（或给予牛奶 150 毫升，白糖适量）
凌晨 1:00	母乳喂哺 15 分钟（或给予牛奶 150 毫升，白糖适量）

三、吃什么才聪明

1."双歧糖",好东西

肠道内双歧杆菌的多少,是人体健康与否的标志之一。母乳喂养的婴幼儿比人工喂养的婴幼儿,肠道中双歧杆菌数多10倍。所以母乳喂养的婴儿生长发育快,相对健康。

在人工喂养时,如果加入能促使双歧杆菌增殖的"双歧糖",既可以弥补人工喂养的不足,又可代替蔗糖,且不会导致婴幼儿肥胖。

即使宝宝到了幼儿期甚至少年期,经常食用些"双歧糖",不单能促使肠道内有足够的双歧杆菌,还可以防止在这个年龄段容易形成的龃齿和肥胖,使他们能健康成长。

"双歧糖"的五大功能

健肠胃

双歧糖独有的BRO因子,可迅速促进婴儿体内双歧杆菌增殖,有效预防宝宝腹泻等肠道疾病的发生。

低热值

双歧糖的热能为蔗糖的1/6,不刺激细胞发育,不在体内转化为脂肪,因此不会导致婴幼儿肥胖。

抗龋齿

双歧糖富有高纯度BRO因子,有效防止蛀牙病原菌发酵,不腐蚀牙齿。

排毒养颜

低双歧糖能有效抑制体内毒素形成,清除自由基,对皮肤问题效果良好。

宝贝自己说

下午4点的时候,妈妈拿来了我最喜欢的红色气球给我看,可是我的表现一点也不积极,眼睛也不跟着气球转。妈妈知道我这是想睡觉了,于是把我抱起来拍拍,一会我就睡着了。

当我困了的时候,眼睛半闭半睁,目光不灵活,脸上没什么表情,对平时反应积极的声音或东西刺激表现出有些迟钝,身体运动减少。这时就应该把我放在一个舒适安静的地方睡觉啦。

2. 别忘给吐奶宝宝补充维生素 *A*

吐奶与维生素 A

婴儿吐奶与维生素 A 的缺乏密切相关。维生素 A 对维持皮肤黏膜上皮细胞组织的正常结构和健康具有重要作用。当婴儿缺乏维生素 A 时，由于位于喉头上前部的会咽上皮细胞萎缩角化，导致吞咽时因会咽不能充分闭合盖住气管，而发生吐奶。

补充维生素 A 后，妈妈可以发现宝宝的吐奶现象大大好转。

怎么给宝宝补充维生素 A

由于母乳中维生素 A 含量减少，仅为 53 毫升。哺乳的妈妈们应多摄取含维生素 A 和胡萝卜素丰富的食物，如蛋类、动物肝脏和有色蔬菜等。婴儿则可进食些胡萝卜汁、蔬菜汤或适当补充些鱼肝油及维生素 A 胶丸等，都能很快地改善吐奶症状。

3. 补充维生素多多益善吗

维生素并不是百益而无害，特别是现在大家习惯于服用维生素来给宝宝“强身补神”，这是非常错误的观念。维生素类供养药也不可长期过量服用，如果长时间给宝宝服用维生素，会引起体内各种维生素的失衡，反而会损害宝宝的身体健康。

下面来看看几种常用维生素使用过量后，可能对宝宝产生的影响。

维生素 A

过量服用时影响婴幼儿骨骼发育，使软骨细胞造成不可逆的破坏。

患 VA 缺乏症的婴儿每日 0.5 万 ~ 1 万国际单位，1 ~ 8 岁小儿 0.5 万 ~ 1.5 万国际单位，均给药 10 天。

维生素 D

婴幼儿应用维生素 D 过量所致的后果，比佝偻病更为严重。

婴儿预防有剂量为 400 国际单位 / 日。手足搐搦症患者，口服 2000 ~ 5000 国际单位 / 日，1 个月后改为 400 国际单位。

维生素 AD

本品剂型有胶丸和滴剂两种，其中维生素 A 的含量甚高。

有些爸妈视之为无害的营养品，长期过量给婴幼儿服用，极易引起中毒。如过多服用会出现毛发干枯、眼球突出，躁燥不安。。

滴剂：预防用量，口服 3～6 滴 / 日；治疗剂量，口服 5～10 滴 / 次，2～3 次 / 日。

淡 AD 丸：口服 1～2 丸 / 次，3 次 / 日。

沉 AD 丸：口服 1 次丸 / 次，2～3 次 / 日。

针剂：肌注 0.25～1 毫升 / 次，1 次 / 日。

维生素 C

婴幼儿接受大剂量维生素 C 后往往会出现乏力、血小板增多、肠蠕动亢进，消化不良，不安、皮疹、荨麻疹、浮肿等。生长期儿童过量服用，日后可使小儿患骨病，必须恰当使用。

小儿预防用药时，每日 1/2～1 片即可。若已患缺乏症，应遵医嘱服用。

果味维生素 C

果味维生素 C 是维生素 C 的一种制剂，内含葡萄糖和维生素 C100 毫克，其味道酸甜，最适合小儿服用。但如果长期或大量服用，就会产生对维生素 C 的依赖性。一旦停药，则出现牙龈出血，糜烂肿胀、牙齿松动，故不宜过多食用。

维生素 K

由于维生素 K 在体内排泄过程中与胆红质相竞争，新生儿、早产儿酶系统不成熟而排泄受限较大剂量可致溶血性贫血、高胆红素血症及黄疸。对红细胞 6－磷酸脱氢酶缺乏症患者，可诱发急性溶血性贫血，早产儿及低体重小儿使用应慎重。

维生素 E

长期过量服用可造成维生素 E 中毒，出现呕吐、乏力、唇干、胃肠功能紊乱、口角炎等。停药后上述症状逐渐消失。

维生素 E 广泛存在于植物油、谷物、鱼类、肉类及蛋奶制品中，只要日常生活中不挑食、不偏食，体内不会缺乏维生素 E，故不可过量服用。

维生素 M（叶酸）

大剂量的叶酸能拮抗苯巴比妥、苯妥英钠和扑米酮的抗癫痫作用，并增加敏感儿童的发作次数。癫痫儿童不宜大量服用，宜小剂量尖端给药。

结语：补充维生素无可厚非，但不管是什么食品都好，都应该视乎宝宝的身体体质而行，缺什么补什么，而不是胡塞乱吃。切记，什么东西过量了都对身体无益！

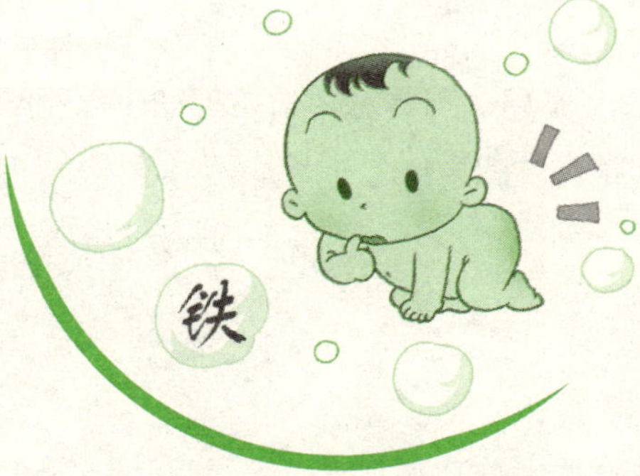

4. 哪些食物含铁量丰富

猪肝

每100克猪肝中含铁31.1毫克，蛋白质20.8毫克。猪肝中还含有丰富的维生素A和叶酸，营养较全面。但猪肝中含有较多的胆固醇，一次不宜吃得太多。

牛肉

每100克牛肉中含铁3.2毫克，蛋白质20.1毫克。牛肉营养价值高，并有健脾胃的作用，但牛肉纤维较粗，在给宝宝食用的时候要煮透、煮烂。

猪肉

每100克猪肉中含铁3.4毫克，蛋白质18.4毫克。猪肉有润肠养胃的功效，是宝宝日常膳食中铁的最常见来源。

鸡肝

每100克鸡肝中含铁13.1毫克，蛋白质16.6毫克。鸡肝富含血红素铁、锌、铜、维生素A和B族维生素等，是宝宝补充铁质的良好选择。

猪肾

每100克猪肾中含铁5.6毫克，蛋白质16.8毫克。猪肾中富含锌、铁、铜、磷、B族维生素、维生素C、蛋白质、脂肪等，但制作时注意清洗干净。

鸡血

每100克鸡血中含铁28.3毫克，蛋白质10.1毫克。鸡血富含铁、锌、氨基酸和维生素等多种营养元素，特别是铁和赖氨酸含量很高，且极易被人体吸收。

大豆

每100克大豆中含铁9.4毫克，蛋白质32.9毫克。大豆营养丰富，含铁量高，但其所含的铁较动物性来源的铁吸收率要稍差一些。

爸爸妈妈来互动

宝宝在成长过程中可能会碰到各种意外，爸爸妈妈要掌握一些必要的急救常识。如果宝宝不小心被果冻噎着，最简单易行的方法就是一手倒提孩子双脚，另一手轻轻拍拍其背部。或者捏住孩子鼻子，嘴对嘴强力吸气。

蛋黄

每 100 克蛋黄中含铁 10.2 毫克，蛋白质 15.2 毫克。蛋黄含有丰富的铁、锌和维生素 D，如果没有过敏的话，鸡蛋对宝宝来说是最重要的食物之一。

5. 补碘，让宝宝更聪明

缺碘对宝宝危害大

缺碘，会造成脑发育不全、智力低下，还会导致婴幼儿聋哑、偏瘫、身材矮小等。缺碘造成的最大危害是什么？就是婴幼儿的大脑发育。

如今，缺碘的危害性已越来越引起人们的重视，怎样补碘成为有关健康的一个重要话题，尤其是怎样给娇嫩的婴幼儿补碘。成人补碘的主要途径是食用碘盐或海带、紫菜、虾等含碘丰富的海产品。但对于消化功能尚未健全，咀嚼吞咽技能尚未掌握的婴幼儿来说，最需要补碘，却又无法采用成人的补碘方式。贻误了最佳的补碘时机，日后再多补救也无济于事。因此，一定要在关键时刻以科学、有效的方式给宝宝补碘。

补碘的最佳时期

人类大脑的发育 90%是在胎儿和婴幼儿期完成的，在这个重要时期，碘和甲状腺对脑细胞的发育和增生起着决定性作用。因此，碘也被称为“聪明元素”。

科学研究证实，并不是什么时候补碘都能提高智力水平的，只有在胎儿和婴幼儿期以科学的方式补充适量的碘，才真正有助于孩子一生的智力发育。因而，千万不可错过补碘的最有效时期。

母乳喂养可补碘

补碘是个精细工程，少了不行，多了也不行，过量的碘会引发碘中毒。

从胎儿到生后 2 岁，是人脑发育的重要阶段。这个时期每天至少需要 40 ~ 70 微克的碘来合成足够的甲状腺激素以保证正常脑发育，而此时婴幼儿尚未添加辅食，碘摄入如果仅靠代乳品将远远跟不上婴幼儿的体格生长发育和脑发育需要。最好的补碘途径是通过母乳喂奶的方法从母体得到足够的碘以保证婴幼儿生理需要。

有资料表明，母乳喂养的婴幼儿尿碘水平高出其他方式喂养的 1 倍以上。这个时期只要供给母体足够的碘，婴幼儿就不会发生碘缺乏。对哺乳期妇女每天至少要供给 200 微克碘，才能保证母婴两人的碘需要量，有效地预防碘缺乏对母婴的危害。

6.宝宝吮手指是智力发育的信号

很多宝宝出生3个月以后，最爱做的事情是“吃手”，专家说，婴儿与幼儿吮吸手指的意义是不同的。婴儿时期吮吸手指是婴儿智力发展的一个信号，是婴儿进入手指功能分化和手眼协调准备阶段的标志之一。爸爸妈妈不要轻易打搅孩子的快乐。

宝宝的吮吸成长

通常新生儿只会双手握拳，胡乱挥舞，其大脑尚不能指挥把自己的手放入嘴中。

到3个月时，随着大脑的发育，婴儿逐步学会两个动作：一个是用眼睛盯着自己的手看，另一个便是吮吸自己的手指。对于他们来说，吮指是一种学习和玩耍。

起初他们只是将整个手放到嘴里，接着是吮吸两三个手指，最后发展到只吮吸1个手指。从笨拙地吮吸整只手，发展到灵巧地吮吸某一个手指，这说明婴儿支配自己行为的能力大有提高。

吮吸手指动作，促使婴儿手、眼协调行动，为5个月左右学会准确抓握玩具打下了坚实的基础。另外，这一时期的婴儿主要是通过嘴来了解外界，婴儿认为手也是外界的东西，所以总爱将它塞进嘴里吮吸感知。

爸爸妈妈该做什么

◎ 对于婴儿吮吸手指，爸爸妈妈不必焦虑烦恼，更不用强行制止。

◎ 爸爸妈妈需要做的，就是保持婴儿小手干净，保持婴儿口唇周围清洁干燥以免发生湿疹。

◎ 如果宝宝的行为实在过于频繁，爸爸妈妈可以经常对宝宝的小手进行抚摩、摆

喂养小贴士

搬新家要注意

妈妈并非完人，有时候也会忽视宝宝的一些细节。殊不知，小小的疏忽也常常会给宝宝智力造成严重的不良后果。

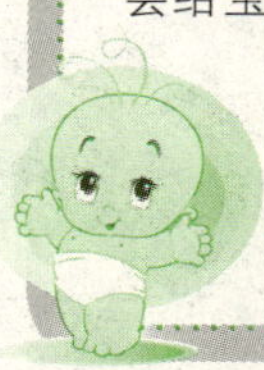

快搬新家，当然令人兴奋，但如果妈妈经常带孩子光顾自己尚未完工的新屋的话，很容易引发宝宝汞中毒。因为油漆中含有大量的汞，汞中毒会导致不同程度的瘫痪和智力障碍。

动，以转移其吮吸手指的注意力。或者把玩具放入他的手中，逗引他摇动、摆弄玩具，使他无暇去吮吸手指。

◎ 如果孩子到了三四岁，仍然经常吮吸手指，就可视为一种不良行为，需细心了解形成原因去耐心纠正。

7. 宝宝智力的最佳开发时间

上午 10 点左右，是小宝宝大脑状态最好的时候，对各种刺激反应都很敏捷，这样的状态，平均每天可维持 40 分钟左右，妈妈要抓住这个时机对宝宝进行亲子交流。

视觉、听觉双重刺激

妈妈可以靠近宝宝，一边看着他一边对他说话，或者念儿歌，让宝宝专注地凝视着你的脸，并专心听你讲话；还可以给宝宝看一些色彩艳丽或是黑白相间有条纹的玩具和图片，并且慢慢地移动，让宝宝的目光追随着这些东西移动；妈妈也可以在宝宝耳边或耳后轻轻呼唤他的名字，宝宝听到后会马上转头寻找声源。

喂养小贴士

等宝宝大一点了，也可以带他到户外去转转，随着环境的变化，宝宝会不断发现新的事物，这对他的智力开发是相当有帮助的。

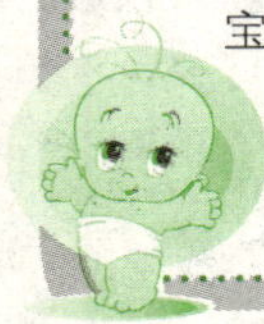

第五节 4~5个月婴儿的喂养方案

一、发育情况

虽然仅长了1个月，婴儿的成长却比上个月明显得多。

身体发育

体重	男婴约7.97千克	女婴约7.53千克
身长	男婴约66.76厘米	女婴约65.90厘米
头围	男婴约43.10厘米	女婴约41.90厘米
胸围	男婴约43.40厘米	女婴约42.05厘米
坐高	男婴约43.57厘米	女婴约42.30厘米
牙齿	有的宝宝已经长出1~2颗门牙	

这个月的婴儿已能够清楚地表达自己的感情，流露出喜、怒、哀、乐不同的表情。不顺心时放声大哭，高兴的时候则经常笑出声来。

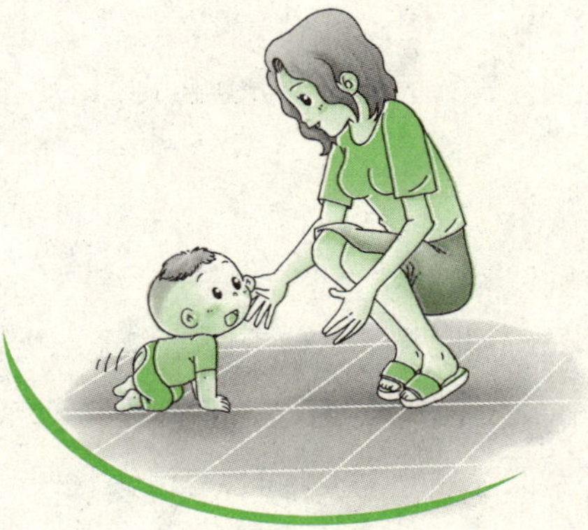

宝宝的活动情况

这个月的宝宝活动功能更趋活跃，几乎所有的婴儿头部都能完全挺直，会循声寻找。手的活动也变得相当自由，经常把手放到嘴里吮吸，有的婴儿还能把两手合在胸前。

婴儿趴着时，能两手支撑起身体长时间抬起头。手拿玩具还会胡乱挥动。这个时期的婴儿自己还不能坐得很稳，发育快一些的婴儿，到了5个月时能坐2~3分钟。

宝宝的睡眠

这个时期，婴儿每日的生活方式仍然是睡眠。

有的婴儿到了这个月，可以从夜里 11 点一觉睡到早晨五六点钟，这期间既不排尿也不醒。但多数婴儿夜里排尿还要醒一次。有的婴儿醒来后只要稍抱一下就会睡着，但在寒冷的冬季，母乳充足的妈妈最好还是给婴儿喂点奶，这样会使婴儿更好地安心入睡。牛奶喂养的婴儿如果喝完牛奶能很快入睡，也可以喂点牛奶，当然，果汁也可以。

怎样训练宝宝用餐进食

大多数婴儿从这个月起可以开始练习用勺进食了。如果婴儿不适应用勺进食而对吃断乳食物产生厌烦的话，也可以根据情况延缓 1 个月再开始。

由于婴儿在这个月用勺进食更加熟练，所以便秘的婴儿可用勺喂一些酸奶或是水果泥，4 个月才开始出现便秘的婴儿也可用此方法。但若是想通过给婴儿喂麦芽糖，或是将麦芽糖混入牛奶中的方法来防治这个时期的婴儿便秘，则是无效的。

宝宝开始吃断乳食品后，大便颜色会变得稍微发黑或呈褐色，都是正常的。

二、喂养有方

1. 母乳喂养 4～5 个月的婴儿

母乳喂养无疑方便、卫生、经济，而且特别有营养，因此母乳充足的母亲应尽量给宝宝喂哺母乳。

母乳喂养时的状况

如果这个月龄的婴儿没有其他食物要求而仍然愿意吃母乳，体重增加也在正常范围内（平常每日增加 15～20 克）就没有必要急于做断乳准备，等过了这个月也无妨。

但是，当母乳逐渐减少，婴儿与以前相比经常因肚子饿而哭闹时，就必须考虑要添加牛奶了。如果婴儿 10 日内只增重了 100 克，就应考虑每日要添加 2 次牛奶。

怎样给宝宝添加牛奶

只喂母乳的婴儿，在喂牛奶时要特别注意浓度，要比奶粉包装上标明的 4～5 个月婴儿低浓度用量还要少放一些奶粉，调成 180 毫升的稀牛奶。如果婴儿愿意吃，5～6

个月之后可改按奶粉包装上标明的低浓度量喂，可如果吃了 5 日后体重增加达到 100 克，那么还是应按少一些的量调配奶粉。

在给婴儿喂奶粉时要注意，不要在婴儿吃母乳后用牛奶补充不足的部分，而应在母乳分泌最不充足的时候（一般是下午 4～6 点）单独喂一次牛奶。

2. 人工喂养 4～5 个月的婴儿

如果妈妈完全没有母乳或者不能喂母乳，就应该实行人工喂养。妈妈们应知道并不是没有母乳就不能抚养婴儿。尽管人工喂养比较麻烦，但只要注意好奶粉的调配就不会因细菌污染而引起婴儿腹泻，从而也能达到喂哺好婴儿的目的。

人工喂养时不可过量

出生 1 个月后的婴儿在用牛奶喂养时，最重要的是不可喂过量，以免加重婴儿消化器官的负担。

牛奶喂养不足时婴儿会哭闹，告诉大人他饿了。然而牛奶喂多了，婴儿却不会发牢骚。食量大的婴儿即使是已经喝了足够的牛奶，也会显出还要喝的样子。如果爸爸妈妈认为牛奶量不够而逐渐增加牛奶，就会在不知不觉中喂多了，从而加重了婴儿的消化器官负担。

人工喂养时喂多少牛奶合适

人工喂养大致的标准是：出生时体重在 3000～3500 克的婴儿，到 1 个月时每天喝奶 700 毫升左右，在 1～2 个月期间，每日喝 800 毫升左右。如果分成 7 次喂，每次喂 120 毫升；若是分作 6 次喂，则每次喂 140 毫升。

不过，这仅仅是一个大致的标准。因为经常哭闹的婴儿，会吃得更多，而经常安静地睡觉的婴儿却吃得很少。食量小的婴儿不吃到标准量也可以，食量大的婴儿可以吃到 150～180 毫升，但是最好不要喂到 150 毫升以上。如果喝了 150 毫升婴儿还哭闹时，就在 30 毫升左右的温开水中加入一些白糖喂给婴儿。

需要注意的是，不要在奶粉中加入白糖喂婴儿，因为这样会使婴儿发胖。

人工喂养时的一些小要点

◎ 用牛奶喂养的婴儿，即使是每日排便 4～5 次，只要宝宝健康就不用担心。

◎ 不是每日排便的婴儿，可在牛奶中加入 2～3 克麦芽糖，只要宝宝每日能排便就可以了。不过，若是没有达到这种程度，只要婴儿很健康地成长，妈妈也不必放在心上。

◎ 这一时期，一般需要把复合维生素加在奶粉中。因为平常简单的消毒方式是用热水消毒，而热水却会破坏牛奶中的一部分维生素，所以需选用复合维生素或果汁来补充维生素。

喂养小贴士

宝宝为什么会拒奶

婴儿拒绝喝奶常常有以下原因：

奶头不适 如人工喂养的奶瓶奶嘴太硬或奶头的吸孔太小，都会使婴儿拒哺。

婴儿鼻塞 鼻塞时必须用嘴巴呼吸，而吮吸会妨碍嘴巴的呼吸，所以婴儿出现拒哺。

婴儿患病 当婴儿患消化道疾病、面颊肿胀时都会出现不同程度的厌吮。当婴儿口腔感染时，也会因疼痛而害怕吃奶。

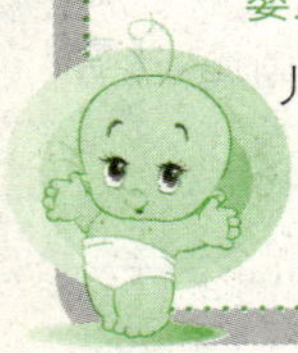

生理缺陷 如果婴儿有唇裂、腭裂等生理缺陷，吮吸就比较困难，也会拒哺。

3. 4～5个月婴儿的喂养特点

添加固体食物的时机

在这个阶段可给宝宝添加一些固体食物，这标志着宝宝的成长迈上了一个新台阶。

在给婴儿添加固体食物时，由于新的口感和味道的刺激，婴儿可学会在口腔中移动食物。此时添加辅助食物的另一个重要因素是为婴儿补充铁质，单纯母乳喂养已不能满足宝宝的生长需要了。

如果婴儿的体重增加较慢，吃完奶后还显得意犹未尽，这可能就是添加固体食物的时候了。

如何添加辅食

4个月的宝宝除了吃奶以外，要逐渐增加半流质的食物，为宝宝以后吃固体食物作准备。

随着婴儿月龄的增长，胃内分泌的消化酶类的增多，可以食用一些淀粉类半流质的食物，先从1～2匙开始，以后逐渐增多。

这里需要注意的是，如果宝宝不爱吃，就不要喂，千万不可勉强。在用大米粥喂宝宝的那一顿，可以停喂一次婴儿米粉。

在添加辅食的过程中，要注意宝宝的大便是否正常以及有没有不适应的情况。每次添加的量不宜过多，以使宝宝的消化系统逐渐适应。

4. 宝宝只吃一侧奶怎么办

大多数年轻的妈妈可能都注意到，她们哺乳后两侧乳房不是完全一样的。这是因为哺乳时常忽略了一个重要的细节：宝贝们在吸吮妈妈的乳房时，常会偏爱一侧奶。

那么，当一侧奶比另一侧奶更受宝宝欢迎时，妈妈该怎么办呢？

从一开始哺乳，妈妈就要坚持两边换着喂奶，如每隔 5 分钟一换。

如果你怀疑宝宝身体某处疼痛是问题所在，那么用枕头或者球垫在宝宝的身体下方，这样宝宝就不是侧身躺着：或让宝宝躺下。就像睡觉姿式那样，不过这样妈妈会觉得不够舒服，需要坚持哦。

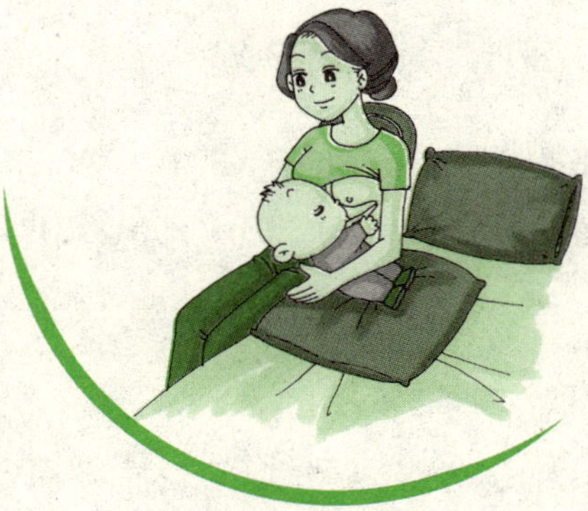

找一个安静的地方喂奶。观察宝宝的微妙“发言”，并及时作出反应。给宝宝爱抚，唱歌或谈话，也可以减少宝宝的不适。

喂奶前先抱一会儿宝贝，让他的头贴着他不喜欢的一侧。妈妈跟他说话、玩耍，在他忘情而毫无防备的情况下，悄悄塞入乳头。久而久之宝宝会习惯的。

如果是妈妈某侧乳头较瘪不容易吸出奶来。或某侧乳房有乳腺炎等。那么需要时间来解决问题。不过，在此期间妈妈需要把奶水用泵奶器给泵出来，以保持这侧奶的泌乳功能。通过吃奶还可使乳腺通畅，所以越是泌乳少的一侧乳房，越需要多让宝宝吸吮。

让宝宝在饥饿的时候先吃奶少的一侧。奶水是越吃越多的。这时。因为宝宝饥饿感强，吸吮力大。对乳房刺激也强。这样奶少的那一侧乳房泌乳就会逐渐增多。

5. 喂奶后的拍嗝很重要

无论你的孩子是母乳喂养还是人工喂养，喂食中，当他停下休息时，给他一个打嗝的机会，排出吞下的气体。这些吞入肚中的气体会使他感到腹张。

拍隔的姿势通常有以下几种：

要帮助很小的新生儿排气，可让他靠在你一侧肩膀，给他拍拍背部。

把新生儿抱在膝上，让他向前倾，用手在下巴处扶住他软绵绵的头。他可能会吐出一些奶液（溢奶），因此在附近要放一块毛巾备用。

任何大小的孩子，都可以让他横躺在你的膝上或手臂上，面向下，这样可帮助孩子排出气体。

3个月大时，你的宝宝可以坐直一会儿了，让他坐在你的膝上轻轻摇他，同时给他搓背，这样可帮助他排出吞下的气体。

6. 不要只用米粉喂宝宝

母乳不足或是牛奶不够，可加些米粉类食品用作婴儿食品的补充，但决不可只用米粉喂养婴儿。

米粉的成分

市场上名目繁多的健儿粉、米粉、奶糕等，都是以大米作主料制成的。米粉的主要成分为碳水化合物，根本不能满足婴儿生长发育的需要。因此，添加婴儿米粉的同时，还应坚持母乳或配方奶喂养。

只喂婴儿米粉对婴儿生长发育有何影响

如果只用米粉类食物代替乳类及乳制品喂养，婴儿就会出现蛋白质缺乏症，不仅

爸爸妈妈来互动

怎么给宝宝调制米粉

原料：营养米粉1勺。

做法：

1. 先将清水加热至沸腾，倒入碗中凉温。
2. 将米粉慢慢倒入，边倒边搅，直至黏稠。
3. 如果宝宝习惯了米糊，可添加菜泥在米糊中。

营养特点：营养米粉含有丰富的糖类、维生素、矿物质等，易于消化，适合给宝宝当辅食。

安全专家：刚开始给喂食米粉时，可以冲调得稀一点，慢慢地再冲调得稠一些。如果刚开始就冲得很稠，宝宝不好消化。

生长发育迟缓，影响神经系统、血液系统和肌肉的增长，而且婴儿体质较弱、抵抗力低下，体内免疫球蛋白不足，容易患病。

长期用米粉喂养的婴儿，身高增长缓慢，但体重并不一定减少，反而又白又胖，皮肤被摄入过多的糖类转化成的脂肪充实得紧绷绷的，医学上称这为泥膏样。但这种婴儿外强中干，常患有贫血、佝偻病，易感染支气管炎、肺炎等疾病。

为什么3个月内的婴儿不宜喂米粉

有些爸爸妈妈在新生儿期就给新生儿加用米粉，这更不合适。因为新生儿唾液分泌少，其中的淀粉酶尚未发育，而胰肠淀粉酶要在婴儿4个月左右才能达到成人水平，所以3个月内的婴儿不宜加米粉类食品。

3个月以后可适当喂些米粉类食品，这对婴儿胰肠淀粉酶的分泌会有促进作用，也便于唾液中淀粉酶的利用。但也不能只用米粉类喂养，即使与牛奶混合喂养婴儿也应以牛奶为主，米粉为辅。

米粉的正确喂法

米粉中蛋白质和脂肪的含量很低，质量也较差，满足不了婴儿生长发育的需要。但在牛奶中加入少量米粉的食用方法对婴儿是有益的。

牛奶中蛋白质含量较高，其中酶蛋白占80%，乳蛋白占20%。酪蛋白在进入人体后，遇到胃酸易形成凝块，不易消化。而在牛奶中加入米粉后形成了柔软而疏松的酪蛋白凝块，易于被人体消化吸收。所以正确的喂法是牛奶加米粉。

7. 给宝宝喂豆奶好不好

婴儿头三个月别喂豆奶

有的妈妈见自己的乳汁看上去像水一样，怕没有营养，担心宝宝吃不饱，于是迫不及待给他们添加配方奶粉或豆奶。殊不知，3个月以下的宝宝胃里只有乳糖酶，如果过早给婴儿喂食富含粗纤维、不好消化的豆奶，不仅会导致胀肚、拉稀，还会造成消化不良，孩子经常哭闹。

所以，小于3个月的宝宝最好还是只能吃奶，而且母乳是他们最喜爱的美味。母乳是婴儿天然的营养饮品，牛奶中含有较多的钙、磷等矿物质及其他营养成分，也有益儿童的生长发育。在3岁以前，豆奶只可作为临时补充食品，最好不要让宝宝长期饮用。

不要总给宝宝喂豆奶

虽然豆奶的营养比较丰富，但其中的植物蛋白在人体中的转化过程很复杂。婴幼儿的肠道消化功能还没有完全发育成熟，很难吸收和消化豆奶中的植物蛋白，如果长时间饮用，反而会造成婴儿营养不良。

豆奶中所含的铝比较多。长期让婴儿喝豆奶，会使体内铝元素增多，加上婴儿吸收这些元素不像成人那么容易，长期积累下来，可能影响到其大脑或身体的发育。

如果因为某些原因，一时无牛奶，必须以豆奶喂养，则需注意适时添加鱼肝油、蛋黄、鲜果汁等食品，以满足婴儿对各种营养物质的需要。

8. 菜汁、果汁添加的技巧

为什么要给宝宝添加菜汁、果汁

人工喂养的孩子两个月加菜汁、果汁的做法已经被绝大部分爸妈所采纳，那么为什么要这样做呢？

◎ 添加菜汁、果汁可以给宝宝补充必要的水分；

◎ 菜汁和果汁来源于富含维生素 C 的蔬菜和水果，可以给宝宝补充维生素 C；

◎ 促进宝宝消化，利于排便；

◎ 更重要的是，让宝宝通过吃果汁获得更丰富的味觉刺激，在感到好喝的同时体验喝果汁的乐趣。这也可以说是人生中“享受美味”的很重要的一步。

菜汁、果汁的做法

怎么做果蔬汁？这是爸爸妈妈十分关心的问题。

我们要选用应季的蔬菜和水果，只要新鲜就行，不必花很多钱去买那些反季节蔬菜和进口水果。

蔬菜水果要洗净，对有可能打过农药的水果应削皮后使用。

为避免维生素的损失，制作菜汁和果汁时应先将水烧开，然后再放入新切碎的水果或蔬菜；水与水果或蔬菜的比例是 2：1，煮开的时间为 3 分钟。晾凉后过滤掉渣滓，就得到适合小婴儿使用的菜汁和果汁。

果汁的做法多种多样，有条件的家庭可用电动果汁机、榨汁机制作；没条件的话，可用消毒纱布（4 层厚，蒸、煮消毒均可）包裹水果后挤出果汁；如果是橘子、橙子、西红柿等有皮多汁的水果或蔬菜，也可以一剖两半，直接在榨汁器上将果汁挤出。喂两个月婴儿使用的果汁要兑一倍水，加少许糖。从一天喂一次，10毫升开始，渐渐地加量至30毫升。开始时，只能给孩子喂一种水果的果汁，适应后（3～5天无异常）才可换其他品种。

给宝宝喂果蔬汁的注意事项

给宝宝喂果汁的时间最好选户外活动之后。此时宝宝口渴，最适宜喂水或果汁。

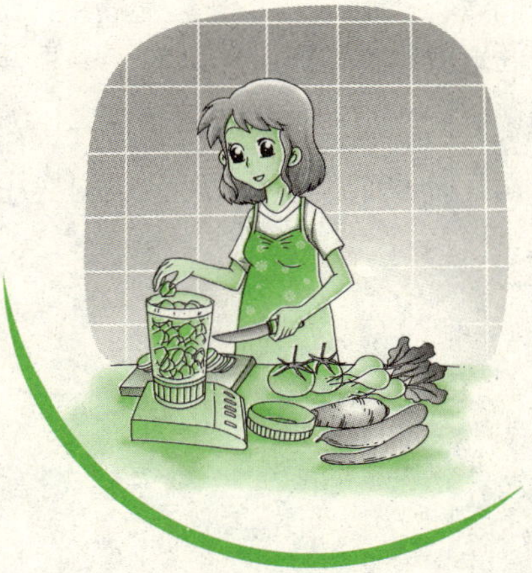

现在市面上可以见到工业化制作的瓶装婴儿果汁。注意：在给小婴儿选用果汁时一定要选婴儿专用的品牌。成人饮用的鲜榨汁、果汁都有可能添加了食用色素、香精、糖等不适合婴儿食用的东西，因此不适合于婴儿。

有些孩子很喜欢喝果汁，爸爸妈妈看他高兴也就不加限制，这是不对的。宝宝对果汁的需求量一杯就足够了，其他的水的需求量最好还是用凉白开来补充。

菜汁要现做现吃。长时间放置的菜汁亚硝酸盐增高，会导致高铁血红蛋白血症，甚至可导致亚硝酸盐中毒。

9. 宝宝体重过大怎么办

体重过大儿指的是出生时体重超过4000克的新生儿以及体重超过同性别同月龄正常幼儿体重均值20%的肥胖儿。肥胖对幼儿日后健康有很多隐患，因此应该积极预防，而预防主要是在饮食上预防和加强锻炼。

巨大儿的喂养

巨大儿出生后，必须坚持母乳喂养，在4个月内不要喂奶粉或米粉等淀粉类代乳品（当然，母乳不足者肯定不能这样，

喂养小贴士

果蔬汁是妈妈应该为3~4个月的宝宝做的“饭”，像青菜水、橘子汁（按照50%稀释）、番茄汁、西瓜汁、胡萝卜汁，甚至山楂汁，宝宝都可以开始尝试了。它能带来天然的维生素。

但也要注意少喂含糖多的代乳品）。同时婴儿还应定期到医院进行生长发育检测，要监测体重增加的速度。

5~6个月后的过重婴儿应该限制奶量，饮食上应遵循少糖、少油，保证蛋白质、维生素和矿物质充足的原则，以控制过多热量的摄入。应减少精制米面食品的摄入，以蔬菜汁、水果汁以及玉米、全麦食品代替，蛋白质的补充应以瘦肉、鱼、鸡蛋、豆类及其制品为主，少进食含糖、脂肪多的食品。

加大体重过大儿的运动量

胖孩子由于运动量偏少而使热量无法消耗，进而形成恶性循环。所以为了不使胖孩子体重增加过快，或出现长大后运动不协调的现象，因此在婴儿期应以消耗婴儿热量并促进运动的协调为原则，使婴儿多运动，如给婴儿做被动操，对会爬会走的婴儿则要让其多爬多走并做运动游戏，以增加其体能消耗，使其体重下降到正常范围内。

10. 宝宝的一日食谱安排

早餐 6:00~6:30	母乳
早点 8:00	菜泥
早点 10:00~10:30	母乳
午餐 12:00	水果泥
午点 14:00~14:30	牛奶、鸡蛋黄
午点 16:00	白开水
晚餐 18:00~18:30	母乳、辅食
晚餐 22:00~22:30	母乳

备注：

1. 每日喂鱼肝油1~2滴
2. 添加一个熟鸡蛋黄
3. 适量喂食米糊或烂粥

三、辅食添加

1.要给宝宝加辅食了

对于宝宝来说，转奶期是一个重要的学习阶段，因为这代表宝宝从婴儿时期的单一饮食向成人膳食踏出第一步，是帮宝宝添加辅食的时候了。

什么时候添加辅食最好

大部分营养及儿科专家认为，在婴儿4～6个月时添加辅食最理想。

这个阶段的婴儿，无论胃肠道、神经系统及肌肉等发育都较为成熟，而且舌头的排外反应消失，可以掌握吞咽动作，而过早添加固体食物，对婴儿的生理功能会造成不良的影响，因为宝宝的消化器官还没有成熟，消化能力有限，过早添加辅食，会给宝宝幼嫩的胃肠道和肾脏带来不必要的负荷，影响宝宝健康。

添加辅食时妈妈要注意

◎ 如果婴儿由于吃惯了奶而对新的食物不感兴趣，这时母亲不应勉强婴儿，一种食物不行下次就再换一种。

◎ 对于婴儿的饮食不能太教条，也不能死按书本。孩子的饮食习惯千差万别，吃多吃少以及吃哪种食物都应由孩子的食欲与爱好来决定。

◎ 给婴儿添加食物一定要注意卫生，原料要新鲜，要现做现吃。

◎ 不要将剩饭菜煮得烂烂的给孩子当辅食。

◎ 孩子在吃西红柿、西瓜或胡萝卜后大便会带红色，或吃青菜后大便带绿色，这属正常情况，下次做辅食时可做得再细些。

◎ 孩子如果出现湿疹，可能是对某种蛋白质过敏。

◎ 尽管辅食要添加，但母亲应该

爸爸妈妈来互动

全能宝宝的抬头训练

目的　锻炼颈部肌肉，扩大视野，促进智力发育。

方法　宝宝四肢自然舒展，趴在妈妈的胸前。妈妈一边向后仰，一边说“宝宝抬头”等，直至仰卧在床，宝宝在移动过程中就会自然地将头抬起。还可在移动过程中在宝宝头的两侧摇铃或拨浪鼓，训练其抬头并转头。每天4～5次，每次1～3分钟。训练初，要将你的手放在宝宝的两侧加以保护。

知道孩子的主食仍然是乳类及乳制品。

2. 初次尝试泥状物的技巧

如果你知道帮助宝宝断奶的诀窍，那么宝宝第一次品尝泥状食物的经历就很容易实现。只要你能按照我们提供的简易步骤，很快你的宝宝就能张开小嘴一口口地吃食物了。

何时给宝宝喂食泥状食物

专家建议妈妈最好在宝宝 6 个月的时候给他全面喂食泥状食物。如果宝宝一直吃母乳，那么妈妈可以在他 6 个月时喂食泥状食物。如果你的宝宝在 6 个月后还没有食用泥状食物，他就无法获得足够的营养，满足成长的需要。

初次喂食开始啦

宝宝第一次食用的泥状食物很关键，这关系到宝宝是否适应、习惯并喜爱泥状食物。

第一次喂食可以选在宝宝午睡苏醒后，此时他比较安静，精力也充沛。首先给宝宝喂一点他习惯的乳汁，这也有助于他情绪的平稳，帮助宝宝放松。

将少量的婴儿米粉混合宝宝习惯的乳汁，搅拌至滑爽的糊状。用小勺舀一丁点放入宝宝嘴里，观察宝宝的反应，注意他对糊状食物的感觉。妈妈可以模仿美味的表情鼓励宝宝吃下第一口食物。别嫌宝宝掌握吞咽技巧的速度不够快，也别觉得宝宝吐出食物比咽下食物更主动，这是宝宝学会吞咽的正常过程。

别强迫宝宝多吃几勺泥状食物，只有宝宝表现出想吃的模样，妈妈才多喂他。

如果宝宝拒绝泥状食，妈妈可以在其他时候再试试。如果他一直表现出不喜欢的样子，要有等待的耐心，等待宝宝做好吃泥状食物的准备。

在宝宝开始吃泥状食物的第一周，每天给宝宝尝尝泥状食物，不必多量喂食。在以后的 8 周时间里，可以逐步增加泥状食量并变换食物的花样，令宝宝养成一日吃三餐泥状食的习惯。同时，每天保证宝宝大约 600 毫升的母乳或配方奶摄取量。

初次喂食泥状食物的最佳食品

◎ 婴儿米粉混合宝宝习惯的乳汁

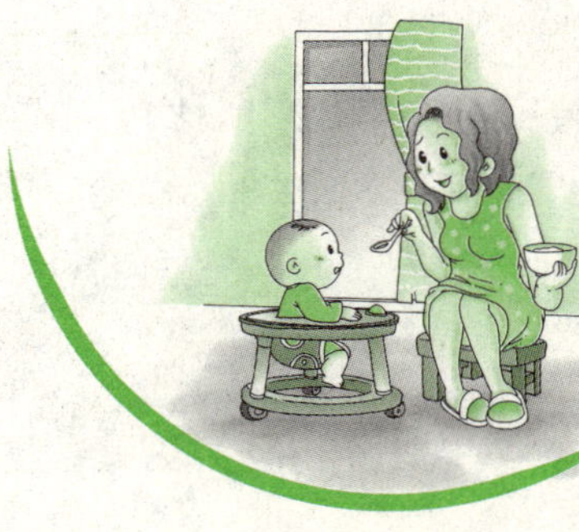

◎ 水果或蔬菜泥（一次给宝宝吃一种泥食，观察宝宝是否喜爱且能消化）

◎ 在宝宝吃泥状食物的头 4 周内，可以给他喂食果泥，例如：香蕉泥、梨泥、胡萝卜泥、土豆泥、苹果泥等；然后再给宝宝吃果蔬混合泥

◎ 可以把果蔬混合在宝宝喜欢的米粉中喂食

初次喂食泥状食物的禁忌食品

◎ 含有麦麸的谷类食物，如早餐燕麦

◎ 鸡蛋

◎ 花生、杏仁等坚果

◎ 鱼类与蚌壳类食品

◎ 柑橘类水果与果汁，如柠檬、橙子、橘子

◎ 豆制品

◎ 含盐、糖、蜂蜜等成分过多的食品

3. 母乳充足是否还要加辅食

母乳充足，是否要加辅食，这取决于宝宝的年龄。

大量的科学研究证明，母乳所提供的营养素能够满足 4～6 个月以内的婴儿的需要。如果母乳充足的话，则此时期的婴儿不需再添加其他辅食。

随着月龄的增长，宝宝对营养物质的需求量开始相应地增加，而他的胃容量又是有限的，即便妈妈有充足的乳汁，也已不能满足孩子生长发育的需要了。

例如，一个 7 个月的宝宝每日需要 2～4 克蛋白质 / 千克体重，如果该婴儿为 8 千克，那么就需要约 24 克的蛋白质。母乳的蛋白质含量约为 1%，如果仅靠母乳来满足宝宝的需要，那么该宝宝一日必须食入约 2400 毫升的母乳，从常识来判断，即使妈妈有如此充足的乳汁，宝宝也不会有这样的胃口。因此，这时便需要添加辅食来补充所需要的营养物质。

4. 给宝宝添加辅食的原则

由一种到多种的原则

开始时不要几种食物一起加，应先试加一种，让宝宝从口感到胃肠道功能都逐渐适应后再加第二种。如宝宝拒绝食入就不要勉强，可过一天再试，三五次后婴儿一般

就接受了。

由少到多的原则

添加辅食应从少量开始，待婴儿愿意接受，大便也正常后，才可再增加量。如果婴儿出现大便异常，应暂停辅食，待大便正常后，再以原量或小量开始试喂。

由稀到稠的原则

食品应从汁到泥，由果蔬类到肉类。如从果蔬汁到果蔬泥再到碎菜碎果；由米汤到稀粥再到稠粥。

应使用小匙添加，而不要放在奶瓶中吸吮，这样也为孩子断奶以后的进食打下良好的基础。

孩子患病时，应暂缓添加，以免加重其胃肠道的负担。

最好给孩子添加专门为其制作的食品，即不要只是简单地把大人的饭做得软烂一些给宝宝食用。因为孩子的肝脏肾脏还很娇嫩，功能还没有发育完善，咀嚼吞咽功能也不够强。他们的食物以尽量少加盐，甚至不加盐为原则，以免增加孩子肝、肾的负担。颗粒尽量小，以免噎住卡住喉咙。

宝贝自己说

我生来就会咬奶头，无论什么东西碰到我的嘴，都会本能地“咬紧牙关”。

可是妈妈好像很疼的样子。我一咬，她的反应就特别激烈。开始我以为妈妈在逗我玩，是做游戏呢，于是更使劲地咬。可是有一次，妈妈痛苦的反应把我吓坏了。原来她在默默忍受我的“虐待”。妈妈真好！

可是我还是戒不掉咬乳头。聪明的妈妈有了一招，每当她感到被咬，就把手指头插进乳头和我的牙床之间，撤掉乳头，让我咬她的手指。手指苦苦的，还没有乳汁，我决定以后不咬了。

5. 宝宝辅食妈妈做

山楂水

【原料】新鲜山里红（山楂）或山楂片、白糖适量。

【做法】将新鲜山里红或山楂片用清水洗净，放入锅内加适量水和白糖用小火煮15分钟左右，晾凉后过滤取汁即可喂食。

鲜橘汁

【原料】鲜橘子适量，白糖和温开水适量。

【做法】将鲜橘子洗净，切成两半，压榨出橘汁，加入适量温开水和白糖即可。

菠菜猪肝泥

【原料】猪肝25克，土豆泥50克，菠菜末15克，胡萝卜末20克，肉汤少许。

【做法】先把猪肝洗干净，放入开水中焯一下捞出，再用水冲洗干净，放入锅内加适量水上火煮熟，捞出控去水分，切成碎末；将菠菜择洗干净后用开水烫一下捞出，切成碎末；把菠菜末、土豆泥和猪肝泥放在锅内，加入少许肉汤煮至黏稠状即可食用。

蛋黄泥

【原料】鸡蛋1个，精盐少许。

【做法】

❶ 将鸡蛋洗净，放入锅中煮熟，剥去蛋壳，除去蛋白，取其蛋黄，加入开水少许，用匙搅烂即成。

❷ 也可将蛋黄用牛奶、米汤、菜水等（略加一点盐或糖）调成糊状，即可食用。

【提示】要选择新鲜鸡蛋做原料；煮时要凉水下锅，以免煮坏。

【功效】蛋黄具有滋阴养血、安神、益气等功效，既可营养大脑，又对身体有益。

四、吃什么才聪明

1. 宝宝成长所需的8种营养

均衡的营养是0–3岁婴幼儿（幼儿食品）大脑发育的物质基础，营养不足可以引起脑重量不足、脑皮质变薄、脑细胞减少、神经纤维密度及神经元联系降低，从而导致头围小、智力低、语言和数学学习能力不足、体能活动减少、运动（运动食品）机能落后等症。下面介绍婴幼儿（婴幼儿食品）时期所必须的8种主要营养元素。妈妈们一定要注意哦！

蛋白质

【作用】是构成脑细胞发育的基本原料，同时参与脑的生理功能和代谢活动，维持大脑内环境稳定。

【缺少后果】缺乏会直接影响脑发育，使神经传递受限，婴儿早期表现为各种活动反应迟钝。

【专家建议】不要自行给孩子吃蛋白质粉，食物中的蛋、奶、肉、海产品和豆类分别是优质动物蛋白和植物蛋白，是儿童（儿童食品）生长期脑发育的基本保障。

亚油酸亚麻酸

【作用】参与脑细胞膜磷脂的合成，同时是构成视网膜的重要成分。

【缺少后果】婴儿期供给不足会影响智力和视力的发育。

【专家建议】多食核桃、芝麻、海鲜可以补充这些营养，使宝宝（宝宝食品）脑袋聪明眼更亮。

铁元素

【作用】作为人体血红蛋白和大脑神经纤维髓鞘的物质基础，为脑细胞提供营养素和充足的氧并影响神经传导。

【缺少后果】缺铁婴儿除了易贫血，还常哭闹，易激惹；儿童则注意力不集中，记忆与思维能力下降，行为异常，直接影响学习能力。

【专家建议】6个月至2岁的婴儿是缺铁性贫血的高发年龄。动物肝脏和瘦肉中富含铁并易于吸收。可以预防营养不良性贫血。

维生素 B_6

【作用】是氨基酸（氨基酸食品）和脂肪的代谢辅酶。

【缺少后果】缺乏会引起惊厥、躁动或周围神经炎，也可增加癫痫发作的易感性。

【专家建议】动物蛋白食物和蔬菜（蔬菜食品）中维生素 B_6 的含量丰富，婴儿应该适当的补充。

锌元素

【作用】通过对蛋白质的作用促进体格尤其是脑细胞的生长，从而增强记忆、促进思维的活跃。

【缺少后果】缺乏不仅使体格发育迟缓，出现厌食和地图舌，更表现为精神不振、反应迟钝，学习困难。

【专家建议】贝壳类海产品、乳类、动物肝脏和坚果都富含锌元素，是防止锌缺乏的最佳食物。

维生素 B_1

【作用】

调节神经、肌肉系统的兴奋和传导，是维持大脑正常生理功能的基础原料。

【缺少后果】妈妈严重缺乏维生素 B_1，可使婴儿出现瘫软无力等神经系统疾病，重者可发生心力衰竭。

【专家建议】生长期儿童只要注意五谷（五谷食品）杂粮的摄入就可避免维生素 B_1 的缺乏。

维生素 C

【作用】能使脑细胞之间的结构紧密，促进铁的吸收，保障大脑功能灵活、敏锐。

【缺少后果】缺乏维生素 C，会影响大脑思维的反应速度。

【专家建议】各种新鲜水果（水果食品）和绿色蔬菜，特别是柑橘、西红柿和山楂，含丰富的维生素 C，但是由于维生素 C 在体内不能久贮，需经常补充。

碘

【作用】可合成甲状腺素，促进蛋白质、脂肪和糖的分解，为生长发育提供养料。

【缺少后果】缺乏会引起甲状腺功能低下和呆小病，表现为智力低下、反应迟钝、体格发育迟缓。

【专家建议】婴儿应适当补充，因此期新陈代谢旺盛，碘的需求量是成人的 2 倍以上。多食蔬菜、海带可获得丰富的碘。

2. 蛋白质过多会“上火”

有些爸妈认为，孩子吃得越好，蛋白质越高就越有营养，这是不科学的。

科学实验证明，只有适度地摄入蛋白质，才不会给孩子带来压力。幼儿一般每天吃150~250克米饭，荤素菜各一半，需要的蛋白质就够了。每餐摄入的蛋白质量不要超过一天总进食量的15%，而且荤素要对半搭配比较合理。

婴幼儿过多地食用富含高蛋白质的食物，还容易导致肉中毒，废物在体内堆积越多，对大脑、心脏都有影响，造成免疫力下降，容易得多动症等疾病。

超过需要量的蛋白质会经过脱氨分解排出体外，但这一过程需要大量的水分，很容易加重肾脏的负担。对于一个肾脏及消化器官尚未发育完全的幼儿来说，蛋白质的摄入要在正常范围内。平时多让孩子运动，消耗能力，促进身体的新陈代谢。

3. 神秘增长的5月份

世界卫生组织的一个研究小组调查发现：一年中儿童在5月份生长最快。平均长高73毫米；10月份生长最慢，平均只有3毫米。因此专家们将5月称为“神秘的5月”。

为什么宝宝在5月份长得快呢？这是因为一个人的生长速度除了与种族、遗传、内分泌和生活习惯等因素有关外，还与营养状况、地理气候和锻炼有关。

5月份时，儿童体内各个器官和细胞的功能特别活跃，体内生长激素分泌增多，

宝贝自己说

我喜欢照镜子！

奶奶说，小宝宝照镜子会害怕。哼，我已经不小了，我都快5个月了！

镜子里面有个小孩，他跟我差不多大小。我好奇地用手去摸他，用手拍打。他对我也很感兴趣，他常常模仿我的动作，似乎是为了吸引我注意。

今天妈妈边捧着一本育儿书一边说：“照镜子是宝宝自我认识的过程，可以促进宝宝的触觉发育。一般到了1岁多，宝宝才能意识到镜子里的就是自己。”怎么可能，镜子里面的这个小家伙就是我？

生长发育加快。尤其是经过了漫长的冬季后，孩子们都喜欢到户外活动，因而生长速度加快得尤其明显。

5月份怎样给宝宝补充营养

由于孩子在5月份生长速度加快，所以必然要消耗更多的营养物质。因此，爸爸妈妈应给孩子及时补充各种营养，以促进孩子的生长发育，增强抗病能力。

补充蛋白质

蛋白质是生命的基础，骨细胞的增生和肌肉、脏器的发育都离不开蛋白质。孩子发育越快，越需要补充蛋白质。

供应维生素

维生素是维持生命的要素。其中最重要的是维生素A、维生素C和B族维生素。应多给孩子食用新鲜水果和蔬菜。

增加矿物质

5月份要多给孩子补充牛奶、豆制品、虾皮、紫菜、海带、骨头汤等含钙、磷丰富的食物。同时，要让孩子多晒太阳，增加紫外线照射机会，以利体内合成维生素D。另外，也要补充含铁、碘、锌丰富的食物。

4. 宝宝常便秘会影响智力

大便久积于肠道，就会再次发酵，产生大量有毒物质，如不能及时排出体外，就可能对人的神经系统产生不良影响。对宝宝来说，宿便会降低脑功能，影响宝宝智力发育。

宝宝便秘的原因

◎ 没有及时给孩子添加辅食、添加的辅食量不足

◎ 食物过于精细，或是饮食中缺少含纤维素的食物，如蔬菜、水果等

◎ 添加了配方奶的婴儿也容易发生便秘，因为配方奶中的酪蛋白较多，含糖量较少，容易使大便干燥

◎ 婴儿活动过少

长期便秘反应迟钝

经常性的便秘，儿童会感到腹胀不适，但因无法表述自己的这种不适，更不能引

起爸妈的重视，其注意力过多集中在便秘不适上，对外界事物表现淡漠，以至于反应迟钝，智力下降。

研究发现，长期便秘的宝宝，显得有些“呆头呆脑”。他们往往精力不集中，缺乏耐性，贪睡、喜哭，对外界变化反应迟钝，不爱说话，不爱交朋友。但是，他们在通过药物治疗，大便通畅后的几天里，情绪就明显好转，“呆头呆脑”的各种反应减轻。然而，这种儿童大多又很快便秘，恢复到原来那种“呆头呆脑”了。

爸爸妈妈来互动

如果发现宝宝便秘，改变生活习惯也很重要。

爸爸妈妈要培养宝宝早睡早起和晨起排便的好习惯。坚持一段时间之后，便秘就会有所改善或痊愈。

如果便秘特别严重的，可以在医生的指导下服用泻药，但切不可自己买泻药给宝宝服用，否则可能便秘未除，又添新病。

宝宝便秘妈妈巧应对

便秘的处理视情况而定：

◎ 如果孩子大便减少是因为母乳不足，那么可以及时给孩子增加奶量。

◎ 如果孩子吃的是配方奶粉，在两次喂奶期间，可适当多喂点白开水，可以加点果汁，或者给婴儿添喂点米汤。

◎ 4 个月大的婴儿可以添加一些菜泥、果泥。

◎ 选用含有低聚糖的配方奶粉也有助于预防便秘发生。

◎ 每天给孩子按摩腹部，有助于改善便秘，每次 10～15 分钟，每天 2～3 次。

◎ 增加户外活动，多运动可以促进肠蠕动，能使大便通畅。

如果婴儿存在顽固性便秘，经上述处理均无效，就需要请医生进一步检查和治疗。因为便秘还有可能是其他疾病的表现，例如先天性巨肠症，肛门疾病，甲状腺功能不全等。

5. 宝宝的智力开发越早越好

宝宝的神奇潜力

婴儿出生 8 小时后，就会模仿母亲吐舌头，喜欢看人脸和黑白分明的图片或汉字，目光能追随距离眼前 20 厘米的物体。如果让他趴在床上，用手抵住两只小脚，他就会向前“爬行”。如果妈妈在水下分娩，婴儿会在水中游来游去。而像“爬行”、“游泳”

等先天就有的能力，如果不及时加以的训练，出生后几个月就会自然消失。

让宝宝自然爬行很有益处。美国学者指出，爬行可促进婴儿的大脑发育，开发婴儿的智力潜能，对脑控制眼、手和脚协调的神经发育有极大益处。

对学会爬和没有学会爬的同龄婴儿对比观察发现，会爬的婴儿动作灵活、敏捷，情绪愉快，求知欲高，充满活力。而爬行少或不会爬的婴儿，由于接触的新鲜事物少，往往显得较为呆板、迟钝，动作也缓慢些，且易烦躁。因此，婴儿爬得越早越好。

早期的智力开发

现在有很多家庭，爸爸妈妈为了让孩子上个好学校，不惜一掷千金。但在3岁以前，他们却将孩子交给保姆或寄养在别人家中。实际上他们将孩子一生中最宝贵的潜能开发的时机丢掉了。

爸爸妈妈应当知道，所有的孩子都可能生来就具有世间罕见的才能。问题在于如何选择时机和方式去开发它。幼儿教育从3岁开始已经太晚，没有什么比抚育出生前三年的婴儿更重要。

作为万物之灵的人类，能否开发出自身的潜能，使每个儿童都得到应有的发展，关键是在3岁前，在婴儿的摇篮时期。

第六节 5~6个月婴儿的喂养方案

一、身心发育情况

这个时期的宝宝在感觉上和心理上较上个月成熟了许多。

身体发育

体重	男婴约 8.46 千克	女婴约 7.82 千克
身长	男婴约 68.88 厘米	女婴约 67.18 厘米
头围	男婴约 44.32 厘米	女婴约 43.20 厘米
胸围	男婴约 44.06 厘米	女婴约 42.86 厘米
坐高	男婴约 44.16 厘米	女婴约 43.17 厘米
牙齿	有的宝宝已经长出 1~2 颗门牙	

他们喜欢和爸爸妈妈玩藏猫猫的游戏，还喜欢摇铃铛。也喜欢看电视、照镜子，并且还对着镜子中的自己傻笑。宝宝的生活丰富了许多。

这时候，爸爸妈妈可以每天陪着宝宝看周围丰富多彩的世界了。

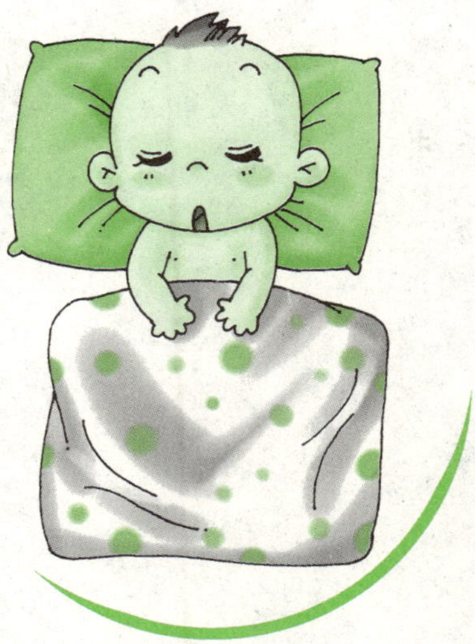

同上个月相比，婴儿身体各部分的运动功能进一步增强了。力气增大了许多，腿脚的力量也越来越大。对周围的事物什么都想看一看，什么都想摸一摸。

这个时期宝宝的睡眠状况

不同的婴儿有不同的个性，这种不同同样也表现在睡眠上。

爱动型的婴儿睡眠时间比较短，不爱动的则不仅白天睡得多，而且晚上也睡得早。

与4～5个月的婴儿相比，他们白天睡觉的时间逐渐缩短，一般上午睡1～2个小时，下午睡2～3个小时。由于宝宝白天的活动增加，所以多数宝宝在夜里会睡得很沉。

宝宝的大便情况

5～6个月的婴儿大多每日排便1～2次，而仍然用母乳喂养的婴儿每日排便4～5次。相反，便秘型的婴儿有的两日才排一次便。

这些便秘的婴儿即使开始吃断乳食品，能每日都排出大便的也还是少数，因为他们还不能吃含纤维丰富的蔬菜及肉类食物。不过，也有的婴儿在吃了水果泥或酸奶后大便就变得通畅了。

这个时期出现较多的大便异常是腹泻。这多发生在上个月开始吃断乳食品且进展较快的婴儿。已经开始吃浓米汤或米粥的婴儿，也许是因为吃得过多或是感冒等其他原因会引起大便变稀。这个时候停喂断乳食品而改吃母乳或牛奶，腹泻也不会好转，只有再次开始喂养断乳食品，才能有效地制止腹泻。

5～6个月的婴儿小便次数相对减少，排尿时间也较有规律。

二、喂养有方

1. 母乳喂养5～6个月的宝宝

5个月的用母乳喂养的婴儿开始想吃母乳以外的其他食物。看到爸爸妈妈吃饭就想伸手去抓或是嘴里发出吧嗒吧嗒的声响。

母乳充足时的喂养

即使母乳很充足，婴儿吃完后也很满足且婴儿体重每10日平均增加150克以上，5个月的婴儿也应开始逐渐增加一些母乳以外的其他食品。这时不一定要严格按照断奶食谱去做，最好是用家中现有的食品自然过渡到断乳食品中。

在母乳充足的情况下，为什么要添加断乳食品呢？这是因为担心母乳中铁的成分不足。婴儿从5个月起就必须增加母乳或牛奶以外的其他食品。随着断乳食品的增加，母乳的量将逐渐减少。但这个时期宝宝吃的代乳食品量还很少，所以原来的母乳量不应改变。

母乳不足时奶量要增添多少

当婴儿5~6个月大时母乳一般都显得不是很充足，此时就应该添加奶粉或是鲜奶。那到底应该加多少呢?

牛奶的添加量应根据婴儿的体重增加情况进行大体的估算，5~6个月的婴儿体重增加应为每日15克左右。如果婴儿每10日增重不足150克，就应每日添加一次牛奶（180~200毫升）；如果婴儿每10日增重不足100克，每日就应添加2次牛奶。

也有一些婴儿不爱喝奶粉而只爱喝鲜奶。不管是经低温灭菌还是高温消毒的鲜奶取回后都应再煮沸一次，否则可能引起宝宝轻微的腹泻。对于只喝牛奶而不肯吃断乳食品的婴儿，应选择强化的含铁奶粉，以预防婴儿的贫血。对于既不肯喝奶粉又不肯喝鲜奶的婴儿则要加快其断乳过程，以促使婴儿体内不足的能量能得到及时的补充。

宝宝不爱吃奶及奶制品怎么办

有不少妈妈想用日常家里现有的食物做断乳食品，但各种断乳食谱中几乎都少不了牛奶。可是一直吃母乳的宝宝却不爱喝奶粉和鲜奶。这时妈妈完全没有必要着急，因为牛奶并不是必不可少的。

补充其他的动物性蛋白质食物也完全可以，如鱼肉、鸡蛋等。有些超市售出的现成婴儿食物中也含有牛肉及鸡肉。妈妈可以经过几次尝试后，找出宝宝最喜欢吃的食物，然后继续喂下去，不久婴儿就什么食物都能吃下了。

2. 牛奶喂养5~6个月的宝宝

5~6个月的婴儿即使喝奶过量也不会像以前那样出现“厌食”牛奶的现象。那么，此时是不是可以随其食量而无限度地增加奶量?

奶量的分配

不管宝宝多么能吃，每日的总量应该控制在1000毫升以内。

大多数婴儿是每日吃5次奶，每次200毫升。也有的婴儿200毫升不够吃。如果宝宝晚上睡觉前喝250毫升奶后，一夜不醒，可以在睡前给予250毫升。但要适当减少白天的奶量，即5次奶中要有一次减少至150毫升，不够的部分可以用果汁或菜汤补充。

怎样控制宝宝的体重增长

这个时期能吃的婴儿无论给多少牛奶也总是显出不够的样子，但不能为了满足婴儿的食欲而无限制地增加奶量，因为这很容易使婴儿成为肥胖儿。因此，能喝牛奶的婴儿必须每10日测一次体重。

正常婴儿在这个时期每10日增重150～200克。如果增重200克以上，就必须加以控制。超过300克就有成为巨型儿的倾向。这时爸爸妈妈可在喂奶之前或喝完奶后适当给些果汁或浓度小的酸奶。

由于从这个月起要开始逐渐过渡到断奶，因此，可以用断乳食品对婴儿的食量进行调节。食欲特别强的婴儿可适当用米粥代替牛奶。

不同宝宝的饮食安排

一般能吃的婴儿不太在乎食物的口味，不管是米粥还是面包粥，各种各样的食品都爱吃。因此，那些喝200毫升奶还似乎不够的婴儿可在喂奶前先喂些米粥或麦片粥，再喂些菜汤或清汤，然后喂200毫升牛奶（尽管只喂150毫升）。

对每日5次奶，每次180毫升就满足的婴儿，一般是先给代乳食品，然后再喂180毫升牛奶。对原来不太爱喝奶的婴儿，如果体重平均每日增加不到10克，应尽早开始吃断乳食品。

3.鲜牛奶要怎么调配

计算奶量

婴儿食用量因其体重、健康状况、消化情况等不同而不一样，一般可按婴儿体重计算需奶量后再酌情增减。

喂养小贴士

周岁内婴儿不宜喂蛋清

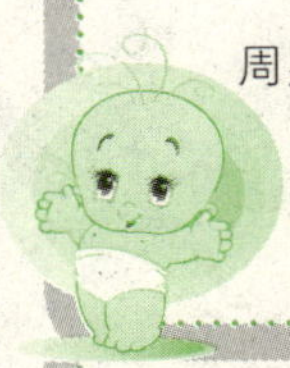

周岁内的婴儿消化道黏膜屏障发育尚不完全，而蛋清中的蛋白质分子较小，容易透过肠壁黏膜进入血液，引起过敏反应，如皮肤出现湿疹和荨麻疹等，所以爸爸妈妈最好不要给周岁内的宝宝喂蛋清。

婴儿每日每千克需奶量为100～120毫升，每日总量不超过750毫升，4个月至1周岁的婴儿由于还补充有其他食物，可以部分代替牛奶，因此可酌情减少奶量。

鲜牛奶的消毒

鲜牛奶易孳生细菌。尽管鲜奶在出厂前已经消毒，但在流通环节中难免会受到污染。所以鲜奶取来后应立即消毒。

最简便的消毒方式是直接加热。将牛奶隔水煮沸后再煮5分钟使其很快冷却，然后放入冰箱、冷水盆或其他比较阴冷的地方保存。

配奶时的加水量

3个月以下的婴儿用鲜牛奶喂哺时，需要加水稀释，使奶中所含的蛋白质和无机盐与人乳相近，适合婴儿的消化能力。随着婴儿的不断长大，消化功能的逐渐成熟，加水量应逐渐减少。

根据加水量的不同，可制成以下几种不同的奶：1/3奶，即1份奶加2份水；1/2奶和2/3奶等。其中2/3奶适合3周至2个月婴儿，全奶不加水，适合于3个月的婴儿。

鲜奶也可用米汤调配，因为米汤可能使牛奶在胃中的凝结块变少，有利于吸收和消化。米汤的制法是：取米50克，洗净加水入锅中煮开后，文火慢煮至烂，用洁净双纱布过滤，去除米渣，加适量水。

配奶时的加糖量和糖的消毒

鲜牛奶的含糖量低于母乳，加水稀释后的奶含乳糖更低。奶中加糖主要是为了补充热量，也可增加甜味。配奶宜用白糖，因为白糖不仅适于婴儿胃肠消化吸收，而且价格便宜。一般每500毫升鲜奶中加25～40克白糖。

应注意加糖时最好将糖制成糖浆后加入到奶中，这样比较卫生。糖浆的制法是：取500克糖加水少许，溶化成糖浆，然后煮沸消毒，用纱布过滤，倒入有刻度的瓶中，将500克糖制成500毫升糖浆，每毫升糖浆相当于一克糖。

4. 牛奶喂养的宝宝爱便秘

牛奶中的营养带走水分

◎ 牛奶中蛋白质较多，而且以酪蛋白为主，进食后容易形成较大的凝块而不易被吸收，因此，需要消耗更多的水分。

◎ 牛奶中的矿物质也较多，钠的含量是人乳的 2 倍，因此，牛奶喂养的婴儿血中钠的含量较高，肾脏在排出蛋白质的代谢物和钠时会带走更多的水分。

◎ 牛奶中的钙、磷易与蛋白质凝块结合成一种叫作“钙皂”的硬块，易使婴儿的大便干结而难以排出，于是就出现了口干尿少等“火气大”的现象。因而人工喂养的婴儿一定要多补充水分。

宝宝便秘怎么办

牛奶喂养的婴儿如出现便秘，不可用香油或猪油喂婴儿，以免婴儿的肠胃受伤，也不可使用开塞露。

可将香皂切成小条，做成枣楔形状，塞到婴儿肛门里；也可在牛奶中加些米汤，这样也可使大便稍松些。另外，也可给婴儿喂 5%的蜂蜜水或 5%的糖水以利通便。

两个月以上的婴儿发生便秘，除按上述方法外，还可增加蔬菜汤、鲜橘汁、菠萝汁或其他果汁和苹果泥、土豆泥或香蕉泥等。这些食物富含纤维素，有利于促进肠蠕动，防止便秘。

5. 宝宝换奶粉为何拉肚子

换奶粉容易出现的症状

由于换奶造成的不适症状以腹泻最多，这大多是因为转换太快或是奶粉浓度冲泡不当造成的，所以为宝宝换奶应采取交替、渐进方式进行，换奶时也应仔细读读罐装标示。

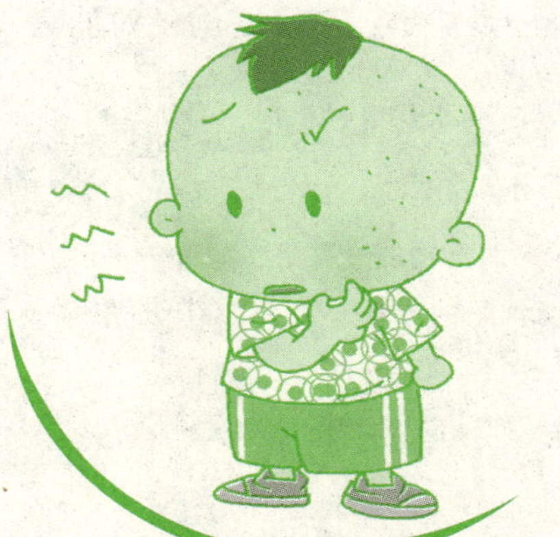

换奶也容易出现“过敏”，如皮肤痒、出红疹等。这是由于新更换的奶粉与原配方成分相差太大造成的。出现这种情况，应当暂时不要给孩子换奶粉，等孩子大便完全正常后，再由少到多逐渐添加第二阶段奶粉，减少第一阶段奶粉，直至完成转换。

适宜换奶粉的时机

婴儿配方奶粉虽然以“母乳化”为设计目标，

但母乳化的婴儿配方奶粉仍然不含有可以帮助宝宝消化的酵素。尤其是宝宝在 6 个月前与 6 个月后的营养需要有很大的区别，所以在宝宝 6 个月转换第二阶段奶粉时，需要格外注意。

比如要选择在宝宝身体健康的时候进行，遇到有腹泻或感冒等情况时应延迟转换。转换时间可选择在宝宝 5 个半月到 6 个半月期间，基本原则为减少一小匙原配方奶粉，改成一小匙新配方奶粉，若宝宝没有不良反应即可再更改第二小匙。这样是为了让宝宝胃肠消化能力逐渐适应。整个转换时间一般持续 7 天左右。

为宝宝冲调奶粉最好是用水，米汤、米粉及钙粉都不要和配方奶粉混合在一起冲调。食物中的营养元素混合在一起，不仅不会增加营养，还会影响孩子的消化吸收。

6. 宝宝胀气妈妈少吃豆

如果宝宝频繁腹胀，过度哭闹，爸爸妈妈就应该检查一下自己的饮食。

从喂养方式看胀气

◎ 如果是母乳喂养，妈妈要检查自己的进食，试着排除豆类及辛辣食物，然后观察孩子的症状是否逐步改善。

◎ 如果宝宝是用配方奶粉喂养的，可以调换其他牌子的奶粉试试。调换奶粉后，要 2 周左右才能看到效果。

◎ 如果宝宝已添加辅食，则注意看是否添加了粟米泥、栗子泥或豌豆泥、黄豆泥等，这些谷物粗粮含有可导致大肠胀气的纤维。另外，苹果、梨等含有高浓度糖分的纯果汁，也是导致婴儿腹内气体凝聚不畅的诱因。

科学的进食方式

有时，导致婴儿胀气的原因是不正确的进食方式。母乳喂养的情况下，如果在宝宝吃奶的时候，嘴与母亲乳房的位置摆得不适当，宝宝就有可能吸进过多的空气，以至于嗝气或腹胀。正确的姿势是让孩子的脸正对乳房，

喂养小贴士

烹调代乳食物要注意

如果说代乳食物会引起消化不良，多是由于在烹调食物的过程中，妈妈的手清洗不彻底，或是器具消毒不完全，也可能是代乳食品的原料不新鲜，带进了病原菌。

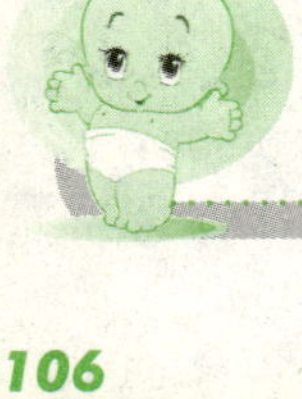

当婴儿出现发热，气色不好，吃牛奶不如从前，大便次数明显增多等症状时，必须尽早请医生诊治。

而不是呈现某种角度，以保证他的嘴将乳头和乳晕全都含住。使用奶瓶喂养的宝宝更容易吸入过量的空气。如果孩子用奶瓶喝奶时，妈妈听到“咕咕”冒泡的声音，或是看到奶从孩子的嘴角流出来，那么就表示孩子把奶嘴含得不严密，应设法使奶嘴总是充满奶水。

舒缓胀气的方法

这里提供一个为宝宝缓解胀气的方法：试着让宝宝在吃奶的间隙，比如吃了一半的时候停下来，让宝宝竖直坐在妈妈腿上，轻轻拍打他的背部来促进打嗝，使肠胃的气体由食道排出。

宝宝哭的时候很容易胀气，遇到这种情况，爸爸妈妈应该多给予安慰，或是拥抱他，通过调整他的情绪来避免胀气程度加重。

另外，多给宝宝的腹部进行按摩，并且动作要轻柔，这样有助于肠胃蠕动和气体的排出，进而改善消化吸收的情况。

7. 别给宝宝喝糖水

给宝宝喝水，颇有讲究，爸妈应该注意以下几点：

不能喂过甜的水

用高浓度的糖水喂新生儿，最初可加快肠蠕动的速度，但不久就转为抑制作用，使孩子腹部胀满，影响消化吸收。

甜食喝多了，既会损坏牙齿，又会影响食欲。

年轻爸爸妈妈在为宝宝喂糖开水时，往往以自己的感觉为准，自己尝过觉得甜才算。

其实，宝宝的味觉要比成人灵敏得多，成人觉得甜时，他们就觉得甜得过度了。喂宝宝的糖水浓度以成人品尝时在似甜非甜之间即可。

孩子对甜味特别敏感，有些喝惯了糖水的孩子，就不愿喝白开水。

所以爸爸妈妈不要给宝宝养成喝糖水的习惯，已经形成的习惯，可以逐

喂养小贴士

饭前不要给宝宝喂水

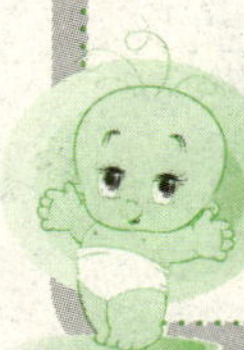

饭前喝水会稀释胃液，不利于食物消化，喝得胃部鼓鼓的，也影响食欲。恰当的方法是，在饭前半小时让宝宝喝一点水，以增加其口腔内唾液的分泌，有助于消化。

渐地减低糖水的浓度，吃糖也要限定时间和次数，慢慢纠正这种习惯。你会发现，糖吃得少了，糖水喂得少了，孩子的食欲却增加了。

最好的饮料是白开水

不少爸妈用各种新奇昂贵的甜果汁、汽水或其他饮料代替白开水给宝宝解渴，这不妥当。饮料里面含有大量的糖分和较多的电解质，喝下去后不像白开水那样很快就离开胃部，而会长时间滞留，对胃部产生不良刺激。宝宝口渴了，只要给他们喝些白开水就行，偶尔尝尝饮料之类，也最好用白开水冲淡再喝。

8. 茶水给宝宝喂药要不得

茶是我国人民喜爱的饮料，具有提神、助消化和防癌等作用。尽管茶水有很多优点，但是不宜用茶水给婴儿喂药。

茶水中含鞣质，鞣质略带酸性，遇到某些药物可引发化学变化，可能会改变药性或发生沉淀，影响药物吸收，产生不良反应。

而且食物中的鞣质与食物中的钙结合成不溶解的物质，使食物中的钙不能被人体吸收利用。所以不宜用茶水给婴儿喂药，平时婴儿也应少喝茶水。

9. 预防宝宝饮食过敏的巧招

母乳喂养

母乳中含有多种对过敏有制约作用的免疫球蛋白及多种抗体，对防止过敏很有好处。而且母乳喂养的婴儿饮食比较单纯，基本不吃杂粮，这对接触过敏源食物有很好的“屏蔽”作用。

喂奶的妈妈除了要注意营养外，最好也不要吃高过敏食物。用牛奶喂养的婴儿如出现过敏，应立即停用牛奶，改以羊奶、豆浆、代乳粉之类的喂养。

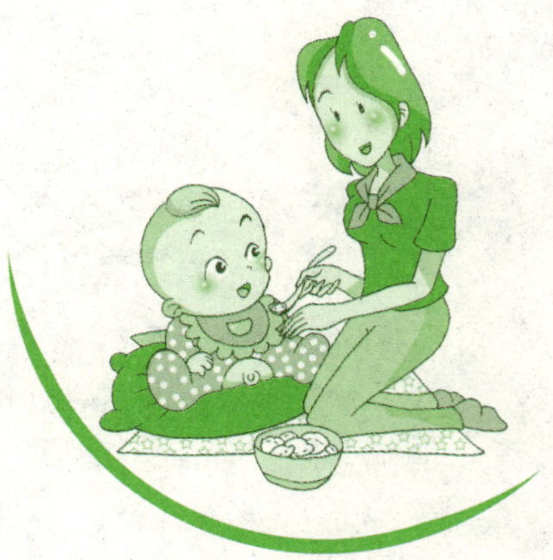

少喂易导致过敏的食物

对未满周岁的婴儿，不宜喂食鱼、虾、蟹、海味、蘑菇、葱、蒜等容易引起过敏的食物。

婴儿在增加新的辅食品种时，一定要一样

一样分开来添加，在每添加一种新食物时，要注意观察婴儿有没有过敏性反应，如皮疹、瘙痒、呕吐、腹泻等，一旦出现过敏反应，应立即停止这种食物一段时间，然后再试喂。切忌多种新食物同时添加，分辨不清过敏源。

在给婴儿喂食后，应立即将婴儿嘴角的残余食物汁液擦拭干净，以免食物残汁引起皮肤接触过敏。

10. 如何纠正宝宝的厌食

幼儿厌食症比较常见，这种症状往往会影响宝宝正常的生长发育，爸妈也常为此苦恼。那么这种病容易纠正吗？应采取那些治疗措施呢？在治疗时，首先应认真考虑引起宝宝食欲减退的病因，针对病因治疗。具体情况可以分为以下几种：

> **爸爸妈妈来互动**
>
> **多给宝宝读书**
>
> 宝宝喜欢人类的语音。所以，可以从宝宝一出生就开始给他读书。尽管他听不懂，但是那起伏优美的语调却是宝宝喜欢享受的“天堂之声”。而且，这也是让宝宝熟悉母语语音的一个很好的途径。最好挑选那些语调变化丰富、朗朗上口的歌谣读给宝宝听。

因为全身性或胃肠道疾病导致的厌食，应积极治疗原发病。这样随着疾病的恢复，宝宝的食欲可以逐渐增加。

如果食欲减退的原因是由于服用某些药物引起，应在医生指导下停止用药并及时给宝宝更换其他药物。

如果是因为宝宝的不良饮食习惯造成的厌食，应该纠正原有的不良习惯，并逐渐培养良好的饮食习惯。

比如一日三餐定时定量，吃零食要适当节制。另外要注意宝宝食物中的各种营养成分的搭配，高糖、高蛋白的食物不要摄入过多；同时应给宝宝创造一个良好的就餐环境，轻松、愉快、随意，切不可强迫喂食，更不应在进餐时批评训斥宝宝。此外，应该训练宝宝自己进食。要知道，鼓励宝宝自己使用餐具反而会增加他进食的兴趣。还应注意及时纠正宝宝偏食、挑食的坏毛病，并注意夏季不可食冷饮过量。

经医生检查诊断为锌缺乏的宝宝，须在医生的指导下服用锌制剂 1～3 个月。

治疗时要针对以上情况对症治疗，主要目的在于恢复宝宝的消化功能。顽固性厌食最好请中医大夫进行辨证施治，根据实证或虚证服用中药加以调理。最后，想说明的是宝宝厌食是

常见病，但要纠正起来也并不十分容易，需要爸妈有耐心。

11. 宝宝的一日食谱安排

早晨 6:00	母乳喂哺 20 分钟（或给予牛奶 200 毫升，白糖适量）
上午 8:00	鲜橙汁或番茄汁 80 毫升
上午 10:00	鸡蛋米粉 20 克，鸡蛋黄 1/4 个，白糖适量；小儿鱼肝油滴剂（量遵医嘱）
中午 12:00	新鲜蔬菜汁 80 毫升
下午 2:00	母乳喂哺 20 分钟（或牛奶 200 毫升，白糖适量）
下午 6:00	母乳喂哺 20 分钟（或牛奶 200 毫升，白糖适量）
晚上 8:00	新鲜果泥或菜泥 50 克
晚上 10:00	母乳喂哺 20 分钟（或牛奶 200 毫升，白糖适量）
凌晨 2:00	母乳喂哺 20 分钟（或牛奶 200 毫升，白糖适量）

三、辅食添加

1. 添加辅食要注意的问题

◎ 孩子吃惯了奶，对一种新的食物不接受。妈妈费劲儿做的辅食，他不张嘴吃。遇到这种情况不要勉强，不吃就下回换一种食物再喂。

◎ 对于孩子的饮食不要死按书本，不要太教条。孩子跟孩子不同，吃多吃少，吃哪种食物还要根据孩子的食欲和爱好灵活掌握。

◎ 给孩子添加食物一定要讲究卫生，原料要新鲜，现做现吃，吃剩的不要再吃。

◎ 不要把大人的剩饭菜煮烂点给孩子当辅食。

◎ 孩子吃某种食物腹泻，可停止添加。

◎ 孩子吃西红柿、西瓜、胡萝卜后大便可能会有红色，或吃青菜有绿色，这是正常的。再做辅食时可做得再细些。

◎ 孩子如果出现湿疹，可能是对某种蛋白质过敏。

◎ 孩子的主食仍然是乳。

2. 给宝宝添加辅食的顺序

由于婴儿的胃肠功能尚未成熟，因此爸爸妈妈在给婴儿添加辅食时要循序渐进，让婴儿一点一点适应，从而过渡到与爸爸妈妈吃同样的食物。

首先应添加谷类食物

给婴儿首先添加的食物应是粮谷类食物——第一种应是大米粉。一般添加米粉两周后，婴儿就能学会吞咽。如果临睡觉前给婴儿喂些米粉，宝宝睡觉的时间可能会长一些。

米粉或面包这类粮谷类食物可以提供糖类和 B 族维生素。添加米粉后，如果婴儿没有不良反应，就可以给婴儿添加蛋黄，将蛋黄压成泥状喂给婴儿。注意不要过早给婴儿添加蛋白质，因为蛋白质容易引起过敏反应。

添加蔬菜汁（泥）或水果汁（泥）

添加粮谷类食物一两周后，可以给婴儿在上午时喂些水果汁（泥）。一个星期后，可以在午餐时给婴儿喂些蔬菜泥。

蔬菜和水果可提供较多的维生素 C 和矿物质。可以添加的食物有：苹果、梨、香蕉、桃和杏等。在众多的蔬菜品种中，玉米难消化，豌豆和各种干豆容易引起过敏反应，而胡萝卜、土豆、南瓜和其他瓜类既易消化而又不致产生过敏反应。水果中芒果和柠檬易引起过敏反应，因此，1 岁以内的婴儿不宜食用。

添加肉类食物

在给婴儿添加蔬菜、水果一段时间后，在午餐时可以给婴儿吃点肉类食品。

婴儿生长发育需要蛋白质，富含蛋白质的食物也含铁，畜肉、禽肉、鱼、蛋和动物血都是蛋白质和铁的优良来源，而且它们所含的铁很容易被人体吸收利用。

添加肉类时，可以先喂鸡肉和羊肉，再喂牛肉，最后喂猪肉和动物肝脏。婴儿也可以吃些肥肉，肥肉不含纤维，比较滑嫩，婴儿很容易接受。

产鱼地区的人们通常最早给婴儿添加的肉类食物是鱼肉，鱼肉比较细嫩，婴儿比较容易适应。但要注意给婴儿喂鱼肉时，一定要将刺剔除干净。

注意不要给婴儿吃含有亚硝胺盐的肉类如腌肉、熏肉和午餐肉等。

下表列出了各个月龄宝宝需要添加的辅食以及可以供给的营养素。

月龄	添加的辅食	供给的营养素
1~3个月	鲜果汁，青菜水，鱼肝油制剂	维生素A、C、D和矿物质
4~6个月	米糊、乳儿糕、宝宝乐、烂粥等	补充热量
	蛋黄、鱼泥、豆腐、动物血、菜泥、水果泥	动植物蛋白质、维生素、矿物质
7~9个月	烂糊面、烤馒头片、饼干、鱼	增加热能，训练咀嚼
	蛋、肝泥、肉末	动物蛋白质、铁、锌，维生素A、B
10~12个月	稠粥、软饭、面包、馒头、挂面	热能、维生素B
	碎菜、碎肉、油、豆制品	矿物质、热能、蛋白质、维生素、纤维素（训练咀嚼）

3. 科学地给宝宝添加蛋黄

5~6个月的孩子应该添加含铁较丰富、又能被婴儿消化吸收的食品，鸡蛋黄是最适合的食品之一。

开始时将鸡蛋煮熟，取1/4蛋黄用开水或米汤调糊状，用小匙喂，以锻炼婴儿用匙进食的能力。婴儿食后无腹泻等不适后，再逐渐增加蛋黄的量，半岁后便可食用整个蛋黄了。

人工喂养的婴儿，最好在第二个月就开始加蛋黄，可将1/8个蛋黄加少许牛奶调

宝贝自己说

整天睡觉太没意思了。要是能和爸爸妈妈一起玩就好了。

爸爸来我的床前看我了，露出他大大的门牙笑着。我也学着他的样子，张开嘴巴笑。爸爸吓了一跳，赶紧跑去和妈妈汇报。

不一会儿，爸爸妈妈爷爷奶奶都来了。爸爸伸出舌头，我也学着伸出舌头。一边的奶奶高兴地笑了："呀，舌头伸出来了！"妈妈也欢呼着："宝宝也笑了！"

哈哈，真有趣！我们接着玩模仿。

为糊状，然后将一天的奶量倒入调好的糊中，搅拌均匀。煮沸后，再用文火煮5～10分钟，分次给孩子食用。如婴儿无不良反应，可逐渐增加一些蛋黄的量，直至加到1个蛋黄为止。

应当注意的是，奶煮熟后放凉，要存入冰箱中，每次食用时都要煮开，以免孩子食入变质的牛奶引起不良的后果，另外不要随意增加蛋黄的食用量。

4.宝宝辅食妈妈做

青菜蛋黄羹

【原料】煮熟鸡蛋黄1/2个，排骨汤适量，生菜末25克。

【做法】将熟鸡蛋黄研碎，并加入少许的排骨汤；生菜择洗干净，放入开水锅内煮5分钟捞出切成碎末；把蛋黄、生菜末加入排骨汤拌匀上火煮，边煮边拌匀，煮开锅后即可食用。

肉汤豆腐泥

【原料】鲜豆腐50克，牛奶100毫升，肉汤100克，小白菜25克。

【做法】先把小白菜择洗干净，放入开水锅内煮5分钟后，捞出切成末；将豆腐放入热水中煮开，捞出；把豆腐放到锅里加入牛奶和肉汤混合拌匀后上火煮，煮开锅后加上小白菜末拌匀。

大米粥泥

【原料】粳米50克，白糖适量。

【做法】❶ 把米淘洗干净。

❷ 锅置火上，加入清水适量，烧开，放入大米，用微火煮成烂粥，熬至黏稠，然后滤去粗渣，再加入白糖搅匀即可喂食。

【功效】此粥泥含有蛋白质、脂肪、糖类、钙、磷、铁及维生素B_1、维生素B_2、尼克酸等，具有补脾、和胃、清肺功效，有益于婴儿的发育和健康。

四、吃什么才聪明

1. 骨骼生长，钙不能少

钙是人体中含量最多的矿物质，占人体体重的1.5%~2.0%。其中99%的钙存在于骨骼和牙齿中，构成人体的支架。0~3岁是宝宝发育的重要阶段，如果缺钙，就会直接影响到骨骼与牙齿的健康。

食补必须选对食物

不少爸妈青睐动物骨，比如排骨汤，其实是“一相情愿”。原来，排骨中的钙含量低，1斤排骨大约只有25毫克的钙质，加上骨头中的钙又难以溶解在汤中（汤中的钙仅相当于排骨的1/10），而宝宝每天的钙需求量至少在400毫克以上，显然排骨汤难以如愿。

比较起来，无论就钙的含量或者吸收率来看，奶类才是最佳来源，母乳最优，其次是配方奶，再后是鲜奶。除了奶类，鱼、蛋、豆类、绿叶蔬菜等值得推荐。

药补要抓好时机

不可将钙剂与植物性食物或油脂类食物同吃，因为植物性食物如蔬菜大多含有草酸盐、碳酸盐、磷酸盐等盐类，可与钙质结合而妨碍钙的吸收；而油脂分解之后生成脂肪酸，同样可与钙结合而不易被肠道吸收。其次，为了避免奶汁干扰钙的吸收，最好将补钙安排在两次喂奶之间进行。

促进钙的吸收

俗话说：一个朋友三个帮。钙也是这样，当它随食物吃进以后，需要多种因素来促进机体的吸收与利用，才能充分发挥作用。如维生素D、C等能

爸爸妈妈来互动

全能宝宝的视觉训练

目的：发展形状知觉与注意力，培养愉快情绪。

工具：各种颜色的小玩具（吹塑娃娃、小气球、小动物等），自制20厘米×20厘米黑白两色图片数张。

方法：在宝宝的小床上方及周围，悬挂一些五颜六色的玩具和爸妈的大照片。给他看自制的图片，观察并记录他注视哪张图片时间长（最长可注视15秒钟）。还可用红色小气球逗引他，当他看到后，再慢慢地移动气球，让他的视线追随移动的方向。

促进钙的吸收，荤素平衡能提高钙的利用率（如豆腐炖鱼，谷类与豆类混食等）等。

大鱼大肉“排挤”钙

蛋白质摄入过量会“排挤”钙。实验显示：每天摄入 80 克蛋白质，将导致 37 毫克的钙流失掉；若将每天的蛋白质摄取量提升到 240 克，即使额外补充 400 毫克钙，也会导致 137 毫克钙的流失，表明额外补钙也不能阻止高蛋白所引起的钙流失。因此，天天给宝宝安排大鱼大肉，打破了食物的酸碱平衡，无论怎么补钙也是于事无补。

吃盐过多

最新研究发现，饮食中盐的摄入量，是钙的排出量多与少的主要决定因素之一。也就是说，盐的摄入量越大，钙的吸收越差，尿中钙的排出量越多，减少盐的摄入等于补钙。大人如此，宝宝亦然。特别是小宝宝，对盐的敏感度较高。

2. 宝宝什么时候适合补鱼肝油

爸爸妈妈对于补充营养素常常会走入一个误区，以为鱼肝油是营养素，补充鱼肝油多多益善。要知道缺乏维生素会致病，但补充需有个度，补充过量也会致病。

鱼肝油是什么

鱼肝油中主要是维生素 A 和 D。

维生素 A 的主要功能是维持机体正常生长、生殖、视觉、上皮组织健全及抗感染免疫功能。.维生素 A 缺乏时可引起：小儿骨骼发育迟缓；影响牙齿牙釉质细胞发育，牙齿不健全；上皮组织结构受损；免疫功能低下容易引起呼吸道、消化道和泌尿道的各种感染。

维生素 D 的主要功能是促进小肠黏膜对钙、磷的吸收；促进肾小管对钙磷的重吸收。维生素 D 缺乏时可引起：钙磷经肠道吸收减少，骨样组织钙化障碍；佝偻病，表现为易惊、多汗、烦躁和骨骼改变。

鱼肝油的来源

维生素 A 和 D 都是脂溶性维生素。维生素 A 存在于动物的肝脏尤其是鱼肝，其次是乳类和蛋类中。另一种是以胡萝卜素的形式存在于食物中，如胡萝卜、番茄、豆类和绿叶蔬菜等，在肝脏胡萝卜素转变为维生素 A。

维生素 D 主要存在于动物的肝脏，尤其是海鱼的肝脏中。另外，皮肤中 7– 脱氢胆固醇在紫外线作用下也能转变成维生素 D。人体从日光照射和从食物中摄取维生素 D。

可见，鱼肝油并非小儿维生素 A 和 D 的唯一来源。

什么情况下需要补充鱼肝油？

如果有以下这些情况，那么就需要给宝宝补充鱼肝油：

◎ 婴儿母乳不足；

◎ 断乳后未及时添加蛋黄、动物肝脏等富含维生素 A 和 D 以及富含胡萝卜素的蔬菜、水果等食品；

◎ 患有慢性腹泻、肝胆疾病等影响维生素 A 和 D 的吸收；

◎ 患有慢性消耗性疾病使维生素 A 和 D 的消耗增多；

◎ 缺少日照；

◎ 宝宝生长过快，使需要量增多。

乳中维生素 A 的含量高于牛乳，如果妈妈营养充足、膳食平衡，乳汁中的维生素 A 大多能满足婴儿的需要。而维生素 D 在母乳和牛乳中都较少，所以无论是母乳喂养或牛乳喂养的婴儿，自出生后 2～3 周起，每日须给服维生素 D400 单位的预防剂量，连续服用 2～3 年，尤其是对早产儿、双胎和有上述引起维生素 A 和 D 缺乏因素的小儿，更需要额外补充维生素 A 和 D。

两三岁以后，小儿生长速度减慢、饮食品种和户外活动增多，一般无须再额外补充鱼肝油。

3. 吃钙片能防治佝偻病吗

佝偻病是由于体内钙、磷代谢失常，钙盐不能正常地沉着在骨骼生长部位，从而造成以骨骼生长障碍为特征的一种慢性营养不良性疾病。

佝偻病有什么特征

消瘦的婴儿双臂向上举起时，可以看到一部分前胸肋骨（肋骨和肋软骨的分界处）像串珠一样凸起。有的婴儿胸廓下方像喇叭一样张开，最下面的肋骨明显向外突出。有的婴儿肋骨下部凹陷呈漏斗状，因此称为“漏斗胸”。相反，还有的婴儿胸骨中央突起，呈“鸡胸”状。

一般认为，有“漏斗胸”、“鸡胸”等典型特征的统称为患有佝偻病。

单吃钙片为什么不能防治佝偻病

孩子患了佝偻病，爸爸妈妈大多认为孩子是缺钙，于是拼命给孩子补钙片。但事与愿违，因为佝偻病的孩子固然血钙偏低，但主要是由于维生素 D 缺乏引起的。

钙在人体内的吸收和利用，必须有维生素 D 的参与。在维生素 D 的作用下，人体才能把从食物中摄取到的钙从肠道中吸收回血液，再输送到骨内，以满足骨骼的生长发育对钙的需求。

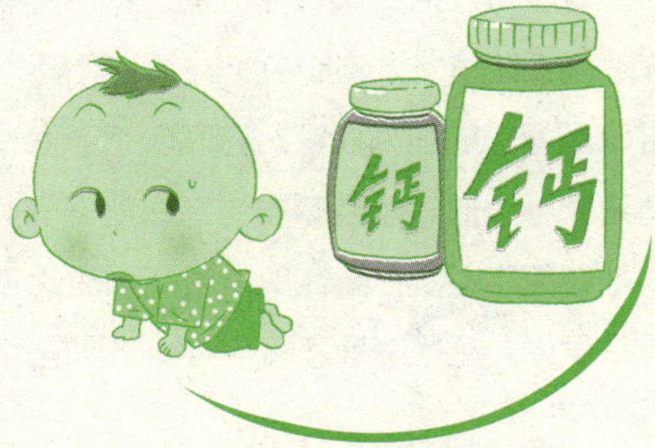

单纯补钙非但治不好佝偻病，而且钙在体内还会和铁、锌等竞争，引起铁、锌缺乏，所以患了佝偻病，单纯补钙还不够，同时还应服含维生素 D 的鱼肝油。

什么原因引发佝偻病

如果体内维生素 D 摄入不足，日光照射不够，就会引起佝偻病。有些慢性疾病也可使维生素的吸收、利用发生障碍，也容易引起佝偻病。

维生素 D 主要有两个来源：一个是内源性的，即通过日光中紫外线的照射，人体皮肤自行合成维生素 D；另一种是外源性的，即通过摄入含有维生素 D 的食物或药物来获得。

4. 麻醉药会不会影响宝宝智力

小儿手术前，爸爸妈妈常常不敢让宝宝用麻醉药，因为觉得麻醉会影响宝宝未来的智力发育和记忆力。

那么，麻醉真的会影响宝宝的智力吗？

宝宝智力与麻醉并无直接关系

小儿麻醉最基本的可以说是：睡眠 + 止痛 = 麻醉。睡眠对小儿手术非常重要，因为小儿对于手术会有高度的恐惧感，同时很难耐受疼痛以及术中因固定姿势而造成的不舒服感觉，所以需要给予足量的药物安眠，而常用的如安定、咪唑安定等临床应用已久，证明均无太大副作用，而且能自然醒来。

小儿在麻醉清醒过程中有精神恍惚、嗜睡现象，但呼之能应则是正常现象。因此我们说，麻醉药物只是暂时对孩子的神经起作用，麻醉过后神经系统功能会恢复正常。

所谓“麻醉变笨”或许是麻醉意外

可能有人说：“有的孩子就是因为手术麻醉而变傻的。”对这种情况要作具体分析。

大家知道，人脑细胞对缺氧的耐受性很差，一般中断脑供氧5~8分钟，就会造成难以挽回的脑细胞损害。在麻醉或手术过程中，如果病人因各种刺激引起呕吐、舌后坠堵塞呼吸道、喉痉挛发生窒息等情况都会导致脑缺氧。术中心跳骤停、大出血、失血性休克也会发生脑缺氧，若不及时抢救，就会导致病人智力障碍甚至其他更严重的不良后果。这些都是麻醉中可能出现的意外，而不能简单地认为是使用麻醉药引起的。

小儿麻醉风险比成人高

虽然孩子因为手术麻醉会变笨的说法缺乏根据，但是否意味着小儿的麻醉就没有风险呢？答案是：肯定有风险，而且在某种意义上讲，小儿麻醉比成人麻醉的风险性要高。

因为孩子的各个器官发育还不完善，身体代偿功能较成人差一些，所以更容易发生麻醉意外。因此，对年龄较大的孩子而言，如果在手术中真的能配合，能不麻醉当然还是尽量不麻醉的好，这样安全系数会相对提高。但对于较小的孩子确实只有通过麻醉才能顺利完成手术的。

小儿麻醉确实有一定的风险，但麻醉药物只是暂时对孩子的神经起作用，麻醉过后神经系统功能会恢复正常。

爸妈应重视手术前访视

爸妈应重视麻醉医生的手术前访视，麻醉医生只有在清楚了解孩子既往病史、身体状况，再结合体格检查等才能作出麻醉安全性评估，并计划好合理的麻醉方法和麻醉药物，减少意外发生的机会。

喂养小贴士

宝宝缺乏自控能力，面对自己喜欢的糖果、甜食，便会情不自禁地大吃特吃。妈妈不要放任宝宝尽情享受甜食，这会让宝宝很容易患上呼吸道和消化系统疾病，或是酮症酸中毒，造成脑细胞的损伤，影响智力。

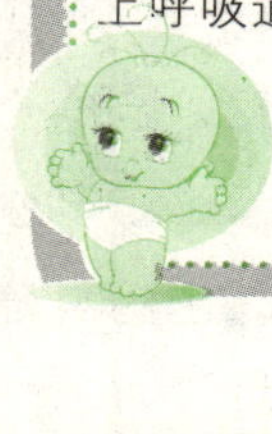

5. 碱性食物，有益宝宝提升智商

英国科学家发现，人脑体液的酸碱度与智商有关系。在体液酸碱性允许的范围内，酸性时智商低，碱性时智商高。

食品可分为碱性、中性和酸性食品三大类。含钾、钠、钙、镁等元素的食品为碱性食品，如水果、蔬菜、豆制品、海带、碱性饮料等。含磷、氯、硫、碘等元素的食品为酸性食品，如肉类、谷物、油脂、酒类等。不过，具有酸味的食品不一定是酸性食品，以橘子为例，它含有较丰富的钾，所以不是酸性食品，而是碱性食品。

第七节 6～7个月婴儿的喂养方案

一、身心发育情况

7个月的宝宝心理活动已经比较复杂了。他的面部表情就像一幅多彩的图画，会表露出内心的活动。

身体发育

体重	男婴约 8.8 千克	女婴约 8 千克
身长	男婴约 70 厘米	女婴约 68 厘米
胸围	男婴约 44.7 厘米	女婴约 43.8 厘米
头围	男婴约 44.6 厘米	女婴约 43.5 厘米
坐高	男婴约 45 厘米	女婴约 43.7 厘米
牙齿	如果下面中间的两个门牙还未长出，这个月也许会长出来。如果已经长出来，上面的两个门牙也会很快萌出	

7个月的孩子，从运动量、运动方式、心理活动等都有了明显的发展。他可以自由自在地翻滚运动，见了熟人会露出微笑，不高兴时会撅小嘴。

6～7个月婴儿的睡眠

6～7个月的婴儿，一般上午和下午各睡一觉，每次睡1～2小时，有些婴儿傍晚时还要再睡1～2小时。晚上睡10个小时左右，全天睡眠共15～16个小时。

如果不叫醒睡着的婴儿起来吃奶，有的婴儿每日只能吃上3次奶。对这样的婴儿，每日如果给吃2次代乳食品，必须再加2次奶才行。

婴儿的排泄

宝宝大便的排泄在这个时期已基本形成规律。有每日大便1～2次的，也有大便2～3次的，另外还有两天一次的便秘型婴儿。

婴儿小便的次数一般每日在10次左右。如果是阴雨天，婴儿尿湿尿布的次数会明显增多。小便次数少的婴儿，妈妈可以估计到宝宝要尿的时间，因此，只要到时间给婴儿把尿就会成功。但小便次数多且时间不定的婴儿，无论怎么也配合不好。这样也没有什么关系，只要勤换尿布别让宝宝的臀部出现溃烂就行了。

婴儿的成长发育

6个月过后，宝宝的运动能力更加发达，手也更加灵活，经常用手抓东西放入嘴里，当奶瓶里的奶喝了一半而变轻之后，有的婴儿能自己用手拿着喝。

婴儿爬行的力量也有增强，抱起来放在膝盖上时，会一蹦一蹦地跳起，比以前更有劲了。但让婴儿扶着东西站起来还有些过早。这时的婴儿一般都会坐了，穿衣服的多少会影响到婴儿的坐立情况。

婴儿出牙的时间不大相同，一般婴儿过6个月后开始萌出下前牙。

二、喂养有方

1.6～7个月的宝宝必须加辅食

从上个月开始实行断奶的婴儿，在这个月里食量将逐渐增加。由于婴儿已记住了代乳食品的味道，所以他喜欢多吃自己喜欢的食物。而有些婴儿并没有想吃的欲望，而妈妈却认为从这个月起必须增加婴儿的食量而强迫婴儿多吃。

6～7个月婴儿的主食是什么

那种强迫婴儿多吃的做法是非常错误的。特别是在炎热的夏季进入断奶第二个月的婴儿，此时婴儿一般不会有什么食欲，所以不会像妈妈想象的那样增加食量。这时如果为了增加代乳品的量而减少母乳或牛奶，对婴儿是非常不利的。

6～7个月婴儿的主食仍应是母乳或牛奶。妈妈应该明白喂代乳食品只是一种吃饭的练习而已。给婴儿喂米粥或面包粥这样的代乳食品时，没有必要拘泥于某一规定的量，只要婴儿爱吃就可以喂。

妈妈不要认为宝宝能吃下一碗粥（70克左右）就无需再吃其他食物。100克的稀粥只能产生217.4千焦的热量，而加入一块糖的牛奶100克却能产生334.4千焦的热量。而且，米粥还缺少婴儿成长必需的动物性蛋白质。吃米粥过多还会导致婴儿脂肪堆积，这对婴儿的成长极为不利。

怎样给 6~7 个月的婴儿喂奶

随着代乳食品的增加，婴儿的喝奶量将相应减少。但究竟减至多少则是由婴儿自己决定。

婴儿喝奶不如以前多时，不要勉强婴儿喝。如果婴儿每日吃的面包粥、米粥等量合计达到 100 克，就可以减少一次喂奶。可以将用奶瓶喝的奶粉改为用杯子喂鲜奶（可以是全乳）。不过，在宝宝睡觉前还是使用奶瓶喂比较好，如果奶瓶撤得过早，婴儿就会养成不吮吸手指或不咬被角就睡不着觉的毛病。

在断乳过程中，妈妈不要以为宝宝每日的食量都应保持一样多。天热时宝宝会少吃，而在宝宝心情好时肯定会吃得多些。

怎样给 6~7 个月的婴儿添加辅食

为了使婴儿能健康成长，必须及时给婴儿添加一些鸡蛋、鱼之类的食物。从营养方面来说，给婴儿吃用牛奶做的面包粥要比吃米粥好。

从上个月起就开始吃鸡蛋或土豆的婴儿，经过一个月的练习，到这个月差不多都能吃鱼和动物肝脏（不过，一般婴儿都不太喜欢吃动物肝脏）了。若是上个月赶上盛夏季节，从近几天才开始吃鸡蛋和土豆的婴儿，也没必要特意练习一个月后再让婴儿吃鱼，只需半个月左右的时间就可以过渡到吃鱼。

动物肝脏中鸡肝比较适合于这个月龄的婴儿。另外，鸡肉、牛肉都可以做得烂烂的喂给 6 个月大的婴儿。其他如茄子、胡萝卜、菠菜、卷心菜和番茄等都可以喂给婴儿。

喂养小贴士

断奶并不是要停止喝奶，而是让婴儿逐渐习惯吃母乳、牛奶以外的米饭或面食，也就是使婴儿逐渐适应一般人的饮食生活。

断奶并不是因为 6 个月大的婴儿继续吃母乳或牛奶有什么危害，而是因为婴儿自己过 6 个月后产生了想吃母乳或牛奶以外其他食物的自然欲望。

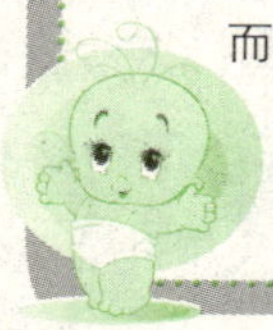

2. 妈妈乳头皲裂时还能喂奶吗

婴儿吮吸奶时用力叼啄乳头或用牙龈挤压乳头，或者妈妈哺乳时没有把乳头洗净擦干，从婴儿嘴里用力拽出乳头等都会引起乳头皲裂。

乳头皲裂的预防

妈妈在喂哺时要让婴儿深含乳头直至乳晕部位。

哺乳结束后，婴儿还衔着乳头，此时不要立即退出乳头，妈妈用小指尖伸到婴儿嘴角与乳房的空隙处或插入婴儿牙龈之间，使婴儿嘴巴张开，然后再拔出乳头并随时用干净的毛巾或纱布蘸温开水将乳头擦洗干净，再挤出少许乳汁涂抹于乳头表面。

乳头皲裂时怎么喂奶

即便是非常小心，柔嫩的乳头仍会出现“吸伤”或“咬伤”的现象。由于乳头处比较敏感，因此婴儿在吸吮时疼痛剧烈，妈妈难以忍受，所以有许多人停止授乳而改为人工喂养或混合喂养，但是乳汁充足只因乳头皲裂而改用牛奶喂养的确可惜。

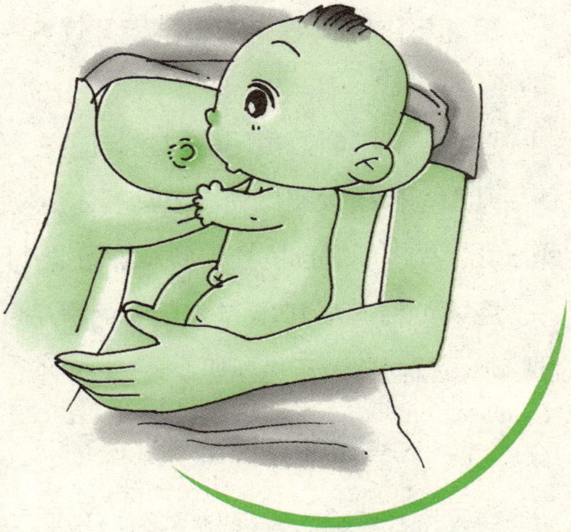

乳头皲裂较轻

在多数情况下，乳头皲裂出现于一侧乳房，这时如果能很好地处理，完全可以继续给婴儿喂奶。

例如，每侧乳房喂 10 分钟，先让婴儿吸吮 3～4 分钟有裂伤的一侧（此时一定不要让婴儿单吸吮乳头，要让婴儿张大口直至吸到乳晕），然后让婴儿吸吮 10 分钟健康的那一侧乳房，最后，再让婴儿吸吮 4～5 分钟有裂伤的那一侧乳房。如果健康的那一侧乳房也能使婴儿吃饱，则可停吸 1～2 日有裂伤的那一侧乳房。皲裂的乳头经休息后会自然痊愈，所以不要因为乳头有了裂伤而换喂牛奶。

乳头疼痛难忍

如果乳头破裂较重，喂奶时疼痛难忍，可以先将乳汁挤出，装入奶瓶中再喂给婴儿。如由于疼痛，导致泌乳困难、乳汁不足时，也可用牛奶代替破裂乳头一侧的奶量。不过此时特别要注意橡胶乳头的出奶口要小，否则会出现因出奶口太大容易吸乳而引起婴儿以后拒绝吃母乳。

3.6~7个月的婴儿需要断奶吗

专家提倡母乳需喂养4~6个月，不宜过早停止母乳喂养。因为过早断奶，会引起宝宝出现消化不良、腹泻、营养不良等现象。在人们的传统观念中，认为延长母乳喂养期可为婴儿提供丰富的营养，以免因断奶、食品的污染和配方不合理引起的腹泻以及营养不良等。事实上哺乳期过长反而会导致宝宝营养不均衡，还会使宝宝失去学习探索新事物的机会。专家认为，断奶完全时间应为10~12个月，具体的时间妈妈应根据宝宝的实际情况来定。

准备给宝宝断奶时，要先把他们带到保健医生那里，做一次全面体格检查。只有当宝宝身体状况良好，消化能力正常时才可以考虑断奶。

母乳不足而又不肯吃奶的婴儿可提前喂断奶食品，因为婴儿需要一些有营养的食品。

在给婴儿喂断奶食品的时候，应先从练习用勺子开始，因为断奶的过程其实就是使婴儿从习惯吮吸液体到习惯吃固体食物而已。而固体食物婴儿只能用勺而不能用奶嘴来吃。所以断奶前的准备应从练习婴儿用勺子进食开始。

连续1周或者10天试着用勺给婴儿喂一些果汁、菜汤或其他清汤，如果宝宝能顺利吃下，就可逐渐实行断奶。

4. 宝宝断奶，妈妈要注意

有人将“断奶”理解为当婴儿开始吃鸡蛋或米粥以后就应中断母乳或牛奶的喂养。这种理解是错误的。

喂养小贴士

什么时候需要断乳

有些妈妈生病了，就急着要给小宝宝断乳。其实，应该视病情而定。比如轻微的伤风感冒，根本不必中止喂奶，只要带上口罩，注意呼吸隔离就行。

急性乳腺炎，属于化脓性的或有皴裂的，一定要断乳。非化脓性或只是单纯红肿的，就不一定需要断乳。而且为了避免病后不出乳，治疗期间可先将乳汁挤出，或者将挤出的乳汁煮沸消毒后再喂给宝宝吃。

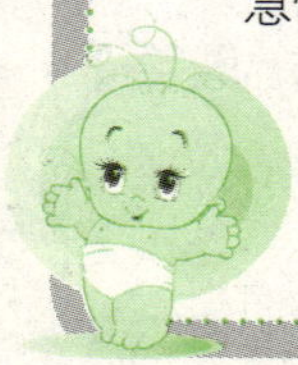

但一些重症疾病、传染病，或需要长期服药的疾病，应立即停止喂奶。

断奶的各种类型

通过观察，婴儿断奶的过程可有多种不同的类型。

有的婴儿记住了母乳或牛奶以外的其他食物的味道以后，就渐渐不吃母乳或牛奶了。这样就在不知不觉中过渡到了吃代乳食品。

还有的婴儿始终不想离开母乳或牛奶，这样的婴儿一般夜里也要醒 2～3 次，醒来以后妈妈不给奶喝就哭个不停，就是在白天睡前也要吃母乳。如果硬性地加以阻止，婴儿就会吮吸手指或咬毛巾。

还有的婴儿在 1 周岁以后仍要求喂母乳，可在 1 岁半左右时，出人意料地一下子就从喝母乳过渡到吃米面食品了。

断奶过程中母乳充足的喂养

如果母乳很充足，而且宝宝也愿意吃母乳以外的其他食物，那么就没有必要强行给宝宝断乳。

如果宝宝只喝母乳而不吃其他食物，若是母乳缺铁（母乳中铁含量较低），就有可能导致宝宝贫血。因此要给宝宝补充铁质。

完全停喂母乳，而将每日 2 次的米粥改为 3 次，这从营养角度来讲对婴儿是不利的。婴儿必须吃下与母乳等量的米粥，可是 6～7 个月的婴儿是怎么吃也吃不下那么多米粥的。因此，在母乳同前一个月一样充足，且婴儿本身并不讨厌吃母乳以外的其他食物的情况下，停止喂母乳不仅没有任何好处，反而会剥夺宝宝吃母乳时的快乐。

母乳不足时的喂养

如果母乳分泌逐渐减少，就需要用牛奶来替换母乳，6～7 个月大的婴儿一般已不用奶瓶而用杯子喝了。

白天减少的母乳量，可用相应的牛奶来补充，但宝宝起床时的第一餐和夜里哭闹时还是喂母乳比较方便。晚上睡觉前的最后一次喂奶，如果母乳不足，还是喂牛奶比较好些。因为宝宝吃不饱就会在半夜里因肚子饿而哭闹，从而影响宝宝和爸爸妈妈的睡眠。

在断奶期间，有些妈妈无论婴儿夜里怎么哭闹也不喂母乳，而是以哄抱或听音乐的方式取代母乳而让宝宝入眠。这是被“断奶”这个词的表面意思所限而把握不住大局后出现的结果。

做婴儿辅食时要注意什么

给婴儿做辅食时除了前面提到的以外，还应注意以下几点：

所需蔬菜水果要新鲜、干净，并要煮 3～5 分钟；

所需原料应互相搭配以便营养成分互补；

不可让婴儿吃上顿剩下的食物。

5. 宝宝断奶的方式有讲究

为了宝宝的生长发育和母亲健康的需要，婴儿8~12个月时完全断奶是比较合适的。

宝宝完全断奶的时间

通常婴儿到了1岁左右就应断奶。但也要根据具体的实际情况而定。

若宝宝正在生病，把奶换成其他食物，就容易造成宝宝消化不良，使病情加重，故应在宝宝病愈后再断奶。若是妈妈体质不错，而且奶量也一直很充足，辅食添加得比较晚，则可以稍晚些再断奶。

另外，还要注意季节，冬夏季天气时冷时热，婴儿的消化力弱，抵抗力差，突然改变饮食习惯容易导致宝宝生病，所以断奶时间应选在春秋季。

逐渐给宝宝断奶

从开始断奶至完全断奶需经过一段时间的适应过程，也就是一顿一顿地用辅助饮食代替母乳，逐渐实行断奶。

有些妈妈平时未做好给孩子断奶的准备，未能逐渐改变孩子的饮食结构，而是采用在乳头上抹黄连、辣椒汁、清凉油等办法，突然不给宝宝吃奶，致使婴儿因突然改变饮食而适应不了，连续多日又哭又闹、精神不振、不愿吃饭、体弱消瘦，影响其发育，甚至引发疾病。这种方式显然是不正确的。

正确的断奶方式是：从4个月起添加些辅食如米汤等，逐渐过渡到吃蛋黄、烂面条、菜泥、豆腐等；孩子长牙以后，可吃点饼干、烂饭或面片等，减少哺乳1~2次，使胃肠消化功能逐渐与辅食相适应；10个月后，可以以米面类食物代主食，奶类、代乳品为辅食，这样，断奶时孩子就适应了。

开始断奶时一定要耐心喂小儿其他食物，或让孩子离开宝宝1~2日。

6. 什么时候给宝宝添加肉食

肉类作为高脂肪、高蛋白食品，过量食用或偏食对人有负面影响，表现为肥胖、高脂血症、高血压、脂肪肝等慢性疾病。这些疾病在肥胖儿童中也有发生。所以给婴幼儿添加和制作肉类食品需要科学而合理。

妈妈不必过于小心，只要是经过国家食品安全检查合格的肉制品及鲜活鱼虾，就可以放心地给婴幼儿食用。

什么时候开始

从宝宝6～7个月起，在机体状况良好的情况下可开始添加鱼、虾肉少许。

鱼、虾肉的纤维成分较少，肉质鲜嫩，易于消化吸收，特别适合婴幼儿消化道尚不健全的特点。而且鱼虾类脂肪酸中，EPA、DHA含量较高，对婴幼儿神经系统发育有良好的作用。

怎么样给孩子吃

刚开始时应从单个品种开始，少量添加，给婴儿吃要选择新鲜、无污染的鱼虾，剔除鱼刺和虾壳后烹调。

烹调方法尽量简单，以清蒸为好，不要添加任何调味品。婴儿的味觉处在早期形成阶段，要让他体验食物的原有风味，不需要增加其他味道，以免掩盖食物的真实滋味。

此外，婴儿的肾脏功能尚不健全，过量吃盐不利于婴儿健康。婴儿的牙齿尚未萌出，要将蒸熟的鱼、虾碾碎，用小勺喂婴儿吃。

一边喂一边观察

观察宝宝有没有过敏或不适的现象。如果婴儿表现正常，可继续添加其他种类。同时注意观察婴儿的表情和反应，一般情况下健康的婴儿都喜欢吃鱼虾。

爸爸妈妈要注意的是，即使婴儿食欲再好也不要过量喂食，以免消化不良或“伤胃”。

观察婴儿的皮肤反应和排便情况，如果一切正常，可逐渐增加摄入量。如果婴儿拒绝食用，不要硬塞，先分析拒食的原因，再对症下药。

不要勉强宝宝

注意进食量由少到多，不要勉强孩子。如果孩子拒食，一定有理由，年轻妈妈应尽量找出原因。

对体质较弱、有挑食习惯“难喂养”的婴儿要有耐心。妈妈不能看到其他婴儿已经能吃很多食物，而且长得壮，就加大饭量，逼迫孩子吃肉，这种急于求成的做法往往造成婴儿逆反和抵触情绪。

其实每个孩子的情况都不相同，而且婴儿的饮食爱好受爸爸妈妈遗传等影响，具体应用时要掌握个体化原则。

寻找宝宝拒“肉”原因

家庭排斥

妈妈应该避免家庭成员谈论食物的偏好，以免孩子在心理上拒绝某一种肉类。

用餐环境

要在愉快、安宁的就餐环境下用餐，让幼儿细嚼慢咽，慢慢享用，有利于消化吸收。

纤维过粗过长

肉类应挑选肉质细嫩的部位，做的时候可以先整块炖烂，然后切碎连肉汤一起拌在主食里喂宝宝。

过于油腻

肉类可以留少许肥腻部分，但是一定不能多，否则孩子容易倒胃口。

口味偏好

给孩子的食品应该淡一些，挑选新鲜肉类，避免腥味，而且要少放调味品。但孩子也有他的口味特点，妈妈不要用自己的喜好代替孩子的口味。广泛收集儿童菜谱，变换花样，调节食欲，吸引孩子就餐。

7. 上班的妈妈怎样喂养宝宝

绝大多数妈妈不能坚持母乳喂养 6~8 个月，主要原因是大部分妈妈都有自己的事业。那么，妈妈在重新回到工作岗位以后，应该怎么继续给宝宝哺乳呢？

储备母乳延长哺乳期

妈妈只要方法得当，一样可以将母乳喂养坚持到孩子 1 岁。这个方法就是挤出母乳，正确地储存。

这个时候的喂养方法，一般是在两次母乳之间加喂一次牛奶或其他代乳品。最好的办法是，如果条件允许，妈妈在上班时仍按哺乳时间将乳汁挤出，或用吸奶器将乳汁吸空，以保证下次乳汁能充分分泌。吸出的乳汁在可能的情况下，用消毒过的清洁奶瓶放置在冰箱里或阴凉处存放起来，回家后用温水煮热后仍可喂哺。每天至少应泌乳 3 次（包括喂奶和挤奶），因为如果一天只喂奶一两次，乳房受不到充分的刺激，母乳分泌量就会越来越少，不利于延长母乳喂养的时间。总之，要尽量减少牛奶或其他代乳品的喂养次数，尽最大努力坚持母乳喂养。

有条件的单位应提供一个舒适而隐秘的环境，让妈妈可以在工作日内为婴儿哺乳。

母乳储备喂养要诀

如何储备母乳

如果是 3~5 天之内要喝的母乳可以存在保鲜室，如果要保存久一点就得存在冰箱冷冻室内，如果冷冻室温度在零下 18℃以下，则可冷冻 4 个月，但要注意奶水一定要先冷却后才可放进冰箱冷冻。

储存母乳一定要用消过毒的干净容器，装母乳不要太满，要让容器留点空隙，以防冷冻结冰而撑破容器。

每次储存母乳时，都要另用一个容器，而且在每个容器上贴好标签记上日期。储存母乳最好分成小份，每份约 60~120 毫升，或者以自己孩子一次喂食量为准，这样方便家人喂养宝宝，也不会造成浪费。

挤多少次奶合适

不少妈妈在上班前先挤好乳汁并储存，通常在早、晚各挤一次，以备白天不在时有足够的奶可留给婴儿，还有些妈妈在喂奶后，会再挤出 30～60 毫升的乳汁出来储备。

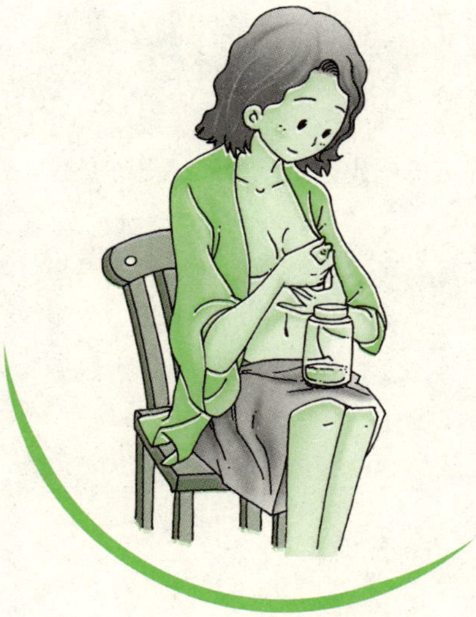

其实，挤奶的次数要看妈妈离开宝宝多久而决定。通常最好不要超过 3 个小时再挤奶，如果宝宝刚出生不久并且喂的次数比较频繁，那么挤奶的次数就要更多，才不会有涨奶痛苦或溢奶现象。

如果奶水开始在不适当的时候滴出来，可用手臂稍微施力压住乳头 1~2 分钟，但这种方法不能常用，最好是挤点奶水出来，以后胸部会自然调节乳量，不会再有漏奶现象。

如何喂储存的母乳

加热母乳时，要用流动的温水冲几分钟，使其达到室温，千万不要直接放在火上或微波炉内加热，以免破坏养分。融化冷冻的母乳，需要放进流动的冷水里，逐渐加入热水，直到溶解至与室温相同。

如果宝宝在妈妈下班快到家前就饿了，可以先喂他吃一点，等妈妈回来后就最好亲自喂宝宝。

温热过的奶不可再冷冻，如果停电了，要赶快把冰箱的奶吃掉或丢掉。

8. 有利于宝宝乳牙萌出的食物

五六个月的宝宝正是开始出牙的时期，这时宝宝口腔内分泌的唾液中已含有淀粉酶，可以消化固体食物，可以给孩子一些手指饼干、面包干、烤馒头片等食品，让孩子自己拿着吃。刚开始时婴儿往往是用唾液把食物泡软后再咽下去，几天后，就会用牙龈磨碎食物，尝试咀嚼。此时的孩子多数还未长牙，牙龈会发痒，很喜欢咬一些硬东西，这有利于乳牙的萌出。如果没有硬食物可咬，他会咬玩具、咬衣服的。

不要错过这一时机，及时给婴儿添加一些固体食物，会使孩子将来断奶后更容易接受其他食物，避免影响身体发育。这时给孩子添加的固体食物必须是易咬、易碎、易消化的，使婴儿初步养成咀嚼的习惯，不能单纯只喂糊类食品。多咀嚼还有利于孩子牙龈的发育，有助于将来长出一口整齐的牙齿，并能促进唾液的分泌，帮助孩子的肠胃消化吸收。

喂养小贴士

宝宝吃奶时咬乳头怎么办

长牙的宝宝总爱在吃奶时爱咬妈妈的奶头，痛苦的妈妈开始就想："是不是该给宝宝断奶了？"

小孩长牙时咬奶头是很常见的现象，若母乳充足，可以坚持到小儿1岁后再断乳。小儿是有记忆的，可通过制裁措施纠正他，如：堵鼻子，捏下颌，或干脆等他饿极了再喂他，不让他边吃边玩。当然了，还要检查一下宝宝是否患了口腔疾病，如果是，就一定要及时治疗哦！

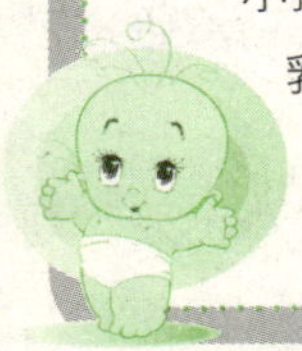

9. 别把宝宝喂成"小胖墩儿"

胖孩子不一定是健康的。胖孩子一般容易感冒，也爱长湿疹。肥胖的婴儿动作缓慢、不爱活动，而越不爱活动就会长得越胖。

什么样的宝宝算是"小胖墩儿"

婴儿达到什么程度才算胖呢？如果自出生到了3个月，婴儿的体重增加了3千克（平均每日30克）或超出同龄婴儿平均值的20%以上就算是胖了。

用母乳喂养的婴儿70%不会发胖，而用牛奶或米粉喂养的婴儿大约70%是胖的。因此，在用牛奶或米糊喂养时，一定要把握好不要过量。

"小胖墩儿"保健手册

胖孩子由于体重较重，因此，不要让其早站立，不要过早学走路，因为太重会影响到腿的发育。但应让婴儿多运动，特别是腿部要多做运动，以帮助婴儿消耗掉一部分热量。

◎ 让婴儿仰卧，逗他做踢腿的动作和游戏。

◎ 要让宝宝多练习爬。由于肚子胖，宝宝可能不喜欢爬，但爸爸妈妈应做多种游戏帮助宝宝。

◎ 可扶着宝宝腋下让婴儿站在爸爸妈妈膝上做跳跃运动以锻炼双腿。

◎ 要经常帮助婴儿练习翻身动作。

在婴儿活动的时候应尽量不要给包尿布，以使婴儿有轻松感而更喜欢游戏和锻炼。

10. 宝宝的一日食谱安排

早上 6:00	母乳喂哺 20 分钟（或豆奶 220 毫升，白糖适量）
上午 8:00	鱼泥：带鱼 20 克，植物油 1 克，盐适量；菜糊：胡萝卜 20 克，植物油 2 克，盐适量
上午 10:00	新鲜蔬菜汁或水果泥 20 克；香蕉 20 克；小儿鱼肝油滴剂（用量遵医嘱）
中午 12:00	母乳喂哺 20 分钟（或豆奶 250 毫升，白糖适量）
下午 2:00	鸡蛋青菜面：挂面 25 克，蛋黄一个，新鲜青菜 10 克，植物油 2 克
下午 6:00	母乳喂哺 20 分钟（或豆奶 250 毫升，白糖适量），新鲜果泥或蔬菜泥 30 克
晚上 10:00	母乳喂哺 20 分钟（或牛奶 250 毫升，白糖适量）

三、辅食添加

1. 宝宝不适应辅食的反应

婴幼儿时期，特别是 1 周岁以内婴儿出现不适应辅食反应，大多数因为对食物过敏。

婴儿为什么会发生食物变态反应

婴儿在 4～6 个月开始添加固体辅助食品时，由于此时婴儿的肠道发育还不完善，以致部分蛋白质进入血液循环中，从而引起变态反应，当婴幼儿长大后，对某种食物的变态反应就会逐渐消失。

但是爸爸妈妈如果不注意婴幼儿的饮食调理，反复吃引起变态反应的食品，就会使变态反应更加恶化，会导致终身都有反应，极个别的还会有危险。所以在谈到添加辅食时一再强调这个问题就是为了引起爸爸妈妈注意。在给1岁以内婴儿添加食物时，一定要注意婴儿是否有变态反应。

牛奶引起的变态反应主要是腹泻。其他食物引起的变态反应还包括腹胀、腹痛、流鼻涕、流眼泪、耳朵发炎、鼻窦炎、咳嗽、气喘及尿布湿疹等。

容易引起变态反应的食物

对于容易引起婴儿变态反应的食物，爸爸妈妈特别留意，如牛奶、奶酪、鸡蛋、鱼、虾、土豆、玉米、小麦、黄豆及其制品豆腐、豆油、豆浆及豆油制的饼干等。

较少引起变态反应的食物有：大麦、大米、荞麦、胡萝卜、红薯、圆白菜、鸡肉、羊肉和各种水果等。

一些食物的添加剂也容易引起变态反应，如调色剂、人工调味剂和防腐剂等，因其含有亚硝酸盐及硝酸盐。

怎样防止食物变态反应的发生

防止食物变态反应的发生宜注意以下几点：

◎ 一旦发现哪些食物有变态反应时，就要立即停止食用。

◎ 添加固体食物时，量要少，品种以单项为宜，观察无变态反应时再多喂或加入新的辅食。

◎ 添加辅食时应首先选用不易引起变态反应的食物，发现某种食物有变态反应时，应停止食用，可待稍大时再吃。

◎ 有家族史的婴儿添加辅食的时间可稍晚些，不要在4个月时添加，可推迟到6个月时再添加。

2. 宝宝的辅食该不该加盐

一些爸爸妈妈在给婴儿做辅食时，常以自己的口味来调剂孩子的日常饮食，让婴幼儿长期处于被动高盐之中，这对孩子的健康极为不利。

爸爸妈妈来互动

全能宝宝的听觉训练

目的：检查听觉是否正常，发展听觉，促进发育。

工具：小型吹塑捏响玩具或摇铃。

方法：妈妈在宝宝耳部30厘米外摇铃或捏响玩具（先不让宝宝看见玩具），声音清新悦耳，宝宝出现眨眼、皱眉、啼哭或啼哭停止等反应，说明听力正常。一边摇铃，一边唱悦耳的歌谣，训练到宝宝能用目光寻找声源，每天2～3次。

◎ 由于婴幼儿机体功能尚未健全，肾脏功能发育不够完善，没有能力充分排出血液中过多的钠，时间长了，就会损害肾脏。

◎ 过多的钠能使体内水分驻留，促使血量增加，血管处于高压状态，于是发生血压升高现象，心脏负担加重。

◎ 摄入盐分太多，还会导致体内的钾从尿中丧失，而钾对于人体活动时肌肉的收缩、放松是必需的。钾丧失过多，能引发心脏衰弱而死亡。

所以爸爸妈妈在给婴幼儿做辅食时一定要注意，应淡一点，千万不要以自己的味觉为准。

3. 宝宝辅食妈妈做

鲜味肉汤粥

【原料】大米、肉汤（猪肉、鸡肉、牛肉、排骨）、胡萝卜适量。

【做法】将胡萝卜加工成碎末；将大米淘洗干净，加入肉汤和胡萝卜末旺火煮开，然后改用文火煮30分钟即可。

牛奶蛋黄粥

【原料】大米10克（约一小勺），牛奶50克（约一大勺），蛋黄1/4个，蜂蜜少许。

【做法】将大米淘洗干净，加入适量水旺火煮开，开锅后改文火煮30分钟；再把牛奶和蛋黄（蛋黄用小勺背面研碎）加入粥中再稍煮片刻出锅，加入少许蜂蜜即可。

鸡蓉南瓜泥

【原料】去皮南瓜（研碎）50克，鸡肉末25克，虾皮汤200克。

【做法】将鸡肉末里加入少许虾皮汤上火煮开，煮开锅后把虾皮捞出切碎；把少许南瓜末放入开水中上火煮软后，再加入鸡肉末煮一会儿，把虾皮末倒入锅内煮至黏稠状出锅即可食用。

四、吃什么才聪明

1. 宝宝的乳牙也需要营养

俗话说，牙好，胃口就好。可对于小宝宝来说，吃得好，牙就好。

虽然，乳牙的发育与全身组织器官的发育不尽相同，但是，乳牙和它们一样，在成长过程也需要多种营养素。比如说，矿物质中的钙、磷，其他如镁、氟、蛋白质的作用都是不可缺少的；维生素中以维生素A、维生素C、维生素D最为主要。

就让我们一起来了解一下这些营养元素对于宝宝乳牙的作用。

营养素和牙健康

我们先来说说矿物质钙、磷，缺少它们，小乳牙就会长不大，坚硬度差，容易折断；而适量的氟可以增加乳牙的坚硬度，不受腐蚀，不易发生龋齿。

蛋白质

蛋白质是细胞的主要结构成分，如果蛋白质摄入不足，会造成牙齿排列不齐、牙齿萌出时间延迟及牙周组织病变等现象，而且容易导致龋齿的发生。

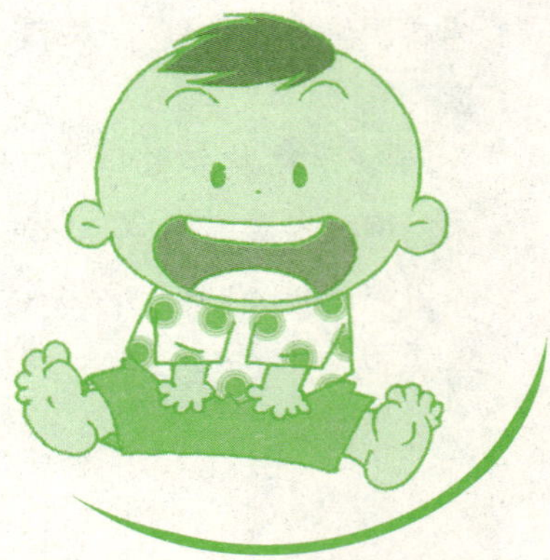

维生素A

维生素A能维持全身上皮细胞的完整性，少了它就会使得上皮细胞过度角化，导致小宝宝出牙延迟，当维生素A缺乏影响牙釉质细胞发育时，就会使牙齿的颜色变成白垩色。

维生素 C

缺乏维生素 C 可造成牙齿发育不良，牙骨萎缩，牙龈容易水肿“出血”。

维生素 D

维生素 D 的作用是增加肠道内钙、磷的吸收并促使钙、磷在牙胚上沉积钙化，一旦缺乏时就会出牙延迟，牙齿小且牙距间隙稀。

固齿食物大拼盘

营养素	固齿食物	它的作用
钙	虾仁、骨头、海带、紫菜、鱼松、蛋黄粉、牛奶和奶制品。	钙是组成牙齿的主要成分，少了它，小乳牙就会长不大。
磷	磷在食物中分布很广，肉、鱼、奶、豆类、谷类、以及蔬菜。	磷能让小乳牙坚不可摧。
氟	海鱼、茶叶、蜂蜜	咀嚼含氟丰富的食物就和用含氟牙膏刷牙一样能防止细菌所产生的酸对牙齿的侵蚀，抑制细菌中的酶而阻碍细菌的生长。
蛋白质	各种动物性食物(如肉类、鱼类、蛋类等)、牛奶及奶制品中所含的蛋白质属优质蛋白质。植物性食物中以豆类(尤其黄豆)所含的蛋白质量较多。	它对牙齿的形成、发育、钙化、萌出也起着重要的作用。
维生素 A	鱼肝油制剂、新鲜蔬菜	可以维护牙龈组织的健康
维生素 C	新鲜的水果如橘子、柚子、猕猴桃、新鲜大枣。	牙釉质的形成需要维生素 C
维生素 D	鱼肝油制剂，另外，日光照射皮肤可使体内自己合成维生素 D。	缺乏维生素 D 会造成宝宝牙齿发育不全和钙化不良。

未雨绸缪，营养补充要趁早

怀孕最后 3 个月，小宝宝的乳牙胚胎已开始逐渐形成。孕妈妈每日最好能补充额外的钙制剂，为未来小宝宝出牙“加油”。

宝宝出生后，最初 4 个月内以母乳和配方奶喂养为主，但 4 个月后，母乳或配方奶都不能满足宝宝生长发育的需要，此时，妈妈就需要给宝宝补充必要的辅食，这些营养辅食不仅能提供宝宝生长发育所必需的营养素，同时也能促使宝宝乳牙萌出。

2. 羊奶牛奶大比拼

有的妈妈认为，羊奶更接近母乳，比牛奶更好消化吸收，更有营养，而且还不容易过敏。也有妈妈认为配方牛奶粉已能满足宝宝的营养需求，没必要买更贵的羊奶粉。若不考虑价格，配方羊奶粉果真比牛奶粉更适合宝宝吗？

羊奶牛奶成分大比拼

脂肪

羊奶脂肪球的大小只有牛奶脂肪球的 1/3，而且大小均一，容易消化吸收。

矿特质

羊奶中矿物质总含量为 0.85%，比牛奶略高。钙、磷含量丰富。与牛奶一样，均是膳食中最好的天然钙来源。

维生素

牛奶和羊奶含有几乎所有种类的维生素。牛奶是 B 族维生素的良好来源，特别是 B_2。羊奶中维生素 A 和维生素 E 含量高于牛奶；羊奶中多数 B 族维生素含量丰富，但其中叶酸和 B_{12} 含量低。

其他生理活性特质

羊乳中含有大量的生理活性物质，如乳铁蛋白、免疫球蛋白、生物活性肽、生长因子等。羊奶中还含有和人乳一样的活性因子——表皮细胞生长因子（EGF）。

牛奶 VS 羊奶，哪个更好

羊奶是国内外营养专家一致认为最接近人奶的乳品，不仅营养全面，而且极易消化吸收，任何体质的婴儿都可以接受羊奶，特别是胃肠较弱、体质较差的婴儿。

然而，羊奶中缺乏叶酸和维生素 C，含铁质亦低。虽然鲜牛奶也如此，但是用鲜羊奶比用鲜牛奶喂养的婴儿更易发生营养性贫血。

3. 合理饮食，提高宝宝免疫力

6 个月前的新生儿，体内存在着妈妈的抗体，所以能抵御外界病毒入侵。但是，6 个月 ~ 1 岁，妈妈的抗体渐渐消失，而宝宝自身的抗体尚未形成，这段时间的宝宝更容易生病，妈妈们应特别注意照料宝宝的生活起居，还应注意做好喂养和饮食营养措施，通过合理的营养建立宝宝的疾病防御系统，可大大减少宝宝生病。

提高宝宝免疫功能的8种食品

番茄

含有多种抗氧化强效因子，如其中含有的蕃茄红素、胡萝卜素、维生素E和C，可提高宝宝免疫力，修补受损的细胞，保护细胞不受损害，并能降低宝宝因严重腹泻而导致的死亡率。实验证明，当人连续食用两周番茄汁后，体内番茄红素会明显增加，同时T淋巴细胞的免疫功能得到了增强。吃番茄最好微煮后加入少许橄榄油，使番茄红素更多地被人体吸收。

菌菇类食物

其中的多糖类有明显增强宝宝免疫功能作用，还可以改善心血管功能。银耳含有17种氨基酸、钙、维生素等，有滋阴润肺、生津养胃的作用。香菇、蘑菇所含的多糖类化合物，能预防佝偻病及贫血。

薏米

又称苡仁、米仁。含有蛋白质、钙、磷、铁、维生素B等。有健脾止泻、利水渗湿及提高免疫力的作用。对易感冒、口臭、舌苔腻的宝宝很适用。

山药

含有钙、磷、糖、维生素及皂甙等。有健脾补肺、固肾、滋养强壮作用。对平时脾胃虚弱、免疫力低下的宝宝适用。

豆制品

豆制品及大豆含有丰富的蛋白质、铁、胡素卜素、维生素、锌、硒等。有补虚清

宝贝自己说

我牙痒痒

我6个多月了！今天，嘴里面突然冒出来一个新东西，妈妈十分高兴，说我长了第一颗“牙”。“牙”是什么，能吃吗？

真不习惯嘴里有颗牙。为了摆脱这奇怪的新牙，我尝试着咬妈妈的乳头，想要磨掉它。可是它却越长越长了，好吓人。

我的牙痒痒。妈妈给我拿了一些干净的磨牙玩具让我咬。我使劲咬啊咬，它们却不会疼，真好！

热，生津润燥、清热解毒功效。适合于消化不良、易感冒、营养欠佳的宝宝食用。

鹌鹑蛋

含有高质量蛋白质，磷、钙、铁、芦丁、芸香等。具有补益气血，强身健脑等作用。适合营养不良、易感冒的宝宝食用。

青鱼

其肉中含有核酸及锌等微量元素，可增强体质。青鱼是营养佳品，有补气化湿、养胃醒脾功效。适用于脾胃虚弱、体弱多病的宝宝。

枣

含有糖、钙、磷、铁、维生素 C、维生素 PP 等，是“天然的维生素丸”，具有补益脾胃，养血安神功效，近年还发现有增加环磷酸腺苷活性、强身、保肝、抗变态反应等作用。适用于脾胃虚弱、气血不足、神疲乏力、易感冒的宝宝。

4. 谷类食物，宝宝的营养首选

宝宝辅食应从谷类食物开始

过去，与米粥、烂面条等食物相比，人们认为蛋黄的营养更全面，所以，爸爸妈妈们一直习惯将蛋黄作为婴幼儿辅食添加的首选。可现在，人们对蛋黄有了更多更全面的认识，发现蛋黄中某些营养成分，比如铁，不容易被婴儿吸收。另外，过早地喂蛋黄，还可能引起婴儿的过敏反应。

而谷类就不同了，如米饭、面条等，很容易在孩子的胃肠道被消化吸收，因此，目前很多营养学家推荐将强化了营养素的谷类作为第一次辅食添加的优先选择。而且，随着科学技术与食品加工工艺的进步，人们开发出了营养更全面、更适合宝宝吸收的食物。例如，强化过的婴幼儿营养食品——米粉、泥糊状食品等，爸爸妈妈可以按需选择。

怎样给宝宝喂养谷类食物

适合最早添加的谷类食物

婴儿早期添加的谷类食品最好是大米制品，因为有一部分婴儿对麦类食物中的谷蛋白过敏，易引起腹泻，所以最好等婴儿大些再添加麦类食品。

不过，大米易引起便秘，若发现便秘，应改喂燕麦片粥。

婴儿谷类加工物的选择

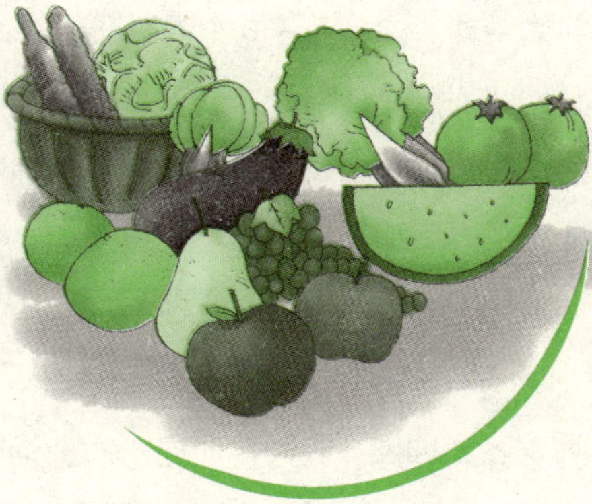

在婴儿适应了大米后，再慢慢添加其他种类的谷物婴儿食品。一次只能喂一种。等到宝宝开始长牙后，则可以喂他轻微烤过的面包或是婴儿饼干。市场上谷类制品多为粉状，例如键儿粉及含铁蛋白乳儿粉、乳儿糕等。其蛋白质含量均在12%以下，可以提供较多碳水化合物，增加热量，最好用鲜奶或奶制品调和食用。钙质饼干、含铁饼干、营养麦圈等弄碎后加上水、奶等可直接食用。一块饼干所含主要矿物盐钙、铁、锌及维生素A、D、B族等的量，即可满足婴幼儿一日供给量的1/2，是一种营养价值较高的断奶辅助食品。

婴儿用谷类食品通常是细致的加工物，若不添加铁质及其他维生素，其营养价值很低。如果你的家庭有对小麦或玉米过敏的情况，那么你可先以米或燕麦来代替，等以后再让他尝试小麦的食物，或者加一点香蕉泥在他的新食物里，这样较容易被接受。一开始的时候不能给孩子玉米吃，因为玉米上裹有一层又厚又大的皮。

谷类食物的喂养

用汤匙喂婴儿谷类食物可锻炼嘴和舌的协调能力，辅食越稀，婴儿越易吸收，最好是一汤匙谷类食物加4～6汤匙水。随着月龄的增大，加水量也随之减少。

许多婴儿喜欢的是无刺激味的原味豆腐，可切成小方粒让婴儿以既有趣又有营养的方式自己吃。如果和其他已熟悉的食物拌在一起，对其他食物的口味是更佳的。

爸爸妈妈来互动

经常呼唤宝宝的名字

或许有人不理解，呼唤宝宝的名字与发展宝宝语言有什么关系？

通常，半岁以后宝宝开始对自己的名字有所认识，爸爸妈妈叫他的名字时，他会有所反应。宝宝知道了自己名字，等于意识到自己和别人有所不同，有自我意识的早期表现，这种自我意识往往会激发宝宝产生自我表达及想与别人说话的欲望。

刚开始添加辅食时，一天喂一顿，喂了几种不同的谷类食品后，要开始添加水果，还是一次一种。肉类应在6个月以后添加，因为肉类难以消化。

婴幼儿的食品基本分为四大类：奶及奶制品、蔬菜和水果、大米等谷类、蛋和肉类。当宝宝逐渐适应谷类食物后，每餐或每日的食物中应尽量包括上述四种食物，以使宝宝的营养更加均衡。

5. 豆奶喂养的宝宝，智力发育迟缓

许多爸爸妈妈，因为担心奶粉质量问题，纷纷以豆奶或豆浆代替配方奶粉作为母乳以外的主要辅食。这样做到底对不对呢？

其实，豆奶和豆浆并不是促进婴幼儿时期脑部发育的最佳食物，母乳或含有高水平DHA的配方奶粉才是满足宝宝脑部发育所需的理想食物。

豆浆虽含丰富蛋白质、铁、不饱和脂肪酸等各种营养成分，但对于0～6岁处于脑部发育黄金阶段的婴幼儿来说，缺少了最重要的有益于脑部发育的营养素DHA。

因此，在宝宝脑部发育的重要时期，豆奶或豆浆并不能代替配方奶粉，切勿以豆浆或豆奶代替配方奶粉作为宝宝的主要营养来源。除母乳外，爸爸妈妈应坚持为宝宝选择一款配方先进、营养充足的配方奶粉。

6. 宝宝的智能测试

检测3～6个月的宝宝智能水平是否与同龄宝宝的发展水平相符合，爸爸妈妈可以对宝宝进行下面的测试：

喜欢去户外玩耍

A. 是（10分）

B. 没觉得（2分）

宝宝的观察能力增强，当妈妈抱着他时，他是否会用手去摸妈妈衣服上的绣花、扣子、拉锁等

A. 是（10分）

B. 不是（2分）

照镜时，①会：笑；②同它说话；③用手去摸；④同它碰头

A. 4种都会（10分）

B. 会3种（8分）

C. 会2种（5分）

D. 会1种（2分）

躲避生人

A.将身体藏到母亲身后或躲在怀中（10分）

B.注视（5分）

C.完全不避生人（2分）

宝宝现在与妈妈的感情日益深厚

A. 妈妈的行踪左右着他的情绪，有妈妈在身边，宝宝会很愉快，当妈妈离开时，他就变得烦躁不安（10分）

B. 妈妈离开，会哭一会儿，但一会儿就好（8分）

C. 妈妈在与不在，都无所谓（2分）

模仿发音和表情

A. 可以发出更多的声音，他还会通过改变音量、音调和语速来表达舒服、愉快、不高兴和不舒服等情绪，宝宝还学会了模仿大人的表情，妈妈对他做鬼脸，宝宝也会回敬妈妈一个鬼脸（10分）

B. 可以发出更多的声音，但还不会通过改变音量、音调和语速来表达舒服、愉快、不高兴和不舒服等情绪，会注视别人的表情，但不会模仿（8分）

C. 默默注视，不出声，无表情（2分）

大小便前

A. 出声表示（10分）

B. 用动作表示（5分）

C. 不表示（2分）

给孩子先后两次呈现同一个物体的头像，但两次呈现的距离远近不同，这样远的头像看起来好像小了一些，但宝宝

A. 会追随着图像往远近看，没有表情变化（因为这张头像在宝宝的眼里看来是不变的）（8分）

B. 眼睛没变化，跟没看见一样（2分）

发双辅音，如妈妈、爸爸、拿拿、打打等；能理解其意义；但不是去称呼大人

A. 3个都会（10分）

B. 满足2个（5分）

C. 满足1个（2分）

握物

A. 两手分别各拿一物（10 分）

B. 用拇指与食、中、无名指和小指相对握物（5 分）

C. 5 个手指同方向大把抓握（2 分）

传手

A. 握物时能传手（10 分）

B、扔掉手中之物再取一物（5 分）

仰卧时

A. 手抓到足，将足趾放入口中啃咬（10 分）

B. 手在体侧抓到足（5 分）

C. 手抓不到足（2 分

俯卧托胸

A. 头、躯干、下肢完全持平（10 分）

B. 下肢膝屈（5 分）

C. 下肢下垂（2 分）

俯卧时上身抬起腹部贴床

A. 在床上打转 360°（10 分）

B. 打转 180°（5 分）

C. 打转 90°（2 分）

D. 完全不转（0 分）

用录音机播放儿童乐曲时

A. 想要去触碰（10 分）

B. 认真倾听，很安静（8 分）

C. 继续做其他的事情，没有太多的关注（5 分）

结果分析

以 80 分为限，得分低于 80 分为暂时落后、高于 80 分为优秀，与 80 分持平为正常。

第八节

7~8个月婴儿的喂养方案

一、身心发育情况

如果说婴儿在上个月已经能认出爸爸妈妈，那么这个月与爸爸妈妈的联系则更加密切，看到母亲就表现出高兴的劲儿，也比上个月更加明显了。

身体发育

体重	男婴约 9.12 千克	女婴约 8.49 千克
身长	男婴约 71.51 厘米	女婴约 69.99 厘米
胸围	男婴约 45.28 厘米	女婴约 44. 40 厘米
头围	男婴约 44.16 厘米	女婴约 43.17 厘米
坐高	男婴约 45.74 厘米	女婴约 44.65 厘米
牙齿	大部分婴儿已经开始出牙，有些宝宝已经出了 2~4 颗牙齿,即上门齿和下门齿	

手脚的发育情况

婴儿一般在 7~8 个月就会翻身了。这个月龄的婴儿，多数会自己坐着了，但能坐的时间因人而异。

婴儿会爬也多数在这个月龄，许多婴儿在开始爬时，都是先做后退的动作。

也有不少的婴儿不会爬，却突然能扶着东西站起来。这个时候孩子腿脚也逐渐强壮起来了。握住宝宝的两只小手，常常能站起来。发育快的孩子。到了 8 个月时，会在某个偶然的条件下扶着东西站起来。这个时期的婴儿已经具有一定的灵活性。

婴儿的牙齿发育

婴儿出牙也多在这个时期，但也有在 6 个月或更早些的。

约在出牙前 1 个月，婴儿多从嘴里发出“噗——噗——”的声音。婴儿虽不会因为出牙而发热，但也许是多少有些痛的缘故，常会有一些情绪上的改变，如夜里不易入睡等。出牙的早晚在不同的孩子中差异也很大，已满 1 周岁才出牙的也不罕见，这并不是什么特定的疾病所致，并且也没有出牙晚，牙的质量就不好的说法。

为了早出牙而给孩子服用钙剂是没有意义的。因为牙齿早就长好了，只不过是还没有露出来而已。

婴儿的睡眠情况

睡眠的时间和深度因孩子而异。一般来说，孩子上下午各睡1次，每次1~2小时，有些婴儿在傍晚时还补睡一次。

这时的婴儿晚上一般醒1~2次，而有的婴儿即使换尿布也不醒，也有的婴儿一睁开眼睛就哭，还有一些不给喂点奶或水就不再睡了。

不在夜里吃奶的孩子是越来越多了。不过如果母乳充足，夜里喂母乳当然比喂奶或水要有营养，且方便得多。因此，夜里不妨给婴儿喂母乳。

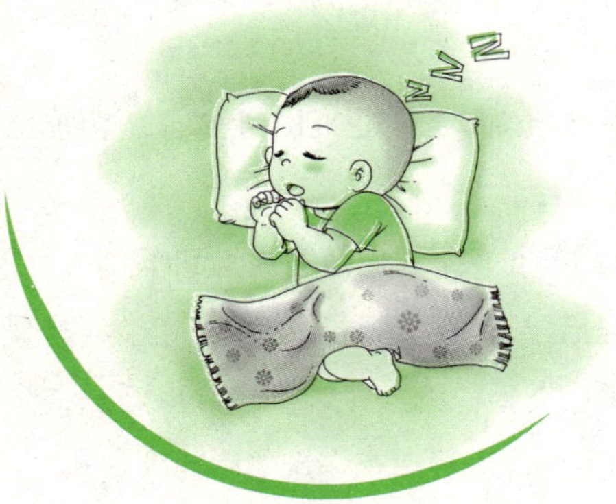

婴儿的排泄情况

这个时期宝宝的大便多为每日1~2次。如果比平时多喂了粥、面条等辅食，那么，第二天就可能出现大便的量和吃奶的量比平时多、大便的形状稀软的现象。虽然孩子的大便稀软，但只要孩子的情绪好，食欲正常，不发热，就不用担心。和上月一样，持续便秘的孩子也不少。

这个月龄的婴儿，绝大多数仍会把小便尿在尿布上。

断奶期深夜喂奶很正常

事实上，母亲用不着着急。夜间给断奶期的婴儿喂奶是比较正常的。食欲旺盛的孩子一般是因为夜间肚饿而醒，如果孩子睡前喂的是母乳，这时就应该考虑是不是母乳不足。这种情况就要试着喂婴儿牛奶，如换成牛奶后婴儿夜里不再醒了，就可以继续喂下去。

母亲有奶的时候，这种夜里陪着孩子睡、孩子醒了喂母乳的方式对母亲和孩子都很轻松，所以没有什么值得困惑的，只不过孩子睡着以后要注意把乳头从孩子口中拔出来，以免发生因乳房挤压鼻腔出现窒息的不测。

喂养小贴士

婴儿疾病将在这个时期多起来，麻疹、水痘、婴儿急疹都是这个时期婴儿常患的疾病，上呼吸道感染如感冒、咽喉炎等也较多。所以，这个时期的爸爸妈妈一定要仔细照顾好宝宝。

总之，夜间喂奶只要对孩子的成长有利。能让孩子睡好觉，不论是喂牛奶还是喂母乳，怎么做都没有关系，不必拘泥于任何形式，一切都只是为了婴儿的健康成长。

二、喂养有方

1. 7～8个月的婴儿如何断奶

好多母亲认为孩子已经7个多月了，应该比上个月增加代乳食品的量。其实这种想法不一定正确。

婴儿的代乳食品因人而异

婴儿一过7个月，与饮食有关的各种个性就会逐渐表现出来。喜欢吃粥的孩子与不爱吃粥的孩子，在吃粥的量上就拉开了距离。每次100克，每日吃2次的孩子母亲会感到很骄傲，而若婴儿每日只能吃50克母亲则感到很懊恼。其实没有必要这样。

吃菜也一样，有喜欢吃蔬菜的，也有喜欢吃鱼类的。蔬菜和薯类可以直接切碎或磨碎后煮熟给孩子吃，含脂肪较多的鱼开始不要给婴儿喂得太多，如果没有变态反应发生的话，就可以继续增加。牛肉、猪肉可以做成肉末喂给孩子。

总之，婴儿的代乳食品因孩子而异。不过无论有多大的差别，有一点必须注意，就是7个月大的用牛奶喂养的婴儿，每日的奶量不得少于500毫升。

注意控制宝宝体重

对于那些不太喜欢喝牛奶而喜欢吃米粥或面包粥的婴儿，每次吃100克粥、一个鸡蛋，每日2次的话，婴儿体重增加得会很快。一般来说，这个月龄的婴儿，平均每日体重只增加10克左右，而这样能吃的婴儿却可能平均增加15克。

这个月龄的婴儿如果体重每日增加20克以上，就极有可能长成巨大婴儿的。因此，对除代乳食品外，每日仍然像以前那样每次喝200毫升牛奶，1日5次的婴儿要限制奶量，给他一些尽可能淡的果汁或鲜奶。这个月龄的婴儿如果喝的是质量较好的袋装的灭菌牛奶就可以直接饮用，但一旦开封就要当日喝完。

要注意给宝宝补铁

这个时期为了预防婴儿易患的贫血症，必须注意选择含铁丰富的代乳品。蔬菜和谷类中含的铁，要比动物蛋白质中含的铁难于被吸收，而动物蛋白质如鱼、鸡肉、猪肉、牛羊肉等和维生素 C，可促进蔬菜和谷物中铁的吸收。所以爸爸妈妈要选择有互补作用的食物以帮助婴儿补铁。

但要注意牛奶和鸡蛋却没有这个作用，所以代乳食品中只有鸡蛋或牛奶是不行的。

及时给宝宝断奶

及时断奶就是婴儿长到 1 周岁左右完全断奶。在此之前必须进行断奶的准备工作。

随着宝宝渐渐长大，母乳的量越来越少，质量也下降了，变成了稀薄的奶水，但是孩子需要的营养素却日渐增多，所以奶水已不能满足孩子生长发育的需要。这时如果还不断奶，孩子就会出现营养不足、逐渐消瘦、多病的现象，最常见的是婴儿营养不良性贫血。由于贫血小儿食欲不佳，甚至拒食，于是就会喂养困难。

长期哺乳对母亲自身也不利。长期哺乳会引起内分泌紊乱，如全身无力、食欲不振、消瘦，以致出现闭经、子宫萎缩等。

而如果断奶过早，由于婴儿的消化功能尚不健全，过多辅食的添加，则会引起婴儿消化不良、腹泻或营养不良等后果。因此，及时断奶很重要。

2. 给 7～8 个月的宝宝喂鲜牛奶

在 7～8 个月的时候，有的孩子白天已不再吃母乳。对这样的孩子，与其给他调配奶粉，还不如喂鲜牛奶，因为牛奶比奶粉味淡，所以在喂代乳食品后，给孩子牛奶比给奶粉爱喝。

怎样给孩子喂鲜牛奶

无论是由母乳转向鲜牛奶，还是以鲜牛奶代替奶粉，都不能太突然了。在最初的一日要把经稀释（4 份牛奶加一份水）后的牛奶少量喂给婴儿。开始应将鲜奶煮熟。一般来说，市场上售的鲜奶只要家里人喝后没有发生腹泻，煮熟后喂给婴儿喝一般也不会出什么问题。

如果不加糖孩子也喝的话，就不要加糖，即使加也只是在 200 毫升牛奶中加 8～10 克糖。婴儿能坐稳时，可试着用杯子让他喝，如果不会用就用奶瓶。如果婴儿表现出特别喜欢牛奶而厌烦奶粉的话，可将鲜奶换成全奶；如果婴儿对牛奶和奶粉喜爱差不多，则可将下午 14:00～15:00 给的那次奶粉换成鲜奶。临睡前的一顿，如果婴儿只喝200毫升的奶粉就睡的话，与牛奶比，还是奶粉浓稠而具有持久性，因此这顿的奶粉不宜换成牛奶。

鲜牛奶的保存

与罐装的奶粉不同，牛奶在气温高的季节容易变质，所以买回来后要立即放入冰箱。在炎热的夏季，由于冰箱常常被打开，能保持10℃都很不容易，因此，不一定能保证牛奶不变质。

所以在夏季，最好是早晨买的奶在午前喝完，傍晚和晚上用奶粉。

宝宝不喝牛奶、奶粉怎么办

虽说这个月龄的婴儿大多开始喝牛奶了，但也有一些孩子不管是奶粉还是牛奶都厌烦。即使不断地调整其浓度、甜度和温度，宝宝也仍然不喝。这时不必勉强。特别是那些突然没有了母乳的母亲，常常为孩子不喝牛奶而着急，这没有必要。

给孩子牛奶、奶粉的主要目的是为了使婴儿体内不缺少动物性蛋白质，而动物性蛋白质靠鲜奶、鸡蛋、鱼和肉类就可以充分地提供给人体。因而，靠牛奶提供的那些动物性蛋白质，用动物性的代乳食品补充就可以了。

3. 七招改变宝宝厌奶

宝宝最近食欲变得很差，什么也吃不下。只有想睡的时候，勉强喂一些。可是宝宝活力正常，也没生病，这是怎么回事呢？你家的小宝贝也有类似厌奶的困扰吗？

下面有一些做法可以给为宝宝厌奶所苦的爸爸妈妈参考：

营造理想的进食环境

最基本的是观察宝宝在什么情况下喂食最理想，再去营造一个最适当的进食环境。大多数的宝宝在一个安静、不会被干扰的场所比较容易专心吃奶。

爸爸妈妈必须保持轻松愉快的心情

因为宝宝会感受到喂食者紧绷的情绪，而影响其食欲。

适时给予宝宝关爱与鼓励

如此宝宝会有最好的进食心情。

千万不可"不择手段"

逼食、强迫，或大发脾气，弄得宝宝哭闹收场，这是最笨的方法，常常会适得其反。

尝试副食品

其实，7个月大的小宝宝完全可以接触副食品了，让宝宝接触奶瓶以外的食物来源，一来多多少少吃一点，二来也训练宝宝的口腔适应性，将来对固体食物的接受度会比较好。

促进食欲用药

必要时，医师可以使用一些促进食欲的药，对一部分小朋友也许有帮忙。

补充维生素

对于喝奶量很少的宝宝，这也是一个不错方法。

4. 腹泻的宝宝要喝脱脂奶

每年10月份到次年2月份，气候干燥、寒冷，病毒肆虐。由于6个月到2岁的婴幼儿局部免疫力和肠道消化系统发育未完全成熟，特别容易感染病毒而发生腹泻。

婴儿腹泻的营养治疗

治疗原则是饮食上进行调整，停止进食高脂肪和难以消化的食物，以减轻胃肠负担，逐渐恢复消化功能。

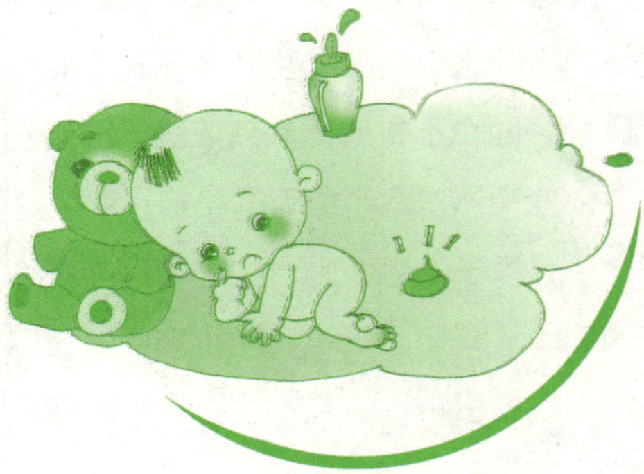

因此，婴儿腹泻要喝脱脂奶，可让婴儿既补充优质蛋白质，又能防止脂肪摄入过多而产生滑肠，有利于补充营养，又易为婴儿肠道消化吸收。

如何在家制作脱脂奶

治疗腹泻，母乳喂养的方式很简单，就是缩短每次喂奶的时间，让孩子吃前1/2~2/3的乳汁。因为母乳的前半部分主要含蛋白质之类的物质；母乳的后半部分主要含脂肪之类的物质，不易消化，所以可以把这部分乳汁挤出来倒掉。

若是人工喂养，可将冲调好的婴儿

爸爸妈妈来互动

智力宝宝按摩操

第一节

宝宝仰卧，妈妈用左手轻轻握住宝宝的脚，用右手从内向外、从上往下轻轻按摩孩子的腿，两只脚交替按摩，然后，轻轻地揉腿上的肌肉。

奶粉置于冰箱内6小时，剔除上部凝结的脂肪层，将余下的奶煮沸，再剔除浮膜2~3次，就可达到半脱脂的目的。对腹泻次数多的婴儿，也可用开水稀释后再喂。

5. 宝宝患了“奶癣”怎么办

不少爸妈看到宝宝脸上和耳后出现红斑样皮疹，并且奇痒难忍，听说是“奶癣”就不给孩子吃牛奶或母乳。其实，盲目禁食母乳或牛奶，对胃肠功能尚不健全，以奶类食品为主食的小婴儿来说，弊多利少，甚至会造成营养不良，影响生长发育。

宝宝怎么会得了奶癣

奶癣，医学上称为婴儿湿疹，主要与过敏有关。

对于喝母乳的宝宝，妈妈应回顾一下是否吃了易过敏的食物。

如果怀疑是牛奶过敏，一则可以将牛奶多煮沸几次，以破坏致敏的蛋白质，然后再喂孩子；二则可以用豆奶、奶糕等代乳品来替代牛奶喂养。

如果既不是牛奶，也不是母乳，而是对添加的其他辅食过敏所致的奶癣，只要限制过敏辅食的摄入即可。

奶癣宝宝的护理

洗脸洗身都应用温开水清洗，少接触肥皂，以免婴儿皮肤受到肥皂的碱性刺激，必要时可用淡盐水浸泡纱布敷在湿疹处止痒。

婴儿的衣服要宽大，经常更换，保持清洁，避免细菌感染。衣服和被褥均应选用全棉布制作，忌用化纤或毛织品，避免接触鸭绒等容易引起过敏的物品。

患奶癣较严重的婴儿，应禁止接种多种疫苗，不能注射预防针。一般在1~2岁以后，奶癣会自然减轻消退。

6. 让宝宝科学地喝水

婴幼儿的饮食要讲究，同样，婴幼儿喝水也很重要。

给宝宝喝什么水

宝宝抵抗力弱，不能给他喝没经过处理的生水，容易发生胃肠疾病。

爸爸妈妈可以给宝宝喂一些饮料，最好是纯的果汁或蔬菜汁，如西瓜汁、番茄汁或橙汁等，这种饮料热量低，营养素多。要注意不可给婴幼儿喝合成的果汁饮料。当然牛奶可以多喝。

喝冰水尽管当时宝宝会比较舒服，但却容易引起胃黏膜血管收缩，影响消化，而且温度太低还会刺激胃肠蠕动加快，出现肠痉挛，引起腹痛。

不要一下子喝太多

有些小孩喝水特别快，特别是口渴时就一下子喝很多，这很容易造成急性胃扩张，同时也不利于水的吸收。

由于婴幼儿还没能养成良好的控制排尿的习惯，在大量喝水后很容易遗尿，而且还会因被尿憋醒而影响睡眠质量。

婴幼儿一定要养成良好的饮水习惯。爸爸妈妈在给婴儿喂水时也应注意，如喂水速度不可过快以免呛着婴儿，也不要给婴儿喝成人饮料，不可给婴儿多喂茶水等。

爸爸妈妈来互动

智力宝宝按摩操

第二节

婴儿俯卧，妈妈用手顺着宝宝脊椎骨从头部往臀部按摩，然后再从下往上按摩。

7. 以汤代食究竟好不好

很多人以为，熬汤时，食材的营养全都在汤里面了，所以经常以汤代食来喂养宝宝。

其实这是一种错误的做法。用瘦肉炖出来的汤几乎就像水一样，里面仅含有5%～10%的营养，反倒是瘦肉里面还有90%～95%的营养。除非把鸡、甲鱼烧得呈糊状，喝糊状的汤才会有营养。

很多爸妈希望给孩子补钙，于是经常煲骨头汤给孩子喝。实际上，即使经过长时间高温煲煮，骨头里所含的钙质也不容易溶解到汤内。所以，提醒爸爸妈妈们在煲骨头汤时要加入一些酸类蔬果，如西红柿等，可使骨头中的钙较多地分解出来。

8. 宝宝不爱吃蔬菜易患连环病

经常发生便秘

不吃蔬菜，纤维素摄取不足，对肠壁的刺激性小，致使肠肌蠕动减弱，粪便在肠道停留的时间过长。因而，宝宝经常发生便秘，并将粪便中的有毒成分吸收到血液，影响正常的新陈代谢，容易生病。

破坏肠道环境

蔬菜中的纤维素可促进肠道中有益菌生长，抑制有害菌繁殖。如果经常不吃蔬菜，就会破坏肠道内有益菌的生长环境，影响肠道对营养的吸收功能。

维生素 C 摄入不足

蔬菜是维生素 C 的主要来源，而维生素 C 对宝宝的发育有很大影响。它可促使钙质沉积，是正在快速生长发育中宝宝的牙齿及骨骼健全发育的必需营养素。如果经常不吃蔬菜，就会出现牙髓出血、牙髓炎，骨骼松软、易断以及皮下出血和身体感染等表现。

维生素 A 摄入不足

黄绿色蔬菜是 β－胡萝卜素的丰富来源，β－胡萝卜素可在人体内转变为维生素 A。缺乏维生素 A 后，会影响宝宝的视力、皮肤、黏膜等功能，以致发生夜盲症、皮炎或反复呼吸道感染。

热能摄取过多

进餐时不吃蔬菜，不容易产生饱足感，常常会使宝宝不知不觉地热能摄入过多，引发身体肥胖，影响成年后的健康。

常常胃口不佳

经常不吃蔬菜的宝宝，身体的其他生理功能也会受到影响，经常出现食欲不振、胃口不好等症状。

宝贝自己说

读懂宝宝进食时的肢体语言

今天，妈妈给我吃了很奇怪的东西。它浓浓的，酸酸的，不像妈妈的乳汁那么熟悉。爸爸管它叫“苹果泥”。

第一次吃新的东西，我一害怕，把食物吐了出来。爸爸以为我不爱吃，不过执著的妈妈又把它送到我的嘴边，于是我小心翼翼地又吃了一口，嚼了嚼。哇，味道还不错！我兴奋得手舞足蹈。

吃得好饱！妈妈还要给我喂，可是我已经吃不下了。于是我紧闭嘴巴，把头转开，干脆闭上了眼睛，意思是说：“妈妈，我吃饱了！”

长大后也不爱吃蔬菜

如果宝宝从小吃蔬菜少，偏爱吃肉，长大后就很可能不太容易接受蔬菜，那时再纠正就很费力气了。

9. 宝宝贪吃会伤脑

在不少家庭中，特别是独生子女家庭，孩子想吃什么，爸妈常常是有求必应，致使有的孩子一天到晚嘴不停。殊不知，孩子一味地贪吃会伤害大脑。

贪吃会降低大脑的血流量

若一次进食过量或一刻不停地进食，会把人体里的大量血液，包括大脑的血液调集到胃肠道来。而充足的血供应是发育前提，如果经常处于缺血状态，其发育必然会受到影响。

贪吃会造成"肥胖脑"

吃得过饱，尤其是进食过量高营养食品，食入的热量就会大大超过消耗的热量，使热能转变成脂肪在体内蓄积。若脑组织的脂肪过多，就会引起"肥胖脑"。研究证实，人的智力与大脑沟回皱褶多少有关，大脑的沟回越明显，皱褶越多，智力水平越高。而肥胖脑使沟回紧紧靠在一起，皱褶消失，大脑皮层呈平滑样，而且神经网络的发育也差，所以，智力水平就会降低。

贪吃会抑制大脑智能区域的生理功能

人的大脑活动方式是兴奋和抑制相互诱导的，即大脑某些部位兴奋了，其相邻部位的一些区域就处于抑制状态，兴奋越加强，周围部位的抑制就越加深，反之亦然。因此，若主管胃肠道消化的植物神经中枢因贪吃过量食物而长时间兴奋，这就必然引起邻近的语言、思维、记忆、想象等大脑智能区域的抑制。这些区域如经常处于抑制状态，智力会越来越差。

贪吃会因便秘而伤害大脑

孩子的零食大多以高营养的精细食品为主，吃了容易发生便秘。便秘时，代谢产物久积于消化道，经肠道细菌作用后产生大量有害物质，容易经肠吸收，进入血液循环，刺激大脑，使脑神经细胞慢性中毒，影响脑的正常发育。

贪吃还会促使大脑早衰

科学家在一项研究中发现，一种能促使大脑早衰的物质 -- 纤维芽细胞生长因子，会因过饱食物而于饭后增加数万倍，这是一种能促使动脉硬化的物质，因而从长远意义上讲，贪吃会使大脑过早衰老。

10. 宝宝的一日食谱安排

早上 6:00	母乳喂哺 15～20 分钟（或牛奶 220 毫升，白糖适量）
上午 9:00	母乳喂哺 10～15 分钟（或豆浆 110 毫升，白糖适量）；馒头 20 克；炒鸡蛋：鸡蛋黄半个，植物油 1 克；小儿鱼肝油滴剂（遵医嘱）
上午 10:30	苹果泥（苹果 1/4 个）
中午 12:00	小馄饨：面粉 25 克，新鲜青菜 15 克，肥瘦猪肉 15 克，香油 1 克
下午 3:30	小蛋糕 1 个（面粉 20 克），母乳喂哺 10～15 分钟（或豆浆 110 毫升，白糖适量）
下午 6:30	豆腐肉末粥：大米 25 克，豆腐和猪瘦肉各 25 克，植物油 2 克

三、辅食添加

1. 培养宝宝良好的饮食习惯

定时进餐

饭前半小时要让宝宝保持安静而愉快的情绪，不能过度兴奋或疲劳，不要责骂孩子，以免影响食欲。

如果宝宝正玩得高兴，不宜立刻打断他，而应提前几分钟告诉他“快要吃饭了”；如果到时他仍然迷恋手中的玩具，可让宝宝协助成人摆放碗筷，这会转移他的注意力，增加对进食的兴趣，做到按时进餐。

专心进餐，定量饮食

吃饭时不说笑，不玩玩具，不看电视，保持环境安静，培养宝宝专心进食的习惯；

要根据宝宝一日营养的需求安排饮食量，使宝宝养成定量饮食的习惯。

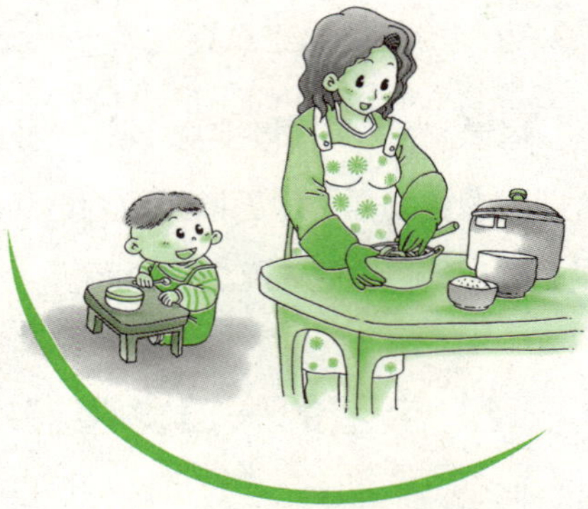

宝宝某餐进食量较少时不要强迫进食，以免造成孩子厌食。进餐时不能催促孩子，而要让孩子细嚼慢咽；应为宝宝准备一条干净的餐巾，让他随时擦嘴，保持进餐卫生；要让宝宝咽下最后一口才能离开饭桌；注意饭后擦嘴和保持桌面干净。

不挑食、不偏食

应按食谱安排每日孩子的饮食，尽可能根据当地的情况和季节选用多种食物，培养孩子爱吃各种食物，不挑食、不偏食。

餐桌上特别可口的食物应根据进餐人数适当分配，培养宝宝关心他人，不独自享用的好习惯。要注意桌面清洁，餐具齐全、卫生，饭菜冷热适度。

细心讲解

在照顾宝宝饮食时，要细心讲解或提问各种食物的名称、颜色、烹调方法，使宝宝既获得知识，又提高言语表达能力。

爸爸妈妈来互动

抓握练习

爸爸妈妈可以用带响声、色彩鲜艳的玩具，如摇铃、响圈儿等，训练婴儿的抓握动作。开始可将玩具放在婴儿手中让他握住，逐步地再用玩具的声音和色彩逗引他注意，同时触碰他的手，吸引他去抓握，每天可做多次练习。通过手的动作来发展婴儿最初的感知、认识事物的能力。

2. 宝宝辅食妈妈做

蛋黄粥

大米2小匙洗净加水约120毫升泡1～2小时，然后用微火煮40～50分钟，再把蛋黄1/4个研碎后加入粥锅内，再煮10分钟左右即可。

水果麦片粥

把麦片3大匙放入锅内，加入牛奶1大匙后用微火煮2～3分钟，煮至黏稠状，停火后加切碎的水果1大匙（可用切碎的香蕉加蜂蜜，也可以用水果罐头做）。

面包粥

把1/3个面包切成均匀的小碎块，和肉汤2大匙一起放入锅内煮，面包变软后即停火。

番茄通心面

将通心面切碎取三大匙，取肉汤五大匙一起放入锅中，煮片刻，加入番茄酱一大匙煮到通心面变软即可食用。

四、吃什么才聪明

1. 最佳儿童食品榜

蔬菜13鲜

香甜的红薯里含有丰富的纤维、钾、铁和维生素B_6，不仅能防止衰老、预防动脉硬化，还是抗癌能手，所以它被选为蔬菜之首。日常饮食讲究酸碱搭配，健康人pH值要达到7.3左右，而我们平日吃的肉类几乎都是酸性食品，所以要和碱性食物搭配在一起吃，蔬菜中卷心菜、芹菜、胡萝卜等3种就是碱性食品。另外9种是芦笋、花椰菜、茄子、甜菜、荠菜、苤蓝菜、金针菇、雪里蕻和大白菜。

喂养小贴士

水果不能代替蔬菜

有的宝宝并不爱吃蔬菜，大便比较干燥。妈妈发现了这一点，认为水果中的维生素可以代替蔬菜中的维生素，于是就用水果代替蔬菜，以为这样可以补充维生素，缓解宝宝的便秘。其实，这种想法是错误的，水果是不能代替蔬菜的。蔬菜，特别是绿叶蔬菜，不仅有着丰富的维生素，还富含植物纤维，可以刺激宝宝肠道的蠕动，保证大便的通畅。

9种水果香甜可口

头号水果就是木瓜，虽然富含维生素C的橘子、柑子也入选了，但是木瓜里的维生素C却远远多于橘子的含量，而且木瓜还有助于消化人们体内难以吸收的肉类，能防止胃溃疡。

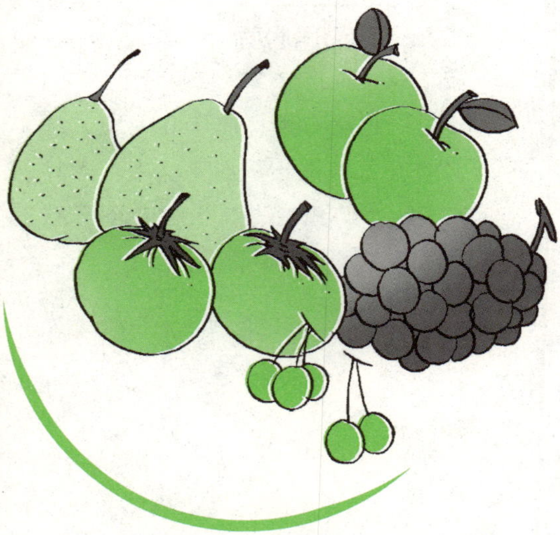

肉甜汁美的草莓不但汁水充足，对人体健康还有极大好处。

此外，猕猴桃、芒果、杏、柿子、西瓜等香甜多汁的水果也跻身最佳食品之列。

荤菜吃出名堂

进榜的最佳肉食当数鹅肉、鸭肉和鸡肉，鹅肉和鸭肉的化学结构很接近橄榄油，对心脏有好处，尤其是老人不妨适当多吃点。鸡肉是公认的“蛋白质的最佳来源”，老人、孩子更要及时补充。

2. 出牙的宝宝宜练习咀嚼

练习咀嚼对宝宝有很多好处，有利于唾液腺分泌，提高消化能力，有利于胃肠道功能发育，促进消化，吸收，还有利于头面部骨骼和肌肉的发育，对日后的发音和语言发育有帮助。

宝宝出牙后的食物应由稀到稠，颗粒由细到粗，从在泥糊状食物里添加少量的小块固体食物开始。随着月龄的增长，宝宝主动进食的欲望也增强了，喜欢自己抓食物吃，这时妈妈可以把切碎的固体食物给宝宝，让他自己吃，刺激宝宝学习在嘴里移动食物，可选辅食：碎肉、碎菜末、碎水果粒、面包片、手指饼等。

3. 别把鱼肝油当成营养品

鱼肝油的主要成分是维生素 A 和维生素 D。有些爸爸妈妈把鱼肝油当成滋补品，给宝宝长期大量服用，这种做法是错误的。

因为鱼肝油是用来防治佝偻病，并以维生素 D 的含量来计算鱼肝油服用量的。在维生素 D 达到治疗量时，维生素 A 已远远超过了需要量，这样就往往产生维生素 A 蓄积中毒。

人体需要维生素 A 的量极微，从食物中摄取的就已经足够生理需要。只有在人体患某些疾病，如肝炎、胰腺炎、腹泻等；或在长期发热、怀孕、授乳时，由于维生素的需要量增加，才会出现维生素 A 缺乏。

维生素 A 中毒，发病缓慢，常见症状为毛发脱落、皮肤干燥、奇痒、食欲不振、脂溢性皮炎、容易激动、口角皲裂、肝脾肿大及颅压增高等症状。

过多的维生素 D 则会导致宝宝的大动脉和牙齿发育出现问题，甚至危及小儿生命。因此，如果发现宝宝误食了大量鱼肝油，应立即去医院诊治。

4. 宝宝最不宜吃的十种食品

这里列举了部分宝宝不能吃、不宜吃和不可多吃的食品，以作参考。爸妈还应结合自己孩子的具体情况，注意观察容易引起过敏和不良反应的食品，并及时向医生咨询。

蜂蜜（危险指数：★★★★★）

【原因】据英国相关报道，在过去的 25 年中，约出现 40 件婴儿感染肉毒杆菌死亡案例，都与食用蜂蜜有关。这些案例中，病况较严重的婴儿，多半小于 6 个月。

【注意】不要在 1 岁以内婴儿的奶粉或食品中添加蜂蜜，以避免遭到致命细菌的感染。

腌制食品（危险指数：★★★★★）

【原因】腌制品（咸鱼、咸肉、咸菜等）含盐量太高，高盐饮食易诱发高血压病；腌制品中含有大量的亚硝酸盐，它和黄曲霉素、苯丙芘是世界上公认的三大致癌物质。

【注意】有研究资料表明，幼儿期间开始吃腌制品的孩子，成年后患癌症的可能性比一般人高出许多。

汤圆（危险指数：★★★★★）

【原因】由于糯米比较粘，小孩可能会把粘在食道而阻塞呼吸道；1~2岁的孩子不容易嚼碎汤圆馅中的花生，小儿消化功能较弱，吞咽反射尚未发育完善，影响营养物质的吸收。

【注意】3岁以内的婴幼儿是不适合吃汤圆的。患有呼吸道疾病的孩子更应少吃汤圆以防病情加重。

高热量的“垃圾食品”（危险指数：★★★★★）

【原因】食用高热量的“垃圾食品”容易导致肥胖，出现各种并发症，对人体健康有害。

【注意】婴幼儿期间，他们的大脑和神经系统正在发育，需要全面的营养才能健康成长。食用“垃圾食品”可能导致肥胖，并且导致其他营养素的摄入不平衡，而出现营养缺乏症。

巧克力（危险指数：★★★★）

【原因】巧克力是一种高热量食品，但其中蛋白质含量偏低，脂肪含量偏高，营养成分的比例不符合儿童生长发育的需要；而在饭前过量吃巧克力容易产生饱腹感，因而影响食欲，使正常的生活规律和进餐习惯被打乱，影响了小孩的身体健康；另外巧克力中含有使神经系统兴奋的物质，会使婴幼儿不易入睡和哭闹不安；常吃巧克力还会发生蛀牙，并使肠道气体增多而导致腹痛。

【注意】3岁以下的小孩不宜吃巧克力。

茶（危险指数：★★★★）

【原因】茶叶中含有大量的鞣酸，会干扰人体对食物中蛋白质、矿物质及钙、锌、铁等矿物质的吸收，导致婴幼儿缺乏蛋白质和矿物质而影响其正常生长发育；另外，茶叶中的咖啡因是一种很强的兴奋剂，可能诱发出现小儿多动症。

【注意】3岁以内的宝宝不宜饮茶。

大豆（危险指数：★★★★）

【原因】大豆本身含有一种植物雌激素，如果摄入量较大，会出现类似于人类雌激素摄入过多而产生的副作用；另外，过早摄入豆类食物，可能会引起婴儿过敏，导致婴儿发生腹泻和皮炎等过敏症状。

【注意】1～2岁的婴幼儿应尽量避免食用大豆食品。

奶茶（危险指数：★★★★）

【原因】奶茶并非由鲜奶或奶粉制作，而是由奶精调制而成，其脂肪含量达20%~75%，热量比淀粉要高。奶精中所含的氢化植物油是最有害的成分。

【注意】目前市面上的奶茶就是奶精、香精、色素、糖和淀粉珠的混合物，几乎没有营养价值，其中的氢化植物油富含反式脂肪酸，这种脂肪酸比动物脂肪还要有害健康，会影响儿童神经系统发育，还会降低青年人的生育能力。

【专家提醒】尽量少喝或不喝这些用奶精制作而成的奶茶，特别是不要让宝宝去喝。如果一天当中喝了奶茶，就不要再吃其他甜点心、饼干、派、软面包、奶糖、低档巧克力、冰淇淋等含有氢化植物油的食物。

笋（危险指数：★★★）

【原因】春笋易引发过敏性皮炎、消化道疾病。新鲜竹笋中含有难溶性草酸，很容易和钙结合生成草酸钙，过量食用对小儿的泌尿系统和肾脏不利。特别是处于生长发育期的幼儿，骨骼发育尚未成熟，而笋中含有的草酸会影响人体对钙、锌的吸收。小孩如果吃笋过多，可能会使他们缺钙、缺锌，造成生长发育的缓慢。

【原则】新鲜竹笋少儿不宜多吃，每人每餐最好不要超过半根。

【注意】不要给4个月以内的婴儿添加任何含草酸过高的食物如菠菜、卷心菜等。

蛋（危险指数：★★★）

【原因】鸡蛋、鸭蛋均含有丰富的优质蛋白质，还有钙、磷、铁等矿物

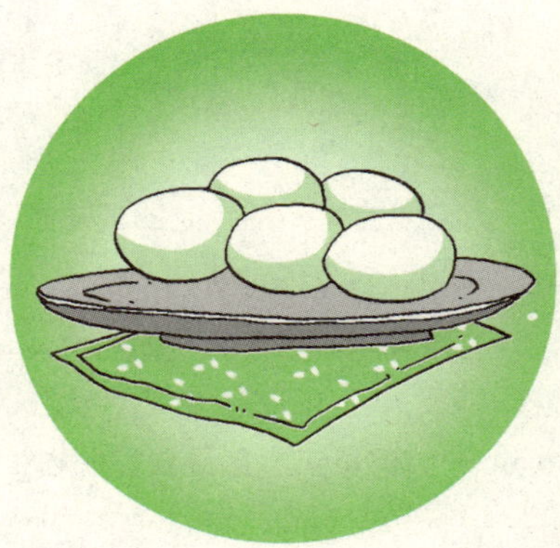

质和多种维生素，对婴幼儿的成长有不少益处。但如果食之过早或过多，宝宝的消化能力还不能完成这么大的“工程”，就会带来不良的后果。

【原则】1 岁前尽量不吃鸡蛋；1 岁到 1 岁半的婴儿，最好只吃蛋黄，而且每天不能超过 1 个；1 岁半到 2 岁的婴儿，可隔日吃 1 个蛋（包括蛋黄和蛋白）；年龄稍大一些后，才可以每天吃 1 个蛋。

【注意】如果在宝宝的粪便中，发现有如蛋白状的物质，则说明宝宝的肠胃不大好，不能很好地消化吸收蛋白质。

5. 如何知道宝宝是否缺钙

判断宝宝是否缺钙有“三看”

一看通过食物摄入的钙量够不够；

二看孩子的生长发育的速度。如果你的宝宝生长发育速度明显超过同龄孩子，他所需要的钙量可能要相对多一些；

三看是否有慢性疾病。通常患有慢性疾病的孩子钙的丢失要多一些。

在以上前提下，才能谈到怎么补，补多少。

有多少钙不需要“补”

母乳喂养的宝宝需要补钙吗

母乳每 100 毫升中虽然只含有 34 毫克的钙，但母乳中钙和磷的比例为 2：1，最适于钙的吸收。如果母乳的量比较充足，每天在 700 ~ 800 毫升以上，6 个月以内母乳喂养的宝宝，基本上不需要额外补钙；而 6 个月至 1 岁母乳喂养的宝宝也只需要通过

喂养小贴士

盐是宝宝不适宜吃的调味品。宝宝由于肾脏发育不完善，摄入盐太多会增加肾脏负担，对身体不利。

随着宝宝生长发育的进展，盐可以根据需要适当地加一点点。1 岁以内的宝宝辅食中可以完全不放盐，如果宝宝喜欢吃点咸的，6 个月后可适量添加，但每天食盐量要控制在 1 克以内。1~3 岁的幼儿食盐摄入量应该控制在每天 2 克以内。

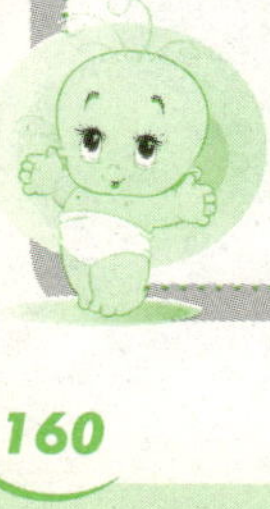

添加含钙的米粉等来获得额外的钙质就可以了。总之，孩子如果没有明显缺钙的症状，就没有必要补充钙剂。

此外，如果是母乳喂养，只要妈妈的营养充足，而且经常带宝宝晒太阳，可不必服维生素 D。如果出现缺钙的症状，需要在医生的指导下补充钙和维生素 D。

混合喂养或人工喂养的宝宝需要补钙吗

对于混合喂养或人工喂养的宝宝，钙剂的补充量主要根据下面两种情况来决定：一是宝宝喝的是什么种类的奶，二是宝宝每天喝入的奶量和所吃食物的种类。

如果宝宝喝的是配方奶，而且每天摄入的钙量足够，一般不需要额外补充钙剂。你的宝宝每天摄入的配方奶大约是 640 毫升，一般来说，每 100 毫升的配方奶中所含的钙是 40～60 毫克（具体的含钙量，你需要察看奶粉外包装中的配料表）。依此计算，你的宝宝每天摄入的钙量大约是 256～384 毫克。0～6 个月，宝宝每天需要补充的钙量是 300 毫克，你宝宝钙的摄入量基本能够满足需要，不需要额外再补钙。如果宝宝喝的是鲜牛奶，含钙量高，不用额外补充钙。

早产的宝宝需要补钙吗

一般来说，早产儿出生时从妈妈体内摄入的钙量就是不够的，出生后又长得特别快，所以比起正常婴幼儿，早产儿更容易出现缺钙的现象。为了促进早产儿的生长发育，需要适当增加其钙和维生素 D 的摄入量。

6. 测测你的宝宝缺不缺锌

锌的主要生理功能就是促进生长发育，被誉为“生命之花”。缺锌会给儿童带来一系列的身体不适，现在就来测试一下，看看你的宝宝是否缺锌。

以下 10 种表现，只要你的孩子符合 3 种，就可视为缺锌，要及时去医院检查。

◎ 食欲减退：挑食、厌食、拒食，普遍食量减少，孩子没有饥饿感，不主动进食；

◎ 乱吃奇奇怪怪的东西。比如：咬指甲、衣物、啃玩具、硬物、吃头发、纸屑、生米、墙灰、泥土、沙石等；

◎ 生长发育缓慢，身高比同龄组的低 3～6 厘米，体重轻 2～3 千克；

◎ 免疫力低下，经常感冒发烧，反复呼吸道感染如：扁桃体炎、支气管炎、肺炎、出虚汗、睡觉盗汗等；

◎ 指甲出现白斑，手指长倒刺，出现地图舌（舌头表面有不规则的红白相间图形）；

◎ 多动、反应慢、注意力不集中、学习能力差；

◎ 视力问题：视力下降，容易导致夜视困难、近视、远视、散光等；

◎ 皮肤损害：出现外伤时，伤口不容易愈合；易患皮炎、顽固性湿疹；

◎ 口腔溃疡反复发作。

7. 宝宝的智能训练

对于 1 周岁以内的宝宝进行智能训练大致分三个阶段进行：

从出生到满 3 个月阶段

从 45 天开始，应进行抬头训练，在喂奶之前，让宝宝从仰卧到俯卧，轻抚宝宝后背，再从俯卧到仰卧。这样反复训练 3 个月后，宝宝以两只小手支撑头便能高高抬起。将宝宝放在婴儿床上，让一个颜色鲜艳的球在他的视野范围内移动，宝宝会转动头追着彩球看，直到看不见为止，这有助于锻炼宝宝的头部转动。将各种不同的东西放在婴儿手中，如一个拨浪鼓柄，他会抓得很紧，无论你相信与否，他已在开始默默地理解各种物体的不同结构了。

4 ~ 6 个月的婴儿

此期宝宝的训练动作是坐，包括从俯卧位或卧位坐起来以及从直立状态坐下。4~5 个月时能扶着坐，5 个月时母亲要经常让孩子坐在自己膝上，6 个月可放在特制的婴儿椅上，并在桌面上放些玩具，但坐的时间不宜过长，以防脊柱弯曲。为了加强孩子动作和灵活性，可坚持为宝宝做婴儿操，不仅可加速动作发育，还有助于增强宝宝的生理功能。在地板上放一块毯子，并间隔一定距离放置一些宝宝喜爱的玩具，鼓励宝宝去拿，让他反复练习伸手取东西的动作。

婴儿在半岁前，妈妈应利用各种机会如喂奶、盥洗和睡觉醒来后的时间里，经常用愉快的口气和表情对宝宝讲话唱歌，以刺激听觉的发展，引起他对口形的注视，逐渐产生发声、咿呀学语的兴趣，让他发出咯咯的笑声，学会用声音回答妈妈的问话。

7 ~ 12 个月的训练

宝宝在 7 ~ 8 个月时应注重训练爬行。这是一种全身性运动，需要抬头，抬高胸部和腰部。爬行有利于下肢力量的增强，为以后直立行走准备足够的力量，同时它还能促进大脑机能的发展。为了训练孩子爬，首先应为他安排足够的自由活动空间，可在室内适宜的地板上放些生动有趣的玩具，吸引他向前爬的兴趣，开始时可撑住宝宝的双脚，帮助宝宝顺利爬行，否则宝宝可能因着急，拿不到玩具而失去信心。

8～12个月时可着重训练站立、跨步，独立行走是乳儿期发展的转折点，为宝宝制作一些小围栏，围栏架上可放一些吸引他的玩具，开始时可由成人扶着，以后扶一只手，再逐渐松手，让宝宝勇敢地独立跨步，走得好就为他鼓掌，以资鼓励。在宝宝跨出第一步前，应尽量防止摔倒，减少他的恐惧心理。在语言发育方面，应让幼儿多听多看，为听懂词音到理解词义的过程奠定基础。

8～9个月以后，要培养宝宝分辨不同的声调，如和蔼与严厉的声调，鼓励他用近似词的发音来表示自己的意愿。

1岁时，一般能听懂约20个单词，能说出5～10个单词。

爸爸妈妈来互动

直立蹬脚练习

将婴儿抱起，放在大人腿上或手掌上扶他站起，让小腿自然绷直，然后扶他上下自然地蹬脚蹬腿，大人可用亲切、柔和的声音与他说话，可说“宝宝跳跳，宝宝跳跳”。开始每天可练习4～5次，以后逐渐增加次数。这样可以练习宝宝腿脚的肌肉。

第九节

8～9个月婴儿的喂养方案

一、身心发育情况

8～9个月的宝宝其活动能力日益增强，活动范围也增大了许多，一旦离开爸爸妈妈的视野，就有发生危险的可能。

身体发育

体重	男婴约 9.4 千克	女婴约 8.8 千克
身长	男婴约 73 厘米	女婴约 72 厘米
头围	男婴约 45.6 厘米	女婴约 44.5 厘米
胸围	男婴约 45.6 厘米	女婴约 44. 6 厘米
坐高	男婴约 46 厘米	女婴约 44.2 米
牙齿	宝宝的乳牙开始萌出时间，大部分在 6～8 个月时，最早可在 4 个月，晚的可能在 10 个月时。婴儿乳牙萌出的数目可用公式计算：月龄减去 4～6，例如 9 个月的宝宝，9-(4～6)=5～3。应该出牙 3～5 颗	

这个时期的孩子已经清楚地记住了爸爸妈妈的容貌，“认生”的孩子见到陌生人哭得比上个月更厉害了。当然也有不认生的、见到谁都笑的孩子。

宝宝手的动作比上个月灵活多了。坐也不需要东西支撑就可以坐很长时间。吃饭时有东西从桌子上掉下来就会寻找似的看。大部分的宝宝已经出牙，有些宝宝已长出了 2～4 颗牙。

8～9 个月宝宝的饮食

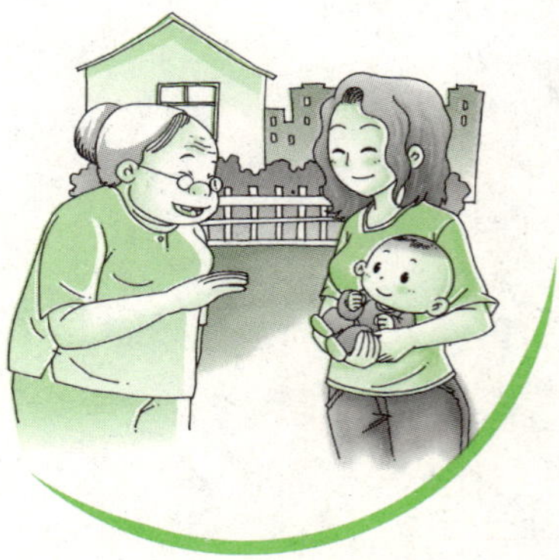

这个时期妈妈们都以各种方式给孩子食用代乳食品。一般每日两次。但是，对不喜欢吃米粥、面包粥以及面条等软黏样食品的孩子则没有必要每日一定要给两次。

一般来说，这个时期多数婴儿的饮食是：每日 2 次粥，粥后给牛奶 100 毫升，早晨刚起床和晚上临睡前分别喂200毫升牛奶，对不喜欢喝牛奶的婴儿，可以粥作为主要食物，但爸爸妈妈应给宝宝多加一些鸡蛋、鱼、肉类食品，否则会导致蛋白质的不足。牛奶喂养的孩子到这个月龄已经几乎没有在夜里喝奶的习惯了。

母乳喂养的孩子最好也借这个契机，用牛奶代替母乳。白天尽量用牛奶或奶粉喂养，只在早晨刚醒和深夜里喂母乳。

这个月龄的婴儿可以不给果汁，而直接给番茄、橘子、香蕉等。苹果可以让孩子自己吮吸，番茄去皮去籽后用小勺喂给婴儿。点心类主要以软的为主。

婴儿的睡眠情况

婴儿睡眠的情况基本上和上个月差不多，仍然是大多数都在午前午后各睡一次。午睡时间因婴儿而异，一般是睡1～2小时。但好动的孩子则午前一会儿都不睡了。

晚上9:00左右睡，早晨七八点钟醒来的婴儿比以前多了，但这个月龄的孩子从晚上睡到早晨，中间一次也不醒的却很少，一般都要因小便醒2次左右。醒后应和7～8个月的孩子相差不大。

8～9个月婴儿的排泄情况

随着代乳食品如米粥、面包等量的增加，宝宝的大便也逐渐带有“粪臭”味了，颜色也比只喝奶时变深了。用菠菜、胡萝卜代替了切碎的蔬菜，尽管妈妈认为煮得很烂了，可还能从孩子的大便中看到没有消化的部分，这是很正常的。只要宝宝不腹泻，就可以继续给孩子吃。

大便的次数因孩子而异，有每日1～2次的，也有两日才便1次的。

在天气暖和的季节，大部分婴儿的小便是每日10次左右，颜色也随着代乳食品的增加而变黄。

这个时期的婴儿可以喂母乳

如果婴儿每日早晨早早就醒，而在喂了一点母乳后，又可以一觉睡到8:00，那就可以继续喂母乳。午睡前如果抱着喂点母乳，婴儿能安然入睡，就可以把母乳喂养作为孩子午睡的手段，可以继续喂母乳给孩子。

婴儿晚餐在6:00吃，8:00再吃母乳后，能一直睡到第二天早晨的话，那睡觉前的母乳就不必停。婴儿夜里哭闹，如果喂了母乳就能又接着睡，也可以继续喂母乳。

比起考虑夜里停喂母乳给婴儿喂什么好这样的问题，倒不如考虑在夜里怎样能使宝宝睡好觉这件事上多下点工夫更有意义。

二、喂养有方

1.8～9个月婴儿的断奶方法

断奶是婴儿发育到一定阶段后的有计划的必经过程。在顺利添加辅食的条件下，出生后8～10个月为最佳断奶期。如果母乳充足，且处于不易获得动物食品和乳品缺乏地区，也可推迟断奶，但不宜超过一周。

事先做好充分的准备

婴儿出生后6个月或更早的一段时间里，应每日定时定量供应辅助食品，每次吃完辅助食品后应酌情再让孩子饮用50～100毫升牛奶或吃少量母乳。以培养孩子对一般家庭膳食的适应能力和兴趣，逐渐减少对牛奶或母乳的依恋。

如果孩子突然食欲不振，或不愿意吃辅助食物，只要孩子身体状况、精神和体重正常，就不要硬性勉强孩子吃辅助食物，也不要喂哺牛奶或母乳。

训练孩子自己动手进食

8～10个月的婴儿常常想自己动手吃饭。饭前应将婴儿的手洗干净，然后训练婴儿自己使用杯、碗、匙等进食。开始时应少给些食物，并多加善意的指导，不要怕孩子把餐桌搞得一塌糊涂。

如果不让孩子多练习独立进食，就很难尽快培养起孩子对奶品以外的其他食物的兴趣，断奶也就难以成功。

妈妈应下定给婴儿断奶的决心

在给孩子正式断奶的数日至一周内，妈妈要下定断奶成功的决心。

断奶时，孩子会有几天哭闹，但无论如何，也不要用母乳喂养，否则将前功尽弃，还会影响孩子的胃肠消化功能。断奶期间的关键是妈妈要痛下决心。

避免使用骤然断奶的方法

断奶的前期准备工作从逐渐添加辅食时开始，不应采取骤然的方法。应在逐渐减少喂奶次数的同时，逐渐增加辅助食品的次数和数量，直至完全不喂奶时为止。

避免盛夏时断奶

断奶时间最好选择在气候较凉爽的春秋季，不宜在盛夏时断奶，在盛夏时节，由于小儿的消化功能降低，抵抗力减弱，极易出现消化不良。

断奶时间的选择还应视孩子的健康状况而定。在孩子身体虚弱或病后恢复期，不宜进行断奶计划，应适当推迟断奶时间。

断奶不能完全断奶类食物

尽管奶类食物已经不能完全满足婴幼儿日益成长的需要，但它仍不失为一种良好的营养性食品。断奶后的婴儿还应适当摄取鲜牛奶等奶品，以充分满足机体对动物蛋白质的需要。摄取量以不影响正常饮食和食欲为度。

喂养小贴士

可以强硬断奶吗

母乳断不了时，可以强硬地终止母乳喂养吗？这要看具体情况而定。

如果婴儿代乳食品吃得很多，可在代乳食品喂完后喂些母乳。那些只在午睡前、晚上临睡觉前及夜间醒来时吃母乳的婴儿，只要代乳食品吃得很好，就没有必要停止喂母乳。如果婴儿非常想吃母乳，吃了点代乳食品就不想吃了时，就必须硬性停止母乳喂养。

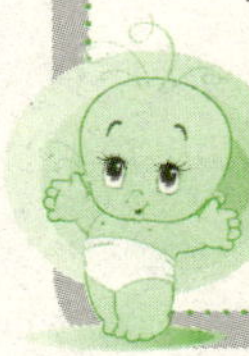

2. 奶粉、米糊可以一起冲调吗

有的爸爸妈妈认为，多喂宝宝吃米糊或其他食物可以代替奶粉，如果把奶粉和米糊调在一起吃，营养会更全面。

其实，米糊或其他种类的食物，都无法提供配方奶粉所提供给婴儿的营养。因为，米糊的主要成分是碳水化合物，脂肪和蛋白质的含量不足。如果没有配方奶粉的补充，婴儿的营养肯定跟不上。

另外，把奶粉和米糊一起冲调，也可能导致婴儿对蛋白质吸收不全。最好按照奶粉包装上标明的剂量冲调奶粉，奶粉加得太多，会增加婴儿的胃肠、肾脏负担，不利于营养成分的吸收；奶粉冲调太稀，则会蛋白质含量不足，影响婴儿的生长发育。适宜的做法是，严格按照配方奶粉所规定的奶量及方法进行配方奶粉冲调。

3. 牛奶怎么喝最科学

牛奶饮用的季节和时间

任何季节都可以

在夏天，气温高，造成宝宝大量排汗，导致体内的钙、镁、铁、锌等矿物质流失，而牛奶是钙补充的良好来源，可以很好地缓解宝宝体内钙缺失的状况。在温度较高的环境中，宝宝体能消耗也增大，牛奶所含有的蛋白质和脂肪可起到一定的蛋白质和能量补充的作用。

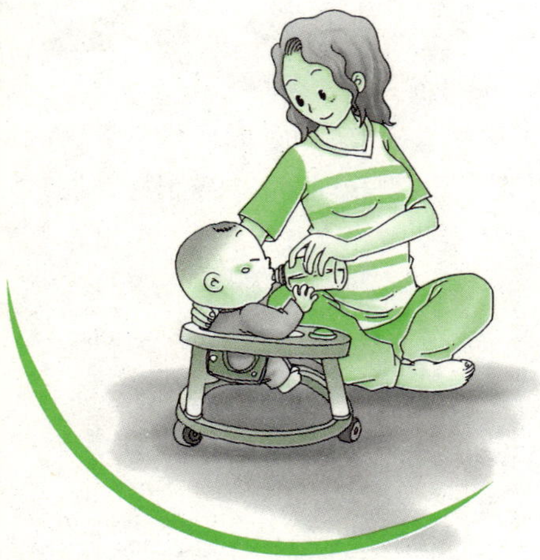

一日三餐都可以

牛奶是人们的一种基础性食品，一日三餐都可以饮用，也可根据个人生活习惯在三餐之外的时间喝，但要注意先吃点谷类食物后再喝，这样有利于营养素的全面吸收和利用。早餐时，一杯牛奶加鸡蛋或加面包比较好。除此之外，课间学生饮奶，可以弥补早餐不足，使课堂学习精力充沛，注意力更加集中；晚上睡前一小时可以喝一杯牛奶，有助于睡眠。

饮用量

牛奶作为一种营养价值较高的食品，喝少了难以发挥它应有的作用，喝多了难以全部消化吸收利用，应该根据年龄、体能消耗和经济条件，确定每天的喝奶量。

一般来说，成年人一天应喝 400~500 毫升，即两瓶（两袋）牛奶，至少要喝 250 毫升左右，即一瓶（一袋）牛奶，最好不超过 1000 毫升，否则其营养成分难以全部吸收利用。

过量饮用牛奶，特别是高脂牛奶易导致脂肪摄入过多，尤其对体力劳动较轻，体重过重的人要注意饮用量。

与其他食品的搭配

牛奶和谷类食物

喝牛奶前最好先吃一些谷类食物或者边吃边饮用。因为空腹大口喝下牛奶会减少在口腔中混合唾液的机会，一经接触胃中的胃酸，牛奶中的蛋白质和脂肪就会结块，形成不易消化的物质。一旦有肠功能衰弱时，便会引起腹泻，或因异常发酵而导致腹胀不适。

牛奶和糖

有人喜欢牛奶加糖，这可以增加碳

水化合物所供给的能量，但必须限量，且最好是蔗糖，一般是每100毫升牛奶加5～8克糖。如果加糖过多，对身体健康会产生不利影响。尤其是对于婴幼儿，过多的糖进入体内，会将水分潴留在身体中，使肌肉和皮下组织变得松软无力。这样的婴儿看起来很胖，但身体的抵抗力很差。过多的糖进入体内将转变成脂肪储存在皮下脂肪，还会成为一些疾病的危险因素，如动脉硬化等。牛奶中不要加红糖，因为红糖含有一定的草酸，会使牛奶中丰富的蛋白质发生凝胶或沉淀，不仅会引起腹胀，而且会影响人体对铁、铜微量元素的吸收。

牛奶与富含草酸的食物

牛奶中含丰富的蛋白质和钙，而有一些食物如苋菜、菠菜、空心菜、巧克力、红糖等含有草酸，将两者混在一起吃，牛奶中的钙会与这些食物中的草酸发生反应，就会生成不溶解于水的草酸钙。这样一来，牛奶和食物中的营养物质不但得不到较好的吸收利用，还很容易发生腹泻、头发干枯等症状。因此这些食物在食用时，最好与牛奶分开。

牛奶的加热

对于经过杀菌后的鲜牛奶，饮用时无须再加热或煮沸，可以直接饮用，以免造成营养成分损失。如果需要加热，温度应不超过40℃，高温久煮，牛奶中的乳糖开始焦化呈褐色，并逐渐分解产生乳酸及少量甲醛，能使牛奶味道变酸。煮奶时最好不要加糖，若必须加糖，等牛奶煮好放凉不烫手时再把糖加入奶中。另外加热奶的器具不要用铜器，因为铜能加速对维生素的破坏，尤其是在加热过程中，铜对牛奶中的一些物质发生的化学反应具有催化作用，会加快营养素的损失。

4. 宝宝偏食巧应付

添加辅食以后，许多宝宝都会出现挑食的现象，体现出对某种食物的偏好，有的爱吃肉食，有的爱吃甜食，有的不肯吃菜等，挑食过度就是偏食。对已经出现偏食倾向的宝宝，爸爸妈妈应该怎样对待呢？

以身作则

宝宝的饮食习惯受爸爸妈妈影响很大，因此爸爸妈妈一定不要在宝宝面前议论什么菜好吃、什么菜不好吃，自己爱吃什么、不爱吃什么，不要让爸爸妈妈的饮食嗜好影响到宝宝。为了宝宝的健康，爸爸妈妈应当调整自己的饮食习惯，不能因为自己不喜欢吃什么就也不让宝宝吃，努力使宝宝得到全面丰富的营养。

巧妙加工

对宝宝不爱吃的食物在烹调方法上下工夫，如注意颜色搭配、适当调味或改变形状等，不爱吃炒菜就用菜包馅，不爱吃煮鸡蛋就做成蛋炒饭，总之要多变些花样，让宝宝总有新鲜感，慢慢适应原来不爱吃的食物。

不强迫也不放弃

每个宝宝都可能有不同程度的偏食，爸爸妈妈越强行纠正，宝宝可能会越反感，因此，建议爸爸妈妈不宜强迫进食，否则可能适得其反。很可能过一段时间后，宝宝会接受某种原来不爱吃的食物。但也不能因为某种食物宝宝不爱吃就不再给他做，听之任之。

鼓励进步

对宝宝克服偏食的每一点进步，爸爸妈妈都应予以鼓励，这样宝宝自己也会很乐意保持自己的进步的。

喂养小贴士

宝宝挑食害处多

宝宝的“烂嘴角”和爱挑食脱不了关系。因为挑食是导致维生素 B_2 缺乏的重要原因之一。为了宝宝的健康生长发育，除了保持日常均衡的饮食外，必要时，如宝宝患上胃肠疾病，出现腹泻、消化不良等问题时，都应该增加维生素 B_2 的摄入量。爸爸妈妈要注意在膳食平衡、荤素搭配的基础上，多给宝宝吃些富含核黄素的食物，如动物的肝脏、蛋类、乳制品、大豆、胡萝卜、绿叶蔬菜等。

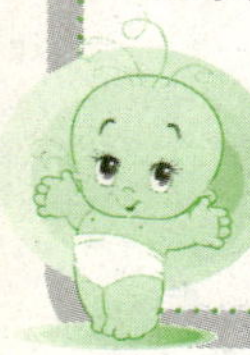

5. 什么是“牛奶贫血症”

你知道吗？给宝宝喝太多的牛奶，也会造成贫血症！其实这是因为给婴幼儿过量饮用牛奶，忽视添加辅食，由于错误的喂养方式而引起的小儿缺铁性贫血。

牛奶贫血症的成因

牛奶中铁含量少

新生儿出生时从母体获得一定的铁，但满 6 个月后，就需要从食物中补充铁质。

然而，市场上出售的牛奶，1000毫升中含0.5～2.0毫克铁，而一岁的孩子每天需要从食物中摄取约6毫克铁。不仅牛奶里含铁量太少而且铁的吸收率很低。

牛奶中铁的吸收率低

人奶中铁的吸收率可达50%，而牛奶中铁的吸收率仅有10%。同时，牛奶中钙、磷、钾含量较多，而这些矿物质可使胃内容物呈碱性，磷还可与铁结合成难溶解的物质。

牛奶中铜含量低

1000毫升牛奶中仅含铜0.01毫克左右，很难满足婴儿的生理需要。

牛奶中的抗贫血因子损伤

目前，婴幼儿饮用的牛奶几乎都经过高温煮沸，而叶酸和维生素B_{12}等抗贫血因子经煮沸后，损失量可达50%以上。

预防牛奶贫血症

婴幼儿在没有母乳喂养的情况下及断奶以后，应当适当添加辅食，饮食多样化。只要按科学的喂养方法行事，小儿贫血是可以预防和得到纠正的。

儿童缺铁性贫血病有喂养方式、生活习惯、卫生保健乃至疾病、经济等诸多因素的影响，但更多的仍是膳食因素，除使用包括铁剂在内的药物防治外，食疗不失为安全易行的好方法。

牛奶贫血症的食疗法

缺铁性贫血的治疗并不困难。轻度贫血的患儿只需要纠正不良的喂养方式，增加饮食中铁的摄入量就可以了。

建议多吃瘦肉、猪肝、蛋黄、鸡肝、紫菜、冬菇、木耳和豆制品等含铁丰富的食物。

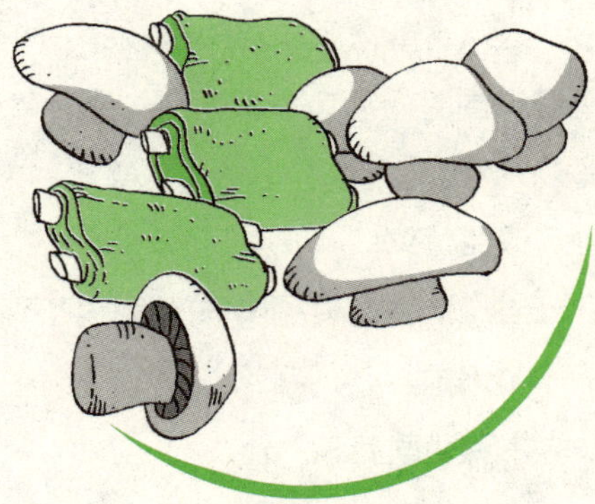

动物肝脏

肝脏富含各种营养素，是预防缺铁性贫血的首选食品。每100克猪肝含铁25毫克，而且也较易被人体吸收。肝脏可加工成各种形式的儿童食品，如肝泥就便于婴儿食用。

各种瘦肉

虽然瘦肉里含铁量不太高，但铁的利用率却与猪肝差不多，而且购买加工容易，小孩也喜欢。

鸡蛋黄

每100克鸡蛋黄含铁7毫克，尽管铁吸收率只有3%，但鸡蛋原料易得，食用保存方便，而且还富含其他营养素，所以它仍不失为婴幼儿补充铁的来源的一种较好的辅助食品。

动物血液

猪血、鸡血、鸭血等动物血液里铁的利用率为 12%，如果注意清洁卫生，加工成血豆腐，供给集体托、幼机构，这对于预防儿童缺铁性贫血，倒是一个价廉方便的食品。

黄豆及其制品

黄豆在我国人民营养及儿童营养方面的重要性及地位，已有不少营养学家提到过。每 100 克黄豆及黄豆粉中含铁 11 毫克，人体吸收率为 7%，远较米、面中的铁吸收率为高。

芝麻酱

芝麻酱富含各种营养素，是一种极好的婴幼儿营养食品。每 100 克芝麻酱含铁 58 毫克，同时还含有丰富的钙、磷、蛋白质和脂肪，添加在多种婴幼儿食品中，深受儿童们欢迎。

绿色蔬菜

虽然植物性食品中铁的吸收率不高，但儿童每天都要吃它，所以蔬菜也是补充铁的一个来源。

木耳和蘑菇

铁的含量很高，尤其是木耳，每 100 克含铁 185 毫克，自古以来，人们就把它作为补血佳品，此外海带、紫菜等水产品也是较好的预防和治疗儿童缺铁性贫血的食品。

6. 刚长牙的宝宝吃面食要注意

在五谷根茎类的食物中，由面粉所做成的面食，是极具变化的一种。开始让宝宝吃面食制品时，应先从少量开始，特别是年纪小的宝宝，咀嚼及吞咽的能力尚未发育

爸爸妈妈来互动

对宝宝说出事物的名称

婴儿对事物的认识首先是从具体思维开始的，因此不管是室内还是室外的物品，只要是宝宝能够接触到的，都可对他说出这些物品的名称来，如“布娃娃”、“电视机”、“汽车”、“花”、“滑滑梯”等。

这种做法要不厌其烦，经常反复。也许你觉得宝宝好像没有看见，也没有听见，反而东张西望。这没有关系，宝宝还不会“有意识地注意”。

完全，所以切记要烹调至熟透为止。

面食是宝宝的热量来源

提供给宝宝的食物中，每一种食物都有不同的营养成分。例如，无壳根茎类的食物，主要提供其每日生长所需的热量来源，还有部分的蛋白质，对宝宝的生长发育有重要的作用。

在无壳根茎类食物中，由面粉所制成的面食，是极具变化的一种。从一般的面条、面线，到面包、馒头、包子等；还有一些面粉加工品，如水饺、馄饨、各式中西式点心（如蛋糕、饼干、葱油饼等），就可以看出面粉类食品的多样性。

面条吸水，摄取量应增加

面食类食物，由于大部分需以热水烹煮至熟透，吸水量就较多。所以若是米饭类食物，每日需一至一碗半的分量时，替换成面食类食物则必须增加到两碗至三碗的分量了。

有哪些面食类食物适合宝宝呢？以面条类食物来说，面条、面线、锅烧面、油面，煮至熟透时都适合宝宝食用。而意大利面或是通心面，则因其不容易煮软，建议等宝宝年龄稍长，牙齿成长较完全，且咀嚼能力较强后再给予。

年纪越小，烹煮越久

小宝宝的咀嚼及吞咽的能力还未发育完全，所以要记得烹煮至熟透为止，另外，像面条类的食物，因为长度较长，不易咬断或吞食，可以在烹调前用刀子切短，或是用手折断面条，使宝宝更容易食用。

7. 宝宝的一日食谱安排

早上6:00	母乳喂哺15分钟（或牛奶220毫升，白糖适量）。鲜肉小包子：面粉20克，猪瘦肉5克
上午9:30	饼干15克，鲜果汁100毫升，小儿鱼肝油滴剂（用量遵医嘱）
中午12:00	蛋花青菜面：挂面30克，鸡蛋黄1个，新鲜青菜25克，植物油2克
下午3:00	母乳喂哺15分钟（或豆浆220毫升，白糖适量），甜橙1个
下午6:30	清蒸带鱼：带鱼25克（去刺），植物油1克。土豆泥：土豆50克，植物油2克，葱花少许。米粥：大米或小米25克
晚上9:00	母乳喂哺20分钟（或牛奶220毫升，白糖适量）

三、辅食添加

1. 宝宝何时可以吃固体辅食

7~9个月的婴儿已开始长门牙，食品的形态可由半固体的泥、糊状转为较松软的固体食物。

可以为婴儿选择较柔软的固体食物

为了促进婴儿长出乳牙，可给婴儿食用饼干、烤面包片、馒头片等，也可选购钙奶饼干。

可以在糊状食物中添加柔软的固体颗粒状辅食，如肉末、菜末、南瓜、胡萝卜、红薯、土豆等细丁（煮烂后加入到米糊、粥或面条中去)。也可给婴儿喂食蛋羹、豆腐等。添加的食物颗粒可以粗些，也可以不过筛，但豆沙仍要去皮，番茄和茄子仍要去皮、去籽。

可以添加些鲜水果和高钙食物

水果如苹果、香蕉、桃（用匙喂食或切片，煮食会因为加热而损坏维生素C)。此时，应相应减少1~2次母乳或牛奶（包括配方和其他奶制品），为断奶作准备。米汤中由于脂肪含量低，可在其中加入肉汤或植物油（豆油、麻油等，每日5~10毫升）。

为增加钙质和铁、锌等多种营养素，可给婴儿添加骨肉糊（粉）及其制品（如强化乳儿粉等），以保证婴儿正常的生长发育。

喂养小贴士

菠菜中含草酸较多，草酸容易与钙质结合形成草酸钙，不能被人体所吸收。所以，妈妈在制作菠菜时，要先将洗净的菠菜用水烫一下，再放入冷水中浸泡15分钟，切成细末，放在炉火上继续煮2~3分钟才可食用。这样便可去掉菠菜中大部分草酸，减少草酸与宝宝体内钙的结合。

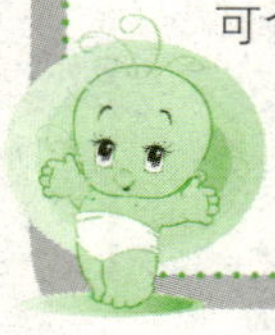

2. 宝宝辅食妈妈做

蔬菜猪肝泥

胡萝卜煮软切碎 1 小匙，菠菜叶 1/2 匙加少量盐煮后切碎，和切碎的猪肝 2 小匙一起放入锅内，加酱油 1 小匙用微火煮，停火前加牛奶 1 大匙。

香蕉粥

1/6 根香蕉去皮后，用勺子背把香蕉研成糊状，放入锅内加牛奶 1 大匙混合后上火煮，边煮边搅拌均匀，停火后加入少许蜂蜜。

番茄猪肝

切碎的猪肝 2 小匙，切碎的葱头 1 小匙同时放入锅内，加水或肉汤煮，然后加洗净剥皮切碎的番茄 2 小匙，盐少许。

四、吃什么才聪明

1. 重视断奶期宝宝的营养

婴儿断奶前的辅食是多种多样的，只要适合婴儿的生长发育就可以喂给婴儿。

母乳的喂养

如果婴儿比较喜欢活动，每天上午 9:00～10:00，下午 3:00～4:00 必须要出去活动，而每日午睡 2 次，每次 1 小时且夜里 1:00 左右醒来吃一次母乳就安然入睡的话，那就可以只在早晨起床时、晚上睡觉前和半夜里喂母乳，而在其他时间则一概不喂母乳，因为这个月龄的婴儿如果白天喂他母乳，婴儿就会向妈妈撒娇，不分时间地要求吃奶，这样一来，就不吃其他的辅食了。

喂养小贴士

代乳食品喂多长时间好

代乳食品喂多长时间好，这一点因孩子的吃饭速度不同而没有固定的标准。重要的是孩子是否高兴地吃。

对不大喜欢吃粥的婴儿用40~50分钟甚至更长的时间才喂进去儿童用碗中的2/3的粥，这显然称不上孩子喜欢吃。把粥用勺喂到宝宝嘴里，但宝宝长时间含着，迟迟不下咽，这也是孩子觉得不好吃的缘故，这时最多喂30分钟就可以了。

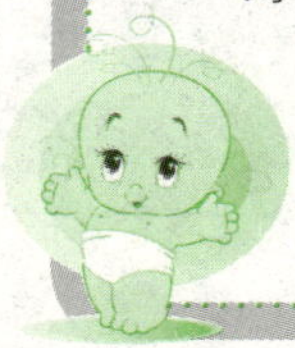

想吃米饭的婴儿

如果您的宝宝从一开始就不爱吃粥而特别想吃饭菜，那么可以先试着给他喂一点，如果没有其他不适的反应，就可以给他喂米饭，只要孩子的体重增加在每日5~10克的范围内，即使每日给他喂3次米饭都是可以的。婴儿并不会因为没有长牙就不吃米饭，有很多孩子虽然牙还没有长出来，但并不喜欢吃粥而喜欢吃米饭，遇到这种情况时，只要把米饭煮得稍微烂一些就可以了。

宝宝需要的辅食

较胖的宝宝

多喂些蔬菜粥、果汁或水果等，蔬菜粥中的蔬菜可以用胡萝卜或南瓜等，也可在蔬菜粥中适当添加些动物肝脏或鸡肉等。

便秘的宝宝

对经常便秘的婴儿要给一些菠菜、

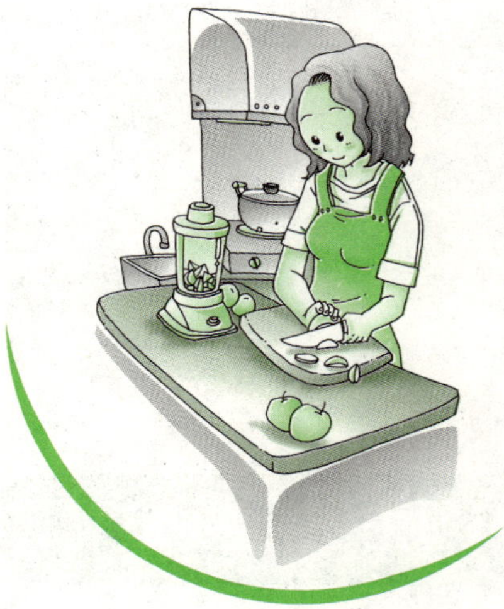

卷心菜等含膳食纤维多的蔬菜。另外，也可以把牛奶换成酸奶试一试。8个月的婴儿可以直接给切成薄片的苹果、梨等水果，香蕉、去籽的葡萄也可以直接给婴儿吃。

8~9个月的婴儿大部分已不再喜欢吃代乳食品罐头那样的糊状食物。点心也一样，多数孩子已不再喜欢吃软的，而喜欢吃有点“嚼头”的食物。这对宝宝牙齿的生长也较为有利。

2. 让宝宝吃出健康好牙齿

改变口腔 pH 值：喝牛奶、酸奶，吃奶酪

面包、土豆和面条等淀粉类食物，糖分含量高，留在孩子的口腔中，容易形成某些细菌的温床，加速蛀牙的产生。而牛奶、酸奶或奶酪含有丰富的钙质、维生素 D 和双磷酸盐，它们能使口腔中的 pH 值升高，酸性降低，这样就会大大降低蛀牙的概率。

消除牙内细菌：吃橘子、猕猴桃、草莓、哈密瓜、木瓜

孩子口腔中可能滋生各种细菌，引发牙龈炎。以上水果中都含有丰富的维生素 C，不仅可以消灭细菌，还会促进牙龈所需胶原蛋白的生成，使牙龈更健康。此外，西红柿、红薯以及红色、黄色和橙色的柿子椒中也含有比较丰富的维生素 C，可以适当多吃。但是孩子在刷牙前半小时内，尽量不要吃橘子等较酸的食物。因为这些酸性物质会使牙齿外层的保护膜变得脆弱，暂时削弱牙齿的抵抗力，如果马上刷牙，容易损害牙齿。

清洁牙齿残留物：吃生胡萝卜、芹菜、花椰菜、豌豆

口感清脆的蔬菜可以作为孩子的“咀嚼食物”，它们可以清洁牙齿和牙龈，在咀嚼的同时，将牙缝里藏着的残余食物轻松去除掉。咀嚼的速度要放慢，而且要让每个牙齿都能参与进来。

强健牙釉质：吃芝麻、瓜子、南瓜子和坚果

坚果和植物种子中含有天然的脂肪，可以起到保护牙齿和抵抗细菌的作用，同时，它还能够强健牙釉质，让这种人体最坚硬的物质更加坚固。除此之外，坚果和种子中大多含有钙质，可以预防蛀牙。

3. 缺少脂肪酸，宝宝难聪明

爸爸妈妈都很关心自己的孩子身体发育是否正常，是否够聪明。需要指出的是，婴儿体格、智力和行为的发育除了受先天因素和早期教育的影响外，还与后天的营养状况有很大关系。

为什么说脂肪酸会影响宝宝智力

儿童的脑力发展 80% 以上取决于营养。而在众多营养素中，脂肪酸与智力发育有

密切关系是受到学术界肯定的。

婴儿期营养供给是否充足，直接影响宝宝以后的大脑发育水平。脑组织是人体含脂肪最多的组织之一，其中又以 n–6、n–3 多不饱和脂肪酸含量最高。这表明，多不饱和脂肪酸在人类脑发育中起着重要作用。

大脑发育如果错过了宝贵的婴幼儿时期，以后无论补充多少营养物质，都不能使大脑结构得到明显发展。所以，在婴幼儿大脑发育速度最快时，要及时补充各种脂肪酸以满足脑发育的需要，这样才能养育出聪明的宝宝。

食物补充脂肪酸

金枪鱼：金枪鱼属于深海鱼类的一种，含有大量的 β–3 多不饱和脂肪酸，有利于宝宝大脑的发育。另外，它还含有丰富的维生素 E 和硒，对所含的不饱和脂肪酸有很好的保护作用。

鳕鱼：鳕鱼营养丰富，含有丰富的 β–3 多不饱和脂肪酸，对于宝宝的神经系统发育极为有利。鳕鱼的口感较好，是宝宝日常补充不饱和脂肪酸的良好选择。

核桃：核桃含有丰富的亚油酸和亚麻酸，并含有多种维生素，以及钙、磷、铁、锌、锰、铬等人体必需的营养物质，可磨碎后给宝宝食用。

花生：花生中含有丰富的亚油酸和亚麻酸，并含有多种维生素、卵磷脂、蛋白质，能帮助宝宝大脑的发育。但由于可能会误入宝宝的气管，因而不适合给宝宝食用整粒花生。

芝麻：芝麻中含有丰富的不饱和脂肪酸、蛋白质、卵磷脂、维生素及多种矿物质，这些都是宝宝大脑发育和身体代谢所必需的营养物质。

榛子：榛子营养丰富，除含有丰富的有利于宝宝智利发育的不饱和脂肪酸外，还含有各种宝宝必需的氨基酸，口感良好，可磨碎后给宝宝食用。

三文鱼：深海鱼类的一种，含有较多的 β–3 多不饱和脂肪酸，并含有丰富的维生素 D 和钙，有利于宝宝骨骼和牙齿的发育。

爸爸妈妈来互动

鼓励宝宝去探索事物

用手、用嘴探索事物是上天赐给婴儿探索事物的本能，爸爸妈妈要鼓励宝宝用手去抓摸除危险品以外的一切物品，允许用嘴去啃咬一定范围的物品，这是宝宝认识事物的法宝。爸爸妈妈完全可以在宝宝的自发行为中，告诉这些事物的名称。

第十节

9～10个月婴儿的喂养方案

一、身心发育情况

婴儿一过9个月，独自玩耍的时间就多了起来，并且能逐渐站立起来。随着宝宝对周围世界认识的逐渐加深，兴趣也更加集中了。

身体发育

体重	男婴约9.66千克	女婴约9.08千克
身长	男婴约74.27厘米	女婴约72.67厘米
头围	男婴约46.09厘米	女婴约44.89厘米
胸围	男婴约45.99厘米	女婴约44.89厘米
坐高	男婴约46.92厘米	女婴约46.03厘米
牙齿	10个月的宝宝一般萌出了4～6颗牙齿,上边4颗和下边2颗切牙。但也有些正常宝宝从10个月才开始出牙	

这时的宝宝，给他玩具玩，他就能不厌其烦地玩起来。不仅仅是玩具，对身边的烟灰缸、化妆品容器、抽屉的拉手、电器的开关等，无论什么东西都喜欢用手摸，拿着玩，什么都想试一试。

一般来说，婴儿过了9个月后，都能坐着一个人玩，但婴儿身体的活动方式却因人而有很大的差异。

宝宝的手脚发育情况

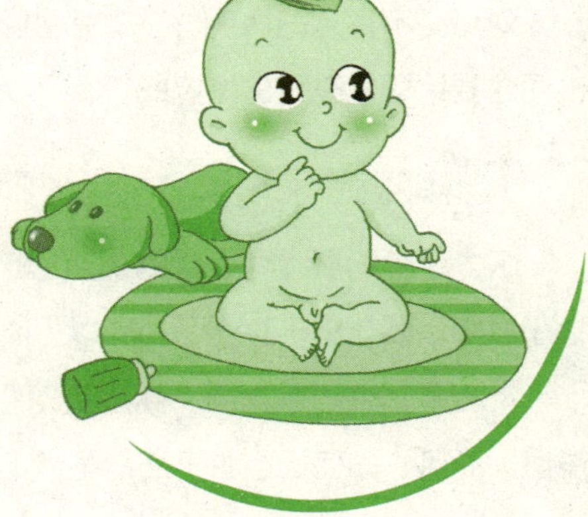

宝宝已经能很长时间稳稳地坐着。并且由于手的握力增强，不只是攥着手了，宝宝还能用拇指和食指抓住东西了，也可以把右手拿着的玩具换到左手里去。

发育早的婴儿能扶着东西站起来，也有些宝宝能合着爸爸妈妈的拍子，两手不扶东西站几秒钟。当然，也有少数在这个月龄能扶着东西走的婴儿。与此同时，还有一些全然没有想扶着东西站起来那种欲望的婴儿，有爬着移动的婴儿，有坐着用手和脚移动的婴儿等各种情况。

9~10 个月宝宝的牙齿发育情况

这个时期的婴儿，有的下面的门牙已长出两颗，还有很多宝宝到这个月龄上牙也长出来了。

给婴儿吃完辅食后，选一个婴儿情绪好的时间，用纱布或软一点的牙刷给婴儿清洗一下牙齿，手要轻，不要让孩子感到害怕。让婴儿脸朝上，妈妈用膝盖夹住孩子的头，用最稳妥、最安全、边清洗边和婴儿说着话的方式，让婴儿感觉到和平时没什么两样，要把清洗牙齿作为一种习惯灌输给孩子。

二、喂养有方

1.9~10 个月婴儿的喂养量

这个月龄的婴儿，多数妈妈都会给喂米粥或面包粥。那么，给婴儿喂多少才合适呢？

米粥喂多少合适

这个时期的婴儿，每日喂 2 次米粥还是 3 次要看婴儿对粥的食欲如何。

如果宝宝能在 10~15 分钟内轻松地吃完大半碗粥，就可以给他每日喂 3 次。但如果吃一次粥就需要 30 分钟以上，那么每日就只喂一次面包粥或者米粥，或者面条。

对那些不喜欢吃米粥样的软食物的婴儿，只喂软一点的米饭也行，不过在喂完米饭后还要给婴儿充足的牛奶喝。

其他辅食的添加情况

这个月龄的婴儿可以吃各类点心了，如饼干、蛋糕等。也有一些妈妈认为给婴儿吃了点心，婴儿就不吃粥了，所以一点儿也不给孩子吃，其实这没有必要。

要知道，饼干是糖质，粥也是糖质，没必要特意选择从孩子不喜欢的糖质中获取能量。而且，即使是给饼干而把粥减下去，在营养上也不会有什么影响。

这时给婴儿喂的水果绝大部分可以不切碎、不榨汁，整个的给婴儿吃，婴儿也会喜欢。

母乳喂养的婴儿，在给添加两次代乳食品后，都要喂牛奶。此外，还要再给一次点心和牛奶。母乳则在早晨醒来、晚上临睡前、夜里醒来时喂即可。这个时期如果只喂母乳，外加一点米饭的话，会导致婴儿营养不良。

这个阶段的婴儿，对牛奶以外的代乳食品差不多都习惯了，但他们吃东西的量会有很大的区别。爸爸妈妈不可因宝宝的食量小而担心，食量小是因为宝宝的身体只需要那么多能量的缘故，只要宝宝精神好，爸爸妈妈也不用担心。

2. 如何给宝宝断奶

9～10个月的婴儿大多数每日喂2次代乳食品，那些不喜欢吃奶粉或牛奶的婴儿，可以适当多喂一些面包粥或者面条，每天只喂1～2次米粥。当然，还有极少数婴儿每天3顿都和爸爸妈妈一起吃米饭。

母乳留待什么时候喂好

母乳若很充足，白天最好只在早晨起床后或午睡前给婴儿喂一点。在晚上临睡前，为了让婴儿能快些入睡，也可给宝宝喂一些母乳。

如果让婴儿吃完代乳品就吃母乳，那么极有可能是婴儿只简单地吃一点然后就要吃奶，这样就可能使婴儿摄取不到必要的营养。

婴儿体重的控制

9～10个月，婴儿体重的增加一般是每日5～10克，如果婴儿体重平均每日增加10～20克，那么就应对婴儿的饮食进行控制。每日牛奶的总量不能超过1000毫升，米粥也不要超过一小碗。在婴儿饥饿时，可给他喂些酸奶或是果汁。

如果婴儿的体重增加达不到平均值，爸爸妈妈就应给婴儿补充牛奶或是再添加一次辅食，以使宝宝的体重增长达到均值。

其他辅食的添加

在辅食方面，仍然可以像上个月一样给婴儿做些鸡蛋、豆腐、土豆、胡萝卜、菠菜等食物吃，量也可以增加一些。

鱼也并不是只有白色的才能给婴儿吃，像青花鱼就可以喂给孩子，但一定要注意

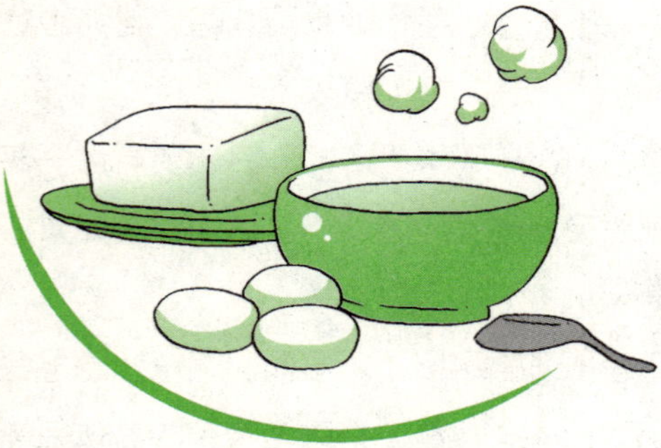

剔除干净鱼刺。开始时给孩子吃的量要少一些，待确定婴儿没有食物变态反应后，才可以增加一些。

在贝类食品中，牡蛎可以给婴儿多吃些，虾、蟹类的应少给一些。牛肉末、猪肉末、鸡肉末也可以喂给婴儿吃。

3. 突然断奶不可取

事先不做断奶准备，突然断奶会对宝宝的心理造成很大的打击。他会认为妈妈抛弃他，情绪极不稳定，进而影响进食。宝宝没有适应断奶食物的过程，也很容易生病。

每日给婴儿3次代乳食品，其中有两次在吃完代乳食品后喂母乳，在怎么也断不了母乳的情况下，是否要采取强制性措施停止喂母乳，要看喂母乳是否影响婴儿吃代乳食品。如果婴儿虽然断不了母乳，但并不少吃代乳食品，喂他母乳也没关系。

只想着吃母乳，而排斥代乳食品的婴儿，则必须要想办法停止喂母乳。如果只停喂白天的母乳有困难，则可以连晚上的也一起停喂。在乳头上贴上橡皮膏，告诉婴儿说“这里痛，不能给你吃”。也可以用从前的办法，在妈妈的乳头涂上苦味的中药。之所以采取这种强制性措施，主要是为了对付那些不分时间场合，整天缠着妈妈想吃奶的婴儿。长大一些、懂得了撒娇的婴儿，总是咬着奶头不放而不吃代乳食品。如果不是这种情况，而只是在白天的午睡前、晚上临睡前、夜里醒来时吃母乳，代乳食品也能好好吃的婴儿，就不必停喂母乳。

喂养小贴士

对牛奶过敏儿如何喂牛奶

对牛奶过敏的婴儿，从这个月起可以试着喂一点牛奶。先给婴儿喂一小勺冰淇淋，如果没有什么不良反应，第二天就可以试喂一小勺牛奶，如果在48小时内婴儿没有发生腹泻，那么以后就可以每日增加一点喂给婴儿。这样一个月下来，婴儿差不多就可以吃到200毫升的牛奶了。这样可以为断奶时的婴儿多补充一些营养素。

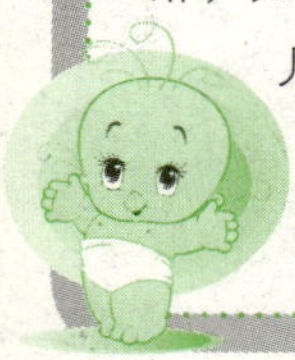

4. 母乳喂养时间是越长越好吗

坚持纯母乳喂养，对婴儿的生长发育十分重要。

我们都清楚，孩子一生中有两个生长高峰期，第一个生长高峰期就是1岁以内，特别是6个月以内是高峰期中的高峰。用母乳喂养，无疑是对良好生长发育的保证，母乳含有4个月内婴儿生长发育所需要的所有营养物质，但是不是母乳喂养的时间越长越好呢？

现在从我国具体情况出发，母乳喂养应坚持到产后4个月，如果能坚持到孩子一岁就更好了。

宝宝在4个月前应完全由母乳喂养，不必加任何食物和水及其他饮料。当婴儿满4个月后，不论母乳量分泌多少，都应开始给孩子添加辅助食品，如蛋黄菜泥等，以预防贫血，并为以后断奶做准备。母乳固然对婴儿的发育有至关重要的作用，但断奶过晚也是不可取的做法。哺乳期过长会致小儿营养不良，也使孩子失去了学习探索新事物的机会。一般来说，哺乳时间以11～12个月为宜。

5. 两次喂奶间可以加糖水吗

糖水并没有什么特别的营养价值，所以没有必要在两次喂奶之间加糖水。

有些宝宝不愿意喝白开水，喜欢喝有甜味的水。爸妈可以给宝宝少加点糖，但千万不要太多。因为甜味容易满足食欲，反而使宝宝的正餐不愿意吃。而且糖分过高会导致胀气，在口腔停留时间长容易引起让宝宝龋齿。

爸爸妈妈来互动

让宝宝动手玩各种小物品

爸爸妈妈可以收集生活中的小物品，如乒乓球、小皮球、小药瓶、小药盒、小木块、小木棍、小圆盖、小圆筒、海绵块、布娃娃等，放在一个大盒子里，让宝宝动手去抓、去扔。

这样他会感觉到物品的大与小、方与圆、粗与细、软与硬等各种特性。当然爸爸妈妈要做一个教育的有心人，与孩子一起玩，在玩中告诉他这些物品的名称。

爸爸妈妈可以在两顿饭之间，给宝宝喝些白开水。如果宝宝不爱喝白开水，可适当在水中加入一些果汁，用秋梨膏冲水也不错。也可以喂果泥，最好是自制的，成品的含糖高且效果不佳。

6. 喂宝宝吃蔬菜，别掉进陷阱

宝宝的什么都比成人弱，所以宝宝吃的食物也要注意，吃蔬菜还有 10 大陷阱呢，我们赶紧来看看吧。

把绿叶蔬菜长时间地焖煮着吃

【陷阱】绿叶蔬菜在烹调时长时间地焖煮，蔬菜中的硝酸盐将会转变成亚硝酸盐，容易使宝宝食物中毒。

经常在餐前吃西红柿

【陷阱】西红柿应该在餐后再吃。这样，可使胃酸和食物混合大大降低酸度，避免胃内压力升高引起胃扩张，使宝宝产生腹痛、胃部不适等症状。

给宝宝吃没用沸水焯过的苦瓜

【陷阱】苦瓜中的草酸会妨碍食物中的钙吸收。因此，在吃之前应先把苦瓜放在沸水中焯一下，去除草酸，需要补充大量钙的宝宝不能吃太多的苦瓜。

香菇洗得太干净或用水浸泡

【陷阱】香菇中含有麦角甾醇，在接受阳光照射后会转变为维生素 D。如果在吃前不过度清洗或用水浸泡，就不会损失很多营养成分。煮蘑菇时也不能用铁锅或铜锅，以免造成营养损失。

胡萝卜与萝卜混在一起做成泥酱

【陷阱】不要把胡萝卜与萝卜一起磨成泥酱。因为，胡萝卜中含有能够破坏维生素 C 的酵素，会把萝卜中的维生素 C 完全破坏掉

速冻蔬菜煮得时间过长

【陷阱】速冻蔬菜类大多已经被涮过，不必煮得时间过长，不然就会烂掉，丧失很多营养。

过量食用胡萝卜素

【陷阱】虽然胡萝卜素对宝宝很有营养，但也要注意适量食用。宝宝过多饮用以胡萝卜或西红柿做成的蔬菜果汁，都有可能引起胡萝卜血症，使面部和手部皮肤变成橙黄色，出现食欲不振、精神状态不稳定、烦躁不安、甚至睡眠不踏实，还伴有夜惊、啼哭、说梦话等表现。

韭菜做熟后存放过久

【陷阱】韭菜最好现做现吃，不能久放。如果存放过久，其中大量的硝酸盐会转变成亚硝酸盐，引起毒性反应。另外，宝宝消化不良也不能吃韭菜。

吃未炒熟的豆芽菜

【陷阱】豆芽质嫩鲜美，营养丰富，但吃时一定要炒熟。不然，食用后会出现恶心、呕吐、腹泻、头晕等不适反应。

给宝宝过多地吃菠菜

【陷阱】菠菜中含有大量草酸，不宜给宝宝过多吃。草酸在人体内会与钙和锌生成草酸钙和草酸锌，不易吸收而排出体外，影响钙和锌在肠道的吸收，容易引起宝宝缺钙、缺锌，导致骨骼、牙齿发育不良，还会影响智力发育

7．“诱骗”宝宝吃药的小妙招

“诱骗”宝宝吃药可不是件容易的事儿，特别是面对着一个多动且精力旺盛的小家

喂养小贴士

便秘的宝宝怎么办

对于便秘的宝宝，不能吃泻药，可以给宝宝吃适量的蜂蜜，起到促消化、润肠、通便的作用。

蜂蜜中含有许多人体所需的矿物质如钾、锌、钙、铁、铜、磷等，并含有各种维生素。可以强健孩子的身体，促进脑细胞的发育，还能促进孩子牙齿与骨骼的发育生长。但一定要选择新鲜卫生的蜂蜜喂孩子，千万不能给孩子食用污染变质的蜂蜜，在这些蜂蜜中含有肉毒杆菌，食用后对孩子的身体会产生很大的危害。

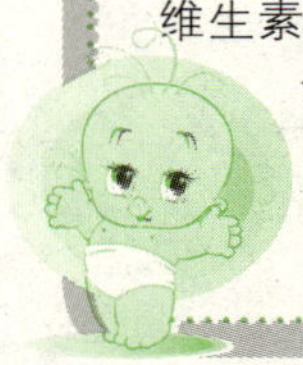

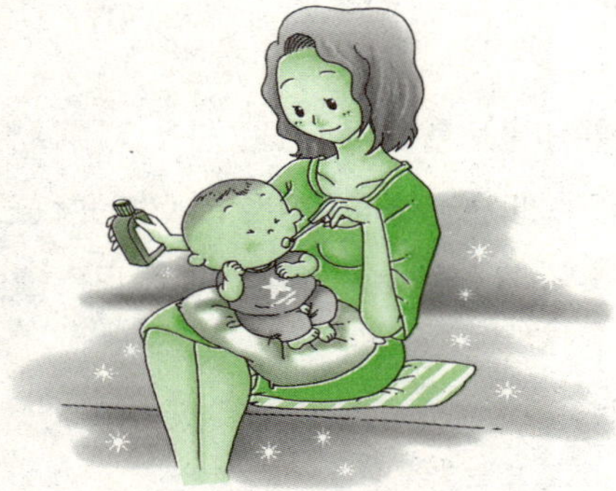

伙，你是否伤透了脑筋？看着宝宝倔强而痛苦的样子，你是否也有过喂到自己落泪的时候？别急，以下喂药方法供你参考，也许能帮助你让宝宝乖乖服药！

苦药变美食

良药苦口，让长在蜜罐里的宝宝“吃苦”，真是让人心疼啊！不过，我们可以变个小魔术，如果药是液体，可以加一点糖或果汁，在甜甜的吮吸中，大功告成！如果是固体药品，可以将药片研成碎末，拌入果泥或者奶粉中，让宝宝在不知不觉中乖乖吃药！

喷射型喂药

口腔注射器可以有效地帮助小宝宝吃药。喷射位置最好在两颊内侧，不要伸到太里面，以防宝宝窒息或者咳嗽。喷射时不用一次性喷进去，每次一点，让宝宝慢慢消化。

奶嘴巧喂药

把药剂冲入奶嘴中，让宝宝像吮安抚奶嘴一样把药吸进去。当宝宝意识到吃的东西苦苦的时候，药已经吃进去了。然后在奶嘴里加点糖水，帮助药物稀释，同时缓解苦涩。

宝贝，向上看

让宝宝竖直坐起，然后在头部垂直上方悬挂玩具，吸引宝宝抬头观看，当宝宝注意力集中在一点时，小嘴会微微张开，迅速滴一滴药进去，如果动作熟练的话，可以达到“神不知，宝不觉”的效果。

包包好，吹吹气

用小毯子把宝宝包裹起来，防止他用双手抵抗药物；药入口之后，可以轻轻地在宝宝脸上吹气，从生理反射角度来看，可以帮助宝宝有效吞咽。

爱心传递

让宝宝在你的微笑和富有节奏的语调中轻松服药。你可以表现出很好吃的样子，吸引宝宝来尝试，很快把药喝掉。我们提到“药”这个词时，要像提到糖果或者巧克力一样开心。

冰藏药物

向医生咨询一下，是否可以把药物放在冰箱里冷藏。一般来说，冷藏过的药物，味道不会太重。事先用冰水“麻痹”一下宝宝的小舌头，也能有效地降低药的味道。

药物巧隐藏

巧克力汁是掩饰难闻药味最好的宝贝。把药和一匙巧克力混合在一起，就像一匙糖一样，很容易下咽。不过，这种方法不要用在6个月以下的宝宝身上，同时也不能用蜂蜜（1岁以下的宝宝食用会引起肉毒杆菌中毒）和花生酱（很容易引起食物过敏）掺服。

咨询医生，确定药物是否可以与食物相掺和。最好不要把药物掺在乳汁中，因为如果宝宝发现其中有药物，可能会拒绝下一次的哺乳。

笨熊先吃！

不论是检查身体，还是打针吃药，先让宝宝的小宠物来打头阵。比如，先让护士给毛毛熊量体温，测心跳。当着宝宝的面，先给玩具熊吃药，刺激小宝宝当“熊”不让，也来勇敢一下。

巧用“溺爱”

宝宝不舒服的时候，鼓励赞赏是非常有效的，不要担心会惯坏他，这只是暂时的安慰手段。你可以给宝宝一块糖、一杯果汁，随他的意，看动画片，但前提就是乖乖地吃药。比如让女儿穿着最喜爱的公主裙吃药，让她在大大的满足感中实现你的小愿望。

讲事实，摆道理

让宝宝知道，药虽然苦，但是会让他们身体健康，有的时候，最好的办法就是讲实话。和宝宝面对面地坐着，面前摆着一匙药，告诉宝宝，吃了药，就会变成健壮的小勇士。与其费劲周折，还不如让宝宝明明白白药为何物，让他了解，吃药也是自己勇敢的表现。

喂养小贴士

妈妈应积极治疗龋齿。要知道，妈妈患龋齿，宝宝也易患龋齿。因为，龋齿是细菌感染，妈妈可能会通过给宝宝喂饭、喂水感染他们。

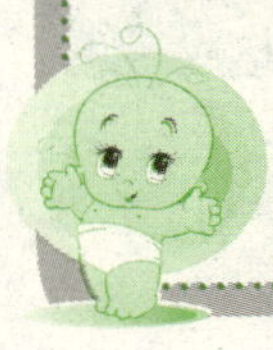

8. 不要给宝宝吃过于精细的食物

有些家长总是担心宝宝太小，还不能吃硬的食物，所以但凡拿给宝宝吃的东西都做得非常精细，甚至宝宝一岁多了，还一直吃糊状食物。其实，宝宝开始吃稍硬的食物时，是因为不会咀嚼和吞咽，所以才会再吐出来。最好在1岁前让宝宝学会咀嚼和吞咽，让宝宝吃点儿固体食物，一来增加热量提供宝宝行走所需，二来有的牙齿萌出，使已萌出的牙齿经过锻炼更加结实。另外，咀嚼和吞咽可以促进宝宝口腔肌肉的协调性，可以促进语言的发展，有部分说话较迟的宝宝，就是因为缺乏口腔锻炼导致的。

爸爸妈妈日常多给宝宝提供一些锻炼咀嚼和吞咽的机会。如把苹果或黄瓜切成小条让宝宝自己拿着咬，开始吐出来没关系，重要的是要提醒宝宝不要急着吞咽，要多嚼一会儿，多次练习后，宝宝就知道嚼到什么程度可以咽下去了。另外，也可以买磨牙饼干来让宝宝吃。

9. 宝宝的一日食谱安排

早上6:00	母乳喂哺20分钟（或豆奶250毫升，白糖适量）
上午8:00	果汁：鲜橙汁或番茄汁180毫升
上午10:00	营养米粉：鸡蛋米粉40克，鸡蛋黄1个，白糖适量。小儿鱼肝油滴剂（用量遵医嘱）
中午12:00	肉末大米粥：大米15克，猪瘦肉10克
下午2:00	母乳喂哺20分钟（或豆奶250毫升，白糖适量）
下午6:00	母乳喂哺20分钟（或豆奶250毫升，白糖适量），新鲜果泥或蔬菜泥30克
晚上10:00	母乳喂哺20分钟（或牛奶250毫升，白糖适量）

三、辅食添加

1. 辅食安排要有变化

随着婴儿的逐渐长大，婴儿的辅食安排也应发生相应的变化。

给婴儿安排什么样的辅食

这个时期婴儿长出了牙齿，咀嚼、消化能力增强了许多，糊状食物内加的动、植物辅食颗粒可以粗一些。以锻炼婴儿的咀嚼能力。可以给婴儿吃烂饭、碎面条、面片以及去皮的碎豆瓣、粗肉末等。这时可再减 1～2 次母乳或乳制品，增加一次普通类似成人食品，即每日 2～3 次母乳或乳制品，2～3 次辅食。

母乳喂养次数视不同的婴儿个体是否早些或晚些断奶而定，每日仅喂 1～2 次母乳，就比较容易完全断奶。

随着以后添加的动、植物辅食品种的不断增多，硬度也可以逐渐增加，但由于婴儿乳牙未长齐，缺少磨牙（大牙），所以食物不可过硬，不能给婴儿喂坚硬食品。

12 个月以后的婴儿进入幼儿期，消化功能日趋完善，可以吃类似成人日常食用的较软食物，如软饭、面条、馄饨、饺子和小包子等。

这段时期一般每日喂母乳 1～2 次，这样就很容易给婴儿断奶。城镇里一般在婴儿 6～8 个月时完全断奶，农村由于添加断奶食品困难，可以延至婴儿 1 岁时断奶。

断奶时期的营养缺乏病的患病率较高，婴儿的体格发育较为迟缓，常易感染消化或呼吸系统疾病，所以合理添加断奶食品极为重要。

2. 1 岁以下宝宝不能吃的辅食

◎ 不要给宝宝吃鸡蛋清，因为很容易引起过敏反应。

◎ 蜂蜜因无法消毒，其中可能含有肉毒杆菌，虽然并不多见，可是也不要让宝宝冒险。

◎ 各种坚果、爆米花、葡萄、糖块、口香糖等，都容易卡在宝宝的喉咙里。

◎ 有壳的海鲜类（如龙虾、螃蟹、蛤蜊）等，也容易引起食物过敏。

喂养小贴士

断奶对婴儿来说是一个危险期。如果食物制作不卫生，容易导致婴儿腹泻。断奶食品添加不当或种种营养素供给不足，也容易导致营养不良。如果未及时添加断奶食品而突然断奶，对婴儿的健康影响更大。

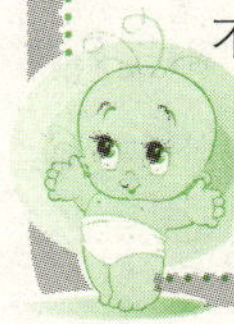

3. 宝宝辅食妈妈做

香蕉玉米面糊

把玉米面 2 大匙和 1/2 杯牛奶一起放入锅内，上火煮至玉米面熟了为止，再加剥皮后的香蕉 1/6 根切成薄片和少许蜂蜜煮片刻。

虾糊

把虾剥去外壳，洗干净后用开水煮片刻，然后研碎，再放入锅内加肉汤煮，煮熟后加入用水调匀的淀粉和少量盐，使其呈糊状后停火。

奶油鱼

把收拾干净的鱼放热水中煮过后研碎，把酱油倒入锅内加少量肉汤，再加切碎的鱼肉上火煮，边煮边搅拌，煮好后放入少许奶油和切碎的芹菜即可。

四、吃什么才聪明

1. 怎样防止宝宝缺锌

锌是人体内必不可少的一种微量元素。如果婴儿体内锌缺乏，就会引发一些疾病或引起婴儿生长发育障碍。缺锌的婴儿一般食欲不好，又矮又瘦，免疫力低下，极易生病，容易患消化道溃疡或呼吸道、口腔溃疡等。为了促进儿童的健康生长发育，宝宝妈妈要注意预防宝宝缺锌。

提倡母乳喂养

锌缺乏的预防首先应从妈妈的孕期开始。孕妈妈应科学合理地安排饮食，注意在各种食物中摄取足够的营养素。应食用含锌量较高的食物，如肉、蛋、肝、牡蛎、鲜鱼、花生、核桃、杏仁等。

母乳中锌的吸收率可达62%，初乳的含锌量很高，平均浓度为血清锌的4~7倍，有条件的至少要哺乳3个月，然后再逐渐改用牛乳或其他代乳品喂养。人工喂养的婴儿，从4个月起，开始添加含锌量高、容易吸收的辅食，如蛋黄、肉糜、猪肝等。

为宝宝安排含锌丰富的饮食

应注意婴幼儿良好饮食习惯的养成。不挑食、偏食，提倡饮食多样化，不要经常食用精制的米和面，如精白米、富强粉、巧克力等精制食品。因为在精细的加工过程中，食物的营养成分会丢失。

食物中牡蛎、鲱鱼含锌量最高，每公斤食物中含锌超过100毫克；其次是肉、肝、蛋类、蟹、花生、核桃、茶叶、杏仁、可可、芝麻，含量20～50毫克；麦类、鱼类、胡萝卜、土豆含6～20毫克。这些食物含锌量较高，可以作为补锌食用。让孩子多吃一些动物性食物。饮食中应供给含锌量较高的食品，如鱼肉、蛋类、豆制品、坚果类等食物。含锌的食物很多，动物性食物含锌量高于植物性食物，吸收利用率也高。

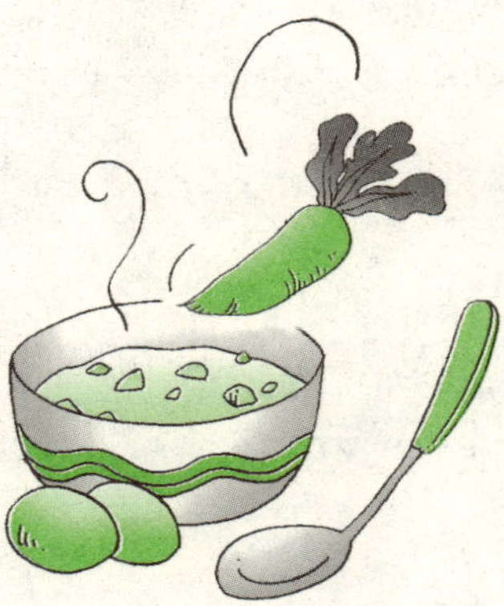

孩子缺锌，应设法及时纠正

对于低出生体重儿，营养不良儿，长期腹泻、反复感染的小儿，在饮食补充的同时，可服用适量的锌剂。

已确诊为锌缺乏症的宝宝，应在医生的指导下服用锌剂，但不得滥用。锌剂服用过量也会影响体内其他微量元素的吸收利用，如导致铜缺乏或贫血，故应科学合理地使用锌剂。此外，治病要治本，应找到小儿缺锌的原因，给予病因治疗；饮食的补充和调整，在预防锌缺乏症中也是不容忽视的。

有些爸爸妈妈为了使宝宝健壮、聪明，滥用锌制剂。殊不知微量元素摄入过量，对人体反而有害。锌的有效剂量与中毒剂量相距甚小，如果使用不当，很容易导致过量，使体内数量元素平衡失调，甚至出现加重缺铁、缺铜、继发贫血等一系列病症。

2. 保持钙镁平衡很重要

生活中镁的缺乏

目前，农药等因素造成了土壤的贫

瘠，农作物自身的镁就不够。此外，在谷物中，胚芽部分含镁最多，但现在的主食是精制后的白米，这也是引起慢性镁不足的原因之一。

还有一点，在体内生成对抗压力的激素时，会消耗大量的镁。在现代社会中，我们随时随地承受着各种压力，这让本来就不足的镁更加枯竭。使用过一次的镁没法再利用，而是主要通过尿被排出体外。这种机制的运作是有原因的，在之前的人类历史中，人体内的镁从未缺乏过，因此也没有必要建立将它保留在体内的一套系统。

然而，骨骼、血液、肌肉、血管的松弛和收缩，都依靠钙和镁这两种矿物质的作用。钙的作用是使肌肉、血管紧张或收缩，而镁则相反，它的作用是使它们松弛或扩张。一旦钙和镁的平衡面临崩溃状态，就会出现生命危险。

宝宝的钙镁不平衡

和成人的饮食相比，在宝宝的饮食中，豆类、蔬菜、谷物等富含镁的食物被吸收的机会并不多，这已经是一个大问题了。不过还有一些更严重的问题，造成了本应与钙保持平衡的镁含量不足。

钙与镁在人体内的比例应当为 2：1，但是宝宝由于大量喝牛奶或食用强化钙食品，使这个比例更加倾斜，变成 4：1 或 5：1。这将成为心脏病发作的直接原因。镁不足不仅会造成骨质疏松症，还可能引起更为严重的后果，甚至是生命攸关的情况，例如猝死。

摄取大量的钙这件事本身并没有什么不好，不过要同时摄取适量的镁，这一点非常重要。

喂养小贴士

培养多种兴趣

一个人对一件事物产生了兴趣，自然会全神贯注地钻研、探索，甚至达到入迷的程度，这个过程也在开发智力。不过，由于宝宝兴趣还不稳定，爸妈不宜过早对他进行定向培养，应在支持他某一兴趣的同时，引导他全面发展，使他既有特长，也不褊狭。

3. DHA 促进宝宝视力发育

“耳聪目明”，看得越清楚，宝宝越聪明。婴儿期的视力发育，对宝宝的大脑和智力发育非常重要。爸爸妈妈在出生后给宝宝补充高水平 DHA，并持续至 1 岁，有助宝宝从小拥有更好的视敏度，为更好的智力发育打下基础。

什么是DHA

脂肪酸是人类的一大重要的营养素。有些脂肪酸人体不能自身合成，只能从日常饮食中获取，如饮食中缺乏或不足，则会影响机体的功能甚至婴幼儿的生长发育，这类脂肪酸有亚油酸和亚麻酸。它们需要在人的身体里和脂肪酶合作，转化为花生四烯酸和二十二碳六烯酸。

由于宝宝的生理功能不成熟，脂肪酶的活性不足，亚油酸和亚麻酸在体内难以转化为花生四烯酸和二十二碳六烯酸，必须从母体经胎盘或乳汁中获得。其中，二十二碳六烯酸即所谓的DHA（即DHA是二十二碳六烯酸的简称）。

DHA与智力发育和视力发育的关系

DHA是视网膜的重要构成成分，对促进视网膜组织的发育，促进视功能的发展，改善视敏锐性等具有重要作用。如果DHA缺乏将可能导致弱视、近视或其他更为严重的视力缺陷。

DHA是大脑细胞膜的重要构成成分，参与脑细胞的形成和发育，对婴幼儿的大脑发育有着十分重要的作用。

给宝宝适当的视觉刺激

给宝宝补充科学验证水平DHA，对视力发育有着相当的促进作用。确实，视觉刺激也是形成人类认识最重要的信息来源，因为在进入大脑的信息中，有83%来自于视觉。

目前很多爸妈都意识到了视觉发育的重要性，但却不知如何在环境中帮助孩子促进其视觉发育。其实婴儿在0～1岁时对鲜明的颜色都较为敏感，缤纷鲜艳的色彩、丰富多变的物品最能吸引宝宝的眼球，有助提高宝宝的视敏度。

4. 合理营养有益智力发育

儿童的饮食营养摄入对大脑的发育成熟起着重要作用，能影响其一生的智力发育。大脑是智力发育的物质条件，大脑神经细胞与神经胶质细胞的发育及正常的维持，都需要一定的营养物质。婴幼儿时期是脑发育的关键时期，这一阶段如果注意营养的摄入，将大大有利于脑结构的分化与成熟，为其今后的智力发育奠定基础，那么，怎样进行合理的调整呢？

及时补充糖类

脑组织本身不能储存葡萄糖，只能利用血液提供的葡萄糖产生能量。脑消耗的葡萄糖量很大，几乎占人体血液中葡萄糖含量的2/3。因此，经常用脑的儿童应适当多吃含糖类的食物，当大脑疲劳时可吃些点心或课间加餐。

多摄入蛋白质

蛋白质是构成神经细胞和神经胶质细胞的重要成分，优质蛋白质将促进细胞的生长发育。在组成蛋白质的氨基酸中，亮氨酸的缺乏可导致大脑发育不全；而色氨酸、酪氨酸可转化为神经递质，对人脑的思维活动有重要帮助；谷氨酸能解除氨对脑的毒害，对保护脑组织起到很大作用。

爸爸妈妈来互动

培养观察力

爸爸妈妈可以带宝宝到大千世界中看山水、识飞禽、认走兽，到博物馆、画展厅、名胜建筑、科技展览等处去见识，引导他透过事物的表面现象抓住事物的主要特征，使他在观察中学会思考。

多吃富含卵磷脂和维生素B的食物

脑组织脂类的含量比任何器官都多，包括卵磷脂、胆固醇、糖脂、神经磷脂等，其中以卵磷脂含量最多，需求量也最大。因此，儿童宜多吃大豆制品、禽蛋、牛奶、牛肉等卵磷脂含量高的食物。另外，还要注意摄取富含维生素B的食物，如蔬菜、水果等。

5. 宝宝的智能测试

检测9～12个月的宝宝智能水平是否与同龄宝宝的发展水平相符合，爸爸妈妈们可以对宝宝进行下面的测试：

能够自由地注意观察感兴趣的事物，比如小金鱼在水里游、小狗摇尾巴、小猫抓脸等

A. 是（10分）

B. 不是（5分）

C. 没试过（0分）

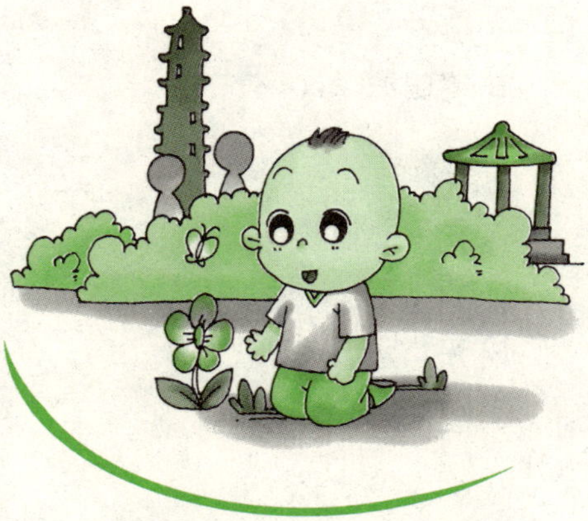

喜欢到户外玩，经常会拉着妈妈或其他看护者的手往户外走，对各种动物以及大自然的美丽景物表现出一定的兴趣

A. 是（10分）

B. 不怎么关注（5分）

配大小瓶盖

A. 正确配上大小瓶盖（10分）

B. 正确配上1个（5分）

C. 配1个放歪（3分）

D. 未配上（0分）

蜡笔画

A. 乱涂纸上有痕（10分）

B. 扎上小点（5分）

C. 空中乱画（3分）

D. 不会握笔（0分）

模仿拿着细线使蜡丸摇晃

A. 摇成圆圈（10分）

B. 前后晃荡（8分）

C. 摇不动（0分）

穿裤子

A. 自己伸腿入裤管内（10分）

B. 大人握腿放入裤内（5分）

C. 不肯穿裤子（0分）

认识身体部位

A. 6处（12分）

B. 5处（10分）

C. 4处（8分）

D. 3处（6分）

E. 2处（4分）

戴帽

A. 放头顶上拉正（10分）

B. 放稳（8分）

C. 放不稳掉下（5分）

D. 不会（0分）

移动的物体

A. 引起他们的注意，眼睛会追随（10分）

B. 引起他们的注意，眼睛有跳动（5分）

C. 没反应（2分）

模仿动物叫：猫、狗、羊、鸭、鸡、牛、虎

A. 6个（10分）

B. 5个（8分）

C. 4个（5分）

D. 3个（2分）

E. 2个（1分）

1分钟内把小丸投入瓶中

A. 6个（10分）

B. 5个（8分）

C. 4个（5分）

D. 3个（2分）

E. 2个（1分）

学站

A. 不扶物站稳3秒（10分）

B. 扶物站稳（8分）

C. 牵着站（5分）

会走

A. 自己走10步（10分）

B. 自己走5步（5分）

听儿歌时

A. 能模仿音调"唱歌"，歌声比以前复杂连贯（10分）

B. 咿呀歌唱（8分）

C. 不会唱（2分）

对自己喜欢的乐曲

A. 表现异常兴奋（10分）

B. 没有喜欢不喜欢之分（5分）

C. 没反应（0分）

结果分析

以80分为限，得分低于80分为暂时落后、高于80分为优秀，于80分为正常。

第十一节

10～11个月婴儿的喂养方案

一、身心发育情况

这个月龄的婴儿终于能够站立起来了。到了这个月龄，婴儿的自我意识更强了，看到妈妈就乐呵呵的，而看到穿白大褂的医生就哇哇直哭。

身体发育

体重	男婴约 9.8 千克	女婴约 9.3 千克
身长	男婴约 75.5 厘米	女婴约 74 厘米
头围	男婴约 46.3 厘米	女婴约 45.3 厘米
胸围	男婴约 46.3 厘米	女婴约 45.3 厘米
坐高	男婴约 47.8 厘米	女婴约 45.3 厘米
牙齿	应出 5～7 颗牙齿	

这个时期的宝宝对自己喜欢的东西，从老远就伸手来拿，而不喜欢的东西给他也不要。

孩子会走以后，眼界大开。对于一切事物都感到新鲜、好奇，对什么都感兴趣，都想试探一下。

宝宝的手脚运动情况

婴儿的运动能力比上个月有了很大的进步。在上个月还好不容易才能抓着东西站起来的婴儿，这时候能扶着东西走了。发育快的婴儿能松开扶东西的手，自己站一会儿了。

婴儿移动的方式各种各样，有爬行的，有扶着东西走的，有坐着挪动的，还有摇摇晃晃走的。还有一些婴儿在爸爸妈妈的照看下，站着可使两脚交换着迈步了。这时候让婴儿练习走路是可以的，但如果让婴儿走多了就不是太好了。

同时，宝宝手的功能也更加灵活了。能推开较轻的门，也有一些能把抽屉拉开了。

10～11 个月婴儿的睡眠

睡眠情况会因婴儿的性格不同而有所不同。好静的婴儿还是午前、午后分别睡上 1～2 小时。也有一些是睡 0.5～1 小时这样的短时间，每日睡 3～4 次的婴儿。

晚上睡觉的时间从 8:00 到 10:00 各不相同。从 10 个月起，有的婴儿能自己翻身趴着睡了，怎么让他脸朝上睡都不管用，这是因为婴儿觉得这个体位睡着舒服。早上醒来的时间也不相同，有6：00醒后吃了一些奶后睡到8:00的，也有从晚上10:00一直睡到早晨8:00的。

婴儿的饮食情况

在这个月龄中，婴儿除喝牛奶后，代乳食品每日2次和3次的各占一半。10～11个月的婴儿，除代乳食品外还应该每日给3次，每次180毫升的牛奶，如果采用每日喂面条、米粥或米饭等3次代乳食品，再加上2次牛奶的饮食方法时，若不注意给宝宝补充一些鸡蛋、鱼或肉末，就会导致婴儿动物蛋白质不足。

婴儿的食欲也不相同，食量小的婴儿味觉比较敏感，而什么都吃的婴儿则不太计较。吃得越少的婴儿，饮食的好恶就越明显。

宝宝的牙齿发育状况

在上、下颌各长出两颗门牙的婴儿，到了这个月龄，会在上颌两颗门牙的两侧又长出牙来，这样上颌就出现了4颗。

婴儿正常的出牙顺序是这样的，先出下颌的一对正中切牙，再出上颌的正中切牙，然后是上颌的紧贴中牙的侧切牙，而后是下颌的侧切牙。婴儿到1岁时一般能出8颗乳牙。

二、喂养有方

1. 喂养10～11个月的婴儿

如今多数的婴儿一过10个月，就不大喜欢吃粥而吃米饭了。这主要是由于断奶时间提前了，婴儿的消化器官发育速度加快了的结果。

10～11个月婴儿总的饮食情况

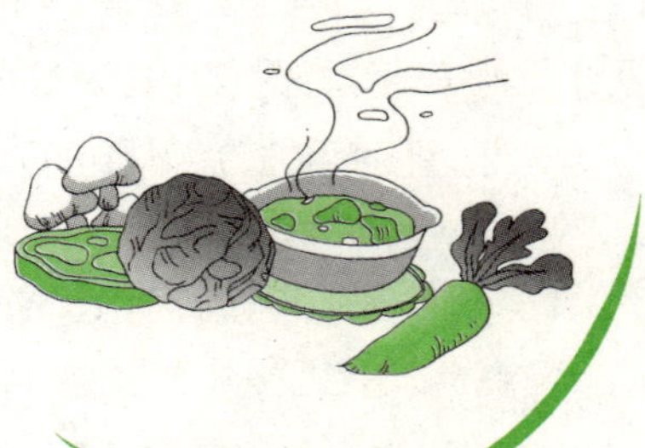

过了10个月的婴儿的饮食情况，随着孩子的个性和母乳的多少而有所不同。

有的婴儿从10个月起就开始吃米饭，蔬菜可以是菠菜、胡萝卜或卷心菜等，另外还提供一些动物蛋白质，午后则提供一些草莓、香蕉等水果，晚餐就和爸爸妈妈吃一样的饭食了。而有的婴儿非常爱吃粥，一点米饭都不吃。

还有一些婴儿，代乳食品吃得也很好，不过母乳仍然很充足，所以可以给喂一些母乳。这些情况都是因人而异。所说的断乳食谱只是为大多数母亲提供一个依据而已。5个月的婴儿或许可以依照统一的断乳食谱喂哺婴儿，但10个月的婴儿就没有这么简单了。

婴儿的断乳进行得是否顺利，并不是用断乳食谱来衡量的，而是要看所选择的饮食能否让宝宝快乐。只要宝宝的日平均体重增加5～10克就可以了。

怎样给婴儿喂米饭

从未满10个月开始就每日吃两次米饭的婴儿，过了10个月后，也并不是要每日吃三顿米饭。即使是过了1周岁的婴儿，每日吃三顿米饭的也少。

在10个月以前一直只吃粥的婴儿，如果一次能吃100克粥的话，应该给一次米饭试一试。开始时，在喂粥之前喂2～3勺米饭，如果婴儿喜欢吃，就可以逐渐增加分量。

总之，在婴儿的饮食问题上不可强制，只要能确定婴儿喜欢吃什么就可以了。鱼或肉末的量也并不因为婴儿过了10个月就一定要增加。如果婴儿能高兴地多吃一些的话，当然可以逐渐增加。

2. 帮宝宝戒掉奶瓶

许多宝宝到了一两岁了还叼着奶瓶奶嘴，这会影响到宝宝的口腔发育及其他问题，如何帮宝宝戒掉奶瓶和奶嘴又成了妈妈们要学习的话题。

长期吃奶瓶和安抚奶嘴的坏处

暴牙

奶嘴在舌头上前后摇动，长期如此就容易使牙齿和嘴唇变形，形成暴牙、咬合不良等不正常面容。

口干、肠绞痛、感染细菌

宝宝使用安抚奶嘴容易消耗唾液，而唾液里含有很多种酶和蛋白质，消耗唾液过多宝宝容易口干。

宝宝在含安抚奶嘴时容易吃进很多空气，这也是导致宝宝肠绞痛的原因之一。

另外，宝宝比较小，自己拿不好，咬一会儿奶嘴就会从嘴里掉出来，再放入嘴里难免会沾染细菌，很不卫生。

蛀牙

“奶瓶性蛀牙”大多发生在含着奶瓶边吃边睡的婴儿身上。

因为，奶液和果汁等甜味饮料都是酸性的，长期侵蚀着牙齿的保护层珐琅质，会使牙齿表面粗糙、空洞化，最终出现蛀牙。

中耳炎

因为小婴儿含橡皮奶头时，嘴里的唾液分泌明显增多。过多的唾液，或嘴里过多的奶汁，容易沿着宽平的耳咽管流入中耳。

帮宝宝戒掉奶瓶、奶嘴的小招数

尽量减少宝宝使用安抚奶嘴的时间与次数，淡化它，让宝宝慢慢忘记安抚奶嘴的存在。爸爸妈妈要持之以恒，不要宝宝一吵闹就拿给他。

不采取打骂、吓唬的方法

在戒安抚奶嘴的过程中，有的宝宝容易戒，有的很难。对于难戒的宝宝，爸爸妈妈不要采取恐吓、吓唬的方法，更不能在奶嘴上涂辣椒油。

让宝贝照镜子看自己

经常让宝贝照镜子看含安抚奶嘴的样子，可对宝贝说："你看这样很不好看，小朋友们都不这样，小心他们笑话你。"如果宝贝听了妈妈的话有进步，马上给予鼓励或奖励品。

把奶嘴作为礼物送人

你可以告诉你的宝宝："奶嘴只是给小孩子用的，可你现在已经是一个大孩子了。"如果有你认识的新生儿，那么再好不过了，你可以和你的孩子商量把奶嘴送给小妹妹作为礼物，一般孩子会乐意这样做。

帮助宝宝建立安全感

有些宝宝是因为缺乏安全感才依赖安抚奶嘴的，平时爸爸妈妈需要多抽出时间来陪伴宝宝，给他更多的关爱，让他有充分的安全感。

善用辅食

在戒除奶嘴的调整期内，爸妈也要视孩子的需求做出相应安排，比如给孩子一些辅食满足他们的咀嚼欲，像磨牙棒之类的就可以。

奖励

制作一个表格，每次他吵着要奶嘴最后又乖乖放弃，就给他画上一颗五角

> **喂养小贴士**
>
> **不要心软**
>
> 你会和你的孩子一样，发现告别奶嘴是一件头疼的事情，如果你的孩子变得沮丧或者焦躁，千万不要自责内疚。尽管他可能真的很难受，但是随着其他事情吸引他的注意力，这件事情会被渐渐淡忘。所以，你一定要立场坚定。

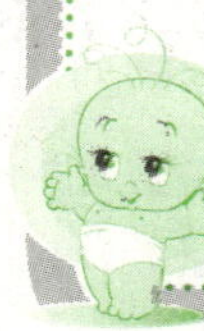

星，当五角星达到3个的时候，适当地奖励他，比如一本漫画书，或者去游一次泳。孩子很喜欢这样的方式。

用玩具分散宝宝的注意力

分散宝宝的注意力，给他一些有趣的玩具，让他在忙碌的玩耍中淡忘奶嘴。不恋奶嘴后，很快就能戒掉。

减少无聊时间

许多宝贝喜欢安抚奶嘴，是因为他们太无聊了。如果每天的生活都充满了游戏的乐趣，他们可能就想不起来自己还有这样的爱好了。

培养用水杯喝水的习惯

用餐时如果孩子感到口渴，可以让他先用水杯喝水，然后再使用奶瓶。一旦小家伙习惯了新的喝水方式，就可以完全脱离奶瓶了。

3. 应对不爱吃蔬菜的宝宝

婴儿能吃米饭后，很多妈妈就不为他做什么特殊的代乳食品，而让婴儿与爸爸妈妈一起吃饭了。在吃饭时想让孩子多吃些蔬菜，可有些孩子却怎么也不吃。妈妈该怎么办呢?

妈妈的“对策”

孩子无论如何都不吃蔬菜，无论是菠菜、卷心菜，还是胡萝卜、土豆，都用舌头顶出来。于是许多妈妈就想出了一些妙招，把蔬菜切碎后与鸡蛋做成蔬菜蛋卷，或者放入碎肉中搅拌，做成肉饼给孩子吃。

可有些“强硬”的婴儿，一旦混入了青菜，就连鸡蛋和肉饼也不吃了。这样一来，很多妈妈就会担心，宝宝不吃蔬菜会不会引起某种营养的不足呢?

婴儿不吃蔬菜妈妈用不着担心

其实，母亲不必过多去考虑婴儿厌吃蔬菜的问题。

人类吃蔬菜的目的是补充钙、钾、铁等矿物质和维生素A、维生素C以及维生素B等，但这些营养成分在蔬菜以外的其他食物中也有。如在牛奶、奶粉和鱼类、肉类中就含有大量的维生素A和矿物质；在水果中含有维生素C和维生素B。这样，即使婴儿一点蔬菜都不吃，只要充足地喝牛奶、吃水果，就不会导致营养不良。当然，婴儿能吃蔬菜是最好的了。

也有不少孩子在婴儿时期不吃蔬菜，而长大后却逐渐喜欢吃蔬菜了。如果用了各种办法，可婴儿就是不吃的话，可用水果来代替蔬菜。爸爸妈妈在每顿饭时都不要强迫婴儿吃他不喜欢吃的东西。因为孩子能愉快地吃饭，比吃什么都重要得多。

4. 让宝宝学着吃“苦”

人在通过食物摄取辛甘苦酸咸五种味道时，大致是平衡的。但现在宝宝摄取的咸、甜之味过多，并已引发许多疾病，造成幼儿体质不佳，抵抗力下降。为了改变五味失衡状况，应给孩子吃些苦味食品。

苦味可促进食欲

苦味以其清新、爽口而能刺激舌头的味蕾，激活味觉神经，也能刺激唾液腺，增进唾液分泌；还能刺激胃液和胆汁的分泌。这一系列作用结合起来，便会增进食欲、促进消化，对增强体质、提高免疫力有益。

苦味可清心健脑

苦味食品泄去心中烦热，具有清心作用，使头脑清醒，使大脑更好地发挥功能。

苦味可促进造血功能

苦味食品可使肠道内的细菌保持正常的平衡状态。这种抑制有害菌，帮助有益菌的功能，有助于肠道发挥功能，尤其是肠道和骨髓的造血功能，改善少儿的贫血状态。

苦味可泄热、排毒

我国医学认为，苦味属阴，有疏泄作用，对于由内热过盛引发的烦躁不安有泄热宁神之作用。泄热、通便不仅可以退烧，还能使体内毒素随大、小便排出体外，使少儿不生疮疖，少患其他疾病。

爸爸妈妈来互动

教宝宝用身体语言指认事物

宝宝虽然不会说话，但经过大半年“对牛弹琴”式的教育，他已经对许多事物有了初步的认识。

爸爸妈妈要教宝宝指认各种事物，还包括图画书中和户外的事物。比如爸爸妈妈常重复地对宝宝说“这是花，这是树，这是小鱼……”过一段时间后，问宝宝花在哪里，树在哪里，他就会用眼睛去看，或用手去指。此时，宝宝对事物的再现能力就上了一个大台阶。

苦味食品的宝库

苦味食品就在日常饮食生活中，关键是注意选择，合理食用。苦味食品以蔬菜和野菜居多，如莴苣叶、莴笋、生菜、芹菜、茴香、香菜、苦瓜、萝卜叶、蔓菁、苜蓿、曲菜、苔菜等。在干鲜果品中，有苹果、杏、荸荠、杏仁、黑枣、薄荷叶等。此外还有荞麦、莜麦等。更有食药兼用的五味子、莲子心等，用沸水浸泡后饮用更好。五味子适用于冬春季，莲子心适用于夏季饮用。

5. 纯净水可以直接给宝宝喝吗

爸爸妈妈在给宝宝挑选饮用水的时候，最好不要用纯净水。有以下两个原因：

缺少营养

虽然看起来纯净水用起来十分方便，但是从纯净水的工艺流程来看，因为它进行了多次净化，虽然纯净，但是在滤过杂质的同时，把水中本来存在的对人体有益的矿物质也滤掉了，这样一来，宝宝在喝水的时候就不能像饮用自来水一样补充人体一些必需的矿物质，长期这样，对宝宝的健康很不利。

不一定“纯净”

纯净水究竟干不干净很难判断。为了保险起见，可以把纯净水煮沸以后再给宝宝喝比较好。

所以，建议你还是用最普通的办法——烧自来水喝，虽然麻烦一些，但是经过高温消毒的自来水，是不含有细菌的，而且还保留了对人体有用的矿物质，对宝宝身体是有好处的。一般来说，自来水煮沸后，把盖子打开再烧三分钟，这时候的水是最好的。

6. 宝宝吃饭，别喂出“伤”

1岁小儿开始渴望自主进食

从生物学的角度来看，寻找食物是动物的本能，我们可以看到，婴儿一出生就会用啼哭来表示饥饿，用嘴来寻找食物，稍大一点，就会用手捧着妈妈的乳房或奶瓶快乐地吮吸。随着小儿的生长发育，到了1岁以上，饮食量不断增加，对各类食物的适应能力渐渐增强，咀嚼功能逐步建立，对食物的色香味有了自己的辨别力，这时小儿就开始有自主进食的渴望。

在这一阶段，小孩逐步成为进食的主体，爸妈的作用应从主导转变成辅助作用，通过鼓励和协助小孩进食，让小孩感到进食的快乐，和大人一起享受食物的美味。

喂饭对宝宝消化不好

食物咀嚼不充分，咽下肚子不易消化，影响孩子消化功能的吸收。

心理负担过重或角色不明

在喂饭的过程中，爸妈的各种行为和形形色色的表现，给小孩带来不同程度的心理压力和伤害。如有的爸妈由于赶时间，一边喂饭一边催促小孩快吃，久而久之会使孩子感到吃饭是一种负担，觉得进食毫无乐趣。

许多孩子对吃饭所持的抵制态度，厌食、挑食的习惯，就是在这种情况下产生的。还有的爸妈，在给孩子喂饭时，往往一边喂饭一边与其游戏，一顿饭经常要喂一个小时以上。这样作为孩子心情固然不错，但是孩子并不明白这是在吃饭还是在做游戏，角色不明。

如形成不良习惯，一旦没有游戏伴随，饭当然就吃不下去了。这种行为如继续下去，将导致小孩的注意力不集中，影响今后的学习和工作。还有的爸妈在喂饭时，为了让孩子多吃一点，一边喂一边承诺给孩子各种东西。这样一旦形成习惯，孩子就可能认为，通过吃饭可以获取某些利益。

7. 如何判断你的宝宝是否偏食

测测你的宝宝是否偏食

妈妈们先来回答以下选择题：

同年龄段的宝宝喜欢吃的食物，他不喜欢吃，而且种类达数种以上，这一情况持续很长时间。

是□　　　否□

特别喜爱吃某种特定的食物，如没有这种食物就拒绝进食。

是□　　　否□

特别抗拒某种食物，对其望而生厌，并影响进食其他食物。

是□　　　否□

如果以上有一个描述情形正是你宝宝的表现，说明有一定的偏食倾向；如果你的选择全部是“是”，那你的宝宝偏食很严重，你就一定要注意了。

偏食危害宝宝健康

儿科医生通常会这样专业地描述偏食的危害：

偏食是一种不良的摄食习惯，可导致某些营养素摄入不足或过剩，影响宝宝的生长发育和身体健康。宝宝免疫力降低、个子长得慢、情绪异常、常常哭闹等都或多或少与偏食有关。一些生活方式相关疾病如肥胖、脂肪肝、糖尿病、冠心病、高血压等就可能是由于长期偏食肉类等荤食、不爱吃蔬菜造成的。要知道，医生的描述并非危言耸听，偏食的危害有时比妈妈们预想的还要更糟。

怎么让宝宝不偏食？

每个宝宝的脾气秉性不同，饮食习惯和喜好口味也就各不相同。但如果宝宝偏食严重，甚至影响到宝宝的身体健康，妈妈可就要万分小心了。宝宝偏食的表现和偏食的原因各种各样，但纠正偏食，还是有一些基本的章法可循的。下面就介绍4招，大家可以试一试，希望你的宝宝能“吃嘛嘛香，身体倍儿棒！”

有足够耐心去等待

“吃完这些青笋，妈妈就给你拿饮料。”这样的许诺只能让宝宝产生对饮料的喜爱和对青笋的厌恶。其实没有必要用宝宝喜欢的其他食物做诱饵，只需要你不断地将青笋同其他食物放在桌子上，不用特别唠叨或许诺，也不用“威胁”，只要耐心等待。当宝宝看到爸爸妈妈津津有味地吃新鲜的青笋，几次之后，他就会改变自己的主意，一点一点地接受青笋。

正确估计宝宝的食量

宝宝虽然活动量大，但胃口小，我们不能对他们的食量有太高的期望值。事实上，有时宝宝吃掉一个鸡蛋饼，就已经能够为他提供足够的谷类和蛋白质了。如果你还是很担心，那就采取少食多餐的饮食原则，在下一餐给他提供含维生素较多的水果，以弥补前一餐营养不均衡的缺憾。

喂养小贴士

激起宝宝好奇心

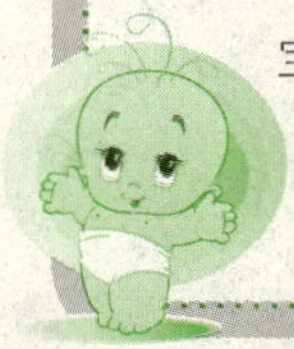

妈妈在装有宝宝不喜欢吃的蔬菜盘底下，贴上一张很可爱的粘贴画。然后告诉宝宝，如果把这盘菜吃光了，就会在盘底发现一个秘密。这样，会使宝宝很好奇，尽管眼前的饭菜他们不喜欢，但也会尽力去吃。经常变换这些小“花招”，宝宝在不知不觉中就会把不爱吃的饭菜快乐地吃完。

游戏引导

在进餐前专门挑选一些与饮食有关的儿歌，通过儿歌引导宝宝吃青菜。“小白兔，白又白，爱吃萝卜和青菜”、“老奶奶拄拐杖，爱吃韭菜炒鸡蛋”等，潜移默化中改变宝宝的不良饮食结构。曾经有个妈妈为了让宝宝吃胡萝卜，就编了一个好长的故事告诉宝宝，胡萝卜来自火星，宝宝可是个天文爱好者，这样一来，立即喜欢上胡萝卜了。

妈妈做“大厨”

妈妈要练好厨艺“内功”，饭菜要常变花样，上、下餐之间不要重样。如果每天都是西红柿、茄子、黄瓜、豆角，做法也很单调，炒、蒸、炖，即使是我们大人也会吃腻的，更何况宝宝。所以，不妨向有经验的其他妈妈取点厨艺经，或者上网去交流，关于如何变换宝宝饭菜的花样。

8. 宝宝消化不良的几大诱因

随着宝宝渐渐长大，爸爸妈妈就需要给孩子增加越来越多的辅助食品，不过要注意给予孩子营养平衡的饮食，别让食物引起了宝宝的消化不良。宝宝消化不良一般有以下原因：

给的食物不太易消化

由于婴幼儿的消化能力差，爸爸妈妈要针对孩子的年龄特点，给孩子吃能消化吸收、愿意接受的食品。

爸爸妈妈要根据孩子不同的年龄特点，饮食逐渐由流质向半流质（如米汤、糊状

爸爸妈妈来互动

锻炼宝宝的“心灵手巧”

宝宝出生后，爸爸妈妈就可以有意识地刺激宝宝的小手。两个月时，孩子会出现宝宝动作，这时不要强行干预。当孩子 3 个月时，他就会抓玩具了，此时需要训练抓握能力，给他多种质感和形状的物体让他体验。在孩子半岁后，教孩子做简单的手指操，让孩子将手的动作与声音刺激联系起来。如让孩子“抓挠”；伸出食指表示“1”；双手鼓掌做“欢迎欢迎”；等等。

食品、稀饭）以及固体食物（如软饭、面包等）转变。3 个月内的婴幼儿，其消化液与成人不同，对淀粉的消化比较差，需要特别注意。而对于 2 岁以下的婴幼儿，所添加的副食品，一定要烂、细、软，比如，可将青菜切碎，弄烂，做成菜泥。而对于 2～3 岁的婴幼儿，因为已经有 16～20 颗乳牙，食品可以稍微粗一点。同时，像整颗的瓜子、豆子、花生米、果冻这些食品对于婴幼儿都十分危险，可能会被吞到器官里，所以必须小心，要磨成粉，弄碎了才能吃。

给太多新的食物

比如：有的孩子第一次吃虾，觉得味道很好，就一下子吃许多，结果造成消化不良。因此爸爸妈妈在让婴幼儿尝试吃一种新的食物时，要让他慢慢适应。一次量不能给太多，要逐渐地增加，让孩子有个适应的过程。

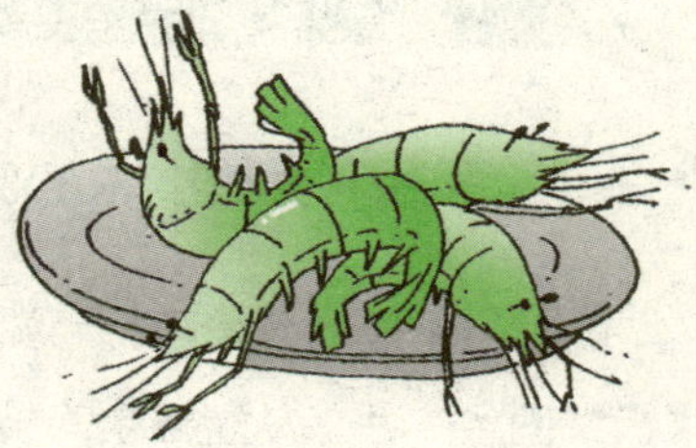

食品搭配不合理

婴儿 4 个月过后，爸爸妈妈就需要给孩子增加奶类以外的辅助食品，要注意给予孩子营养平衡的饮食。平衡的饮食就是指婴幼儿吃进去的食物能满足他这个年龄和身体发展的需要。孩子的生长需要各种各样不同的营养，其中包括蛋白质、脂肪、碳水化合物、维生素、矿物质和微量元素、纤维素等营养素。粮食是最基础的食品，而肉、鱼、奶、蛋、蔬菜、水果等都是身体所必需的。

因此，爸爸妈妈需要细心搭配孩子的饮食，做到多品种，多样化，避免偏食、挑食、食物过于单调。

9. 宝宝的一日食谱安排

早上 6:00	牛奶 250 毫升，白糖适量
上午 8:00	鲜橙汁或番茄汁 200 毫升
上午 10:00	鸡蛋米粉 50 克，蛋黄 1 个，白糖适量；小儿鱼肝油滴剂（用量遵医嘱）
中午 12:00	蔬菜肉粥：粳米 20 克，猪瘦肉或鸡肉 15 克，碎新鲜蔬菜 20 克，植物油 2 克
下午 2:00	豆奶 250 毫升，白糖适量

下午 4:00	新鲜水果 40 克，饼干 15 克
下午 6:00	白菜鱼片粥：粳米 20 克，去刺鲜鱼肉 15 克，切碎小白菜 25 克，植物油 2 克
晚上 8:00	牛奶 250 毫升，白糖适量

三、辅食添加

1. 宝宝吃什么点心好

点心的主要成分是糖，与粥、米饭和面条的成分基本相同。如果婴儿能很好地吃米饭或面条的话，从营养学的角度来讲就没有必要给婴儿点心吃，因此说并不是过了10个月的婴儿都必须喂点心。但给婴儿点心既可增加婴儿的乐趣，又能增加营养，那么如何调剂作为乐趣的点心和作为营养品的点心呢？这就要看婴儿的营养状况了。

体重过重婴儿怎样给饼干蛋糕

对过胖，并已限制其粥、米饭和面食食量的婴儿，再给他饼干和蛋糕吃，那么这限制就失去了意义。这类婴儿给他点心还不如给他水果吃，不过，香蕉因含糖量高不要给婴儿吃。

吃很多粥、米饭的过胖婴儿，非常喜欢吃烤饼、蛋糕，这样的婴儿常常是给多少就吃多少。这时候如果也想给婴儿作为乐趣的点心的话，可先给宝宝水果等，待婴儿米饭吃得少了些的时候，再给点心。如果不是特别胖的婴儿，应在正餐之间尽量给孩子吃点心。

体重过轻婴儿怎样给饼干蛋糕

对那些只吃一点点粥、米饭、面包等体重增长得不能令人满意的婴儿，在中餐和晚餐之间要给喂一些点心。虽然婴儿只吃三四口粥或米饭，但如果婴儿喜欢吃点心，就应该给他吃。

也许有人会说是因为给了婴儿点心吃，婴儿才不吃饭了。而实际上有这样的婴儿，即使一点点心也不给他吃，他也不会吃很多粥和米饭的。

体重过轻的婴儿如果不喜欢吃饼干或蛋糕之类的甜食，那就给他吃咸味的饼干。

其他点心的给法

像糖块这样的东西，对 10 个月前后的婴儿，还有卡喉咙的危险。其他一些如年糕的东西，如果不是 1 厘米以内的小块的话，也会有危险。

卫生的新鲜的豆沙包也可以给婴儿吃。但在小摊上摆放的则最好不要给 10 个月以内的婴儿吃。因为其中混入了哪怕是少量的细菌，也会给婴儿带来麻烦。

爸爸妈妈可把给婴儿吃点心的时间规定下来。在婴儿吃完后，要让婴儿喝点茶水或凉开水漱一下口，这样做可以预防龋齿。

2. 开心地给宝宝添加新食物

添加辅食是宝宝品尝新口味的开始，应该是一件开心的事情。

妈妈要做到的

要有足够的耐心

第一次喂新的食品或固体食物时，宝宝可能会将食物吐出来，这是因为他还不熟悉新食物的味道，并不表示他不喜欢。

特别提醒：需要连续喂食数天，宝宝才可能习惯新食品的口味。

创造愉悦的进餐氛围

最好在宝宝心情舒畅、你自己感觉轻松的时候，给宝宝添加新的食物。

特别提醒：你和宝宝的情绪都会影响宝宝对新食品的兴趣。

读懂宝宝进食时的肢体语言

肚子饿、宝宝对食物感兴趣时，他会兴奋地手舞足蹈，身体前倾并张大嘴。相反，如果不饿，宝宝会面对食物紧闭嘴巴，把头转开或者干脆闭上眼睛。

特别提醒：勉强和强迫只会让宝宝产生反感，把享受美食当成痛苦。

妈妈应了解的

◎ 每次喂食一种新食物后，必须密切观察宝宝排便、食欲、情绪和皮肤等全面状态。如有便秘、腹泻、呕吐、皮肤出疹或潮红以及哭闹等不良反应，应立即停止喂食，并带他去医院。

◎ 添加辅食过快过量，会加大宝宝肠胃负担，引起消化系统的麻烦。

◎ 将食物装在碗内，用小匙一口口地喂，让宝宝渐渐适应成人的饮食方式。当宝宝具有一定的抓握力后，可鼓励他自己拿小匙。

◎ 添加辅食最好安排在宝宝喝奶之前，这样不会因为肚饱而无兴趣尝试辅食。

◎ 如果宝宝性格比较温和、吃东西速度比较慢，千万不要责备和催促，以免引起他对进餐的厌恶。

喂养小贴士

辅食的保存方法

辅食必须放在消毒过的容器内，密封后再放入冰箱。一般只能在冰箱里存放 2 天。尤其要注意的是，生、熟食品要分开保存。

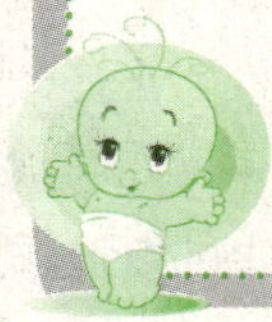

妈妈亲手做的，就是最好的

市场上有许多成品婴儿辅食，卫生、方便，可省去许多制作的麻烦。但我们还是提倡妈妈自己动手给宝宝制作食品，这不仅经济实惠，还有利于保持食物的新鲜度，确保没有任何添加剂。

妈妈亲自给宝宝做辅食时，要记住卫生安全是首要

◎ 一定要选用新鲜的天然的原料。最好现做现吃，不要把制作好的食品存放过久。

◎ 有皮的水果和蔬菜，应去皮后再加工制作；切忌用已破损或糜烂的水果及蔬菜（哪怕已经剜除了溃烂面也不行）制作辅食。

◎ 烹饪时一定要煮熟煮透。特别是鸡蛋、鱼虾和肉类，以免发生感染和过敏。

◎ 不放或少放调料，特别是添加辅食的初期，原则上不放调味品。

◎ 制作辅食和喂食前，一定要剪短指甲、清洗双手；保证所有用具和餐具清洁干净。

3. 宝宝辅食妈妈做

煮白薯

把白薯洗干净去皮后切成四个薄片，把苹果洗净去皮除核后也切成薄片，然后把白薯和苹果的薄片先后放入锅内，加入少许水后用微火煮，煮好后放入蜂蜜。

芝麻豆腐

豆腐 1/6 块用开水烫后控去水分，然后研碎再加入炒熟的芝麻、豆酱、淀粉各 1 小匙混合均匀后做成饼状，再放入容器中用锅蒸 15 分钟即可。此食品的特点是非常松软，易消化。

虾仁炒鸡蛋

【原料】虾仁 20 克，鸡蛋 1 个，精盐、水淀粉、植物油各少许。

【做法】

1. 将鸡蛋打入碗中，用筷子调匀。
2. 锅热后加入少许植物油，油热后放入洗净切碎的虾仁煸炒。
3. 倒入鸡蛋液快速翻炒，同时加入精盐，最后用水淀粉勾芡即成。

四、吃什么才聪明

1. 宝宝易缺什么微量元素

婴幼儿阶段最容易缺乏铁和钙两种微量元素。

铁

铁是造血原料之一。小儿出生后由母体获得的铁在体内储存，可供生后 3～4 个月之需。如果 4 个月后不及时补充含铁丰富的食品则会出现营养性缺铁性贫血。鱼、肉类、猪肝、动物血中含铁量多而且吸收率高，大豆中的含铁量也不低，维生素 C 可以促进铁吸收，应给婴儿适当补充。

钙

钙为骨骼中的重要成分。目前成人的膳食中普遍缺钙，小儿正在生长发育阶段，对钙的需要量比成人多。母乳中的钙含量虽低，但钙、磷比例适当，吸收率高；牛乳中的钙含量虽然比母乳高，但因磷高，影响钙的吸收。钙的吸收有赖于维生素 D 的作用，缺乏维生素 D 时钙的吸收减少。

2. 含铝过多，让宝宝反应迟钝

合理地给孩子补充一些营养食物可以起到健脑益智的作用。反之，如果不注意食物的选择，孩子爱吃什么就让他吃什么，反而会有损大脑的发育。

远离铝的危害

铝并非人体需要的微量元素，而是有害人体健康的食品污染物。多项研究结果表明，从食品中摄入过量的铝，可以干扰人的思维、意识与记忆功能，使视觉与运动协调失灵，记忆减退，严重者可能痴呆。摄入过量的铝，还能置换出沉积在骨质中的钙，抑制骨生成，发生骨软化症等。

喂养小贴士

说梦话也是宝宝智力的一个反应。宝宝常常说梦话是情绪不稳定的表现，妈妈可别以为只要安慰几句就万事大吉了，长此以往会对智力产生不良影响。正确的做法是带宝宝上医院做检查，向医生进行咨询。

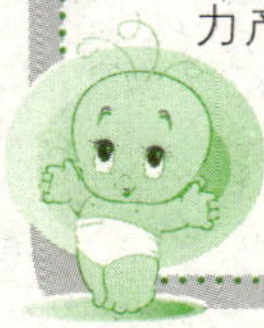

经常给孩子吃含铝量高的食物，会造成记忆力下降、反应迟钝，甚至导致痴呆。所以，爸爸妈妈最好不要让孩子常吃油条、油饼等含铝量高的食物。

危险的含铝食物

◎ 薯片、虾条等膨化食品

◎ 油条、油饼等油炸食品

◎ 粉条、粉丝、粉皮、凉粉、凉皮等淀粉类制品

◎ 蛋糕、威化饼干等面制食品

3. 乳牙晚萌，营养来帮忙

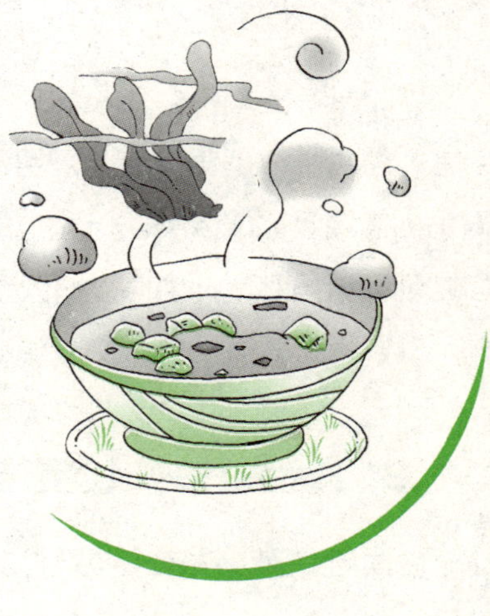

牙齿萌出是宝宝骨成熟的粗指标之一。乳牙萌出的早晚，不同的婴儿个体之间差异较大。一般情况下，10个月龄的婴儿应该有乳牙2～4颗。

乳牙晚萌的原因

如果婴儿在10～12个月龄时仍未萌出一个乳牙，则可视为乳牙晚萌。

导致牙齿生长缓慢，乳牙晚萌的原因主要有重度营养不良、佝偻病、先天愚症等。除疾病原因外，

牙齿的正常萌出也需要足够的蛋白质、钙、磷、铁、维生素 C、维生素 D 和一定的甲状腺素。如果这些营养素缺乏，也可导致乳牙晚萌。

营养饮食来预防

疾病原因导致的乳牙晚萌可以找医生检查，然后对症治疗。由于缺乏营养素而导致的乳牙晚萌，则应加强日常饮食营养。

◎ 富含蛋白质且适宜婴儿食用的食物主要有糯米、血糯米、粳米、嫩豆腐、紫菜、猪肝、猪肉、猪肚儿、肉松、蛋类和鱼类等。

◎ 富含钙、磷、铁且适宜婴儿食用的食物主要有血糯米、嫩豆腐、土豆、胡萝卜、卷心菜、菠菜、空心菜、莴苣、茄子、山楂糕、肉松、全脂奶粉、带鱼、虾仁、紫菜、海带和麻油等。

◎ 富含维生素 C、维生素 D 且适宜婴儿食用的食物主要有草莓、山楂、番茄、青椒、菜花、大白菜、小白菜、菠菜、卷心菜、土豆、豌豆苗、蛋黄和动物肝脏等。

◎ 富含甲状腺素的食物主要有猪（牛）的甲状腺体。

牙齿生长缓慢的婴儿，应搭配选用上述四类食物服用。每日 2～3 次，常服可有效果。

4. 1 岁以内宝宝不能食用味精

人们习惯在烹调菜肴和煮汤时放一些味精以增加鲜味，但是在给哺乳的妈妈和婴幼儿的菜肴中也加味精，那就有害无益了。

味精害宝宝缺锌

对于成人来说，味精随食物进入人体后，在肝脏中被谷氨酸丙酮酸转移酶转化，

爸爸妈妈来互动

说儿歌，做动作

边说儿歌边做动作，可以促进宝宝的理解能力和语言发展能力。

“拉大据，扯大据，姥姥家，唱大戏，爸爸去，妈妈去，小宝宝，也要去。”

10 个多月的宝宝正处在连续发音的阶段，爸妈要给宝宝多次重复的语调和声音的刺激，引发宝宝对自己发音的兴趣。

生成谷氨酸后再为人体吸收。婴幼儿则不然，过量的谷氨酸能与婴幼儿血液中的锌发生特异性结合，生成不能被机体利用的谷氨酸锌，随尿液排出体外，从而使婴幼儿体内的锌逐渐被带走，导致机体缺锌。婴幼儿一旦缺锌，便可出现味觉迟钝，甚至厌食，日久造成智力减退、生长迟缓、性晚熟等不良后果。

不要让味精伤害了宝宝

孕妈妈如果在妊娠后期经常吃味精会引起胎儿缺锌。母乳喂养的宝宝，如果母亲从菜肴中摄入味精，也会通过乳汁进入婴幼儿体内，因此在给妈妈和婴幼儿的菜肴中不应该放味精。周岁以内的孩子食用味精过多有引起脑细胞坏死的可能。

世界卫生组织提出：成人每天摄入味精量不得超过 4 克，孕妇和周岁以内的孩子禁食味精。即使孩子大了也尽量少给孩子吃含味精多的食物。

5. 你的宝宝智力超前吗

新生儿身上不同能力的发展速度是不同的。尽管这些能力之间有某些关联，但是根据一两种已测出的能力的发展来判断其他能力的发展是难以做到的。婴儿的某些技能与其身体发育状况有关，有些与经验有关，而有些与两者都相关。在设法判断孩子聪明与否的早期迹象时，要把他作为一个完整的人来看。总而言之，聪明儿童在发展中各个方面都超前，在爸爸妈妈的帮助下，他们有可能保持住这一优势。

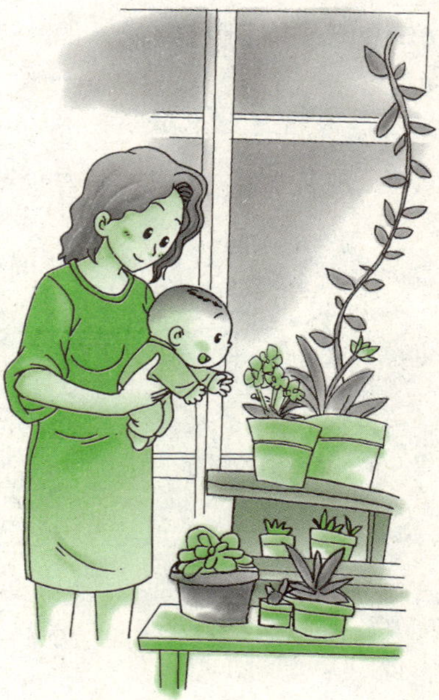

在出生时，聪明的孩子可能要比其他孩子更机警。有些孩子从一开始就能独自把头抬高一会儿，仿佛在环顾四周，对生活有强烈的好奇心。

一个感觉敏锐、反应迅速的婴儿常常很聪明。在你抱他时，你会感觉到这一点。如果他似乎避开某个东西，那就表明他能区分什么是让他感到愉快的，什么不是，这也就是心理活动的开始。婴儿越敏感，也就越容易得到满足。

孩子笑得越早，聪明的可能性就越大。尽管这不是完全可信的迹象，但它是个象征。很早就开始笑的婴儿常常会成为聪明活泼的儿童。

非常聪明的儿童在出生时常常大一些、重一些，但也不尽然。理由是：大一些的健康的婴儿更有可能是由那些怀孕时得到良好营养和关照的母亲生的。这些母亲也更可能在家中给予她们的宝宝最好的教育和帮助，这在后来的智力测验中会表现出来。较重的婴儿也可能在生活中有心理上的优势，有较好的身体素质，因而有理由比其他孩子更快活。

例如，他们每次可以吃更多的食物，因而不需频繁地喂养，可以把精力转向更多的智力活动方面。此外，爸爸妈妈因不必忙于给孩子喂食和清洗，会认为孩子可能是社会型的人，于是就可以对他采取不同的做法。因此，从一出生起，与较轻的孩子相比，较重、较吸引人的孩子可能会发现他们处在一个愉快的、情感上得到支持的世界里，就会以许多方式利用这种最初的好运气。

第十二节 11～12个月婴儿的喂养方案

一、身心发育情况

11～12个月的婴儿逐渐懂得了自己周围的人与人之间的关系。能清楚地分辨出爸爸妈妈与外人，也能分辨出外人中的熟人与陌生人。

身体发育

体重	男婴约 10.14 千克	女婴约 9.58 千克
身长	男婴约 77.14 厘米	女婴约 75.69 厘米
头围	男婴约 46.47 厘米	女婴约 45.45 厘米
胸围	男婴约 46.54厘米	女婴约 45.61 厘米
坐高	男婴约 48.46 厘米	女婴约 47.41 厘米
牙齿	已长出 6～8 颗牙	

婴儿身体方面的运动情况

随着月龄的增加，婴儿身体方面的运动能力逐渐增强。一般的婴儿在这个时期都能扶着东西迈步了。走得早的婴儿撒手后能摇摇晃晃地走。开始走的时候可见到右边的腿呈罗圈状，或右大腿有点拖曳着似的，两条腿的运动有些不同，但这不用担心。宝宝稍大一些就会好的。

也有一些婴儿在这个时候是既不会爬也不会扶东西站着，只要婴儿能自己坐着，其他方面的发育也正常的话，到一岁半左右也会走了。

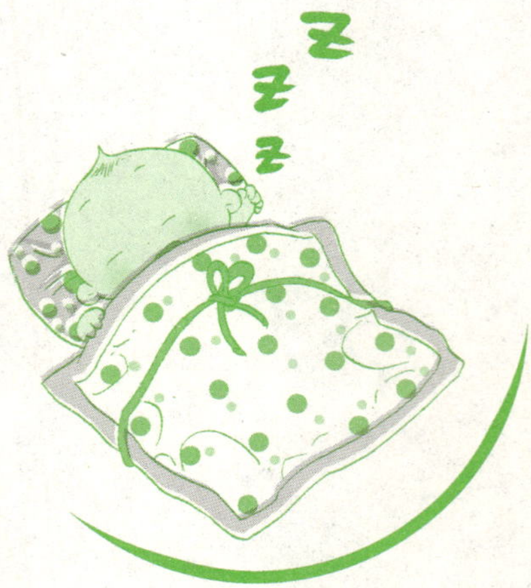

宝宝的睡眠

睡眠随着婴儿性格的不同而不同。11 个月的婴儿睡眠时间为 12～16 小时。

有些婴儿只在白天睡一次，而有些婴儿则在午前、午后各睡 2 小时。宝宝的睡眠一般在晚

9:00到早7:00，不过，现在10:00多还不睡的婴儿逐渐增多。

有规律地安排宝宝睡和醒的时间，这是保证良好睡眠的基本方法。同时在睡前不要让孩子吃得过饱，不要玩得太兴奋，睡觉时不要蒙头睡，也不要抱着摇晃着入睡，要让孩子养成良好的自然入睡的习惯。

其他方面的发育情况

婴儿到了这个月龄，一般都是上下共长4颗牙了。发育早一些的可能已长出了7颗。

这个时期婴儿的大便次数也因人而异，有两日一次的，有每日一次的，还有每日2次的，各种各样。小便这时也还不会告诉爸爸妈妈，所以只有多把尿（如每隔一个小时）才能让婴儿少尿湿尿布。

男婴在这个阶段的平均体重是9.92千克，女婴是9.41千克。男婴的平均身高是75.5厘米，女婴是73.9厘米。

二、喂养有方

1. 喂养11～12个月的宝宝

宝宝快满周岁了，一般都能吃爸爸妈妈日常吃的食物，所以即使不为宝宝做特别的食物，吃现在的食物就可以了。

不同婴儿的饮食情况

这个月龄的婴儿有的完全能和爸爸妈妈一样吃饭了，也有的婴儿每日只吃半碗米饭，给点心也不爱吃，而只爱吃鱼、肉和蛋类食物。这样的婴儿要大量地补充维生素C，所以应多给他喝些果汁。而有些婴儿既吃不下米饭，动物蛋白质也摄入不够，那就应该像以前一样喂牛奶，当然也并不是说快一周岁的婴儿必须施行以米饭为主，牛奶、奶粉等为辅的饮食结构。

当然还有一些婴儿即使过了11个月，仍然是喜欢吃粥，不喜欢吃米饭。这样的饮食情况因人而异。

加餐也因婴儿的个性不同，其喜欢也不一样。总的来说，食量小的婴儿，喜欢吃带咸味的食物，食量大的婴儿则饼干、蛋糕等什么都喜欢吃。

让宝宝练习自己吃饭

有的婴儿从这时起，就想自己拿勺吃东西了。看到婴儿自己想拿勺，就让他自己拿着试一试，即使撒了也没关系。婴儿自己费劲地舀起来送到嘴里，这是练习吃饭的开始。吃饭还是自己主动地吃才吃得香，所以保护婴儿的积极性是很重要的。

手指灵巧些的婴儿，在一周岁时，怎么样都能对付着把食物舀起来送到嘴里。如果有些婴儿觉得练习用勺子吃饭麻烦，就会用手抓着吃，即使这样也不要斥责孩子，婴儿长大了自然不会用手抓着吃饭。

怎样给婴儿补充蛋白质

随着婴儿的成长，身体的各部分组织都需要增加养料。人体的血液、肌肉和脏器都是由蛋白质构成的，为了制造这些蛋白质，就需要动物性蛋白质，也就是说鱼、肉、蛋类的食物无论如何都不可缺少。尽管如此，也还有不喜欢吃这类食物，或是连续吃就烦了的孩子。

既不令人喜欢也不让人讨厌，连续吃也不腻人的动物性蛋白质，最好的是牛奶（奶粉），牛奶喝起来不费时间，价格也比较便宜。所以结束了断奶期的婴儿，也可把牛奶作为动物性蛋白质的来源，继续喂给婴儿。

牛奶应该喝多少适宜，这要依据婴儿吃鱼、肉、蛋的量来决定，不喜欢吃鱼、肉、蛋的婴儿，就必须用牛奶来补充。所以不要因为婴儿满 1 岁了就只给 200 毫升牛奶，这个阶段的婴儿，每日还需要喝 600 毫升左右的牛奶。

爸爸妈妈来互动

音乐指挥家

快 1 岁的宝宝已经进入了连续发音阶段，这个时候宝宝的发音是近似词的音，这个时候宝宝的特点是多重复，比如说："妈妈妈妈妈。"

爸爸妈妈可以多给宝宝听一些优美、欢快、舒缓的曲子，宝宝已经能够区分音高和简单的曲调了，他会静静地听，有时还会哼哼几声。

2. 如何锁住蔬菜营养

生着吃还是熟着吃

蔬菜烹炒后，维生素C保存率约50%，胡萝卜素等高达90%以上，纤维素和矿物质则100%保留。可见，吃蔬菜数量至关重要，是否生吃是第二位。而蔬菜生吃可以保留100%的维生素和叶酸，以及多种活性保健因子。综合考虑，最好熟吃富含胡萝卜素的绿叶和橙色蔬菜，生吃色浅、脆嫩的蔬菜。

煮着吃还是炒着吃

熟吃蔬菜，过长时间烹调不利于营养素保存，高温煎炸更可能产生致癌物质。快速烹炒、短时间烹煮、烫熟或蒸熟之后再加调味品凉拌，都是不错的方法。蔬菜本身脂肪含量极低，富含膳食纤维，烹调时应发挥蔬菜这个优势。

孩子若胃肠娇嫩，对粗纤维和生冷食物较敏感，应尽量采用熟食。

分着吃还是合着吃

单独烹调时往往能更好地掌握火候，口味清爽，脂肪含量较低；和肉类一起烹调可增加原料多样性，调味更为浓郁，但往往会失去蔬菜的清爽感，脂肪含量较高。合理方式是绿叶或爽脆蔬菜单独烹调，而马铃薯、萝卜、胡萝卜、洋葱、蘑菇或海带等适合长时间炖煮的蔬菜和肉类共同烹调。

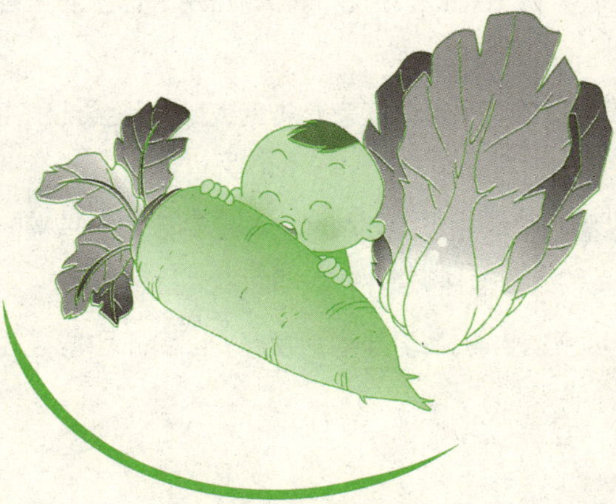

早上吃还是晚上吃

吃蔬菜并不限于时间早晚，最好每餐都有。早餐时间紧，宝宝往往胃口欠佳，番茄、黄瓜等蔬菜可生吃或做沙拉，各种青菜可放在汤面当中，有些蔬菜可制成菜饼和菜粥。中午时间有限，可以选烹调方便的蔬菜，如生菜、番茄、绿菜花等；晚上则是吃蔬菜的大好时机，需要花些工夫的豆角、莴笋、胡萝卜之类都可以在这个时间享用。

整着吃还是切碎吃

有人认为，蔬菜整吃会减少切口的养分流失，对保存营养价值有好处。其实只要先洗后切，营养素流失并不严重。完整蔬菜的烹调方式对火候的要求较高，而且未必适合给幼儿食用。孩子年幼口小，通常更喜欢适合自己的小块食物，或是可以手持的大型食物。在烹调幼儿食物时，应当考虑到他们的接受能力，切块长度与小嘴的容量相适应。

3. 如何为宝宝选择合格酸奶

天气开始逐渐闷热起来，小宝宝的小胃口却随着温度的升高慢慢下降了，这时，许多爸妈会想到给宝宝喝些酸奶，既能补充营养，还能调整宝宝的肠道菌群口味，一举两得。可是随之而来的酸奶饮料却让人伤脑筋。很多爸妈还不知道如何区分它们呢！

给宝宝喝酸奶的理由

酸奶，是以新鲜的牛奶为原料，经过马氏杀菌后再向牛奶中添加有益菌（发酵剂），经发醇后，再冷却灌装的一种牛奶制品。让宝宝喝酸奶有四个理由：

❶ 酸奶营养素、能量密度高，一杯酸奶（150 毫升）可以提供婴幼儿 30%的能量和钙质以及 10%左右的蛋白质。酸奶和人奶很相似，容易消化，特别适合于消化系统不成熟的婴幼儿。

❷ 酸奶中含半乳糖，半乳糖是构成脑、神经系统中脑音脂类的成分，与婴儿出生后脑的迅速成长有密切关系。

❸ 腹泻是婴幼儿夏季常见的疾病。酸奶中含充足的乳酸菌，可以有效抑制有害菌的产生，提高免疫能力，因而能预防腹泻或缩短慢性腹泻持续的时间。

❹ 酸奶是一种半固态的食品，饮用酸奶比牛奶有更强的饱腹感，适合于引导婴儿从液态食品到固态食品的过渡。

酸奶、酸奶饮料大不同

现在市场上很多乳酸饮料都打着“酸奶”的旗号，而且品种、口味越来越多。所以爸爸妈妈一定要仔细区别，别把不是酸奶的“酸奶”买回家了。鉴别方法如下：

制作工艺不同

酸奶是用纯牛奶发酵制成的，因此酸奶也属纯牛奶范畴。

酸奶饮料是以鲜奶或奶粉为原料，在经乳酸菌培养发酵制得的乳液中加入糖液等制成。是“稀释了的酸奶”，相当于一份酸奶加了两份水。

营养成分不同

酸奶是由优质的牛奶经过乳酸菌发酵而成的，本质上属于牛奶的范畴，保存了鲜奶中所有的营养素，含有丰富的蛋白质、脂肪、矿物质。此外，酸奶中的胆碱含量高，还能起到降低胆固醇的作用。

酸奶饮料，也就是乳酸饮料只是饮料的一种，而不再是牛奶，营养成分含量仅有酸奶的 1/3 左右。

口感明显不同

酸奶口感醇厚。

酸奶饮料由于加了水和果汁，所以口味上也没有酸奶纯，尤其是奶味不够。

乳酸菌含量差距大

酸奶的活性乳酸菌具有促进营养的吸收、调节胃肠道功能等多种保健的功效，而且它的含量还直接决定了酸奶品质的优劣。

酸奶饮料却只含有乳酸，而不含有这种能发酵的活性乳酸菌。

为宝宝选择合格的酸奶

购买前，仔细查看标签标志

特别是要仔细观察看产品上的配料表和产品成分表，以便于区分产品是酸牛奶还是酸奶饮料。根据国家标准，酸奶和含乳饮料的包装上都应标明产品成分和配料。酸奶的配料表中，蛋白质含量标示不应低于 2.9% 或 2.3%。酸奶饮料的配料表中，一般会出现“水”和“山梨酸”，蛋白质含量标示不低于 1.0% 或 0.7%。

选购时，考虑适合宝宝口味

购买酸奶时，爸爸妈妈只需要根据宝宝的喜爱来选择就可以了。

喂养小贴士

选择什么酸奶好

对于市场上出现的调味酸奶或果料酸奶，建议爸妈给宝宝选择原味酸奶，营养更佳。

全脂酸奶有丰富的维生素 A 或维生素 D，是酸奶产品中最富营养价值的，爸妈不妨为宝宝选择全脂酸奶。

4. 宝宝不爱吃米饭影响生长吗

这个月龄的婴儿一般都能吃下100克左右的米饭，如果婴儿不爱吃米饭该怎么办呢?

婴儿不爱吃米饭会影响发育吗

在炎热的季节里，婴儿一般一顿只能吃下75克（甚至更少）的米饭。每日只吃两次，这会影响婴儿的正常发育吗?

如果婴儿吃的米饭较少，但只要婴儿能吃鱼、鸡蛋或肉类等，就不会影响到其正常的生长发育。只要婴儿每日增重5～10克，就属正常。特别是在盛夏时节，婴儿一点米饭都不吃时，体重可能会停止增加，但只要婴儿精神状态良好，就不必担心。

实际上，在人的成长过程中，并不是不吃米饭就不行。米的营养成分是糖和植物性蛋白质，如果婴儿吃面条等，同样可以充分摄取到糖。在鱼、肉和蛋类中，含有比植物性蛋白质生物效能更好的动物性蛋白质，所以婴儿即使不吃米饭也不必为之苦恼。

不爱吃米饭的婴儿可多喂些小食品

母亲注意到孩子米饭吃得少，一般是与邻近的母亲交流后才得知的。实际上，只要婴儿精神状态良好。每天都能高高兴兴地玩耍，就没必要在意婴儿吃了多少米饭。

不喜欢吃米饭的婴儿，如果喜欢吃小食品的话，也可以给他吃。婴儿并不是因为吃小食品而不吃米饭的，所以只要婴儿喜欢，就可以给他小食品吃。

原本食量很小的婴儿，不会因为满1周岁了就突然能多吃饭了。食量小也不会对生活有什么影响，强迫进食也不能使婴儿变成大食量。

5. 让宝宝快乐进食的小妙招

榜样示范法

在家中，爸爸妈妈就是好榜样了。有些爸妈喜欢边饭边小酌，或是抽烟，一方面延长了吃饭时间，影响小孩形成良好的进餐习惯，另一方面也不利于孩子的身体健康。因此，做榜样还要从爸妈做起。去同事亲戚家串串门，让孩子们一起吃饭也是好的，不过爸妈应该在旁边正确引导，不要偏爱某一个。

饮食控制法

许多爸妈为了给宝宝“加强营养”，给宝宝每天的饮食配餐多以肉食为主，此外还提供许多高、精、细的副食品，如高级糕点、巧克力等。宝宝摄入这些高糖、高热量的食物后，引起血糖增高，大脑中饱食中枢兴奋，摄入中枢受到抑制，使人觉得饱而没有食欲。许多爸妈反过来又抱怨“宝宝不好好吃饭”。因此爸妈要逐步掌握宝宝的饮食规律性，逐渐培养宝宝良好的饮食习惯。

吃饭的时间最好要固定，使宝宝在每次餐前保持空腹，产生“饥饿状态”，以刺激大脑进食中枢产生食欲，这样既可以避免偏食、厌食的发生，又同时使宝宝在进餐后感到身体和情绪上的满足，产生快乐感，这种满足又可以进一步促进食欲的良性发展和完善。

合理控制宝宝吃零食，不选择含糖量较高的饮料、零食，以免引起中枢神经抑制，影响正餐时的饥饱状态。

美食引诱法

尽量将菜切得均匀，以免宝宝进食时挑来捡去。给宝宝做饭应多花心思，除了合理搭配食物的色、香、味以外，还发挥一点想象力，例如把食物拼成卡通图案，以此刺激宝宝的胃口。

户外活动法

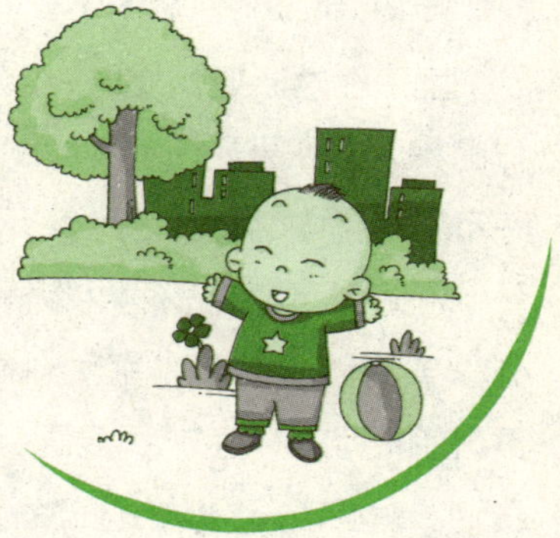

户外活动能令宝宝放松，同时适当的运动又会促进宝宝体内的新陈代谢，运动休息后不要急着给他吃含糖量高的饮料食品，此时的宝宝通常能够快乐地进餐。

6. 别让偏食缠上了你的宝宝

宝宝渐渐长大，对待食物的好恶也逐渐地明显起来了。喜欢吃的食物宝宝想多吃一点，不喜欢吃的食物一点也不想吃。

不要勉强宝宝

对于小宝宝的饮食偏嗜，爸爸妈妈不必急着在婴儿期去强行改变，有许多在婴儿期不喜欢吃的东西，到了幼儿期宝宝就很高兴地去吃了。在一定程度上的努力是可以的，但爸爸妈妈不能太勉强婴儿。

对于那些喂菠菜、卷心菜或胡萝卜等就用舌头向外顶的婴儿，爸爸妈妈可在做这些菜时，想办法做成让婴儿不能选择的食物形式来喂。如切碎放入汤中或做成菜肉蛋卷等让婴儿吃。

孩子即使不喜欢吃菠菜、卷心菜和胡萝卜等，爸爸妈妈也可以给孩子喂其他蔬菜。对无论如何也不吃蔬菜的婴儿，也可以用水果来补充，只要能保证婴儿摄取到足够的营养素就可以了。

婴儿偏食不会导致营养失调

如果婴儿吃米粥、面包、面条等能获得必要的热量，喝牛奶（500毫升）或母乳能满足婴儿身体对蛋白质的最低限度需要，那么婴儿即使对其他的辅食有些偏嗜，也不会导致营养失调。

在动物性的鱼、鸡蛋、牛肉、鸡肉和猪肉等食物中，婴儿即使对其中的任何两种一点也不吃，也不会导致营养失调，婴儿只要吃米饭、面包、面条，即使土豆、地瓜一点也不吃，也不会出现糖分的不足。在米饭、面包、面条中，即使婴儿对其中的任何两种一点都不吃，只要能好好地吃另一种，也不会引起能量的不足。

别给宝宝养成偏食的坏习惯

宝宝在吃断奶食品时，就可以看出他爱吃什么、不爱吃什么了。这一时期常有这样的事，到昨天还碰都不碰的食物，今天却突然大吃起来。相反，最爱吃的食物也会在不知不觉中吃腻。因此，不要过早地下结论宝宝爱吃什么，不吃什么。

开始时不吃的东西，以后可变换一下外形或稍微调调味，宝宝可能就会吃了。最好不要因为宝宝“不爱吃”而取消那类食物。有些爸爸妈妈为了让宝宝多吃一口，采取哄骗的办法引逗宝宝吃饭。有的宝宝吃饭没有固定地点，爸爸妈妈四处追着喂饭。长此以往，宝宝会形成条件反射，离开特定环境，就激不起食欲。爸爸妈妈要试着给宝宝喂他能吃的各种食物，不要人为地造成宝宝挑食、偏食的坏习惯。

喂养小贴士

对于那些味觉敏感比较挑食的婴儿，无论是粥还是米饭都吃得较少，所以体重也一般达不到正常的标准。这就要求妈妈在食物的营养搭配上稍微多花一些工夫。

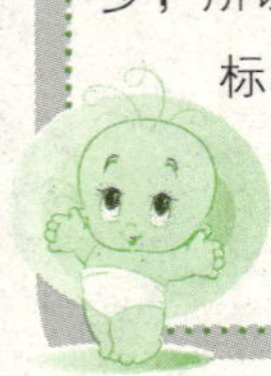

7. 给宝宝补水的基本原则

白开水是最佳的水分补充品

对于小宝宝，尤其是新生儿来说，白开水是最好的补水选择。因为水是六大营养素之一，不仅能补充宝宝流失的水分，还有散热、调节水和电解质平衡等多种功效。并且白开水是完全安全，不会产生任何负面影响的，所以作为日常的液体补充是最好的。

1天的饮用量控制在体重的10%～15%

宝宝每天需要补充的水分大概占自身体重的10～15%，所以把每天的饮水量控制在这个范围内就可以了。不过也不需要太精确地测定，根据宝宝的实际情况就好。

味道要清淡

无论给宝宝喝什么来补水，都要注意在刚开始的时候应该和水进行稀释，而宝宝喝的东西味道一定要淡，糖分低。因为糖分太高对于宝宝的肠胃、牙齿及食欲都会有影响。

8. 宝宝的一日食谱安排

早上6:00	母乳喂养20分钟，婴儿配方奶100毫升加20克麦片（或豆奶250毫升，白糖适量）
上午9:30	饼干15克；豆奶100毫升，白糖适量；小儿鱼肝油滴剂（用量遵医嘱）
中午12:00	猪肝炒菜花：猪肝25克，菜花40克，植物油5克。紫菜汤：紫菜1克，麻油1克，烂饭50克
下午3:30	鲜肉小馄饨：面粉20克，猪瘦肉15克，少许葱姜。鲜水果：香蕉100克
下午6:30	番茄鸡蛋面：挂面30克，番茄50克，鸡蛋1个，植物油5克，葱姜少许
晚上9:00	母乳喂养20分钟（或牛奶250毫升，白糖适量）

三、辅食添加

1. 怎样给宝宝吃水果

对婴儿来说，没有什么特别好的水果。每个季节最多产的水果，既新鲜又好吃，价格也便宜的就可以。

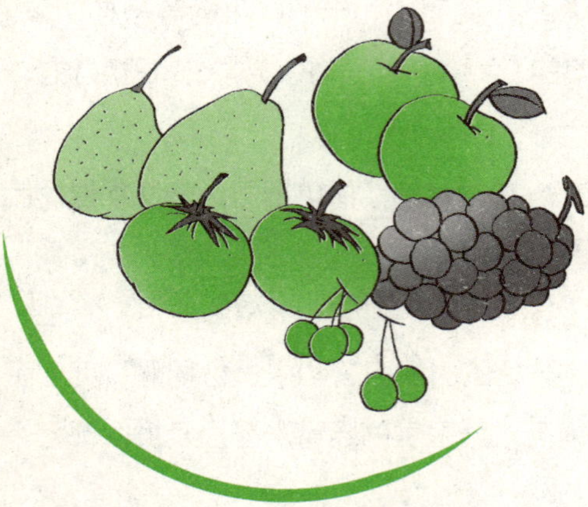

草莓中的小籽，做不到一粒一粒都剔除后给婴儿吃。不过，西瓜、葡萄的籽是一定要去掉的。苹果的果肉太硬，要切成薄片后喂给婴儿。香蕉、梨和桃也可以给婴儿吃。

吃了西瓜等水果，无论是在婴儿多健康的时候，在大便中都可以见到像是原样排出来的东西。虽然排出了带颜色的东西，爸爸妈妈也不要认为是消化不良，这主要是婴儿的胃肠消化功能还不完善的结果。

补充维生素C

如果婴儿不爱吃水果却喜欢吃蔬菜，那么婴儿不至于缺少维生素。但若是婴儿既不爱吃水果又不爱吃蔬菜，那就要给他每日补充30克的维生素C。爱吃鸡蛋和牛奶的婴儿，不必服用复合维生素，可把维生素C片磨碎后喂他即可，也可以把维生素C片磨碎后放入酸奶中让婴儿喝。

不爱吃水果的婴儿可以给他罐头水果。尽管在维生素C的含量方面比新鲜水果差了很远。但由于这是婴儿喜欢的食物，在婴儿发热没有食欲时，可以喂给婴儿。

夏季怎样自制果汁

婴儿每日需要一定的水分，尤其是在炎热的天气里，由于出汗较多，水和维生素C、B族维生素丢失较多，所以要给婴儿适量的牛奶、豆浆和天然果汁。果汁以番茄汁和西瓜汁为好，能清热解暑。

将新鲜西瓜切成小块，剔除瓜子后，放入洁净纱布中挤汁。做番茄汁时先将番茄洗净，放入沸水中烫泡一下，过凉水后剥去皮，切成块状，然后放入洁净纱布中挤汁。在给婴儿喝时可加少量白糖调味。

夏季里婴儿以喝白开水为宜。可少量多饮，不宜多喝饮料。

2. 宝宝辅食妈妈做

疙瘩汤

把 1/4 个鸡蛋和少量水放入了大匙面粉之中，用筷子搅拌成小疙瘩，把切碎的葱头、胡萝卜、圆白菜各 2 小匙放入肉汤内煮软后，再把面疙瘩一点一点放入肉汤中煮，煮熟之后放少许酱油。

蒸鱼饼

把 1/2 条鱼去皮和骨、刺后，研碎；与豆腐泥混合均匀做成小饼，放蒸锅内蒸，把鱼汤煮开后加少许作料，最后把蒸过的鱼饼放入鱼汤内煮熟。

蒸鱼饼的特点是能够保持鱼肉中的营养成分不被破坏。

虾豆腐

小虾 2 条，豆腐 1/10 块，嫩豌豆苗 2～3 根煮后切碎，放入锅内，加切碎的生香菇 1/4，加海味汤煮，加白糖和酱油各 1 小匙，熟时薄薄地勾一点芡。

四、吃什么才聪明

1. 宝宝需要补充氨基酸吗

爸爸妈妈们都希望自己的宝宝聪明健康地成长，这让他们在为宝宝选择营养品时格外小心在意。目前氨基酸产品的广告铺天盖地，让宝宝的爸妈在目不暇接的同时也感到迷惑不已：什么是氨基酸，宝宝真的需要另外补充氨基酸吗？

氨基酸的作用

作为蛋白质的基本组成物质，氨基酸可以促使神经系统功能正常、维持机体平衡、促进血红蛋白和某些激素合成，并能协助蛋白质被人体吸收，它们在人体不能合成或合成速度不能满足机体需要时，必须从食物中获取。

对于成人来说，必需的氨基酸其实只有8种，为什么宝宝却要9种呢，关键就在于组氨酸。组氨酸对宝宝生长发育极为重要，它能促进宝宝的免疫系统功能尽早完善，强化生理性代谢机能，稳定体内蛋白质的利用节奏，促进宝宝机体发育。

怎样补充氨基酸

氨基酸对宝宝的生长发育如此重要，那是不是需要给宝宝补充各种氨基酸营养品呢？其实富含优质蛋白质的食品也同时含有大量的氨基酸，大部分可以通过食物补充。

对于6个月龄以内的宝宝而言。最适宜的蛋白质还是母乳蛋白质。因为母乳中总蛋白质的含量尽管低于牛乳，但是母乳蛋白质的氨基酸模式与婴儿体内必需氨基酸模式最为一致，能被婴儿最大限度地吸收利用，并且不会给婴儿的肾脏造成负担。

对于处于断奶过渡期或断奶后的宝宝来说，还可以从其他食物中摄入蛋白质。动物性蛋白如蛋、奶、肉、鱼等，还有大豆蛋白，它们的氨基酸模式与人体非常接近，我们把它们称作优质蛋白。

需要爸妈们注意的是，尽管蛋白质对宝宝的生长发育不可缺少，但是如果摄入过量反而会不利于宝宝的成长。摄入过多的蛋白质，超过了宝宝本身的消化吸收能力时就会出现厌食、大便干结等症状。婴儿由于肾脏功能不成熟，过多的蛋白质代谢产物经过肾脏代谢，会加重肾脏的负担。

2．摄入足够的碳水化合物

碳水化合物是什么

碳水化合物也称为糖类。食物中的糖类大多是淀粉，食用后在体内分解成葡萄糖后，才能迅速被氧化，进而供给机体能量。每克葡萄糖在体内经氧化成水和二氧化碳后可释放4千卡的热量。

碳水化合物对宝宝有什么用

碳水化合物除了供给热能之外，还是人体内一些重要物质的组成成分，并参与机体的许多生理活动。它与脂类形成脂糖，构成

喂养小贴士

如果宝宝消化吸收功能正常，每天吃到动物性食品和豆类食品，完全没有必要补充任何氨基酸营养剂。

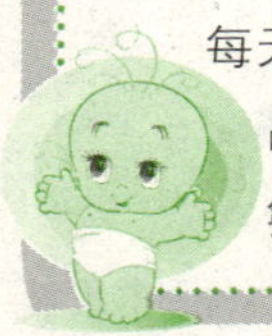

细胞膜和神经组织的结构成分。无碳糖又参与人类遗传物质的生成等。

对宝宝来说，碳水化合物能促进宝宝的生长发育，如果供应不足会出现低血糖，容易发生昏迷、休克，严重者甚至死亡。碳水化合物的缺乏还会增加蛋白质的消耗而导致蛋白质营养素的不良利用。但是饮食中糖类的摄取量过量又会影响蛋白质的摄取，而使宝宝的体重猛增，肌肉松弛无力，常表现为虚胖无力，抵抗力下降，从而易患各类疾病。

爸爸妈妈来互动

坐伏抓物

宝宝懒懒地坐着，就是不爱运动。这时爸爸妈妈需要耐心和引导。先把宝宝喜欢的一件玩具放在他身体不远处，引诱他去抓。然后，可放在他身体左边、右边、甚至是后边，只要宝宝一转头看见了，就能俯下身去拿。当然玩具要经常变换，免得宝宝对其失去兴趣。

碳水化合物的食品宝库

碳水化合物含量丰富的食品有很多：米类，面粉类，红糖，白糖，粉条，黑木耳，海带，土豆，红薯等。宝宝在此阶段每天需要的碳水化合物大约在 100 克，而应该与脂类、蛋白质及其他类食品搭配食用，做到营养均衡。

3. 宝宝喝牛奶可促进智力的发育

智力的发育是以大脑的发育与功能健全为基础的。而大脑则是由多种营养物质构成的，其功能的调节也受到了许多营养物质的影响。

儿童时期是大脑发育的重要时期

儿童时期是大脑发育与脑功能完善的重要时期。在出生时大脑重量约为 360 克，为成人脑重的 25%，而至 6 岁时脑的重量已达成人脑重的 90%；大脑细胞的数目在 2 岁半停止增加，大脑的体积在 6 岁不再增多，并且出生后第一年是儿童大脑发育的高峰期，所以在儿童的生长发育时期，应及时补充各种营养物质来保障大脑的发育。

蛋白质是组成脑组织的物质基础

如果儿童出现蛋白质缺乏，就可导致脑细胞合成减少，使脑细胞的数量不足，从而影响智力的发育。现已发现，蛋白质营养不良的儿童，出现智力迟钝的达 13.3%，仅有 30%的儿童智能正常，其余均处于不健康状态。婴幼儿在出生头 2 年内如有严重

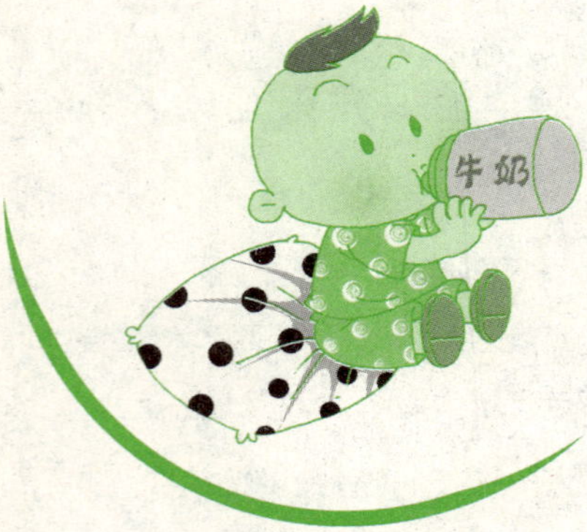

蛋白质能量营养不足，可影响他们进入学校后学习的智能。动物实验的研究结果还显示，在出生早期，如果小鼠蛋白质供应不足，大脑重量则会减轻。

谷氨酸是大脑中对神经功能，尤其是学习能力起调节作用的氨基酸，它能维持大脑活动的兴奋性，增强学习的主动性，是一种公认的健脑物质，是必须从食物中获得的必需氨基酸。在体内起安神健脑作用的5-羟色胺，也是从食物中的色氨酸转化而来。

钙和维生素 B_2 对大脑的作用

机体中的钙可调节维持大脑活动物质的释放，对促进学习记忆能力具有重要作用。

维生素 B_2 是身体能量代谢的调节者，当然也与大脑的能量代谢有关，可保证大脑的能量供给。目前还发现，维生素 B_2 还与铁在身体内的转运有关，有助于预防缺铁性贫血，从而保证大脑活动需要的氧气。

牛奶含有大脑发育所需的多种营养物质

牛奶中含有丰富的营养物质，是适合儿童的优质食品。牛奶不仅含有丰富的蛋白质，为儿童的生长发育提供所有的必需氨基酸与谷氨酸，牛奶蛋白质属于优质蛋白，在体内消化利用率高；牛奶中钙的含量也较高，是较好的补钙食品；牛奶中还含有较高的维生素 B_2。

由此可见，牛奶对促进大脑的功能具有非常重要的调节作用，儿童喝牛奶是促进智力的良好选择。

4. 宝宝智力低下的早期表现

智力低下的宝宝，如果年龄很大才被发现，治疗起来往往很困难。如果能早期发现，尽早寻找病因，加强启蒙教育和训练，智力是有可能提高的，甚至能恢复正常水平。智力低下的婴幼儿早期有哪些特征表现呢？

吃奶困难

出现在婴儿时期。智力低下的婴儿最早表现出来的症状往往是吃奶困难，不会吸吮，特别容易吐奶，表示神经系统有损伤，日后智力会受影响。

面容、体态异常

有些先天性智力低下的宝宝在面容体态上就有异常表现。比如先天愚型患儿就有眼距过宽、双眼斜吊、塌鼻梁、舌头常拖在嘴外边、流口水等表现，就是人们常说的“国际脸”。患脑积水的孩子头围特别大，小头畸形儿头颅又特别小。甲状腺功能低下的身材特别矮小，苯丙酮尿症的皮肤异常白，毛发颜色特别浅等。

运动发育迟缓

智力低下的宝宝比正常宝宝明显运动发育迟缓。俯卧抬头、坐、站、走等动作的起始年龄都比正常同龄儿要晚。尤其走路更明显，往往要到3～4岁或4～5岁才会自己走，而且走不稳。

语言发育落后

正常婴儿在7～8个月时就会模仿声音，1岁左右会叫爸爸妈妈，1岁半会说十来个字，能听懂简单的指令，智力低下2岁左右会问简单问题，3岁左右能基本表达自己的思想。凡是落后四五个月甚至落后1～2年才有这些表现，都应看做是智力落后的信号。

对环境的反应性差

正常婴儿出生后不久，就对环境中的人、事开始感兴趣，只要醒着，他总要东张西望。可是智力低下的婴儿却对环境漠不关心。生后1～2个月时还不会与成人眼睛对视，逗他时也不笑。整天非常安静，很少哭闹。这类智力低下婴儿往往因为其过分安静而受到表扬，一般很容易被忽视他的智力问题。

多动

和过于安静的婴儿相反，多动也是某些智力低下宝宝的一个特点。许多智力落后的宝宝不能安静地待一会儿，无时无刻不在活动，特别明显地表现在4～5岁的儿童身上。这种多动与正常儿童的活泼、淘气不同，他并没有什么目的，只是一种不可抑制的兴奋而已，碰到什么就摸什么，碰倒椅子和凳子，也不知扶起来。

注意力不集中

智力低下宝宝的注意力很不集中。他们比正常宝宝注意力集中时间明显缩短。甚至到5～6岁时，集中注意某个东西的时间也不超过5～6分钟。他们对外界也很少关注。

视力和听力缺陷

严重视听缺陷，如深度近视、远视、散光、全聋、弱听等，对智力也有很大影响。因为视和听是人与外界的交流，所以视力和听力有缺陷，就会使智力发育落后。

尿味异常

有些智力低下宝宝的尿有特殊气味，如苯丙酮尿症患儿就有明显的尿味异常，应立即就医。

第二章

1～2岁宝宝营养方案

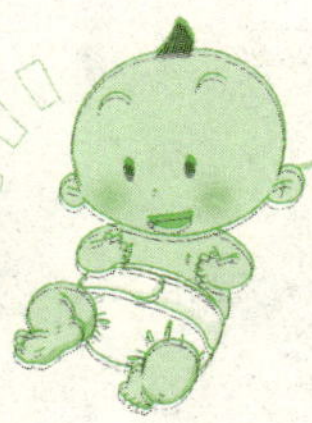

PART 2

保证宝宝的营养均衡需讲究食物的质和量，通常谷物、谷物制品可以适量食用；蔬菜和干鲜果品可以较大量食用；饮料应尽可能以饮用水为主；奶制品可以较大量食用；鱼、肉、蛋可以适量食用；油脂食量要少。

第一节 12～13个月幼儿喂养方案

一、身心发育情况

安全度过婴儿期的宝宝这时大多能行走了。同时，他们的自我意识也加强了。

宝宝逐渐形成以一日三餐为主，以奶为辅的饮食方式，慢慢过度到安全断奶。所以，这个时期宝宝的饮食更应注意合理平衡，品种多样化。

进入幼儿期的宝宝与婴儿期的宝宝有了较大的变化。其心理发育和运动感知能力等都有了较大的提高。

幼儿的身高体重发育状况

周岁以后的宝宝体重增加不像周岁以前那么明显。体重增加的速度随着月龄增长而逐渐减缓且趋于稳定。周岁后的幼儿大多开始行走，活动也越来越多，身体会变得越来越结实，看上去不像周岁前那样胖乎乎的。但只要宝宝的体重每月增加170～180克，精神状态好，活泼好动，那么宝宝的发育就是正常的。

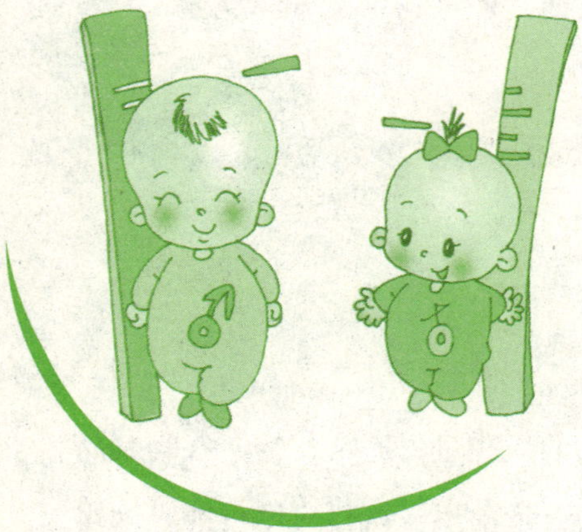

和成人一样，只要宝宝身高在同龄同性别的平均值内，且一月增长在9～9.3毫米就算正常。如果宝宝较其他同龄同性别的宝宝矮，爸爸妈妈就要找找原因，看自己的宝宝是否是新生儿或低体重儿，如果不是这两种情况，就要检查一下宝宝的营养状况或是看宝宝是否患有疾病。

宝宝的牙齿和骨骼发育情况

大多数的幼儿这时都已长出了6～8颗乳牙。当然，乳牙的萌出时间迟早不同，有

4 个月就已萌出了乳牙的婴儿，也有到 12～13 个月才看到一点点乳牙的，一般的在 9～11 个月间萌出。

假如宝宝在这个时候还没有萌出乳牙，爸爸妈妈就应该检查宝宝的牙齿发育状况，同时也可以得知孩子的骨骼发育大致情况。

一般说来，骨骼发育好的幼儿能及时出牙，牙质也要优良一些；骨骼发育差一点的，出牙时间要晚一些，牙质也要差一些。如果宝宝出牙过晚，就应该检查一下，看宝宝是否患有严重佝偻病或呆小症。

宝宝的心肺活动功能

由于幼儿心脏的兴奋性以及幼儿肺脏的容量相对较小，所以月龄越小，呼吸的频率越高。周岁左右的幼儿呼吸次数是每分钟 24～30 次，倘若幼儿在安静状态下其呼吸次数在每分钟 50 次以上，就要考虑幼儿是否患上肺炎了。

幼儿月龄越小，心率也越高。并且在幼儿活动量增加、哭闹或者在精神紧张时心率也会增加，12～13 个月的幼儿正常的心率是每分钟 120 次左右。心率过高或过低，爸爸妈妈都要引起注意。

其他发育特点

这个时期的幼儿的睡眠状况和前一个月大体相同，好动的幼儿每日睡眠时间也短，白天仅仅午睡一次就可以了。而有的幼儿每日共需 15 小时的睡眠，午睡也要上、下午各睡一次。当然，性格不同的婴儿其睡眠的早晚时间也是不同的。

刚过周岁的幼儿发音一般还不太准确，但也有很多幼儿能说“爸爸”、“妈妈”等双音节词，和一些表示动作的单音节词，如“给”、“拿”等。

二、喂养有方

1.1 岁宝宝每天应吃多少食物

幼儿应该吃的食物量是由其所需的营养素来决定的。而周岁幼儿所需的营养素可参考我国营养学会推荐的不同年龄每日膳食中热量与营养素的供给量标准。

周岁幼儿所需要的食物

根据我国营养学会的推荐，1 岁幼儿每日所需热量 4605 千焦，蛋白质 35 克，钙 600 毫克，铁 10 毫克，锌 10 毫克，以及各种维生素。

以上这些热量与营养素可从下面列出的食物中得到（全部以生食计算，在做成熟食时要考虑幼儿的胃容量和消化能力）：粮食包括粗、细粮约 100 克，肉、蛋、鱼类食物 80～100 克，牛奶 250 毫升，蔬菜类约 150 克，每日一个水果，再吃适当的植物油及砂糖。蔬菜中有 1/2～2/3 是绿叶菜及橙黄色菜（如胡萝卜、南瓜等）。

幼儿食物要注意调配

据生理学家研究，周岁幼儿的胃容量为 200～300 毫升，个体之间略有差异。每日进餐次数以 4 次为宜。

为了能达到将上述列举的食物让幼儿吃下去的目的，爸爸妈妈应注意食物的调配。如早餐除喝奶外还要配一些馒头、面包等干食。这些食物容积不大，但可提高热量。中餐或晚餐要吃肉、蛋、鱼及蔬菜类，主食可做成软米饭。

怎样保证幼儿充分进食

为了保证幼儿胃和肠有一定的消化及吸收的时间，每次进餐间隔不应少于 3.5～4 小时，因此，不加节制地吃零食对幼儿是不利的。

另外，在烹调时，可用植物油，如豆油、花生油、菜子油和麻油等。一方面植物油能提供幼儿必需的脂肪酸，提高热量供给；另一方面能使蔬菜味道香美，提高食欲。

2. 宝宝生长需要的营养素

人体从食物中摄取营养物质，将它们在体内代谢转化产生热量，以满足机体需要。

幼儿所需的热量物质

幼儿的能量消耗除了满足幼儿基础代谢需要，摄入食物过程的能量需要及体力活动需要外，还需包括生长发育的能量需要。

糖类是最主要的、价格低廉的能源物质。它主要存在于粮食中，如大米、面包或面条等。

脂肪在体内产生的热量比值最大，1 克脂肪在人体内转化可释放 37.62 千焦的热量，比同样重要的糖类和蛋白质转化所产生的热量高 1 倍多。而且脂肪在人体内占用的空间小。

当糖类和脂类在人体内摄入量不多，所产生的热量不足以维持身体需要时，蛋白质就会在人体内分解产生热量，维持人体正常活动的能量需要。

身体的构成物质

除了热量物质外，幼儿的生长发育当然还需要身体的构成物质，蛋白质是身体最主要的构成物质。瘦肉、鱼、蛋、奶是动物性蛋白质的主要来源；豆类、坚果类则是植物性蛋白质的主要来源，其中动物性食物的蛋白质与豆类蛋白质所含的“必需氨基酸”比较齐全故称为优质蛋白质。

有实验表明，婴儿从刚出生到第一年末，婴儿体重约增加 6 千克，在出生后的头 4 个月里，每日体内增加蛋白质约 3.5 克，后 8 个月内每日增加约 3.1 克。

脂肪和糖类也参与身体的构成。

其他营养素

维生素、无机盐和水也是幼儿生长发育所必需的。维生素可分为水溶性维生素和脂溶性维生素。水溶性维生素包括 B 族维生素和维生素 C，B 族维生素有 B_1、B_2、烟酸、叶酸、泛酸和胆碱。脂溶性维生素包括维生素 A、维生素 D、维生素 E 和维生素 K。

喂养小贴士

蛋白质、脂肪、糖类、维生素、矿物质（无机盐）和水是宝宝生长发育不可缺少的物质。而且这些营养素相对于体重的需要量，宝宝高于成人。

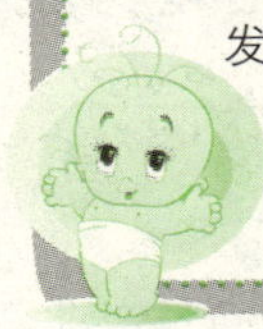

无机盐包括钙、磷、钠、钾、氯、镁与硫等 7 种常量元素和 20 种微量元素。

3. 宝宝拉肚子后少吃蔬菜

拉肚子时为什么不能吃蔬菜

生活中，我们都认为吃油腻食物会加重消化系统的负担而加重病情，于是就想方设法多吃一些新鲜蔬菜，以为这样对病情有利。其实不然，这样不仅对疾病不利，相反还有害。

许多新鲜蔬菜如小白菜、韭菜、菠菜、卷心菜等均含有亚硝酸盐或硝酸盐，一般情况下这些蔬菜对身体没有不良影响，但若煮熟后放置过久或腌渍时间太短，蔬菜里的硝酸盐被硝酸盐还原菌还原为亚硝酸盐。食入过量则会引起中毒。

当人处于腹泻，消化功能失调或胃酸过低时，肠内硝酸盐还原菌大量繁殖，此时食蔬菜，即使蔬菜非常新鲜，也会导致中毒而引起肠原性紫绀。亚硝酸盐引起血液中无携氧能力的高铁血红蛋白剧增，从而造成机体出现缺氧，表现为相应的各种症状。当消化功能不好时，最好在医生指导下合理选择饮食，并应减少蔬菜进食量。

宝宝拉肚子怎么办

宝宝腹泻时水分大量流失，首先要多喂白开水，如果宝宝不喜欢不要强喂，可加入葡萄糖或兑果汁增加口味。饮食方面一定要补充营养，可以喂鱼汤、鱼肉（千万小心鱼刺），做菜尽量少油少盐。

还可以到药店买含肠道益生菌的药品，如“妈咪爱”或“合生元”，可以改善宝宝的肠道状况。

喂养小贴士

宝宝拉肚子时，除了不能吃蔬菜，还要少吃橘子或梨等水果。不过可以将苹果切片加水加冰糖隔水蒸熟，宝宝吃了止泻。或者将大米磨成粉炒至焦黄，再加水加适量糖煮成糊喂宝宝，这也是婴幼儿的止泻佳品。

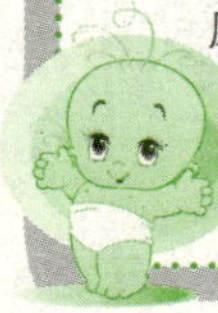

4. 葡萄糖水是宝宝的营养点心吗

有的爸爸妈妈为了增加宝宝的营养，在两餐奶食间给宝宝喂葡萄糖水，这种做法是正确的吗？

其实宝宝在两餐奶食的中间可以白开水喂食，其目的是增加水分摄取、润爽口腔、减少喉咙的痰液，但是不需要特别用带有甜味的葡萄糖水，其原因当然不是因为要省钱，而是：

提早进入厌食期

甜味容易满足食欲，使宝宝不愿意吃正餐的奶水，容易提早进入厌食期，而且葡萄糖水的营养成分远不及正常的奶水，长久以后营养方面反而会出问题。

易破坏牙齿表面

喝完后，糖水在口腔内会停留过久，很容易与细菌发酵产生酸化唾液，让宝宝脆弱的乳牙提早受到破坏（龋齿）。

养成吃甜食的坏习惯

幼时吃惯了甜食后，日后很难再戒，且长期食用甜食易变成肥胖儿。

易偏食

这样做有点“允许宝宝在正餐外吃零食”的意味，宝宝将感受到有比正餐奶水更好吃的东西，若没有得到就会拼命哭闹，直到他满足为止，进而养成偏食的坏习惯。

虽然近年医学研究发现，哭闹的宝宝如果喂食糖水，可以促使他入睡，还能降低哭闹，但也只能偶尔喂，千万不要给宝宝养成习惯。所以，请别随意或刻意地给宝宝喂葡萄糖水了。

5. 宝宝吃蔬菜的 8 个注意

为了保证宝宝的健康、营养，妈妈在选择、烹调蔬菜的时候要注意以下几点哦！

◎ 在 1～4 个月的时候可以给宝宝添加新鲜果汁或维生素 C（50～100 毫克 / 日），尽量不要做菜汤给宝宝喝。蔬菜中的植酸、草酸容易释入汤中，会影响宝宝对钙的吸收。

◎ 做蔬菜汤时，应等水沸后，再把蔬菜放入锅中。

◎ 家庭烹饪时最好使用铁制或铝制的锅、铲炊具，不要使用铜制炊具。

◎ 菠菜、牛皮菜、葱头等蔬菜尽量不要做成汤。那些蔬菜含有比较多的草酸，形成草酸钙后不利于钙的吸收。可以选用油菜、雪里红、芥蓝菜等钙含量比较高，而且机体容易吸收的蔬菜。

◎ 5～6 个月的宝宝应多选用毛豆、扁豆、蚕豆、刀豆等鲜豆类蔬菜。

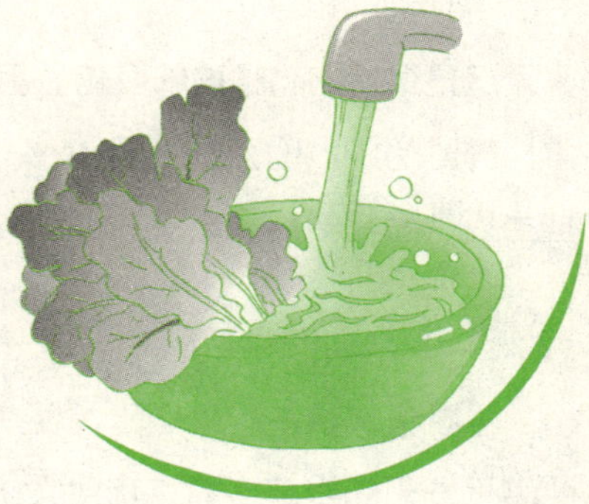

喂养小贴士

给宝宝选择什么蔬菜好

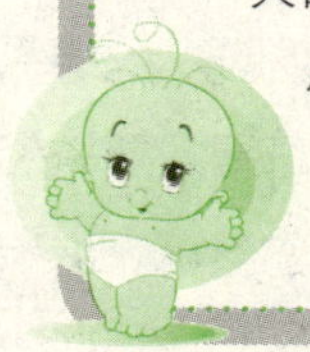

大白菜、卷心菜、茭白、笋、马铃薯、藕、南瓜、丝瓜、黄瓜等蔬菜虽有其特点，但无机盐和维生素含量低于叶类蔬菜。妈妈们可以多选用胡萝卜、苦瓜、番茄、柿子椒等维生素 C 和无机盐含量比较高的蔬菜以及绿色叶类蔬菜给宝宝食用。

因为这些蔬菜含蛋白质比较高，而且豆类蔬菜中的铁容易被机体消化吸收，有利于防止宝宝出生 4 个月后母体储存铁被消耗后造成的贫血现象。

◎ 选用的蔬菜应尽量新鲜，根茎类蔬菜最好先洗后切，洗切时间与下锅烹调时间间隔不要过长。

◎ 蔬菜尽量采用急火快炒，不要把菜煮过后捞出或挤去菜汁后再入锅炒，那样营养成分已大部分丢失，只留下纤维素了。

◎ 烹调蔬菜或其他食品时可以加少量淀粉，不但能使汤汁稠浓，而且可以防止抗坏血酸被破坏。肉类中含有谷胱甘肽，同样也可以保护抗坏血酸。所以在宝宝 7～8 个月的时候，就可以吃用碎菜和肉末混合做成的粥、烂面等辅助食物。

6. 宝宝的“防晒外套”吃出来

为了带宝宝出去晒太阳，许多爸爸妈妈顶着猛烈的阳光，边享受着烈日边为防晒绞尽脑汁，擦防晒霜、戴墨镜、打太阳伞，这些都用上了。也许你不知道，有些食物也能在夏日帮你的宝宝防晒护肤，它们是天然的“防晒外套”。

番茄

这是最好的防晒护肤食物。番茄富含抗氧化剂番茄红素，每天摄入 16 毫克番茄红素可将晒伤的危险系数下降 40%。记住，熟番茄比生番茄效果更好，当然，同时吃一些土豆或者胡萝卜会更有效，其中的胡萝卜素能有效阻挡紫外线。

西瓜

西瓜含水量在水果中是首屈一指的，所以特别适合夏季补充人体水分的损失。吃西瓜不同于喝水或饮料，它对人体不仅仅是水分的补充。西瓜汁中含有许多重要的有益健康和美容的化学成分，如多种具有皮肤生理活性的氨基酸。这些成分易被皮肤吸收，对面部皮肤的滋润、营养、防晒、增白效果较好。

柠檬

含有丰富维生素 C 的柠檬能够促进新陈代谢、延缓衰老现象、美白淡斑、收缩毛孔、软化角质层及令皮肤有光泽。据研究，柠檬能降低皮肤癌发病率，每周只要一勺左右的柠檬汁即可使皮肤癌的发病率下降 30%。相似作用的还有橙子、猕猴桃、甜椒和草莓。

坚果

空调、风吹都会消耗皮肤中的水分。坚果中含有的不饱和脂肪酸对皮肤很有好处，能够从内而外地软化皮肤，防止皱纹，同时保湿，让肌肤看上去年轻。但不要指望有立竿见影的作用，通常需要 30 天才能令皮肤有所改善。

7. 何时让宝宝学着自己吃饭

宝宝可以自己吃饭的征兆

一般来说，当出现以下情况时，妈妈就可以着手教宝宝学吃饭了：

◎ 宝宝吃饭的时候喜欢手里抓着饭。

◎ 已经会用杯子喝水了。

◎ 当勺子里的饭快掉下来的时候，宝宝会主动去舔勺子。

训练宝宝吃饭从 1 岁开始

1 岁左右，宝宝会喜欢跟成人在一起上桌吃饭，不能因为怕他“捣乱”而剥夺了他的权利，可以用一个小碟子盛上适合他吃的各种饭菜，让他尽情地用手或用勺子喂自己，即使吃得一塌糊涂也无所谓。其实，宝宝在自己动手的过程中，慢慢就学会了吃饭技巧。当然，你也可以在这个过程中帮助宝宝。

如果宝宝总喜欢抢勺子的话，妈妈可以准备两把勺子，一把给宝宝，另一把自己拿着，让他既可以练习用勺子，也不耽误把他喂饱。

8. 宝宝的一日食谱安排

食谱 A

早餐 6:00～6:30	牛奶 200～300 毫升，每日喂鱼肝油 1～2 滴
早点 8:00～8:30	面包 1～2 小片，奶酪 5 克，稀粥 1/2～1 小碗
午餐 12:00～12:30	意大利面 1/2 碗，鸡蛋 1 个，香肠或肉 30 克，蔬菜 2 勺，正餐之间可给宝宝多喝些白开水，吃水果、牛奶、点心，但不可过多，以免影响正餐食欲
午点 18:00～18:30	米饭一小碗，鱼半块，蔬菜 2 勺，豆腐 1/4 块
晚餐 21:00～21:30	牛奶 200～300 毫升，每日保证供奶 400～600 毫升

食谱 B

早餐 6:00～6:30	牛奶 200～300 毫升，每日喂鱼肝油 1～2 滴
早点 8:00～8:30	粥一小碗，肉饼或面包一块，苹果半个，米饭要软一些，菜要淡一些
午餐 12:00～12:30	米饭 1/2 碗，鱼半块，肉或肝 30 克，蔬菜 30～50 克，正餐之间要喂适量的水果、牛奶、点心，但不宜过多
午点 18:00～18:30	稀饭一小碗，鸡蛋 1 个，蔬菜 30～50 克，动物血 20 克，正餐之间要喂适量的水果、牛奶、点心，但不宜过多
晚餐 21:00～21:30	牛奶 200～300 毫升，每日保证供奶 400～600 毫升

三、吃什么才聪明

1. 补碘，为宝宝添加“聪明元素”

碘又被称为“聪明元素”，是宝宝生长必不可少的营养素。为了宝宝的健康，妈妈们，从现在开始，和宝宝进行一次快乐的补碘运动吧！

缺碘带来的危害

在小儿脑发育的关键时期（孕 6 个月至出生后 2 岁）缺碘可导致克汀病，表现为智力低下，最严重的连大小便也不能自理。轻度患儿生活虽可自理，但不能做复杂劳动，不能适应社会生活，有听力、语言和运动障碍。聋哑发生率高，甚至出现发育畸形。

爸爸妈妈来互动

色彩的诱惑

宝宝喜欢鲜亮的色彩，当有颜色亮丽的东西时，他会目不转睛地看，并想抓在手里。这时，让宝宝坐在一边，爸爸妈妈拿一个色彩鲜艳的玩具，叫宝宝的名字，吸引他的注意力。宝宝俯下身爬过来时，爸爸妈妈向后退，等宝宝爬了三四下后，让宝宝抓到物品，并夸奖宝宝做得好，然后亲一亲宝宝。

配方食品可补碘

知道了缺碘的危害性，我们还要知道补碘的途径：缺碘重在预防，而碘主要来源于食物，如海带、紫菜等海产品。作为婴幼儿，不一定具备咀嚼海产品的能力，并且食谱范围狭小，获取碘的机会亦很小。因此，妈妈在选购婴幼儿配方食品时除了比较蛋白质、脂肪和其他微量元素外，还应特别注意有没有含碘。

从配方食品中给婴幼儿补碘是安全、直接有效的方式。只有妈妈的细心呵护，才能让细水长流的补碘运动快乐地进行到底！宝宝吃下营养美味的食物的同时，也获取了足量的“碘”元素，让宝宝快乐地享受美味、享受健康！

2. 蛋白质的完美摄取法则

组成人体各组织器官最基本的单位是细胞，而细胞的最主要成分是蛋白质。蛋白质是生命的物质基础，没有蛋白质就没有生命。

蛋白质对幼儿身体有什么作用

由新生儿长成为成人，无论是身高的增长、体重的增加，还是各种组织的生长发育、衰老组织的更新、损伤后组织的更新都离不开蛋白质。

幼儿需要蛋白质主要用来构成和增长组织，也用来修复细胞以补充丢失，因此需要量相对比成人多。人体要对抗外界细菌或病毒对人体的侵袭，就要产生对人体抵抗能力有着重要作用的抗体，它也是由蛋白质构成的。当蛋白质营养不良时，可使幼儿免疫功能下降，容易生病。蛋白质还能调节人体渗透压，维持体内外平衡。

幼儿对蛋白质的需要量是多少

一般来说，年龄越小，对蛋白质的需要量就越多。1岁以内的婴儿，母乳喂养者每日每千克体重需供给蛋白质2.0～2.5克。牛奶供养者需供3～4克。1岁半的幼儿每日大约需要蛋白质35克，其中至少应有50%是动物蛋白质。具体地说，1岁半的幼儿每日最好吃250～300毫升牛奶、一个鸡蛋、30克瘦肉和一些豆制品，有条件时再吃一些肝、鱼，这样就基本能够满足幼儿生

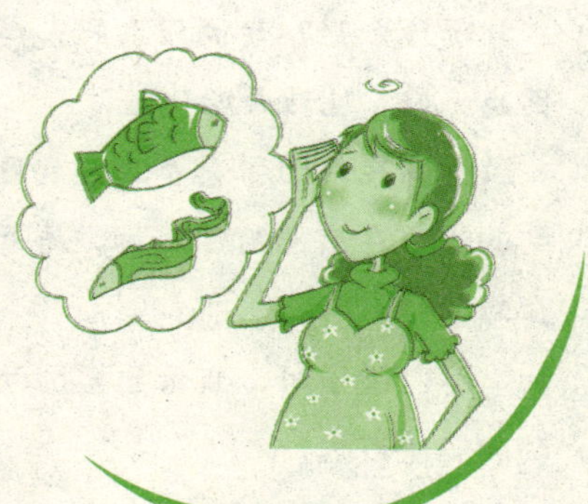

长发育所需的蛋白质了。

怎样合理补充幼儿必需的氨基酸

构成蛋白质的基本单位是氨基酸，食物蛋白质中含有20种氨基酸，其中有8种必需氨基酸，它们在人体内不能合成，必须从食物中获得。其余12种氨基酸可以在体内合成，称为非必需氨基酸。

因此，幼儿膳食中必须注意添加含有必需氨基酸的蛋白质食品，如奶类、蛋类、肉类和豆类食品，它们所含必需氨基酸的种类齐全，数量充足，相互间比例适当，能促进婴幼儿的生长发育。

3. 鱼脑可促进宝宝智力开发

婴儿刚满1岁时，体重已经达到出生时的3倍，身高达到出生时的1倍半，其间宝宝大脑的早期发育也最快，应该多给宝宝添加富含优质蛋白、油酸及亚油酸等不饱和脂肪酸及DHA的婴幼儿辅食，让宝宝更加健康和聪明。

优质蛋白主要存在于猪肉、牛肉、鸡肉、鱼肉等动物肉中，其中以三文鱼、金枪鱼等鱼类含量最高，优质蛋白会让宝宝更强壮；不饱和脂肪酸主要存在于动物骨髓、松仁、核桃仁、虾等食品中，它是宝宝中枢神经系统发育所必需的脂肪酸，有益于宝

宝贝自己说

爬爬比赛

今天，妈妈给我找了一个小朋友来玩。我“哇哇”地对他说话，他“啊啊”地回答，真有意思，虽然我没听懂他的话。

玩什么呢？我俩只会爬，爸爸说那就来一场爬爬比赛吧！枕头是我们的终点，好，比赛开始！

妈妈在前面引逗着我，我更有力了，歪着屁股一扭一扭地爬向目标。他的妈妈也在前面给他加油，眼看他就要追上我了。不过他歪歪扭扭的样子可真难看！

路过镜子时，我看到里面两个小朋友也在爬，哈哈，你们也来加入我们的爬爬比赛啦！

宝健康成长；而DHA、EPA等不饱和脂肪酸（称“脑黄金”）则主要存在于鱼脑中，是宝宝神经和脑发育不可缺少的营养素，摄入足够量的脑黄金可提高脑神经细胞的活力，促进宝宝智力的发育。

日本曾在20世纪90年代立法，要求人们在日常食物及饮水中添加脑活性物质DHA等，随后的调查资料表明，日本人的智商比20世纪70年代平均提高了7%。我们也应当在婴幼儿的生长过程中及时添加这些营养成分，让下一代健康成长。

为解决喂食鱼肉时鱼刺的困扰，可以选择工业化生产的不添加人工色素、香精、防腐剂的纯天然辅食（如深海金枪鱼泥和各种宜儿鱼宝），这些产品鱼肉纤维细而短，结构松软，肉质细嫩，适合宝宝吸收，配方科学、合理，比家庭制作更大限度地保存了深海水域鱼类的优质营养成分。

4. 五个高招，开发宝宝智力

随着宝宝的长大，宝宝间的差距也越来越大，有的活泼机灵，热情好动，善于学习和模仿；有的羞怯胆小，缺乏探索精神，接受和掌握新事物、新技能较慢。产生这些差别的关键在于你是否给宝宝进行了计划周密、方法得当的早期智力开发教育。

让宝宝双手并用

每天使用筷子，就好比在做“头脑体操”，有益宝宝大脑发育。但应同时注意刺激左、右两个大脑半球。方法是采用多种方式让宝宝多动双手。

多运动

适度的体育锻炼，能促进大脑的血液循环和脑组织的新陈代谢。而且，体育活动还能开发右脑的潜在功能。因此，应多让宝宝运动运动，锻炼钻、爬、滚、跳及双手的动作。

鼓励探索

好奇心、求知欲和探索精神，是宝宝智力开发的内在动力，应注意保护、引导和鼓励。

培养观察力

爸妈带宝宝到大千世界中看山水、识飞禽、认走兽，到博物馆、画展厅、名胜建筑、科技展览等处去见识，引导他透过事物的表面现象抓住事物的主要特征，使他在观察中学会思考。

培养多种兴趣

一个人对一个事物产生了兴趣，自然会全神贯注地钻研、探索，甚至达到入迷的程度，这个过程也在开发智力。不过，由于宝宝兴趣还不稳定，爸妈不宜过早对他进行定向培养，应在支持他某一兴趣的同时，引导他全面发展，使他既有特长，也不褊狭。

5. 测测宝宝的智力水平

由于婴儿的语言刚刚开始发展，所以不能用笔纸测验来测试婴儿的智力，也得不到书面答案，爸爸妈妈只能通过观察婴儿的动作，来估计婴儿智力的开发情况。

大脑中最先发展的是控制脊椎、四肢的神经系统，因此，了解婴儿大脑发育、智力开发的最佳途径，就是观察孩子的运动能力的发展状况。

判断宝宝的智力发展水平，可以从以下这 8 个线索看出：

◎ 当小勺掉落到地板上时，6 个月的婴儿会顺着下落的方向看去；

◎ 6 个半月的婴儿当他的需要得到满足时，会发出表示满意的声音；

◎ 7 个多月时，会冲着镜子中的影像微笑，以及能去寻找落地的小勺；

◎ 8 个半月时，会和人一起玩藏猫猫、拍拍手等游戏；也会倾听熟悉的词；

◎ 9 个多月时，会去拉系在环上的线，以便把环拉近；也能理解某些词的含义；

◎ 10 个多月时，会模仿成人把积木放入盒中，若看到别人把玩具包起来，就不会去拆开；

◎ 11 个多月时，会模仿词的发音；

◎ 12 个多月时，会讲几个单词。

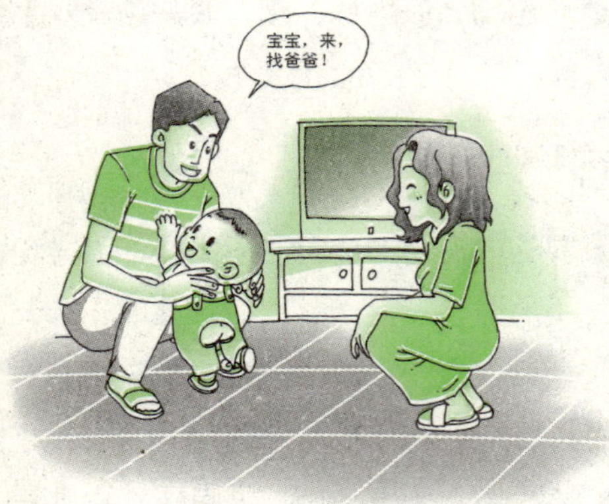

爸爸妈妈可以试着与婴儿玩一些与上述相似的活动，自己估计一下他们的智力发展。不过，婴儿期的智力测验成绩不一定与日后的智力测验成绩有关。最机灵的婴儿不一定永远是最聪明的幼儿、小学生，发展迟缓的婴儿常会赶上或超过发展迅速的伙伴。因此，在观察中切忌对婴儿做长期的预言。

四、营养食谱

鲜蔬鱼盒

【原料】鱼 200～250 克，胡萝卜末 25 克，扁豆末 25 克，植物油、食盐、白糖和料酒适量，其他作料少许。

【做法】把鱼清洗干净，放入碗里加少许食盐、料酒、葱、姜末浸泡片刻；把择洗干净的胡萝卜和扁豆切成碎丝放入鱼肚子里；把炒锅置火上放入少许植物油加热，放入鱼煎炸片刻，加少量水和白糖盖上，焖烧约 15 分钟即可出锅。

虾仁菠菜卷

【原料】菠菜 50 克，虾仁 2 个，酱油、麻油、紫菜少许。

【做法】将择洗干净的菠菜放入开水锅焯一下捞出，挤出水分，切成碎末；把洗干净的虾仁去虾线后切碎，与菠菜末放在一起，加少许酱油、麻油后混合拌匀；用紫菜将菠菜虾仁馅卷成卷，并切成小段，上火蒸 15 分钟即可出锅食用。

黄鱼小馅饼

【原料】净黄鱼肉 100 克，鸡蛋 1 个，牛奶 50 克，葱头、植物油、精盐和淀粉适量。

【做法】将黄鱼肉剁成肉泥，葱头切成碎末；把鱼放在碗内，加牛奶、鸡蛋、淀粉、少许葱头末和盐，搅拌成有黏性的鱼馅备用；将平底锅置于火上，待烧至温热时，放入少量油，把鱼馅制成小圆饼放入油锅内，煎至两面呈金黄色即可食用。

第二节
13～14 个月幼儿喂养方案

一、身心发育情况

在此期间的宝宝生长发育过快会导致某些营养物质相对不足，易患消化道疾病。

身体发育

体重	男孩约 10.73 千克	女孩约 10.11 千克
身长	男孩约 79.87 厘米	女孩约 78.72 厘米
头围	男孩约 47.5 厘米	女孩约 46.6 厘米
胸围	男孩约 47.42 厘米	女孩约 46.34 厘米
坐高	男孩约 49.79 厘米	女孩约 48.82 厘米
牙齿	可长出 9～11 颗乳牙	

13～14 个月幼儿的动作发育情况

1 岁的幼儿在动作发育上进步很大。他们能够表情丰富地和爸爸妈妈交流。他们喜欢拖拉玩具到处跑，喜欢参与家庭生活小事。假如爸妈让他帮忙拿一些东西，他会很高兴地尽力拿过来，并希望得到爸爸妈妈的夸奖。

宝宝的语言心理发育

这个阶段的婴儿，虽然会说几个常用的词汇，但是，其语言能力还处在萌芽发展期，很多内心世界的需求和愿望不会用关键的词来表达，还会经常用哭、闹和发脾气来表达内心的挫折。遇到这种情况，爸妈应该尽量用经验和智慧来理解他的愿望，猜测孩子需要什么，试用不同方式来满足孩子，或者转移他的注意力，让他高兴起来，忘掉自

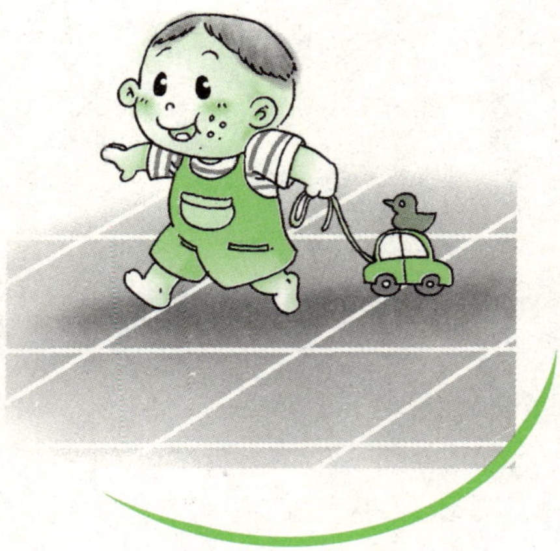

己原来的要求。

让宝宝有轻松愉快的情绪，就要对孩子不舒适的表示及时做出反应，让孩子感到随时处于关怀之中，这样孩子才会对环境产生安全感，对他人产生信任感。爸妈不用担心这样会把孩子“宠坏了”，其实，宝宝在爸爸妈妈的亲切关心下，得到安抚与愉快，才有利于学习和探索新的事物。

二、喂养有方

1. 宝宝春季喂养的学问

由于气候时节的不同，幼儿的饮食也应作相应的变化，从而呈现出不同特点。

多补充热量和蛋白质

对于生机勃勃、发育迅速的幼儿来说，春天更应注意饮食调养，以保证宝宝健康成长。

早春时节，气温仍较寒冷，人体为了御寒要消耗一定的能量来维持基础体温。所以幼儿早春期间的营养构成应以高热量为主，除豆类制品外，还应给幼儿食用花生、核桃等食物，以便及时补充能量物质。

由于寒冷的刺激可使体内的蛋白质分解加速，导致机体抵抗力下降而致病，所以在早春时节还需要注意给幼儿补充优质蛋白质食品。如鸡蛋、鱼肉、牛肉、鸡肉和豆制品等。上述食物中丰富的蛋氨酸具有增强人体耐寒的功能。

多补充含维生素的食物

春天气温变化较大，细菌和病毒等微生物开始繁殖，活动力增强，容易侵犯人体而致病。所以在饮食上要注意让幼儿摄入足够的维生素和无机盐。

小白菜、油菜、青椒、番茄、鲜藕和豆芽菜等新鲜蔬菜和柑橘、草莓和山楂等水果富含维生素 C，具有抗病作用；胡萝卜、苋菜、油菜、番茄、豌豆苗和动物肝、蛋黄、牛乳、乳酪等动物性食品中富含维生素 A，具有保护和增强上呼吸道黏膜和呼吸器官上皮细胞的功能，从而可以抵抗各种致病因素的侵袭。爸爸妈妈也可以给幼儿多吃些含维生素 E 的芝麻、青色卷心菜、菜花等食物，以提高人体免疫功能，增强机体的抗病能力。

2. 粗粮好，要多吃

现在，多数家庭的食谱中，精米细面和鸡鸭鱼肉占了主导地位，而五谷杂粮在餐桌上几乎见不到了。当然这说明了人们的生活水平提高了，饮食质量和结构发生了较大的变化。但从医学角度和人体营养的合理上看，还是要多吃一些粗粮。

婴儿从 4 ~ 6 个月开始添加辅食后，就可以考虑添加粗粮了。所谓粗粮是指除了精白粉、富强粉或标准粉以外的谷类食物，如大米、玉米和高粱等。

各种粗粮所含营养素较多

各种粗粮所含的营养素都各有所长。如小米含铁及维生素——比较高，全麦粉含钙比较多，这样都能使孩子获得多方面的营养素。

此外，粗粮所含纤维比细粮多，对防治幼儿便秘有良好作用。所以营养学家的建议是，不可把粗粮从餐桌上撤走。

在精加工过程中会损失一部分营养成分

精米细面在粮食加工过程中，有相当一部分营养成分被损失掉了，最严重的当属维生素 B 及无机盐的损失。因为维生素 B 主要存在于谷类的外层，当去掉麸皮和外壳时，维生素 B 也就随之去掉了，所以长期吃精米白面的人，容易因维生素 B 缺乏而患脚气病（一种有周围神经炎、心血管系统特殊症状的营养缺乏病）。

喂养小贴士

粗粮中的营养成分是细粮无法替代的，宝宝的餐桌上应该多一些黄面、黑面的食物。只是在给宝宝吃粗粮时，要做成适合幼儿容易消化的食品，如可用小米粉做成鸡蛋软饼，用玉米面煮成糊等。

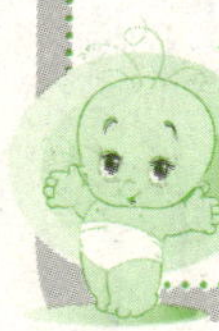

3. 吃鸡蛋≠ 胆固醇增高

“吃鸡蛋会增高胆固醇”，这似乎已经成了常识，许多爸爸妈妈因此不敢给宝宝吃鸡蛋，尤其是鸡蛋黄。

其实，吃鸡蛋并不一定会增高人体血液中的胆固醇含量。鸡蛋中的营养成分是可以相互制约的。蛋黄中含有丰富的防冠心病作用的卵磷脂，还有防癌作用的锌、硒等微量元素，有助于人体抗癌和防止冠心病。

人们只知道吃鸡蛋能升高胆固醇，却不知道鸡蛋还含有能清除血管壁上胆固醇的成分。一个鸡蛋（50 ~ 60 克）约含 234 毫克胆固醇，这些胆固醇与蛋白质结合在一起形成脂蛋白。脂蛋白中包含有俗称的“好胆固醇”——高密度脂蛋白，反而具有清

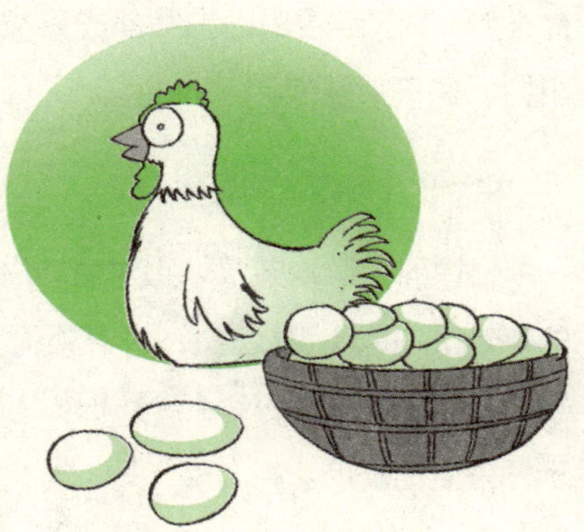

除血管壁上的胆固醇的作用。

此外，蛋黄中的卵磷脂是一种强有力的乳化剂，能促使血液中的胆固醇和脂肪颗粒变得极细小，并保持悬浮状态。这样就能阻止胆固醇和脂肪颗粒在血管壁上沉积，防止动脉粥样硬化。

其实，鸡蛋是一种营养极为全面的优质蛋白质食品，含有蛋白质、脂肪、卵磷脂、卵黄素、维生素 A、维生素 D、维生素 B_2、维生素 B_6 和微量元素铁、钙、锌、硒等等。鸡蛋中的氨基酸模式与世界卫生组织规定的氨基酸模式极为接近，其中蛋白质分值达到 100%，极容易被人体吸收，不论是蛋黄，还是蛋清，人体利用率均在 95% 以上，且维生素含量高于瘦肉。

所以，宝宝应该适当吃一些鸡蛋，只要保证一天的总摄入量不超过两个就可以了。关键是在吃鸡蛋时，多搭配一些富含膳食纤维和维生素的食物，如新鲜蔬菜、水果、大蒜、蘑菇、海带、海藻、豆类和杂粮等。另外，要加强运动锻炼，多活动。

4. 牛奶加鸡蛋的早餐科学吗

我们知道，提供人体营养素的食物可分为五大类。谷类主要提供热量和维生素 B；肉、奶、蛋和鱼类主要提供动物蛋白质、脂肪、维生素、钙和铁等；豆类及其制品主要提供植物蛋白质；蔬菜水果主要提供维生素 C、无机盐和膳食纤维；动物和植物油脂、糖与酒类则单纯提供热量。

由此可见，各种食物所提供的营养素均有所偏重，没有一种食物可提供人体需要的各种营养素，任何单一种类的食物也不能满足健康的需要。

一些人把“鸡蛋＋牛奶”当做最佳早餐，理由是牛奶含蛋白质、维生素和微量元素，是人体极好的钙来源；鸡蛋含有机体新陈代谢不可缺少的蛋白质、脂肪、无机盐等。强强联合，效果定然不同凡响。

而实际上，人体一切活动的基础是能量，而能量的主要食物来源是糖类即谷类食物。这种“鸡蛋＋牛奶”的早餐模式缺乏供应热量的食物，是不科学的。除此之外，它的不科学之处还在于：大脑的能量供应依赖葡萄糖，而葡萄糖转化为能量离不开维生素 B 的作用，而如果没有谷类的摄入，也就没有维生素 B 的来源。

5. 偏食是妈妈“惯”得吗

宝宝的进餐时间常常是妈妈的头痛时间，因为宝宝吃饭太挑剔了，花了好长时间精心准备的饭食，有时宝宝却毫不领情，连尝都不愿尝一口。不管是任由他不吃，还是强迫他吃，这样的结果都非妈妈所愿。其实，原因可能很简单，那就是宝宝挑食会不会是妈妈“惯出来的”？

避免让孩子挑食的行为得逞

比如，宝宝不吃牛肉，妈妈怕他饿坏了，立刻为他预备别的食物，宝宝的挑食行为得逞，坏习惯就会由此养成。相反，假如妈妈告诉宝宝牛肉很好吃，全家都爱吃，吃了以后身体会强壮，而且这个时候只有牛肉吃，不吃就要饿肚子。这种积极、坚定的态度就会有效地阻止孩子的挑食行为。

避免给孩子挑食的机会

不少爸妈习惯于每次吃东西时问孩子：“你喜欢吃这个吗？”“你喜欢吃什么呀？”这些问题容易给孩子挑食的机会，是不必要的。

给孩子积极的暗示

吃饭时，爸妈要表现出对食物极大的兴趣，可以边吃边赞：“真好吃！”“我们都喜欢吃。”孩子得到积极的暗示后会主动模仿。

6. 平衡膳食很重要

幼儿在婴儿期以奶为主，到4~6个月时添加辅食，3~10个月时断奶，然后到一岁半左右时其食品种类向成人过渡，在这个食物的转变过程中，必须做到各种营养素的摄入平衡，也就是人们常说的“平衡膳食”。要做到平衡膳食，需遵循以下原则：

品种多样化

粗、细粮合理搭配，肉、蛋、鱼、蔬菜、水果、油、糖等食物都要吃。

各类食物的比例适当

蛋白质、脂肪和糖类最好按

喂养小贴士

制造进餐时的和谐氛围

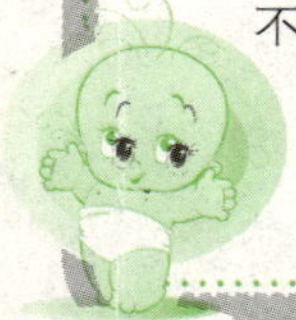

不管是什么原因，爸爸妈妈切忌在孩子进餐时恐吓、责骂或以其他方式惩罚孩子，因为恐惧、担忧、愤怒等负面情绪会直接影响孩子的食欲。爸爸妈妈应善于营造就餐时的快乐气氛，使孩子心情愉快，乐于进食。

12％～15％、25％～30％、60％～70％的比例供给。也就是说，身体需要的热量有50％以上应由糖类供给，并且数量要够。

食物之间要调配得当，烹调合理

要注意动物性食物与植物性食物的搭配、粗粮与细粮的搭配、干与稀的搭配、甜与咸的搭配。

幼儿每顿饭食的量要合适

既要考虑到幼儿的食量，也要考虑到孩子能摄入到足够的各种营养素。

7. 让宝宝吃出明亮的眼睛

婴幼儿的视力是逐步发展的。正常新生儿两个眼球虽然成形，其视力并未完全发育。婴儿出生1周内视力为0.01～0.02，1个月大的婴儿视力为0.05～0.1。出生到3个月之间，眼球并不会固视，但会被脸孔、光亮或运动的物体所吸引。

3个月时，大多数幼儿的视觉可以很平稳地“跟随”运动的物体，色彩、运动的物体都能吸引幼儿，而4个月时，开始建立立体视觉。直到婴儿1周岁时，他的视力才达到0.1～0.3。这时，婴儿已经开始乐意接受各种辅食了，新手爸妈们应该注意给婴儿添加一些对他眼睛发育有益的食物成分。这些成分主要有：

蛋白质

蛋白质是组成人体组织的主要成分，组织的修补和更新需要不断地补充蛋白质。瘦肉、动物的内脏、鱼、虾、奶类、蛋类等含有丰富的动物性蛋白质，而豆类含有丰富的植物性蛋白质。

维生素A

人体在缺乏维生素A的时候，眼睛对黑暗环境的适应能力减退，还可引起眼结膜干燥。维生素A的最好来源是各种动物的肝脏、鱼肝油、奶类、蛋类，以及绿色、红色、黄色的蔬菜和橙黄色的水果。

维生素C

维生素C是组成眼球水晶体的成分之一，如果缺乏，容易导致水晶体浑浊，患白内障。维生素 C 含量丰富的食物主要有鲜枣、卷心菜、菜花、青椒、苦瓜、油菜、西红柿、豆芽、土豆、萝卜、柑橘、草莓、山楂、苹果等。

钙

钙具有消除眼肌紧张的作用。食物中的豆及豆制品，奶类，鱼、虾、海带、墨鱼等水产品，干果类的花生、核桃、莲子，食用菌类的香菇、蘑菇、黑木耳，绿叶蔬菜中的苋菜、香菜、油菜等含钙量都比较丰富。

8. 怎样科学地保护宝宝的乳牙

一般说来，婴儿的乳牙在 4～10 个月的时候长出，到 11 个月后一般出牙 4～6 颗，到 30 个月时出齐 20 颗乳牙。然后在 6～7 岁时开始换牙，换过的牙叫恒牙，总共 32 颗。恒牙损坏后就不能复原了。

为什么要保护牙齿

众所周知，牙齿不但能咀嚼食物，还有助于发音。牙齿通过咀嚼活动，能促进面部和颌骨的发育。

如果人没有健康的牙齿，不仅会加重胃肠功能的负担，而且对全身之健康都会有较大的影响。因此，保护牙齿也是保健的一项重要内容。

怎样科学地保护乳牙

牙齿的保护一定要从乳牙开始。“乳牙有病、恒牙不利”的观点已为不少爸爸妈妈接受。那么怎样科学地保护乳牙呢?

乳牙长齐后，就可帮助儿童练习漱口。漱口的时间可选择在饭后数分钟内。从五六岁起，要训练儿童养成每日早晚刷牙的习惯。另外，爸爸妈妈要经常查看儿童口腔。一方面便于及时发现龋齿，通过治疗以阻止龋齿的发展。另一方面，也可及时发现换牙期滞留的乳牙，及时拔除，以免恒牙异位萌生，造成牙齿排列不齐。

杂粮、蔬菜、水果、豆制品、奶制品、瘦肉、蛋类含有丰富的维生素和蛋白

喂养小贴士

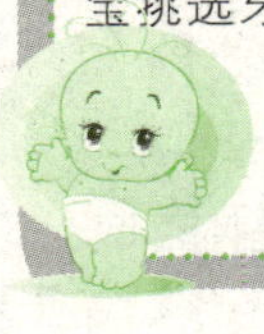

需要提醒爸爸妈妈的是，给宝宝挑选牙膏要仔细。商场里标售的儿童牙膏，由于食糖较多，一般并不适合婴儿使用。

质、矿物质等，可促进牙齿钙化发展，增强抗龋能力。

怎样为婴儿选择牙膏和牙刷

婴儿由于年龄小，爸爸妈妈要耐心讲道理和示范动作，从小培养婴儿漱口刷牙的良好习惯。同时爸爸妈妈也要科学地选择婴儿口腔保健用品。

儿童牙刷和牙膏也有多种，爸爸妈妈要给婴儿选择刷头短小、牙刷尼龙丝直径不超过 0.25 毫米、刷毛高度为 8～9 毫米的保健牙刷。牙膏应选用有防龋药物，对婴儿口腔和咽部较少刺激的保健牙膏。

9. 宝宝的一日食谱安排

食谱 A

早餐 7:00～7:30	牛奶（250 毫升）、饼干、鱼松粥
午餐 11:00～11:30	软米饭、炒青菜、瓜皮肉丝
午点 15:00～16:00	水果
晚餐 18:00～18:30	菜肉小包子、玉米粥、香蕉一根
晚点 20:30～21:00	牛奶

食谱 B

早餐 7:00～7:30	豆浆（250 毫升）、芝麻饼、煮鸡蛋（适量）
午餐 11:00～11:30	豆腐馅饼、拌菠菜、青菜肉丝汤
午点 15:30～16:00	水果
晚餐 18:00～18:30	桃仁包、杂米粥
晚点 20:30～21:30	牛奶

食谱 C

早餐 7:00～7:30	牛奶（250 毫升）、煎荷包蛋、饼干（2～3 片）
午餐 11:00～11:30	软米饭、芝麻菠菜、肉丝拌豆腐皮
午点 15:30～16:00	水果
晚餐 18:00～18:30	蒸饺、木樨汤
晚点 20:30～21:30	牛奶

三、吃什么才聪明

1. 宝宝补铜，食补最好

铜影响着宝宝的身体发育

铜是人体必需的微量元素。铜组成体内许多生物酶的辅酶，参与结缔组织、骨骼和骺软骨的新陈代谢。人的身高主要取决于遗传和骺软骨的生长等因素，血清铜降低会导致骺软骨生长停滞不前，进而影响幼儿身体发育。

幼儿对铜的需求量为每公斤体重0.05～0.1毫克，胎儿体内的铜主要从母体中获得，并储存在胎儿肝脏中，可供婴儿出生后6个月之需。为此，专家建议：在半岁以上的孩子的饮食中应增加富含铜的食物，如动物肝脏、芝麻、蘑菇、菠菜、大豆、香瓜、柿子、杏、虾、糙米等。

食物中铜的来源

丰富来源

黑胡椒，巴西果，肝和生牡蛎

良好来源

龙虾，坚果，种子，油橄榄（绿），黄豆粉，麦麸

一般来源

香蕉，菜豆，牛肉，面包，黄油，干酪，椰子，干果，蛋，鱼，绿色蔬菜，羊羔肉，花生酱，猪肉，家禽，萝卜

微量来源

动物脂肪，植物油，乳，多数乳制品（冰淇淋、农家干酪），其他水果、蔬菜以及糖

补充来源

苜蓿叶粗粉，啤酒酵母，碳酸铜和硫酸铜

妈妈在关注给宝贝补铜的同时，还应该审视一下自己在喂养方面是否给宝贝的饮食摄入方面显得太单一、过于精细了。10个月的宝贝应该有一定的咀嚼能力了，每天的饭菜都要多元化一点，宝宝长期吃杂粮粥，身体会很壮。可以尝试一下。另外，食补胜于药补，只要做到了饮食均衡、多元化，宝宝什么都不会缺。如果单纯地去补铜，保不准下次又得缺铁、锌、钙了。

2. 均衡营养，远离肾结石

形成婴儿肾结石的原因是多方面的，一定要从源头上根本杜绝婴儿肾结石的发生，均衡营养，让我们的宝宝健康成长！

要做到均衡营养，避免宝宝患上肾结石，就该注意以下几方面：

◎ 不可大量摄入高蛋白质、高热量、高嘌呤、低纤维素饮食。

◎ 不可盲目补钙。孩子多吃，吃多了，吸收不了，如果造成沉淀，容易造成肾结石。

◎ 不可过量服用鱼肝油。过量服用鱼肝油，骤然增加尿液中钙磷的排泄，势必产生沉淀，容易形成结石。

◎ 水质非常重要。婴儿除了食用母乳、奶粉之外，也要适当的补充水分，否则体内循环系统压力过大会直接压迫肾脏，造成其他的肾脏疾病。对婴儿冲调奶粉的水，要尽量选择自来水，如果自来水有问题，就需要及时改善家庭饮用水质量。将水从水管接出后沉淀一段时间，然后烧开后再引用。婴儿如果长期喝矿物质水，矿物质水里含大量矿物质元素，婴儿肠胃消化功能还不是很健全，会引起消化不良和肾结石。

◎ 不可大量补充维生素 C。现在不少妈妈，为了提高孩子的免疫力而大量补充维生素 C，市场上的很多维生素 C 泡腾片，每片含维 C500～2000 毫克，而这早已超过 1～3 岁幼儿的需求量，服用太多的维生素 C 容易造成小朋友尿路结石。

3. 宝宝的健脑食品有哪些

从健脑这个角度来说，母乳是婴儿

爸爸妈妈来互动

钻山洞

家里若是有装冰箱、洗衣机的空纸箱，可以拿来制成宝宝的爬行玩具。

将纸箱两头的盖和底剪掉，使纸箱成为一个方形的筒状。将纸箱横放在地上，把宝宝放在纸箱一头，然后妈妈到另一边，从纸箱里看宝宝，鼓励他钻过“山洞”，爬到妈妈这边来。注意改造纸箱时，纸的边缘要用胶条粘上，因为纸边有可能划破宝宝细嫩的皮肤。

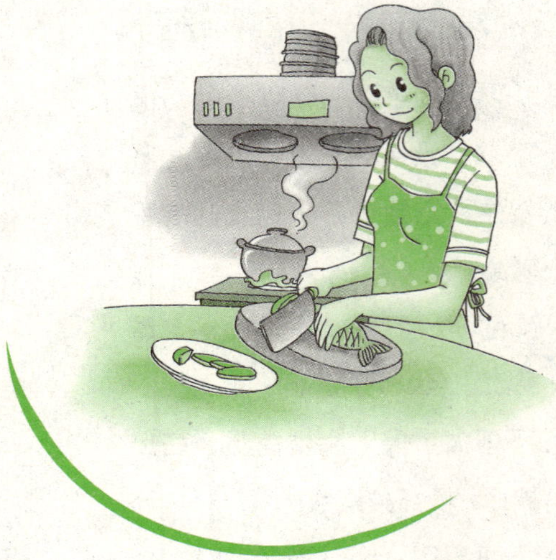

最理想的健脑食品。正常母乳中牛磺酸的含量达 425 毫克 / 升，是牛奶的 10～30 倍。牛磺酸对婴幼儿神经系统和视网膜的发育有重要作用，对婴幼儿的大脑发育具有特殊意义。

鱼类的健脑作用

科学研究认为，鱼体中含有的 DHA（二十二碳六烯酸，俗名脑黄金），对人类来说是一种不可缺少的必需脂肪酸，而且是高密度不饱和脂肪酸。经研究发现，DHA 有增强记忆能力的作用，而它只存在于鱼油中，猪油和牛油中一点也没有。

怎样给身体补充 DHA 呢？很简单，吃鱼就可以给身体补充 DHA，什么鱼都行，怎么吃都可以，DHA 都不会被破坏。

豆类和瘦肉的健脑作用

对于大脑发育来说，豆类是不可缺少的提供优质植物蛋白质的食品。黄豆、豌豆

宝贝自己说

我好害怕

呼～又一觉睡醒了。咦，怎么没人呢？这是哪儿？好害怕！

呜呜……我哭了起来。不一会儿，小姨慌慌忙忙地从厨房跑了过来，摸我的脸。我余惊未消，咬了小姨一口。

小姨吓了一跳，以为我生病了，赶紧把我抱起来看看。我又受了一惊，使劲掐着小姨的背……

小姨很生气，她对妈妈说我是坏孩子。

妈妈，对不起，我不该咬人。可是这个陌生的环境让我好害怕，咬人是我保护自己、战胜恐惧的唯一方式。好希望你能在我身边。

和花生豆等都有很高的营养价值，豆类还可以提供不饱和脂肪酸以及大脑活动需要的葡萄糖等。

动物的瘦肉、内脏和脑等可以提供蛋白质及人体需要的脂肪酸、卵磷脂等，对健脑也极为有益。

粗粮、蔬菜和水果可以为人体提供各种矿物质和维生素，其中的维生素 A 和 B 族维生素是脑力活动不可缺少的重要物质。

总之，爸爸妈妈一定要利用各种各样的健脑食品，让孩子吃了更聪明。

4. 多吃鸡蛋可增强宝宝记忆力

鸡蛋是人人皆知的营养食品。据国外报道，鸡蛋中所含的卵磷脂，有增强记忆力的作用。美国和英国的科学家最近做了一项有趣的研究：第一组人，年轻力壮，记忆力良好；第二组人，年迈体衰，记忆力衰退。两组人在一段时间内，都给予蛋黄等富含胆碱的食品。结果，第二组的那些老年人，记忆力有了明显的进步。

人的记忆力有着千差万别，有记忆速度的差别，有保持久暂的差别，有正确与否的差别，还有强弱的差别。然而，人记忆力的好坏，后天的环境、营养和训练非常关键。所以，孩子从小经常吃鸡蛋，作为补充大脑的营养，对增强他们的记忆力是有一定益处的。

四、营养食谱

温拌双泥

【原料】茄子 100 克，土豆 100 克，熟鸡蛋 1 个，番茄酱 5 克，精盐、味精、香菜末、麻油各少许。

【做法】

❶ 把茄子、土豆分别洗净，茄子去皮，土豆上屉蒸烂，剥去土豆皮，分别捣成泥蓉，加入精盐、味精拌匀。

❷ 将熟鸡蛋剥去壳，蛋清、蛋黄分开，将蛋黄捣成泥，蛋清切成细末，各加少许精盐拌匀。

❸ 将拌好的茄泥、土豆泥对称放在盘内，再把蛋清和蛋黄分别放在茄泥和土豆泥两侧，将番茄酱堆放在中间，撒上香菜末，浇上麻油即成。

炒青椒肝丝

【原料】猪肝 100 克，青椒 25 克，麻油少许，酱油适量，精盐、醋各少许，料酒、白糖、淀粉各适量，葱末、姜末适量，植物油 150 克。

【做法】

❶ 将猪肝洗净，切成 0.7 厘米粗的丝；青椒去籽，洗净，切成细丝。

❷ 猪肝放入碗内，加入淀粉抓匀，然后下入四五成热的油内滑散，捞出沥油。

❸ 锅中留少许油，下入葱末、姜末略炸，放入青椒丝，加入料酒、酱油、白糖、精盐及少许水，烧开后用水淀粉勾芡，倒入猪肝丝，放入醋、麻油拌匀即成。

【功效】此菜含有丰富的铁、蛋白质及维生素 A、维生素 B，常食可补血。缺铁性贫血的幼儿食用功效更佳，正常幼儿食用有很好的预防贫血作用。

鸡蛋羹

【原料】鸡蛋 2 个，虾皮 10 克，葱花 5 克，精盐、味精、麻油各适量，凉开水 150 克。

【做法】

❶ 将鸡蛋磕入碗中，加入精盐、味精、麻油、葱花、虾皮搅打均匀，再加入凉开水调匀。

❷ 蒸锅置火上，加水烧开，把蛋羹碗放入屉内，加盖用旺火蒸 15 分钟即成。

【功效】鸡蛋含卵磷脂、蛋白质、维生素 B_1、维生素 B_2、铁、锰、钙、磷等成分，有滋阴去燥、养血息风等功效。虾皮含钙、磷丰富。鸡蛋、虾皮是婴幼儿生长发育的保健食品。幼儿食用此菜能获得丰富的蛋白质和较多的钙、磷、铁及维生素 A、维生素 D 等，促进其健康地成长，防止疾病的发生。

第三节

14～15 个月幼儿喂养方案

一、身心发育情况

爸爸妈妈应为宝宝的一日三餐提供不同的蔬菜，使宝宝身体发育得到全面的营养补充。

这个时期的宝宝走得比较稳了，活动范围也开始扩大，随即而来的是开始有了独立性的萌芽。你能明显地感觉到，这个时期的宝宝更接近一个完整意义的人了。

宝宝更喜欢户外活动

14～15 个月宝宝已不容易长时间安静地坐着了。他喜欢到户外去活动。如果你经常带宝宝到公园、广场等有孩子玩的地方，你会发现宝宝特别地高兴。即使不能和其他幼儿一起玩耍，宝宝看着别人玩也是挺高兴的。

一些活泼的孩子在这个时候就想钻到大孩子群里去玩，尽管那些大一点的孩子认为他碍手碍脚而不欢迎他。

宝宝认知能力的发展

这个时期的孩子对有沙子、泥土和水的地方特别感兴趣。如果爸爸妈妈一开始这也不行那也不行地予以禁止，宝宝就会感到特别烦闷无聊。

这个时期正是孩子接触新事物、新知识的时候，孩子会在接触丰富的事物中获取各种新鲜的知识，所以爸妈应让孩子到外面尽情地玩耍。孩子通过玩耍，还可以使身体的各种功能发达起来，手、脚、眼等身体各部分能协调地运动。

宝宝的睡眠情况

14～15 个月幼儿每日的睡眠时间仍是 14～15 小时。一般白天睡 1～2 次，每次 1～2 小时。这是由孩子的性格决定的。喜欢活动的宝宝睡眠时间少一些，而性格比较安静的宝宝不仅睡眠次数会多一些，而且睡眠时间也会久一些。

幼儿日常起居时间的安排，要尽可能地富有弹性。如果宝宝不喜欢某项作息时间，爸爸妈妈这时不妨暂停执行，等宝宝已经忘记反抗了，再接着执行。这样做会省去很多麻烦。

二、喂养有方

1. 对宝宝有益的食物

柑橘类的水果

内含大量维生素 C，维生素 C 具有兴奋和抗疲乏作用，能使人精力充沛，还能刺激免疫系统，减少皮肤受紫外线的污染和伤害，而且具有抗衰老的作用。

红、绿色蔬菜和水果

指番茄、胡萝卜、杏、甜瓜、卷心菜和生菜等。这类蔬菜内含有大量的胡萝卜素，可增强人体的抵抗力，增加皮肤弹性，具有抗衰老功效。

豆类蔬菜

能抗疲劳、抗应激反应，防止睡眠失调和记忆障碍。

大豆和干果类

含大量的镁，这种矿物质可以增强肌张力，抗疲乏、防痉挛。

粗粮和绿色蔬菜

含较多膳食纤维，可以起到通便的作用，对防治便秘有较好效果。

2. 宝宝不适合吃的食物

生硬、油腻的食物

一般生硬、带壳、粗糙、过于油腻及带刺激性的食物对幼儿都不相宜。有的食物需要加工后才能给孩子食用。

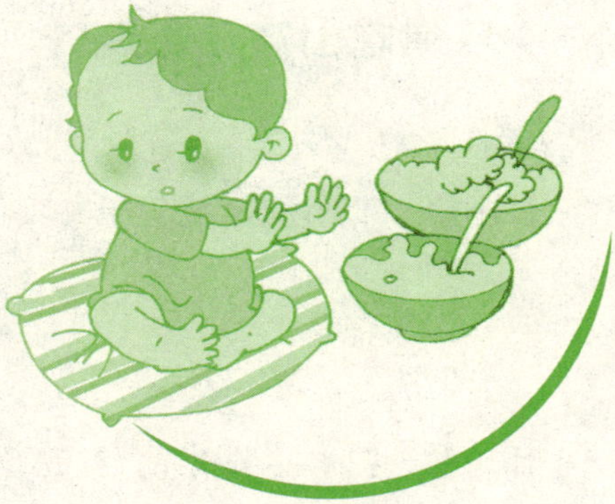

刺激性食品

如酒、咖啡、辣椒、胡椒等应避免给孩子食用。

鱼类、虾蟹、排骨肉

这些都要认真检查是否有刺和骨渣后，方可给宝宝食用。

豆类

豆类不能直接食用，如花生仁、黄豆等，另外杏仁、核桃仁等这一类的食品应磨碎或制熟后再给孩子食用。

含粗纤维的蔬菜

如芹菜、金针菜等，因为 2 岁以下幼儿乳牙未长齐，咀嚼力差，不宜食用。

易产气胀肚的蔬菜

如洋葱、生萝卜、豆类等，宜少食用。

油炸食品

另外，孩子都喜欢吃糖，但一定注意不能过多，否则既影响孩子的食欲，又容易造成龋齿。

3．“蛋”食大课堂

蛋类是人类重要的食品之一，常见的蛋包括鸡蛋、鸭蛋、鹅蛋、鹌鹑蛋等，它们的营养成分和结构大致相同，相差不大，主要含有丰富的蛋白质、脂肪、维生素和无机盐。其中以鸡蛋最为普遍。蛋由蛋壳、蛋黄、蛋白和蛋系带等部分所组成。

小小鸡蛋营养知多少

蛋白质

鲜鸡蛋含的蛋白质中，主要为卵蛋白（在蛋清中）和卵黄蛋白（主要在蛋黄中）。其蛋白质的氨基酸组成与人体组织蛋白质最为接近，吸收率相当高，可达 99.7%。

脂肪

大多集中在蛋黄中，以不饱和脂肪酸为多，脂肪呈乳融状，易被人体吸收。

氨基酸

鸡蛋中蛋氨酸含量特别丰富，而谷类和豆类都缺乏这种人体必需的氨基酸，所以，将鸡蛋与谷类或豆类食品混合食用，能提高后两者的生物利用率。

其他微营养素

鸡蛋还有其他重要的微营养素，如

钾、钠、镁、磷，特别是蛋黄中的铁质；磷很丰富，但钙相对不足，所以将奶类与鸡蛋共同食用可营养互补。鸡蛋中维生素 A、维生素 B 也很丰富。

不宜吃鸡蛋的情况

半岁前不宜食蛋清

此时消化系统发育尚不完善，蛋清中白蛋白分子较小，有时可通过肠壁直接进入血液，使机体对导体蛋白分子产生过敏现象，发生湿疹、荨麻疹等病。

发烧时不宜吃鸡蛋

鸡蛋蛋白食后能产生“额外”热量，使机体内热量增加，不利于康复。此时应鼓励婴儿多饮温开水，多吃水果、蔬菜及含蛋白质低的食物。

感冒不宜多吃鸡蛋

感冒时常有食欲不振消化不良的现象，鸡蛋属高蛋白质食物，较难消化，进食后会导致腹胀，食欲进一步下降，或出现腹泻。宜选清淡易消化的食品。

喂养小贴士

豆浆最好不要和鸡蛋一起吃，因为鸡蛋的蛋清里含有黏性蛋白，可以同豆浆中的胰蛋白酶结合，使蛋白质的分解受到阻碍，从而降低人体对蛋白质的吸收率。

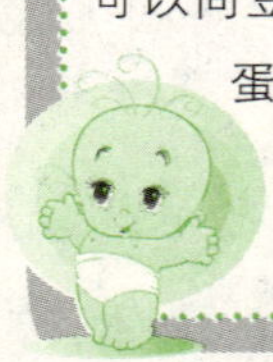

4. 常吃山楂好处多

山楂汤

即山楂一味煎汤饮，尤宜于食肉不消的幼儿。

山楂饼

用山楂、白术各 120 克，神曲 60 克，均研末，蒸成梧桐子大的饼丸，每次服 3 丸，可治儿童食积。

山楂粉

用山楂肉不拘多少，炒研为末，用蜜和砂糖拌匀，每次服 3 ~ 6 克，水送服；尤宜于幼儿痢疾赤白相兼者。

茴楂丸

茴香、山楂各等份，研细末，盐、酒调和，空腹热服，可治幼儿腹痛。

5. 水果能代替蔬菜吗

蔬菜和水果，是日常生活中主要的食品，特别是蔬菜在膳食中占有更重要的位置。

蔬菜的作用

人体所需的各种维生素和纤维素及无机盐，主要来源于蔬菜。

维生素是维持人体组织细胞正常功能的重要物质；无机盐对维持人体内酸碱平衡起着重要作用。许多蔬菜中都含有丰富的钙，幼儿多吃蔬菜有利于牙齿生长，起到保护牙齿的作用。

蔬菜中的纤维素虽然不被人体吸收，但它能增强消化液和食物的接触，促进胃肠蠕动和食物残渣的排泄；而且在幼儿咀嚼蔬菜时，蔬菜中的纤维素就能对牙齿起清洁作用，从而保护牙齿。

蔬菜含有90%的水分，在咀嚼蔬菜的时候，蔬菜里的水分就能稀释口腔里的物质，使寄生在牙齿里的细菌不易生长繁殖。

幼儿常吃蔬菜，还能使牙齿中的钼元素含量增加，使牙齿的硬度和牢固性增加。水果不可代替蔬菜。

水果不能代替蔬菜

水果也是幼儿不可缺少的食品。水果中含有人体必需的一些营养素，还具有生食方便、幼儿爱吃的特点。于是有些爸爸妈妈就误认为吃水果可以代替吃蔬菜。特别是对挑食不爱吃蔬菜的幼儿，更容易将水果代替蔬菜。

一方面，只有新鲜的水果才富含维生素，而我们平常吃的水果多是经过较长时间储存的，这种水果维生素损失得很厉害，特别是维生素C损失得最多。另一方面，任何一种食物都不能满足人体多方面的需要，只有同时吃多种食物才能摄取到各种营养素，因此要让幼儿既吃水果，又吃蔬菜。

幼儿要多吃蔬菜

蔬菜品种繁多、来源丰富、物美价廉。幼儿在一日三餐中，选用不同的蔬菜，就能得到有利于身体发育的各种营养素。因此，爸妈应培养孩子养成喜欢吃蔬菜的习惯，特别是吃黄绿色蔬菜。

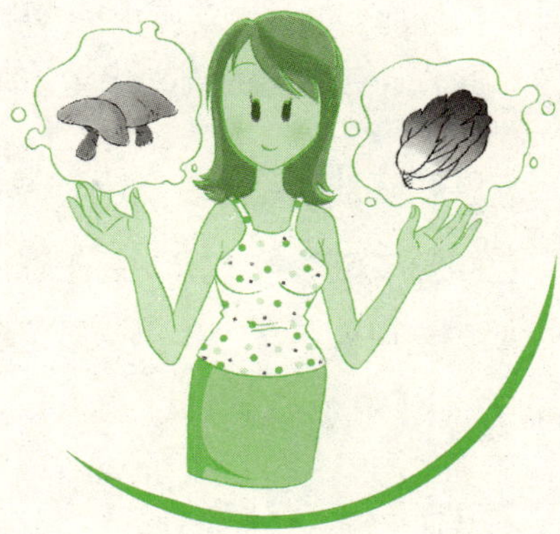

有些蔬菜如番茄、黄瓜等，在严格消毒下，最好给幼儿生吃，以减少维生素的损失。

6. 宝宝可以多吃豆制品吗

豆制品指用黄豆作原料，经加工制成的各种制品，如豆浆、豆腐、豆干等。

豆制品的营养价值高

黄豆营养丰富。它含有幼儿生长发

育必需的优质蛋白质、钙、磷、铁和维生素，其营养价值可与肉、蛋、鱼相媲美。只是由于黄豆外皮层的纤维组织的包裹，蛋白质是紧密的球状结构，而且由于其所含的胰胃蛋白酶抑制了胃肠道消化酶对蛋白质的分解作用，因此，黄豆在肠道吸收效果较差，消化率仅为60%。

经过加工的豆制品，由于黄豆外层的纤维和肠胃蛋白酶抑制素被解除，蛋白质结构在钙离子的作用下变得疏松，其被吸收率因此大大提高，可以达到90%～94%。这样，豆制品的营养价值比黄豆更高，是营养十分丰富的食物。

喂养小贴士

未经煮熟的豆浆不能喝，因为生豆浆中含有对胃肠黏膜有强烈作用的皂素，幼儿吃了会在短时间内出现恶心、呕吐、腹泻和腹痛的症状。为了防止这种现象出现，豆浆在给幼儿喝之前必须充分煮沸，时间不能少于5分钟。

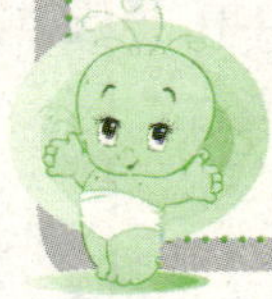

豆制品易于消化，食用方便

豆制品不仅营养丰富，易于消化，而且价格低廉，食用方便。是幼儿理想的辅食。例如当母乳不足、牛奶又缺乏时，豆浆完全可以作为代乳食品，用以补充乳类的不足。

豆制品不宜多吃

豆制品可以吃，但也不宜过多。因为豆类中含有一种能致甲状腺肿大的因子，可促使甲状腺素排出体外，结果体内甲状腺素缺乏；机体为了适应需要，就会促使甲状腺体积增大，以增加甲状腺的分泌，而由于过多地分泌甲状腺素，就可能导致碘的缺乏，所以说豆制品可以吃，但也不宜过多。

7. 培养宝宝良好的进餐习惯

定时进餐

如果宝宝正玩得高兴，不宜立刻打断他，而应提前几分钟告诉他“快要吃饭了”；如果到时他仍迷恋手中的玩具，可让宝宝协助成人摆放碗筷，转移注意力，做到按时就餐。

愉快进餐

饭前半小时要让宝宝保持安静而愉快的情绪，不能过度兴奋或疲劳，不要责骂宝宝。培养宝宝对食物的兴趣爱好，引起宝宝的食欲。

专心进餐

吃饭时不说笑，不玩玩具，不看电视，保持环境安静。

定量进餐

根据宝宝一日营养的需求安排饮食量，如果宝宝偶尔进食量较少，不要强迫进食，以免造成厌食。还要合理安排零食，饭前1小时内不要吃零食，以免影响正餐。不过多进食冷饮和凉食。

进餐习惯

◎ 尽可能根据当地情况和季节选用多种食物，经常变换饭菜花样，引起宝宝的食欲。

◎ 进餐时间不要太长，也不要过短。

◎ 不要催促宝宝，培养宝宝细嚼慢咽的习惯。饭桌上特别可口的食物应根据进餐人数适当分配，培养宝宝关心他人，不独自享用的好习惯。

◎ 培养宝宝正确使用餐具和独立吃饭的能力。可在宝宝碗中装小半碗饭菜，要求宝宝一手扶碗，一手拿勺吃饭。

进餐卫生

注意桌面清洁，餐具卫生，为宝宝准备一条干净的餐巾，让他随时擦嘴，保持进餐卫生。

喂养小贴士

不要边吃边玩

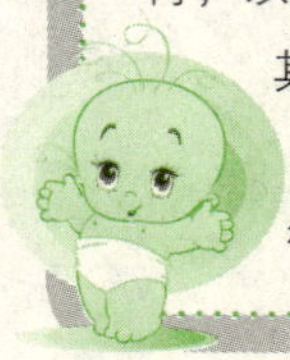

边吃边玩是一种很坏的饮食习惯。因为在正常情况下，进餐期间，血液聚集到胃，以加强对食物的消化和吸收功能。边吃边玩，就会使一部分血液供应到身体的其他部位，从而减少了胃的血流量，使消化功能减弱，继而引起食欲不振。

这样不但损害了宝宝的身体健康，也养成了做事不认真的坏习惯，使得宝宝长大后精力不易集中。

8. 宝宝的一日食谱安排

食谱 A

早餐 7:00～7:30	牛奶（250 毫升）、蒸蛋羹、几片馒头片
早点 10:00	鱼肝油 1～2 滴、适量水果
午餐 11:00～11:30	两米饭（大米、小米）、鸡蛋炒菠菜、猪肝芹菜
午点 15:00～16:00	适量水果（一根香蕉或一个橙子）
晚餐 18:00～18:30	玉米面粥、白菜炖豆腐、鸡肉炒黄豆
晚点 21:00～21:30	半瓶牛奶

食谱 B

早餐 7:00～7:30	牛奶一瓶（250 毫升）、面包几片、一个鸡蛋（50 克）
早点 10:00	鱼肝油 1～2 滴、适量水果
午餐 11:00～11:30	素包子（鸡蛋、粉丝、萝卜馅）、虾皮炒瓢菜、紫菜汤
午点 15:00～16:00	适量水果
晚餐 18:00～18:30	番茄牛肉面（挂面、牛肉、番茄、豌豆苗）
晚点 21:00～21:30	半瓶牛奶

食谱 C

早餐 7:00～7:30	牛奶（250 毫升）、小点心几块
早点 10:00	鱼肝油 1～2 滴、适量水果
午餐 11:00～11:30	花卷、鲜菇鸡片、拌芹菜
午点 15:00～16:00	适量水果
晚餐 18:00～18:30	芝麻烧饼、海带丝炒肉丝、蛋黄粥
晚点 21:00～21:30	半瓶牛奶

三、吃什么才聪明

1. 妈妈重视过纤维素吗

众所周知，蛋白质、脂肪、碳水化合物、矿物质和水是人类赖以生存的六大营养要素。如今，纤维素已被任命为第七营养素。它对人体的作用正逐渐被认识。

人类对纤维素不像食草动物能直接消化、利用。可是肠道内的细菌可把纤维素中的一部分分解而被人类吸收、利用。

预防动脉硬化、冠心病等心血管疾病应从婴儿时期开始。实验证明，食物中的纤维素能和胆固醇的代谢产物胆酸在肠道中结合，从而减少人体对胆固醇的吸收。

食物中的纤维素吸收水分性能好，使粪便保持一定量的水分。避免大便干燥，对便秘、痔疮等疾病有预防和治疗作用。

纤维素使肠管蠕动加快，减少了肠道中致癌物质的停留时间，减少了发生肠癌的危险。

纤维素在食物中起支架作用，给人以饱腹感。对治疗糖尿病、肥胖症有不可缺少的作用。

纤维素使肠管蠕动加快，促进消化功能，对厌食小儿有所裨益。

纤维素广泛存在于粗粮、麸皮、蔬菜纤维之中。婴儿由3~4个月起接触半流质食品开始，即应注意补充含纤维素的食品，也可以说辅食添加是婴儿对纤维素的适应过程。

2. 不同年龄宝宝对蛋白质的需求量

一般情况下，每100毫升的母乳约含有1克的蛋白质。多数婴儿奶粉含有较多的蛋白质，大约是母乳的两倍。

对于新生的足月宝宝，有一个这样的标准：每天每千克体重大约需要2克的蛋白

爸爸妈妈来互动

宝宝长到一两岁，爸爸妈妈就可以带着他一起做居家运动了，这也是一种轻松好玩的亲子游戏。

宝贝居家运动第一招——卷起身子

让宝宝仰卧着，然后握住宝宝的双腿，把他卷成球状，臀部离地朝天；接着，慢慢将宝宝的臀部和腿双转向身体的一侧，再转向另一侧。千万不要过分用力。当宝宝变得很轻松时，我们就很容易成功了。

质，如果按体重3千克来计算，每天给新生儿喂630毫升的母乳或者450毫升的婴儿配方奶粉，就能满足婴儿对蛋白质的需求了。

早产儿相对来说需要的蛋白质要更多一些，通常每千克体重需要3～4克的蛋白质。当宝宝长到与足月宝宝一样大时（2.5公斤以上），对蛋白质的需求就和一般足月新生儿一样了。

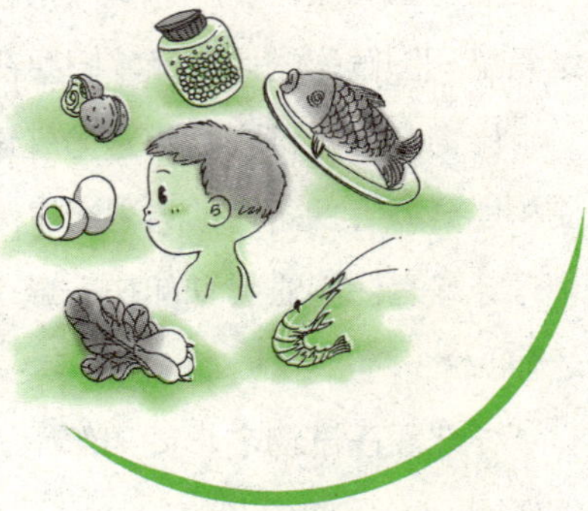

婴儿所摄入的大多数蛋白质用于生长发育。特别是在孩子生长速度最快的头一年，孩子对蛋白质的需求比一生中的其他时间要多，大概是成人的3倍。这个阶段蛋白质的获得途径主要是母乳或配方奶。通常来说，1岁以内的小朋友吃700～800毫升母乳或配方奶，基本就能获得足够的蛋白质。

1～3岁的孩子，每日蛋白质的供给量为35～40克，这个阶段孩子的饮食已经非常丰富，爸爸妈妈可以通过肉、蛋、鱼、豆类及各种谷物类来给孩子提供足够的蛋白质。例如：每天400～500毫升乳制品，鱼肉类100克（约等于大排半块，或两片鱼肉），豆制品类50～100克，蔬菜水果类各50～100克（约等于5棵小青菜或一根香蕉），米饭类100克（约等于1/3碗的饭）。

3. 吃鸭血既补铁又护肝

用鸭血做成的血豆腐被称为“液体肉”，营养价值非常高。

营养分析

鸭血中含有丰富的蛋白质和多种人体内不能合成的氨基酸，并含铁、锌等多种矿

喂养小贴士

动植物蛋白的搭配合理

适量的植物蛋白可以抑制动物性蛋白的脂肪异化，减少对动物硬化的影响，保证对必需氨基酸充分合理的吸收。所以，爸爸妈妈要把蛋白质食品与蔬菜一起给宝宝摄入。除了蔬菜，瓜果、蔬菜和谷类都对蛋白质的吸收有辅助功能。

物质和维生素，鸭血中铁的利用率为12%，是宝宝补血食谱不能缺少的食材之一。

鸭血同时还具清洁血液、解毒的功效，代谢出宝宝体内的重金属如铅、铜等，还可以清除被毒蚊虫叮咬后的余毒及防止药物中毒，保护宝宝的肝脏不受有毒元素的伤害。

宝宝厨房

鸭血豆腐汤

原料： 豆腐1/4块，鸭血1小块，小白菜、香油各适量。

做法：

1. 小白菜洗净后在沸水焯过，切碎。
2. 鸭血、豆腐切成小块。
3. 沙锅内放适量清水，鸭血、豆腐放入同煮。
4. 鸭血、豆腐快熟时放入小白菜，出锅前滴入适量香油即可。

营养盘点： 豆腐中含有丰富的蛋白质；鸭血中含铁量很高；小白菜中含有的钙可以促进宝宝骨骼的发育，增强造血功能，维生素A、B族维生素、维生素C、泛酸等可以促进宝宝神经系统的发育。

适合月龄： 7个月以内的宝宝。

鸭血羹

原料： 鸭血1小块，葱、高汤、水淀粉各适量。

做法：

1. 鸭血切小块，沸水焯后捞出。
2. 葱洗净切成末。
3. 锅内放入高汤煮沸，再放入鸭血，煮熟后用水淀粉勾芡。
4. 出锅前撒入葱末即可。

适合月龄： 8个月以上的宝宝。

4. 损害宝宝智力的食物黑名单

爆米花

爆米花在制作过程中，容易沾染到制作仪器中的铅，而铅是具有神经毒性的重金属元素，进入血液后，可引起机体代谢过程的障碍，损害神经系统，还可使中枢神经系统乙酰胆碱释放减少，从而造成学习困难和智力低下。

【类似食物】松花蛋

【克星】维生素C。维生素C与铅结合生成难溶于水而无毒的盐类，可随粪便排出体外。

油条

油条是由天然明矾和小苏打混合后加人面粉中制成的，成品中的含铝量较高。人体摄铝过多，会造成神经质传导阻滞，引起记忆力衰退、痴呆、智力发育障碍等症状。

【类似食物】粉丝、油饼、糕点、面包及饼干。

【克星】维生素C和微量元素硒（存在于芦笋、蘑菇和蛋类）。提示：日常食品中铝主要来自食品添加剂、包装材料。

喂养小贴士

宝宝的饮食习惯要从小养成，尽量保持体内的酸碱平衡。酸性食品是指含有在体内能形成酸的无机盐（如磷、硫和氯等），碱性食品指含有在体内能形成碱的无机盐（如钙、钠、钾和镁等）。

通俗点说，酸性食物是鱼肉类及精食类，碱性食物则是水果及蔬菜类。要特别提醒的是：酸碱是指食物的性质而非味道。

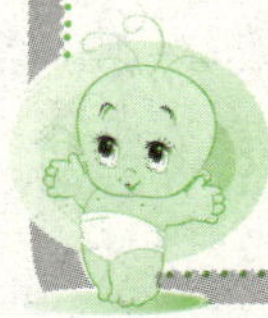

煎炸食品

炸过的食物在经放置之后，不久就会生成过氧脂质，过氧脂质进入人体后，会对人体内的酸系统以及维生素等产生极大破坏作用，从而造成大脑早衰和痴呆。

【类似食物】熏制食品如熏肉、烧鸭、烧鹅等。

味精

味精的主要成分为谷氨酸钠，在消化过程中能分解出谷氨酸，一旦过高就会转变成一种抑制性神经递质。当宝宝吃了过量味精后，还容易导致体内缺锌。

5. 膨化食品影响大脑发育

膨化食品因酥、脆、香、甜等特点，颇受宝宝的喜爱。但是膨化食品含有较多有害金属元素铅或铝，如果宝宝长期食用这类食品，对大脑和体质发育都是十分害的。油条、粉丝、凉粉，以及含铝添加剂、易拉罐包装、铝锅炒菜等都会增加铝的摄入，尤其是当加入醋或加热时铝离子就可游离出来。

铅是多亲和性的毒物，主要损害神经系统、造血系统、血管和消化系统。血液里铅含量高时，会造成精神呆滞、厌食、贫血、呕吐等症状。铝是一种金属物质，食用铝超标的膨化食品，铝会在人体内不断的累积，会影响儿童骨骼生长，引起神经系统的病变，延缓智力发育，干扰人的思维、意识和记忆功能，严重者可能痴呆。

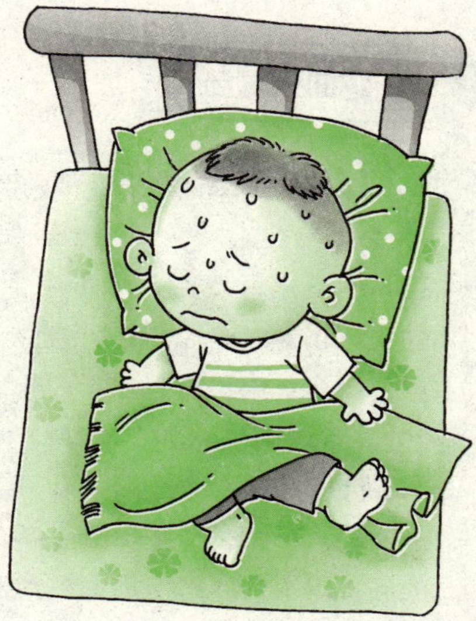

很多膨化食品中使用了含铝膨松剂如明矾，生产过程中使用了铝制容器，比无铝膨松剂的成本要高出三四倍。所以，原则上应尽量少给宝宝买膨化食品吃，偶尔买也要到质量有保障的正规商场，同时要看清产品上是否有“QS”标记；购买时要注意产品的标识，仔细看配料表，了解产品的主要成分和食品添加剂的使用情况，特别要注意查看产品的生产日期和保质期，尽量购买近期生产的产品；要避免购买促销玩具与食品直接混装的产品，但一定不要让宝宝养成常吃、多吃的习惯。

四、营养食谱

虾皮紫菜蛋汤

【原料】紫菜 10 克，虾皮 5 克，鸡蛋 1 个，香菜 5 克，姜末 2 克，麻油 2 克，精盐、葱花各少许。

【做法】

❶ 将虾皮洗净；紫菜用清水洗净，撕成小块；鸡蛋磕入碗内打散；香菜择洗干净，切成小段。

❷ 锅置火上，放油烧热，下入姜末略炸，放入虾皮略炒一下，添水 200 克，烧沸后，淋入鸡蛋液，放入紫菜、香菜，加入麻油、精盐、葱花，盛入碗内即成。

【功效】虾皮含钙、碘丰富。此菜含有丰富的蛋白质、钙、磷、铁、碘、维生素 C 等多种营养素，对幼儿补充钙、碘十分有利，能促进其生长发育。

鸡血豆腐汤

【原料】豆腐 30 克，熟鸡血 15 克，熟瘦肉、熟胡萝卜各 10 克，水发木耳 5 克，鸡蛋半个，鲜汤 200 克，麻油 2 克，酱油 1 克，精盐 2 克，料酒 2 克，葱花 2 克，水淀粉 5 克。

【做法】

❶ 将豆腐、鸡血切成略粗的丝；黑木耳、熟瘦肉、熟胡萝卜均切成粗细相等的丝。

❷ 炒锅置火上，放入鲜汤，下入豆腐丝、鸡血丝、黑木耳丝、熟瘦肉丝、熟胡萝卜丝，烧开后，撇去浮沫，加入酱油、精盐、料酒。再烧沸后，用水淀粉勾薄芡，淋入鸡蛋液，加入麻油、葱花，盛入碗内即成。

【功效】鸡血含铁丰富。此汤含有丰富的蛋白质、铁、胡萝卜素和粗纤维。幼儿食用能补铁、补钙、健体。经常食用，可使幼儿血色素保持正常。

冬菇瘦肉汤

【原料】冬菇 30 克，猪瘦肉 150 克，精盐、味精各少许，麻油适量。

【做法】

❶ 将冬菇浸泡洗净，去蒂，切成小丁或细丝；瘦肉洗净，切成小薄片。

❷ 锅置火上，放入清水、肉片、冬菇丁（丝）煮熟后，加盐调味，烧开后，放入精盐，淋上麻油加味精即成。

【功效】香菇营养丰富，含 30 多种酶和 18 种氨基酸及铁、磷、钙和维生素 A、维生素 B_1、维生素 B_2、维生素 D 等。香菇与猪肉制作的汤菜，有助于幼儿滋阴健脾、健康发育、益气力、增强抗病能力。

第四节 15～16个月幼儿喂养方案

一、身心发育情况

这时宝宝已经脱离了奶瓶的束缚，乳牙陆续萌发，咀嚼消化功能较以前成熟了许多，能与爸妈一起享受丰富的饭菜了。

身体发育

体重	男孩约 11.01 千克	女孩约 10.47 千克
身长	男孩约 81.43 厘米	女孩约 80.68 厘米
头围	男婴约 47.30 厘米	女孩约 46.27 厘米
胸围	男孩约 48.20 厘米	女孩约 46.81 厘米
牙齿	可长出 10～12 颗乳牙	
囟门	大部分宝宝的囟门已经闭合，少数还未闭合	

宝宝的动作发育

这个月龄的孩子会用杯子喝水了，但还是拿不稳，常常会把杯子里的水洒得到处都是，但爸妈不可因此而阻止宝宝这样做。夏天洒点水当然没有什么关系，冬季或是天气较凉的时候，可以给孩子套上一个围脖，以免将宝宝的衣服弄湿而引发感冒。

吃饭的时候，宝宝也喜欢自己拿匙取菜或往嘴里喂饭，但由于这个时期宝宝的平衡能力还比较差，所以还是拿不稳，会出现菜掉在地上或饭粒撒得到处都是的情形。

这一时期的宝宝每日的睡眠时间仍为 14～15 小时，白天的午睡为 1～2 次。

宝宝的语言能力发育

这个时期的宝宝所掌握的词汇增加了许多。不仅“爸爸”、“妈妈”、“爷爷”、“奶奶”这样的双音节词能说了，就是“您好”、“我们”、“再见”等词也能说了。

这个阶段的宝宝对语言学习特别热情，特别喜欢和爸爸妈妈说话或者听别人说话，即使是相同的话也爱听上多遍。这突出表现在听故事上。

语言的形成开始于婴儿模仿他们所听到的声音，即使是轻微的听力障碍也能妨碍宝宝对近似音的鉴别，且有碍学习讲话的正常过程。若宝宝的听力不好，就应该尽快进行详细的检查，以确定孩子的准确听力。

宝宝的心理发育

这个时期的宝宝喜欢和他差不多大的小朋友玩耍。但他们常常相处不好。他们时常自己玩，有时还停下来争夺玩具。如果遇到这种情况，爸爸妈妈不要以成人的礼貌心理，强迫自己的孩子放弃心爱的玩具，那样会让孩子非常伤心且迷惑不解。要让孩子有机会保卫自己的权利，这也是社会交往的基本规则，这会为孩子今后的性格发展打下良好的基础。

当然，爸爸妈妈也不可以怂恿自己的孩子去抢别的小朋友的玩具。这样做会让宝宝产生一种因剥夺别人的东西而高兴的心理，这对孩子的心理发育和健康成长不利。

二、喂养有方

1. 15~16个月幼儿食谱安排

1岁多的幼儿已经脱离了奶瓶的束缚，随着宝宝乳牙的陆续萌发，咀嚼消化的功能较以前成熟了许多，能与爸爸妈妈一起享受丰富的饭菜了。

15~16个月宝宝的喂养特点

在喂养上与前两个月相比会略有变化，每日进餐次数为5次，即三餐中间上、下午各加一次点心。这是因为这个时期的孩子生长比较迅速，所以为了宝宝能较好地发育，就一定要使膳食供应满足幼儿的生理需要。

经济条件允许的家庭还可以继续每日加一个鸡蛋和一杯牛奶。

宝宝主辅食的安排

就人类来说，满足生理需要的营养物质的种类主要是蛋白质、脂肪、糖类、无机盐（矿物质）、维生素和水。具体到15~16个月幼儿的需要，第一，要使六大营养素的供给量及它们之间的比例合适；第二，就是产生六大营养素的食物之间也要平衡。

幼儿每日的食谱中要包括主要食品如米、面，副食品如肉、蛋、蔬菜、水果等，使幼儿每日从食物中能得到4602千焦的热量、35克的蛋白质、600毫克的钙、10毫克的铁以及一定量的维生素等。

比如就提供优质蛋白质的食物而言：周一可以安排鸡蛋羹；周二可以安排鱼肉丸子；周三可以安排肉丝面片等。

宝宝副食的安排

每日还应当给幼儿安排一些水果如苹果、香蕉、橘子等。只要孩子能吃，就不要人为地加以限制。富含维生素C的水果有柑橘类、枣、山楂或猕猴桃等。有些爸爸妈妈认为吃橘子会使人脸色变黄，就不给宝宝吃，这是非常错误的。

橘子中含有大量的维生素C，对人体有抗疲劳作用，还能减少紫外线对皮肤的伤害。但应注意不可让孩子多食，因为食用橘子过多，的确会使皮肤黄染。

除了给幼儿水果外，这个时期的宝宝每日还应吃鱼肝油2次，每次仍为3滴；钙片每日2次，每次1克。

2. 油炸食品别多吃

油炸食品以其脂肪含量高和口感酥脆受到人们的欢迎。油炸食品中油条、油饼和炸糕通常作为早点食物，而炸薯条、炸土豆片则是幼儿极喜爱的小食品。但若是让幼儿经常食用这些油炸食品，则会对宝宝的正常发育极为不利。

幼儿不可过多食用油条

在油条制作工艺中，必不可少是明矾，明矾中含有铝的成分，铝是两性元素，既能与酸又能与碱发生反应，反应后产生的化合物易被人体吸收。

铝化合物若沉积于骨骼中，可使骨质变得疏松；如沉积于大脑中，可使脑组织发生器质性改变，出现记忆力

喂养小贴士

可以让宝宝尝试多种口感

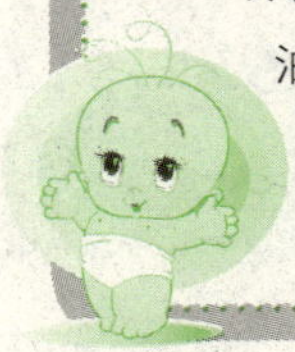

许多宝宝1岁多了还不识五味，因为他们的妈妈不敢让宝宝品尝咸、酸、甜、油的食物。实际上，适当的味觉刺激能够调动宝宝的食欲，甚至可让他们更快乐、更聪明。妈妈不妨以自己的口感作为标准，感到稍稍淡些，宝宝就可以了。

减退、智力下降；如沉积于皮肤中，可使皮肤弹性降低，皮肤褶皱增多。

此外，铝还会使人食欲不振和消化不良，影响肠道对磷的吸收。因此，爸爸妈妈不可以油条作为幼儿的早餐。

油炸食品不宜多食

油炸食品在制作过程中，由于高温的作用，大量的维生素被破坏掉了，失去了食物中的维生素的供给。而且油炸食物时用的是反复烧沸的剩油，这种剩油中含有十多种不易挥发的物质，对人体极为有害。

此外，油炸食品因其不容易消化，容易增加幼儿胃肠负担，而且会影响食欲。

3. 宝宝可以吃肥肉吗

众所周知，肥肉含脂肪多，肉越肥脂肪含量越多，供给的热量也就越多。由于肥肉很香，便于幼儿咀嚼、吞咽，所以许多幼儿都爱吃。幼儿吃一些肥肉是可以的，但不可多吃。若长期过量地吃肥肉，则对幼儿的生长十分不利。

肥肉约含 90% 的动物脂肪，脂肪摄入后容易产生饱食感，过多食用，则会影响其他营养食品的进食量。

高脂肪饮食会影响钙的吸收，这是因为脂肪消化后与钙形成不溶性的脂肪钙，从而阻止钙的吸收。

脂肪摄入过多，血液中胆固醇与甘油三酯的含量会增高。这两种物质是形成动脉硬化，导致冠心病、心肌梗死等心血管疾病的主要致病物质。

脂肪进食过多，会产生肥胖。过分肥胖的幼儿，心脏负担增加。同时由于体重增加，两足负重也增加，容易形成幼儿幼平足。

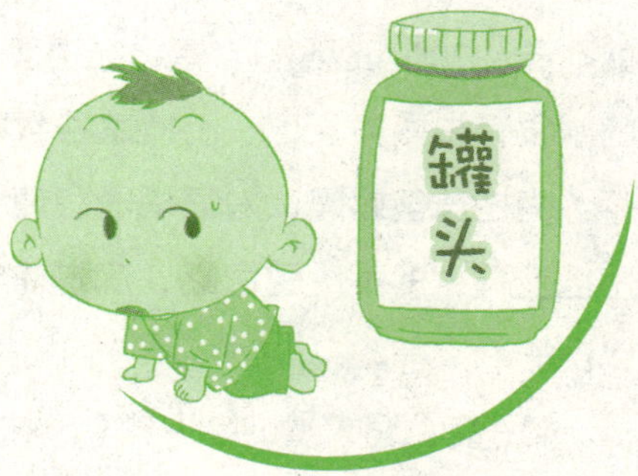

爸爸妈妈来互动

宝贝居家运动第二招——用手支撑

坐在地板上，让宝宝面朝下趴着，腹部靠在爸爸的大腿上，使宝宝的双手能够撑到地板上。接着，将爸爸的手放在宝宝的肩膀上，在宝宝的肩膀上用力往下压，然后放松。重复数次。这个小运动可以锻炼宝宝的颈部力量，加强宝宝对背部肌肉的控制能力。

4. 别让宝宝多吃罐头食品

罐头食品久储不坏，特别对季节性强的食品，如果能在淡季时吃罐头食品，方便解馋，真是不错。但是，罐头食品有以下几大害处：

几乎所有的罐头食品中都要添加防腐剂、亚硝酸盐等，这些添加剂往往会增加肝脏的负担，对健康不利。

罐头食品大多数采用焊锡封口，焊条中的铅含量颇高，在储存过程中可污染食品。小儿消化道的通透性较大，这些添加剂和重金属均可被吸收，并影响小儿健康。

灌装煮熟、装罐、排气、密封后，常常还要采用超高温消毒灭菌。这一来，将会使食物中的维生素受到很大的损失。

近年来，由于温室育种技术的广泛应用，几乎随时都可以买到各种新鲜的蔬菜、水果。所以，爸爸妈妈还是要给宝宝多吃新鲜食物，少吃罐头食品。

5. 不要让宝宝惹上“积食”

什么是宝宝“积食”

宝宝现在可以自己进食了，但是自我控制能力还很差，只要是自己喜欢吃的食物，就会不停地吃，没有节制；尤其是在节假日或家庭聚会时，热闹的气氛使宝宝更加活跃。而吃了过量的油腻、冷甜食物，把宝宝的小胃胀得鼓鼓的，这样很容易引起消化不良，食欲减退，中医学中称为“积食”。

宝宝积食有哪些症状

宝宝“积食”后，常常有腹胀、不思饮食或恶心、呕吐症状。因为宝宝的消化系统发育仍不完善，胃酸和消化酶分泌较少，而且消化酶的活性相对较低，对于食物在质和量发生较大的变化时很难较快地适应，加上神经系统对胃肠的调节功能比较弱，很容易引发胃肠道疾病。因此，爸妈一定要避免宝宝“积食”。

积食不怕，调理来帮忙

当宝宝出现“积食”时，在饮食方面要进行调节，首先节制进食量，较平常稍少一点点即可，食物最好软、稀易于消化，比如米汤、面汤之类，尽量少食多餐，以达到日常总进食量。同时还要带宝宝多到户外活动，以有助于食物消化和吸收。

6. 吃饭超半小时有损宝宝牙齿

儿童每餐的吃饭时间最好不要超过半个小时，因为如果养成吃饭过久的习惯，容易造成牙细菌的繁殖，增加患龋齿的机会。

如果食物在嘴里停留时间超过半个小时，那么容易造成牙细菌的滋生，增加患蛀牙龋齿的机会。临床发现，患龋齿的儿童一般都有一个不良习惯，即用餐时间长。

2 岁至 5 岁是儿童养成饮食习惯的关键时期，但是这个时期的幼儿充满了好奇心和自主意识，容易受到外界环境的吸引，无法专心进食，对食物的好恶也慢慢建立。幼儿在 6 个月左右应该开始训练咀嚼，这个时期爸妈如果未能及时给予足够的帮助，导致小孩缺乏咀嚼训练，造成只喜欢吃流质食物，拒绝固体食物，长大后吃饭速度就会很慢。

如果发现孩子长期食欲不好，甚至造成生长发育比一般小孩要差，应该及时看医生，以免拖延病情；同时爸爸妈妈应以身作则，均匀摄取各类食物；用餐时避免评论食物好坏，帮助子女建立良好的饮食习惯。

7. 宝宝用手抓饭吃怎么办

很多宝宝喜欢用小手抓饭吃，但是由于家长认为这样很不卫生，很多家长会硬性制止宝宝抓饭吃，其实抓饭吃对宝宝有诸多益处。要是不恰当地制止，反而带来很多负性作用，挑食便是其中的一种。

研究表明，1 岁左右的婴幼儿正处在学习自己吃饭的时期，学吃饭实质上也是一种兴趣的培养，这和看书、玩耍没有什么两样。从科学角度来说，在人类的食谱里根本就没有宝宝不喜欢吃的食物。宝宝对食物感兴趣的程度更多地取决于他与食物接触的频率，而不是食物的种类。只有反复接触，才能使婴幼儿对食物越来越熟悉，越来越有好感，以至于将来不容易养成挑食的习惯。

另外，用手抓吃食物带来的愉悦感，也会使宝宝更喜欢学会自己动手进食，并增强进食的自信心，促进食欲，还可促进宝宝手指的灵活性，促进肌肉发育。如果父母担心不卫生，只要注意将宝宝的小手洗干净，就可以让他尽情地“玩”食物。待宝宝逐渐长大，手指肌肉发育到一定程度，可以很好地拿筷子，他们就会不再用手抓饭吃了，所以没有必要担心宝宝养成用手抓饭吃的不文明习惯。

8. 宝宝的一日食谱安排

食谱 A

早餐 7:00～7:30	牛奶（250毫升）、豆沙包1个
早点 10:00～10:30	香蕉1根、鱼肝油1～2滴
午餐 12:00～12:30	米饭、糖醋白菜、炒猴头蘑
午点 15:30～16:00	适量水果
晚餐 18:30～19:00	什锦炒饭、黄豆排骨汤
晚点 21:00～21:30	牛奶适量

食谱 B

早餐 7:00～7:30	牛奶（250毫升）、面包几片、荷包蛋1个
早点 10:00～10:30	苹果1个、鱼肝油1～2滴
午餐 12:00～12:30	黑米粥、拌芹菜、肉丁馒头
午点 15:30～16:00	适量水果
晚餐 18:30～19:00	鱼肉馄饨、紫菜汤
晚点 21:00～21:30	牛奶适量

三、吃什么才聪明

1. 怎样避免维生素 C 的丢失

孩子的生长发育，需要大量的营养。特别是维生素类物质，对预防孩子的一些疾病有非常重要的作用。那么怎样保护好蔬菜中的维生素，使之发挥应有的作用呢？

一棵菜中，外层菜叶的维生素 C 比内层菜叶的含量要多，叶部较茎部要多，因此，要尽量地少丢弃叶边和外层菜叶。

蔬菜要先洗后切，洗时不要在水中久泡，以避免蔬菜中可溶性维生素和无机盐溶解损失。

由于维生素 C 等在酸性环境中比较稳定，所以在做菜时最好加些醋，这既改善了口味，提高了孩子的食欲又保护了蔬菜中的营养成分。

煮菜时最好先将水烧沸后再将菜放入，且不宜久炖，以免减少维生素 C 的损失。

2. 宝宝贪吃，影响智力发育

贪吃会降低大脑的血流量

若一次进食过量或一刻不停地进食，会把人体里的大量血液，包括大脑的血液调集到胃肠道来。而充足的血供应是发育前提，如果经常处于缺血状态，其发育必然会受到影响。

贪吃会造成“肥胖脑”

吃得过饱，尤其是进食过量高营养食品，食入的热量就会大大超过消耗的热量，使热能转变成脂肪在体内蓄积。若脑组织的脂肪过多，就会引起“肥胖脑”。研究证实，人的智力与大脑沟回皱褶多少有关，大脑的沟回越明显，皱褶越多，智力水平越高。而肥胖脑使沟回紧紧靠在一起，皱褶消失，大脑皮层呈平滑样，而且神经网络的发育也差，所以，智力水平就会降低。

贪吃会抑制大脑智能区域的生理功能

人的大脑活动方式是兴奋和抑制相互诱导的，即大脑某些部位兴奋了，其相邻部位的一些区域就处于抑制状态，兴奋越加强，周围部位的抑制就越加深，反之亦然。因此，若主管胃肠道消化的植物神经中枢因贪吃过量食物而长时间兴奋，这就必然引起邻近的语言、思维、记忆、想象等大脑智能区域的抑制。这些区域如经常处于抑制状态，智力会越来越差。

爸爸妈妈来互动

宝贝居家运动第三招——单手够物

让宝宝趴在用被子做成的滚筒上，然后握住宝宝的双腿，使他双膝离地，鼓励宝宝用一只手支撑，另一只手去够取物品。这个小运动可以增加宝宝颈部和背部的肌肉力量。

贪吃会因便秘而伤害大脑

孩子的零食大多以高营养的精细食品为主，孩子吃了容易发生便秘。便秘时，代谢产物久积于消化道，经肠道细菌作用后产生大量有害物质。这些有害物质容易经肠吸收，进入血液循环，刺激大脑，使脑神经细胞慢性中毒，影响脑的正常发育。

贪吃会促使大脑早衰

科学家在一项研究中发现，一种能促使大脑早衰的物质——纤维芽细胞生长因子，会因过饱食物而于饭后增加数万倍，这是一种能促使动脉硬化的物质，因而从长远意义上讲，贪吃会使大脑过早衰老。

四、营养食谱

胡萝卜牛肉粥

【原料】米、胡萝卜牛肉汤、煮烂的胡萝卜。

【做法】米洗净，加入清水浸泡1小时（米浸软能加速煮烂）。将胡萝卜压成蓉，备用。除去胡萝卜牛肉汤上面的油，放入锅内烧开，放下米及浸米的水烧开，慢火煮成稀糊，再加入煮烂的胡萝卜搅匀，再煮片刻，加入极少的盐调味。

【功效】富含蛋白质、维生素A。益于宝宝健胃，助消化。

柠檬果汁煮甘薯

【原料】甘薯、柠檬汁、白糖、葡萄干。

【做法】甘薯去皮，切成一厘米厚的圆片。把甘薯放在锅内煮熟（加水至刚好浸没过甘薯）。将甘薯捞出后放入柠檬果汁、白糖、葡萄干，再稍煮片刻即可。

【功效】富含维生素C。

虾皮豆腐

【原料】豆腐100克，虾皮15克，熟猪油15克，酱油25克，白糖1.5克，葱姜末4克，水淀粉3克，精盐少许。

【做法】

❶ 将豆腐放入开水锅内烫一下，捞出沥水后切成一厘米见方的小丁；虾皮择洗干净，剁成细末。

❷ 锅置火上，放入猪油烧热，下入葱姜末和虾皮，爆炒后倒入豆腐，翻炒一下加入酱油、白糖、精盐及水100克，翻匀烧沸，转小火烧2分钟，用水淀粉勾芡，盛入盘中即成。

【功效】虾皮含有丰富的钙、碘及肝糖等成分，是幼儿发育不可缺少的营养素。虾皮与豆腐合用，提高了营养价值，能补充优质蛋白质和钙质。适宜幼儿食用，常食能防止幼儿佝偻病。

第五节 16～17个月幼儿喂养方案

一、身心发育情况

俗话说："牙痛不是病，痛起来要人命。"牙虫在这个时候也会进入宝宝的口腔，对宝宝造成伤害，影响宝宝食欲。

爸爸妈妈在此期间要保护好宝宝的牙齿，不要让宝宝在临睡前吃饼干、糖果之类的甜食。

宝宝现在走得稳了，话也多了起来，整天都在忙着探索新的东西，对所有的人或物都表现出强烈的好奇心。宝宝与他人交往也像他对环境的好奇心一样，需要学习才能建立和发展起来。这个月龄的宝宝正是鼓励他和其他小朋友交往的好时机。

宝宝的语言发展能力

这个月龄的宝宝虽然已经掌握了一些常用的词汇，但由于宝宝的语言发展能力还处于萌芽阶段，因此，有很多重要的日常话语还不会说，口齿也不清晰，因而还不能顺畅地表达自己内心的需求与渴望。

所以爸爸妈妈一定要根据经验或结合宝宝当时所处的场景弄明白宝宝的想法而与之交流。

宝宝渐渐"不听话"了

这个月龄的宝宝逐渐地变得"不听话"了。你让他吃饭，他偏不吃，你要让他这样，他偏要那样。

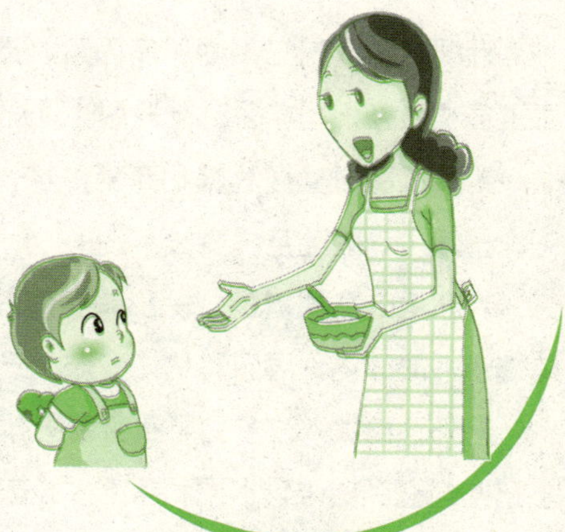

出现这种抗拒行为的原因，主要是因为这时的宝宝已开始逐步认识到自己是一个独立的个体了，有时甚至不接受爸爸妈妈的劝阻，明明知道是爸爸妈妈不同意的事，却偏要坚持干下去。

转移孩子的注意力是消除孩子抗拒行为的好办法。如果孩子要玩一个脏玩具，你可以给他一个新鲜的玩具取而代之，或开始一项有趣的活动，这样比简单地禁止他玩脏东西效果要好得多。

二、喂养有方

1. 别让你的宝宝吃太多的糖

糖类是宝宝必不可少的零食。糖对大脑的作用是必不可少的，在宝宝饮食中适当增加些甜食，对大脑大有裨益。如果血液中糖分不够，会直接影响脑的工作。适当吃些甜食，对宝宝的活动和增强记忆力都有好处。

但宝宝吃糖绝不能过多，若超过身体功能的需要就会对身体带来危害。

食糖过多会引起宝宝精神烦躁

宝宝若摄入过多的糖，机体为了加速糖的代谢，必然会消耗大量的维生素 B；而维生素 B 供给不足，反过来又会影响到糖的有氧氧化进行，从而使无氧酵解产生的丙酮酸、乳酸等代谢产物堆积。

这些代谢产物如在脑组织中蓄积过多，就会导致所谓的“甜食综合征”。患儿情绪十分不安定，爱哭闹，睡眠差，还容易在睡梦中惊醒。

吃糖过多会诱发近视

近视的形成是由某些遗传因素、不注意用眼卫生、长时间眼疲劳造成的，但如果宝宝食糖过多，同样会诱发近视。近视的形成与人体内所含微量元素铬有关。

如果宝宝过多地吃糖和高糖食物，就会使眼内组织的弹性降低，体内微量元素铬的含量减少，眼轴容易变长。

若血糖的食量增加，会影响到眼房水及晶体内的渗透压改变，眼房水就会通过晶体囊渗入晶体内，导致晶状体变形，眼屈光度增加，形成近视。

另外，糖摄入过多会导致宝宝肥胖、易患龋齿等症。因此，宝宝饮食应合理搭配，多吃些粗面、糙米、水果和含维生素丰富的食物，少吃糖分过高的食物。

2．"吃"出来的微量元素

微量元素在人体内所占的比重极小，而它们对人体的作用却不少，因此，需要保证宝宝体内微量元素达到标准范围，以保证宝宝正常发育。

下面是富含微量元素的食物：

补铁

多吃动物肝脏、黑木耳、芝麻、黄花菜、猪血、蘑菇、油菜和酵母。

补锌

多吃鱼类、瘦肉、花生仁、芝麻、大豆制品、粗面粉、牛肉、羊肉和牡蛎等。

补铜

多吃动物肝脏、硬壳果、芝麻、柿子、猪肉、菠菜、豆类和蛤蜊等。

补碘

多吃海带和各种海味。

补锰

多吃粗面粉、豆腐、坚果和大豆等。

补铬

多吃粗粮、牛肉和动物肝脏。

补锂

多吃小米、胚芽、糙米、蛋类和谷物。

补硒

多吃鱼类、鸡蛋和动物内脏等。

补钼

多吃各种干豆、谷类和动物肾脏等。

3．让宝宝愉快进食

现在常听到爸爸妈妈抱怨自己的孩子"什么都不想吃"，该如何使孩子"见饭香"呢？当然，除了提高自己的烹调水平这一基本点外，还要讲究些方式、方法，让宝宝有愉快的心情进餐。

宝宝进餐使用的桌、椅、碗、筷等的大小、形状均要适合宝宝的年龄特征，否则会因此而影响宝宝的进食兴趣。

饭前半小时至1小时内不要让宝宝吃任何食品，特别是甜食如糖果等，饭前进食会影响到吃饭时的食欲。

饭前应让宝宝做些安静的活动，避免宝宝过度兴奋。应让宝宝养成这样的好习惯：饭前15分钟把玩具收好，上厕所，然后用肥皂洗手，等候在餐桌旁准备开饭。

在进餐过程中，要提醒宝宝细嚼慢咽，不要边吃边玩，不能边吃饭边看电视。要鼓励宝宝多吃，但不要让宝宝过量进食，更不可强迫。若是宝宝食欲不振，爸爸妈妈应该先查明可能存在的原因，然后进行解释与鼓励，不可不分青红皂白地训斥宝宝。

食物的种类和花样要不断更换。在给宝宝食用一种新食品时，可用讲故事和童话的方式向宝宝讲解新食品的营养价值，对人体生长发育的作用。在给宝宝吃新食品前，不要让宝宝吃其他食物，这样会增加孩子的食欲。

宝宝对食物的好恶，常受爸爸妈妈的影响。所以爸爸妈妈应做宝宝的榜样，对各种有益身体发育的重要食物夹放在自己碗里。爸爸妈妈必须以身作则，不挑剔或评价饭菜不好，不谈论其他儿童特殊饮食习惯。尤其要避免对健康食物作不利的评论。

喂养小贴士

孩子也会用食物的颜色和气味来评价食物，所以爸爸妈妈除了要注意宝宝各年龄层不同变化外，还要考虑食物色、香、味的搭配，使食物产生吸引力，以加深孩子对该食物的好印象。

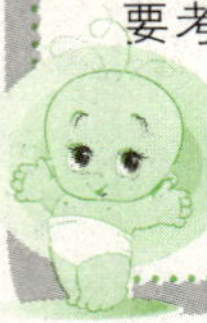

有些母亲过分担心宝宝吃得太多，往往在孩子面前表露出忧虑或愤怒，结果使孩子感觉到吃东西受到压迫，反而会影响孩子的食欲。

4. 别让“虫牙”缠上你的宝宝

龋齿就是人们俗称的“虫牙”。龋齿对宝宝的危害很大，首先是牙痛。俗话说“牙痛不是病，痛起来要人命”。牙痛对宝宝带来的伤害很大。其次，患了龋齿如果不及时治疗，龋洞就会越来越大，最后导致牙齿丧失，后果更为严重。

宝宝为什么会患龋齿

为什么1岁多一点的宝宝，乳牙尚未长齐，就患了龋齿呢？原因大多是宝宝在睡前吃了饼干、糖果之类的甜食。

很多宝宝喜欢在睡前吃些糖果、饼干之类的零食，爸爸妈妈不给就不肯入睡；也有一些爸爸妈妈认为宝宝夜间睡觉时间长，怕宝宝夜间肚子饿，而喂其他食物又不方便，所以主动给宝宝喂些糖和饼干之类的零食。

由于宝宝在睡前都不刷牙，睡前吃的食物的残渣都堆积在牙面和牙缝里，而且宝宝吃的食物一般都含有较多的糖，这就为细菌的繁殖提供了有利的条件。此外，宝宝睡眠时间较长，睡眠时间口腔处于静止状态，唾液分泌减少，不利于清洁牙面，而有利于细菌的繁殖。细菌滋长并能分解其中的糖类，使其发酵产酸，引起牙齿釉质脱钙，日子久了牙齿就会软化，逐渐形成小洞。这就是临睡前吃糖果、饼干易生“虫牙”的道理。

怎样防宝宝患龋齿

宝宝睡前不应吃零食，更为重要的是要让宝宝养成漱口、刷牙的好习惯。年龄小的宝宝在睡前总要喝些牛奶或果汁，那么爸爸妈妈就应在宝宝喝完这些后再让宝宝喝一口白开水清洁一下口腔。

发现宝宝生了龋齿后应立即治疗，不应拖延，否则小的龋洞不补，就会越来越大，越来越深。

5. 宝宝为什么总爱拉肚子

引起宝宝腹泻的原因有很多，不过大致可分为非感染性因素和感染性因素两类。

非感染性因素

如喂养不当或天气变化均可引起腹泻，饮食方面引起腹泻包括进食过多或过少；食物成分改变，加糖过多；添加食物引起不适；天气变化如孩子受凉，可使肠道功能紊乱；天气炎热可使胃酸和参与消化的酶减少，消化不良引起腹泻。

感染因素

如孩子进食的器皿或食物不洁，使细菌进入体内造成腹泻；长期服用广谱抗生素引起肠道菌群失调引起腹泻；宝宝患急性上呼吸道感染、肺炎、中耳炎、泌尿系统感染、咽炎等病时，由于发热及病原体毒素的影响，均可造成腹泻。

预防腹泻可针对发病原因消除感染与非感染方面的因素就可以了。

6. 宝宝偏食，嘴角容易烂

秋冬干燥易上火，所以有些宝宝的“烂嘴角”现象就被自然而然地归为是“秋燥惹的祸”。其实，“烂嘴角”在秋天出现较多，这固然与秋季人们的皮脂腺分泌减少有关，也和宝宝爱挑食脱不了干系。

都是偏食惹的祸

“烂嘴角”在医学上被称为口角炎，是儿童的常见病，多表现为口角潮红、起疱、皲裂、糜烂、结痂、脱屑等。当天气干燥，再加上偏食，令身体缺乏核黄素（即维生素 B_2）时，就非常容易出现。

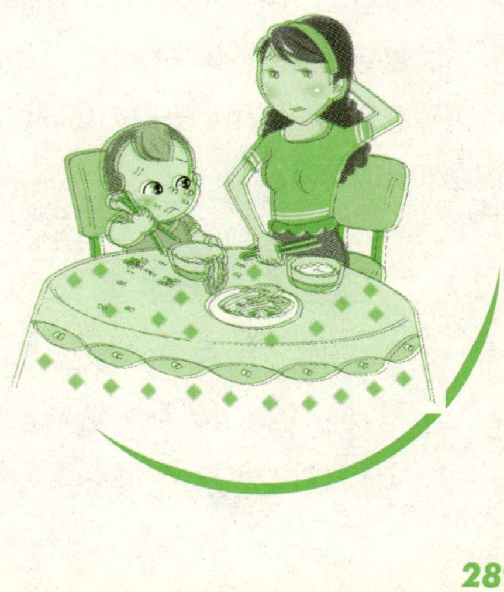

爸爸妈妈来互动

让宝宝“心灵手巧”

10个月时，可以训练孩子捡拾物体。1岁以后，让他学做“你拍一，我拍一，两个小孩做飞机……”的拍手游戏。在孩子1岁左右，可以让孩子做旋瓶盖、解纽扣等动作，让他拿起小积木，将两块叠在一起。1岁半时，让孩子拿勺吃饭并训练孩子自己端碗、端小杯子。在孩子2岁之后，就要训练他自己穿衣服、收拾玩具。

有调查表明，在生活水平较高的地区，偏食是导致维生素 B_2 缺乏的重要原因之一。因此，为了宝宝的健康生长发育，除了保持日常均衡的饮食外，必要时，如孩子患上胃肠疾病，出现腹泻、消化不良等问题时，都应该增加维生素 B_2 的摄入量。

此外，在干燥季节，维生素 B_2 的消耗也会增加，这时也应该在医生的指导下，适当补充维生素。

预防宝宝嘴角烂

口角炎重在预防，最简单的方法就是让宝宝养成良好的饮食习惯，不偏食、挑食。因为人体本身无法合成核黄素，所以爸妈要注意在膳食平衡、荤素搭配的基础上，多给宝宝吃些富含核黄素的食物，如动物的肝脏、蛋类、乳制品、大豆、胡萝卜、绿叶蔬菜等。

在烹调的时候，爸妈要注意合理的烹调方法，如淘米时，淘洗次数不要太多，不要用手揉搓米粒；蔬菜先洗后切、切后尽快急火快炒，不要再泡在水里；熬米粥、煮豆类时尽量不放碱等，这样可以避免核黄素的破坏与丢失。

需要特别提醒爸妈注意的是，患口角炎的宝宝，由于炎症的刺激，会不时地用舌头去舔患处，甚至用手去揭结痂。这些做法都会引起糜烂面感染，加重病情，因此爸妈必须及时劝阻。

7. 宝宝的一日食谱安排

早餐7:00~7:30	牛奶（250毫升）、馒头片3~4片
早点10:00~10:30	适量水果、鱼肝油1滴
午餐12:00~12:30	米饭、瓜皮肉丝、凉拌豆腐皮

午点 15:30～16:00	适量水果
晚餐 18:30～19:00	葱花饼、佛手海蜇
晚点 21:00～21:30	牛奶适量

三、吃什么才聪明

1. 五种维生素，宝宝缺不得

维生素 D

【作用】调节钙、磷水平的维生素 D 对维持正常骨骼、肌肉收缩、神经传导，以及细胞的正常功能是必不可少的。

【来源】鱼肝油是维生素 D 的最丰富的来源，海鱼和奶油、奶酪中含量也比较高。此外，晒太阳能使人体合成维生素 D，多晒太阳，能预防维生素 D 缺乏。

维生素 A 和胡萝卜素

【作用】增强免疫力，改善缺铁性贫血，促进对铁的吸收，增强机体的造血机能。

【来源】奶制品、蛋类、鱼肝油和动物肝脏，以及菠菜、胡萝卜、红薯等富含维生素 A 或胡萝卜素的食物。

维生素 B_2（又称核黄素）

【作用】参与维生素 B_6 和烟酸的代谢，增强机体防御功能，参与机体的抗氧化防御系统。

【来源】维生素 B_2 主要来源于动物内脏、禽蛋类、奶类和豆类食物中，某些蔬菜，如雪里红、油菜、菠菜、青蒜等绿叶蔬菜也富含维生素 B_2。

维生素 B_6

【作用】参与氨基酸、脂肪酸、糖原

的代谢，与抗体细胞增殖和免疫物质形成有关，会影响机体的某些免疫反应。

【来源】白色肉类，如鸡肉、鱼肉里含维生素 B_6 最高，其次是肝脏、豆类、奶类和蛋黄，糙米和全麦片中含量也比较高，所以，妈妈要给孩子多吃些粗粮。

维生素 C

【作用】维护血管、肌肉、骨骼和牙齿的正常功能，促进生血机能。

【来源】维生素 C 主要来源于新鲜的蔬菜、水果。南方的柚子，北方的枣，猕猴桃和草莓，都富含维生素 C；蔬菜中的菜花、苦瓜、柿子椒，含量也很丰富。

2. 怎么给宝宝补充维生素 C

维生素 C 对人体具有重要作用，可清除体内的自由基，阻止脂类过氧化物及某些化学物质的危害。人体自身不能合成维生素 C，必须从膳食中获取。维生素 C 极易氧化，膳食中缺乏维生素 C 会导致坏血病。

维生素 C 缺乏时的表现

当维生素 C 不足或缺乏时，可使婴宝宝患坏血病，早期症状为倦怠、疲乏、急躁、呼吸急促、牙龈疼痛出血、伤口愈合不良、关节肌肉暂时性疼痛、易骨折等。

典型症状为牙龈肿胀出血、牙齿松动、牙床溃烂、毛细血管脆性增加；严重者可致皮下、肌肉、关节出血及血肿形成，出现贫血、肌肉纤维衰退、心脏衰竭，严重者内出血，有致猝死的危险。

爸爸妈妈来互动

爸爸妈妈可以在一个四方盒子的六面贴上各种颜色鲜艳的图画，来作为宝宝的魔方，画面的内容可以是宝宝感兴趣的任何东西，如花草、鸟兽、人物、交通工具等。同时，可把家中亲人的照片（爸爸、妈妈、爷爷、奶奶等）贴在上面，要求宝宝找出某一位亲人，这也是很好的游戏；妈妈应该把画粘得牢一些，防止宝宝撕掉画片；画面可及时更换，以使宝宝保持新鲜感；在玩游戏的过程中，宝宝的双手必须不断协调地转动魔方，这对宝宝双侧大脑的发展有很大的好处。

1 岁宝宝怎样补充维生素 C

1 岁多的宝宝由于喂缺乏维生素 C 的食物引起坏血病尤应引起爸爸妈妈重视，必须及时合理地给宝宝补充维生素 C。

1 岁多的宝宝可多食蔬菜和水果，因为维生素 C 的主要食物来源为新鲜蔬菜与水果。新鲜的蔬菜如青菜、韭菜、菠菜和柿子椒等深色蔬菜含维生素 C 较多。柑橘、酸枣、猕猴桃等水果中也富含维生素 C。给宝宝多食此类食物，可有效地预防维生素 C 缺乏症的发生。

服用维生素 C 有什么禁忌

许多爸爸妈妈都知道维生素 C 与宝宝的生长发育有着十分紧密的关系，所以爸爸妈妈常给宝宝服用维生素 C 剂。只是这中间还有许多人不知道服用维生素 C 还有很多禁忌。

◎ 维生素 C 剂不要与其他维生素同时服用，否则会失去原有的生理作用。如维生素 B 与维生素 C 同服，会使维生素 C 分解，失去作用。

◎ 食虾后不要服用维生素 C 剂。维生素 C 具有较强的还原作用，可使虾壳中的无毒五价砷还原为有毒的三价砷，长期如此，可产生慢性砒霜中毒。维生素 C 也不能与茶叶、牛奶等碱性饮料同时食用。

◎ 饭后不宜立即食用富含维生素 C 的水果。维生素 C 的还原作用可使食物中的铜、铁元素在人体中的吸收受到影响，从而导致贫血或减弱心脏功能。

◎ 进食富含维生素 C 的水果要适可而止。过量摄入维生素 C 可引起恶心、呕吐等症状，还可导致肾功能障碍和缺铁性贫血。

喂养小贴士

维生素 C 制剂的存放

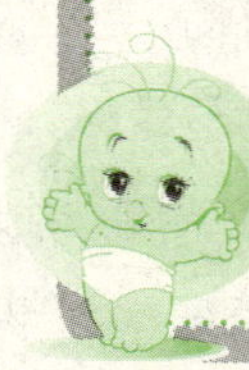

由于维生素 C 极易氧化，所以维生素 C 制剂应放在棕色瓶中避光保存。而且由于维生素 C 不耐高温，所以在给宝宝冲兑果汁时，不要用滚烫的沸水，而应待沸水降温至 80℃左右时再冲兑。

3. 巧用点心给宝宝补营养

幼儿和学龄前儿童喜欢吃点心，那是一件好事情！因为他们的胃容量较小，活泼好动，易饥饿，并且按每公斤体重计，幼儿的营养素需要量高于成人。仅仅利用一日三餐不可能满足他们的营养需要，点心能弥补他们膳食中不足的营养和能量。

宝宝的点心计划

什么时候吃点心

像吃饭一样，点心也要纳入饮食计划，吃点心的时间应在饭前 2 小时，这样幼儿才有好胃口吃正餐，使点心成为好的陪伴，以补充孩子们生长和玩耍所需要的营养和能量。

宝宝点心吃什么

爸爸妈妈要注意，把点心作为宝宝正常饮食的补充，而不是替代品；有节制、有选择地为儿童提供点心，不要提供和正餐相同的食品。例如，儿童正餐的饭菜中正好缺少蔬菜或谷物，吃点心时可以好好地品尝这些食品；也可以用进餐时低脂食品来平衡高脂或高热量的点心。

儿童适宜的点心有：动物薄脆饼干、百吉圈、脆皮松饼、全小麦薄脆饼干、烤面包片、蛋糕、牛奶、酸奶、布丁、西红柿、圣女果、小黄瓜条、新鲜水果、果汁、果泥、干果等。

关于点心的种种忧虑

忧虑之一：吃点心会使孩子发胖

事实上，吃点心与体重增加与否没有必然的联系，关键是控制总的热量的摄入。体重是增加、丢失还是保持，决定人体摄入多少热量和消耗多少热量。儿童每天通过吃食物摄取的热能应与每天消耗的热能相等。当摄取的热能超过消耗的热能时，多余下来的热能转化为中性脂肪，存积在脂肪细胞中，日积月累使得体内脂肪含量过多而形成肥胖。一块点心，一餐饭，或一天的高脂饮食不会造成肥胖或破坏孩子的健康，长期的食品选择和饮食方式才起作用！

实际上，点心具有帮助控制体重的优点。在吃饭之前吃些点心，能消除饥饿感，从而有助于孩子在吃饭时不致吃得过多。

忧虑之二：吃点心会造成蛀牙

事实上，频繁地吃点心会促进蛀牙。牙齿与食品特别是碳水化合物食品的接触时间越长，牙斑菌便有更多的时间产生酸来损坏牙齿的釉质。但是，爸妈可以控制牙斑菌的攻击。当吃完点心之后，鼓励孩子勤刷牙或漱口，除去粘在牙齿上的或齿间的食物。

忧虑之三：吃点心会影响正餐

事实上，在吃饭之前 2 小时吃小量

的食品不会影响孩子的正餐。孩子的饮食一般可安排为早、中、晚三餐及午后一次点心的“三餐一点”进食方式，同时兼顾各种营养素的比例，将食物恰当地分配在四次进餐中。逐渐培养幼儿定时、定点、定量的进餐习惯；进食时要充分咀嚼，专心进食，这样可使胃液按时分泌，营养平衡，消化良好；每天让孩子在户外活动至少 2 小时，会使孩子消化吸收得更好。

4. 铅中毒对宝宝智力的影响

铅对宝宝危害大

◎ 儿童一次或短期内摄入大量铅时，会出现呆滞、厌食、呕吐、腹痛、腹泻、谵妄、抽搐、昏迷等症状，严重者出现癫痫或死亡或留下严重后遗症。

◎ 铅中毒会影响儿童的免疫系统，使机体对内毒素的易感性增加，抵抗力降低，常引起呼吸道、肠道反复感染。

◎ 儿童内分泌系统也会受到铅中毒的影响，导致儿童体格发育障碍，造成孩子个子矮，骨头形状异常等现象。

◎ 铅中毒还会影响儿童造血系统，诱发贫血。随着时间的延长，肾脏损害加重，出现氨基酸尿、糖尿、痛风，晚期出现肾功能衰竭。

不仅如此，铅中毒还可以引起各类营养素、微量元素丢失造成酶系统紊乱，继而引发相关生理功能低下，营养不良的发生。

宝贝自己说

我生气了！

妈妈为什么一给我喂饭的时候，就把我的双手绑起来，还一勺一勺地喂我！我已经 16 个月多了，我是大人了！

我想要自己吃饭，这是自尊心和生活能力的问题！

我要享受“自己吃”的过程，哪怕是先喂饱了我，再由着我去满足学习和尝试的乐趣吧！妈妈你听见我的心声了吗？

害人的铅从哪儿来

◎ 汽油

◎ 工厂的废气、废水、废渣

◎ 新装修的房间，也会带来铅污染。装修材料，涂料，含铅黏合剂等，甚至是塑料制品，生活用品。含铅的印刷品，铅印小广告，这些孩子都会轻易接触到，都应该引起注意。

◎ 爸妈的吸烟行为、煤炉的燃烧等，都会让孩子接触到铅雾。

四、营养食谱

饴糖大米粥

【原料】饴糖 30 克，粳米 50 克，清水适量。

【做法】

❶ 将粳米淘洗干净。

❷ 锅置火上，放入清水，烧开后，再放入粳米，煮至粥熟，加入饴糖，再煮开一会儿即可。

【功效】饴糖有缓中、补虚、生津润燥的功效。饴糖与大米合用，有补脾、和胃止痛、润燥作用。此粥可作为宝宝的补品。

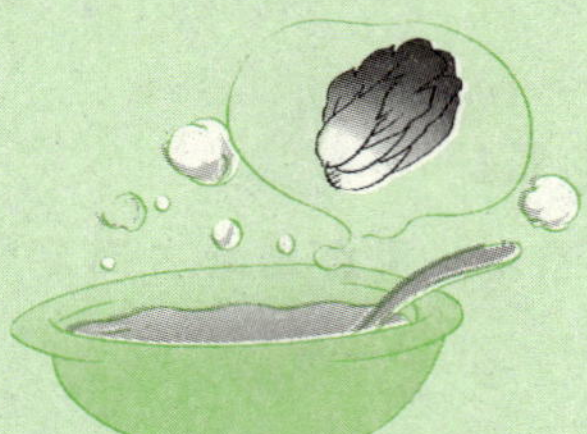

奶汁白菜

【用料】白菜心约 250 克，牛（羊）奶 100 克，植物油 50 克，肉汤 250 克，黄酒、水淀粉、葱末、味精、盐适量，麻油。

【做法】白菜洗净，切成 4 厘米长、2 厘米宽的条，然后把菜帮贴锅底，加开水（能淹没白菜即可）煮烂，捞出备用；再把锅烧热，放植物油、葱末炝锅，倒入黄酒、肉汤、盐，烧开后放进白菜，再烧开后改文火烧到入味，放奶、加味精，水淀粉勾芡，浇点麻油即可。

此菜有养阴润肺、清热止渴、通利肠胃之功效，可治发热口渴、咳嗽便秘等症。

腐乳烧肉

【原料】猪后腿肉300克，植物油10克，红腐乳汤40克，白糖30克，酱油10克，料酒5克，葱、姜各少许。

【做法】

❶ 将猪肉洗净，切成1.5厘米见方的小块。

❷ 炒锅置火上，放油烧热，下葱、姜末炸出香味，倒入肉块煸炒至断生，加入料酒、腐乳汤、酱油、白糖翻炒均匀，加水（以漫过肉为度）烧开，转小火焖至肉烂，收浓卤汁，盛入盘中即成。

【功效】此菜含有丰富的优质蛋白质、脂肪、钙、磷、铁、维生素B等多种宝宝生长所必需的营养素。宝宝食用不仅可获得营养，促进生长发育，而且对营养不良、贫血、神经衰弱等有辅助治疗作用。

第六节 17～18个月幼儿喂养方案

一、身心发育情况

许多爸爸妈妈常常按照自己的口味来烹调宝宝的食物，这对宝宝的生长发育是极为不利的。

身体发育

体重	男孩约 11.16 千克	女孩约 10.83 千克
身长	男孩约 82.31 厘米	女孩约 81.62 厘米
头围	男孩约 47.54 厘米	女孩约 46.52 厘米
胸围	男孩约 49.08 厘米	女孩约 47.32 厘米
坐高	男孩约 50.96 厘米	女孩约 50.79 厘米
牙齿	此时大约萌出 12 颗牙，已萌出上下尖牙	

宝宝的睡眠情况

这个月龄的宝宝，晚上睡觉多数都在 9:00 以后，而一般起床时间也多在早晨的八九点钟。不过，依孩子自己的睡眠习惯，也有晚上 7:00 睡觉，早上 6:00 就醒了的幼儿。

在这个月龄的孩子中，每天只睡一次午觉和每天要睡 2 次以上的孩子各占一半。午睡时间也因人不同而长短各异，能睡的孩子可以睡 2 个小时以上。

这个月龄的孩子，如果说在睡眠方面的异常现象，就是孩子半夜起来玩，周岁以前的孩子，把他放到床上，关上电灯，一般孩子就能入睡。而这个时期的孩子，往往睡到半夜里就想起来玩。发生这种事，是因为孩子白天没到室外去玩，活动量太少，孩子的能量没释放出来的缘故。

孩子的语言发育

这个时期的孩子能说 2～3 个字组成的词如“吃饭”、“喝水”；有时说些类似“妈妈抱”的小句子。他们能听懂一些简单的句子，理解很多词语，但说不出来。

语言是人类交流感情的工具，自己要传达给对方的情感，要靠语言来表达。孩子如果只看电视的话，就会使孩子只是被动地接受电视中播放出来的画面和声音，孩子不会产生自己要说话的愿望。所以，如果孩子只是整天看电视，到任何时候也不会说话。

为了让孩子学会说话，达到母子之间心与心情感交流的目的，不要把孩子关在家里，要领孩子出去散步，在散步中所看到的人和事，都可以拿来当做话题与孩子对话。

宝宝的心智发育

到了这个月龄的孩子，感情表达也丰富起来了。高兴的时候放声大笑，生气的时候也闹得很凶。有的孩子生起气来会不让爸爸妈妈抱，抱他的时候拼命向后仰。若是站在地上，他会使劲跺脚来表示愤怒；一些脾气特别大的孩子，有时竟哭得憋紫了嘴唇，甚至发生抽搐；有些孩子一旦哭起来就久久不能停息。

不管宝宝属于哪种类型，这都不是教育的问题，而是取决于孩子的个性。

二、喂养有方

1. 酸碱平衡说蔬菜

随着社会经济和文化的发展，爸爸妈妈们越来越重视宝宝的饮食质量。一般都能给宝宝提供充足的高蛋白质食物，如鸡蛋、肉、鱼等，相比之下蔬菜则没能引起人们足够的重视。这大多与人们对蔬菜的作用了解得不够有关。

食物的分类

自然界的食物一般可以分为两大类。一类是碱性食物，一类是酸性食物。之所以称之为酸性食物或碱性食物，是根据其所含的无机盐被人体吸收后在体内呈现的酸碱性决定的。而不是根据食品本身的酸碱性来决定的。如山楂是含酸较多的食物，但它在人体内经吸收后所呈现的却是碱性，所以山楂是碱性食物而不是酸性食物。

动物肉类食物以及谷类食物是常见的酸性食物；而牛奶、水果和蔬菜则是常见的碱性食物。

人体体质偏碱性

人体血液中的氢离子浓度指数为7.35～7.45，一般用pH值来表示（当pH值为7时是中性；pH值在7～14是碱性，pH值越大碱性越强；pH值为1～7时是酸性，值越小酸性越强），所以说血液呈弱碱性。

我们知道，酸与碱相遇会发生中和反应，最后的化学性质为中性。根据此原理，在我们进食肉类这样的酸性食物时，必须进食一些碱性食物（如蔬菜），两者平衡后，才能达到中性。而根据人体呈现弱碱性的特质，多吃一些碱性菜食品更有利于身体的健康。

由此可见，要保证摄入的食物能达到酸碱平衡，蔬菜在其中就具有很重要的地位了。而且蔬菜中还富含人体活动和大脑所需的一些钾、钠、钙、镁等矿物质，缺乏它们就可能患扁桃体炎，易感冒和手脚发凉等。

所以，爸爸妈妈不仅要让幼儿多吃高蛋白质的肉类食品，而且还应鼓励他们多吃蔬菜。

2. 给宝宝做的食物别太咸

许多爸爸妈妈常常按照自己的口味来烹调幼儿的食物，这对幼儿来说是有害的，对幼儿的生长发育极为不利。

食物太咸对幼儿的危害

食物烹调时使用以氯化钠为主的调味品，食物太咸则会使幼儿体内的钠增加，由于幼儿肾脏发育尚未成熟，不能将体内过多的钠排除，这样就加重肾脏的负担。时间一长，幼儿体内的代谢产物就不能正常地排出体外，致使肾的功能衰退，出现各种病变。

另外，在体内钠升高的同时，钾的含量则相应地降低，而钾缺乏时肌肉就无力，持续的缺钾将导致心脏衰弱，甚至因心跳停止而发生死亡。

不要以成人口味烹调幼儿饮食

研究资料表明，成人感到有咸味时，氯化钠的浓度是 0.9%；婴幼儿感到有咸味时，其浓度为 0.25%，两者的差别将近 4 倍。若按成人的口味摄入食物，幼儿体内的钠离子浓度就会

爸爸妈妈来互动

火眼金睛，识别宝宝的 High 点

每个宝宝都有他独特的个性和感觉“触发点”，所以爸妈要仔细观察宝宝最喜欢哪种互动方式。有的宝宝，是“视觉型宝宝”，最喜欢你做鬼脸的样子；有的宝宝，是“触觉型宝宝”，只有你朝他小肚皮上吹气，或者轻轻挠他的胳肢窝，他才会咯咯地笑；还有的宝宝，明显是“听觉型宝宝”，听你唱歌、念童谣时非常开心，但对做鬼脸这类视觉游戏却兴味索然。

增加。钠潴留于体内会使血量增加，加重心脑负担，引起水肿或充血性心力衰竭。

因此，幼儿的饮食应从刚出现咸味为宜。提倡低盐，并不是说盐越少越好。盐过少，会造成钠离子在体内的不平衡，也会影响菜的味道，而影响幼儿食欲。

医学统计资料表明，吃高盐饮食的成人，高血压、心脏病、中风和肾功能不全的发病率和死亡率要比饮食清淡的人高得多。因此，为了保证幼儿健康成长，幼儿的饮食宜清淡。

3. 宝宝吃冷饮和瓜果要有节制

幼儿如果吃冷饮、瓜果过量的话，是会损伤他们身体的。可以说，幼儿对冷饮有着“天生”的爱好，对瓜果有着“特殊”的偏爱，若不加以控制，幼儿会不停嘴地吃，结果会造成对身体的损害。因此，幼儿吃冷饮和瓜果一定要有节制。

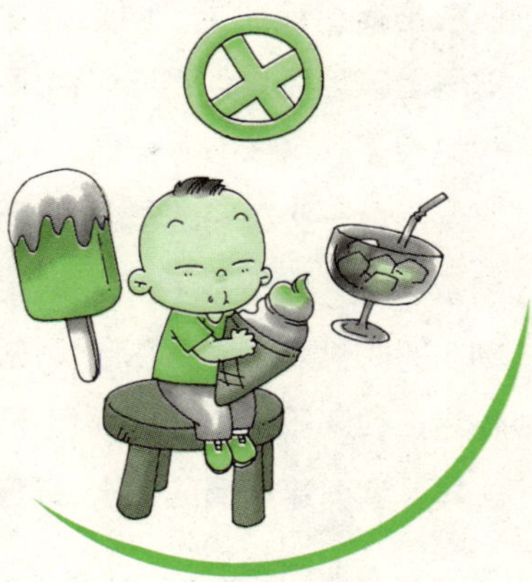

多吃冷饮对幼儿的危害

冷饮虽然可降温，可给人体提供一定的养料，但由于冷饮对胃肠的强烈冷刺激作用，会引起消化道的强烈收缩，使胃肠痉挛。而幼儿对“冷”又特别敏感，假如幼儿冷饮吃得过多，就会使口腔、胃黏膜的血管剧烈收缩，影响局部的血液供给和胃液的分泌，引起腹痛、腹泻和食欲降低等症状。

因此，爸爸妈妈要让幼儿适量吃冷饮。切忌用冰淇淋、冰果汁来喂养幼儿，也不要让他们在饭前多吃冰棒、雪糕，以免引起小儿的胃肠消化紊乱和营养失调，甚至造成幼儿心理及性格发育上的不良后果。另外，当幼儿吃冰棒、雪糕或冰淇淋时，爸爸妈妈不要让幼儿大口大口地嚼着吃，以免对牙齿直接刺激，引起牙痛和影响牙的发育。

幼儿吃瓜果要有节制

瓜果，包括酸味的水果，均含有丰富的维生素C和糖类。瓜果不仅可以供给幼儿必需的营养素，而且可以促进胃液的分泌，提高幼儿食欲。

但是，瓜果也不能一次吃得太多，要根据幼儿的年龄大小、消化能力强弱、牙齿的多少来决定，同时还要讲究吃的方法。若是大一些的幼儿，消化功能较好，可以适当多吃一点；若是小幼儿，消化能力不强，就要少吃。如果幼儿已长出了上牙，则可将瓜果切成小薄片，让宝宝咀嚼，这样对幼儿的牙齿发育有好处。

在给幼儿吃瓜果时，爸爸妈妈不要让幼儿大块大块地往下咽，以免加重胃肠的负担，引起消化不良。所以幼儿应多吃些富有营养且清淡易消化的水果，如猕猴桃等。

4. 厌食宝宝的"营养大计"

厌食是指较长时间的食欲不佳。这是当前幼儿普遍存在的问题。但幼儿是否真正厌食要从根本上看，不能仅仅因为幼儿三顿正餐时食欲不佳就判断为幼儿厌食。

幼儿"假性厌食"

只要孩子哭闹了，一些爸爸妈妈就变着花样给孩子零食吃。还有一些爸爸妈妈则认为舍得给孩子买东西吃，才算体现了父爱母爱。因此，只要一看孩子吃得少一点，就马上以巧克力、奶油蛋糕来补充，这样幼儿的肚子总是满满的，到吃饭时就自然不想吃饭了。这样不能算是真正的厌食。

还有一些年轻的爸爸妈妈爱子心切，把一些高蛋白质的食物如鸡鸭肉鱼等每顿都给孩子吃，而不是平衡膳食。六大营养素没有按比例吃，幼儿只吃蛋白质含量高的食物，时间长了，就会影响食欲。此外，有些爸爸妈妈对不同年龄的幼儿究竟吃多少食物合适，还不太清楚；而且不同幼儿之间也有差异，不能强求自己的孩子和别的孩子一样。所有这些情况都未必是真正的"幼儿厌食"。

什么是幼儿真正的厌食

真正厌食的幼儿由于食欲不佳肯定会影响到孩子的生长发育，也就是影响体重和身高有规律地增加。因此，爸爸妈妈一定要定期带孩子到儿童保健部门去检查身体，如果幼儿体重和身高评价都较差，同时确定表现为厌食，平时也容易生病，这就不能忽视了，一定要请医生诊治，以免延误。

因此，如果幼儿表现出来的厌食症状是由于喂养不合理而出现的幼儿不想吃，那么就应该给幼儿平衡膳食加以改进。如果幼儿真的出现病理性的厌食，这才需要看医生予以矫正。

5. 宝宝的一日食谱安排

早餐 7:00～7:30	牛奶 200 毫升、烤馍片 30 克、火腿肠 30 克
早点 9:30～10:00	橙子一个
午餐 11:00～11:30	肉菜馅饼 50 克、凉拌豆芽 40 克、紫菜汤 50 克
午点 15:30～16:00	苹果一个
晚餐 18:00～18:30	大米饭 40 克、番茄炒鸡蛋 50 克、肉丝蒜苔 30 克
晚点 20:30～21:00	香蕉一只、饼干 20 克

三、吃什么才聪明

1. 宝宝生长快，警惕营养不良

婴幼儿生长发育较快，如果营养素的供给跟不上生长发育的需要，婴幼儿就会出现营养不良的疾病。营养缺乏病可分为消瘦性营养不良或水肿性营养不良两种。

消瘦性营养不良

消瘦性营养不良的最初症状是，体重不增甚至减轻，病程久的患儿，身高也会低于正常儿童。此外，还会出现皮下脂肪层不丰满或完全缺乏。当面部皮肤脂肪层消失时，额部形成皱纹，颧骨突出，颌部变长，形似老人外貌。初期孩子往往多哭而烦躁，继而变为迟钝，逐渐会形成食欲不佳，常有呕吐及腹泻出现或急性消化紊乱的症状。

水肿性营养不良

水肿性营养不良的特征主要是水肿。先见于下肢，尤其足背最为明显。病程较久者，腹部、腰骶部、外生殖器，甚至手背及臂都可见显著凹陷水肿。严重者，腹壁、眼睑以及结膜等处都可发生水肿。患儿多表现为虚弱和精神抑郁，皮肤干燥、发凉，毛发干枯变黄，指甲生长迟缓。

营养不良的饮食防治

防治消瘦性营养不良，要合理给予婴幼儿食品。半岁以下患儿可先喂脱脂乳、豆浆或鱼奶之类，等消化吸收良好后，可增加全乳、肉末等。半岁以上的患儿可先喂嫩蒸蛋羹或少量蒸鱼。月龄较大或健康状况恢复较好的可用少量植物油。可用米汤、粉糊、粥类加少量白糖，逐渐添加菜汁、果汁等辅食。

水肿性营养不良型患儿在断奶后必须供给一些蛋白质含量丰富的食物如豆粉、豆腐或鸡蛋等。蛋白质食品在婴儿期常用牛奶、鸡蛋和豆制代乳粉，较大的幼儿可用豆腐、肉类或肝类等。

2. 益生菌可增强宝宝免疫力

有益的细菌——益生菌

益生菌可以促进体内菌群平衡，让身体更健康，是对人体有益的细菌。

宝宝的身体正在生长发育阶段，免疫系统还不成熟，生病总是难免的。给宝宝治病时，可能常会用到一些杀菌药物，如抗生素，这些药物在杀死病菌的同时也会破坏体内益生菌，在一定程度上“伤”了宝宝。体内益生菌减少了，宝宝就会出现胃口不好、大便不正常、无精打采，而且有害细菌可能就会乘虚而入。因此，多病和病后的宝宝都需要及时补充益生菌，以提高自身抵抗力。

补充益生菌的5个时机

在日常饮食中，很难有效补充益生菌，所以只要宝宝有如下情况之一，就应尽快补充益生菌：

◎ 服用抗菌素时。抗菌素尤其是广谱抗菌素不能识别有害菌和有益菌，所以它杀

宝贝自己说

今天真满足！

我咧着嘴乐呵呵，笑吟吟地，眼底亮光闪闪，双手晃动，一副悠闲自在的模样。

如果我会说话，我就大笑着喊出来：“哈哈！我吃饱了、喝足了，尿布也很干爽，感觉很舒服，没有任何烦心的事情。除了笑，还有什么能表达我此刻的心情？”

死敌人的时候往往把有益菌也杀死了。这时候或者过后补点益生菌，都会对维持肠道菌群的平衡起到很好的作用。

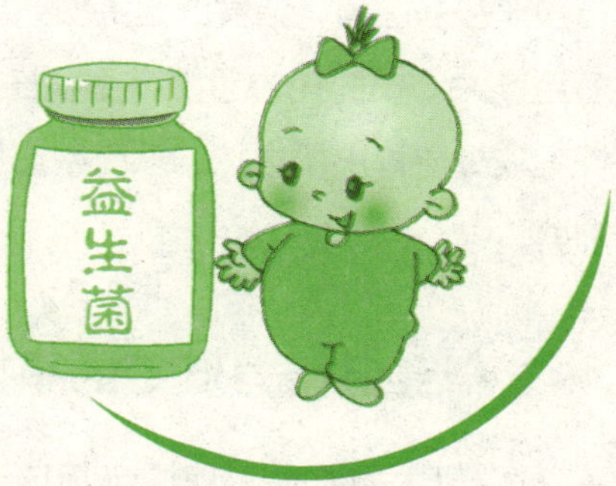

◎ 消化不良、牛奶不适应症、急慢性腹泻、大便干燥及吸收功能不好引起的营养不良时，都可以给宝宝补充益生菌。

◎ 剖宫产和不是母乳喂养的宝宝不能从妈妈那儿得到足够的益生菌源，保护健康的肠道菌膜不健全，可能会出现体质弱、食欲不振、大便干燥等现象，也应该适量补充益生菌。

◎ 对于免疫力低下或者需要增强免疫力的特殊时刻，能够有备无患。

◎ 带宝宝出行或旅游时带点益生菌类产品，如果宝宝肠胃不舒服，服用后能够有效缓解。

3. 能预防疾病的膳食纤维

膳食纤维的作用

◎ 辅助消化

◎ 防癌

◎ 防治憩室病

◎ 预防“压挤病”

◎ 防治胆石症

◎ 防治高血脂、糖尿病

◎ 防治肥胖病

食物来源

◎ 粗杂粮、谷类食物：稻米、麦面、小米、玉米等

◎ 薯类食物：红薯、土豆等

◎ 豆类食物：黄豆、红豆、绿豆等

◎ 菌类食物：鲜蘑、香菇、金针菇等

◎ 藻类食物：海带、紫菜、海白菜等

膳食纤维虽对人体健康有诸多益处，

喂养小贴士

膳食纤维的含量与植物成熟度及食物加工有关：植物成熟度越高，则膳食纤维含量越高；食物加工越精细则所含膳食纤维含量越少。

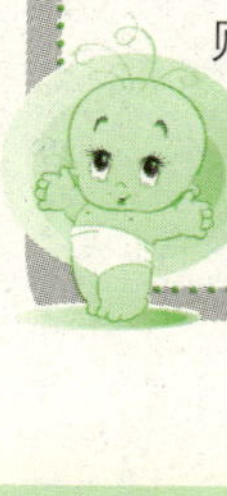

但并非多多益善，膳食纤维的摄入要适量。过多的膳食纤维会引起腹胀、排便次数增多且量大。长时期过量摄入膳食纤维可影响多种矿物质的吸收利用，使钙、铁、镁、锌等随粪便排出量增加，从而引起矿物质缺乏症。另外，还会导致脂溶性维生素吸收障碍。

4. 宝宝智力低下的早期表现

◎ 哭声异常，即从刺激到引起啼哭的时间长，有时需反复刺激或持续刺激才能引起啼哭或者哭声尖锐或哭声细小无力。

◎ 睡眠过多不易唤醒。

◎ 满百天婴儿竖头不起或转头困难，单眼或双眼持续向里或向外。

◎ 3～4个月才有笑的表情，且表情呆滞，到6个月时没有自然的笑容。

◎ 注视手和玩手的动作在半岁时仍持续存在。

◎ 反应迟钝，6个月时不能注视脸面上方缓慢移动的物体，不能朝声响的方向转头，不能向两侧的任一方向翻转，无成人帮助不能坐稳。

◎ 9个月后仍常流口水，清醒时有磨牙动作。

◎ 到9个月时不能主动伸手拿东西，有大人扶时不能用双腿支持体重。

◎ 语言发育落后，到10个月时不能牙牙学语，发音也不清晰。

◎ 对周围人和环境缺乏兴趣，不喜欢与人交往，缺乏情感依恋。

四、营养食谱

鸳鸯蛋

【原料】瘦肉馅 30 克，鸡蛋 1 个，姜末、葱、精盐、酱油、料酒、白糖、团粉汤、植物油适量。

【做法】鸡蛋煮熟剥壳，纵切两半；瘦肉馅放入料酒、团粉、盐、姜末和水拌匀，夹抹在蛋内，合成整个蛋形（如欲紧合，可在蛋与肉之间撒少许干面粉），放入热油锅过油炸透。然后，加酱油、糖、料酒、盐和汤蒸 30 分钟；起笼沥出原汤放入锅中，加入团粉勾芡；撒上葱末，浇在蛋上即可。

糖醋黄鱼

【原料】黄鱼 1 条，青椒、土豆少许，油、精盐、糖、醋、料酒、味精、姜、葱、淀粉适量。

【做法】

❶ 将黄鱼刮鳞，去鳃、内脏，洗净沥干；在两面脊肉上每隔约一寸斜切一刀（便于入味和炸透）；用少许精盐、料酒略拌渍，挂上一层薄糊。葱姜切末，青椒、土豆切成小丁。

❷ 将黄鱼放入约七成热油锅内炸至呈黄色、起软壳后，再升高油温，重炸至酥透，装入盘内。

❸ 炒锅放油少许，油热，放入青椒、土豆略煸炒，再放入葱、姜和适量汤、糖、醋、味精，用湿淀粉勾成汁浇盘内鱼上。

双色水晶

【原料】冬瓜（去皮、去瓤）250 克，水发木耳 50 克，花生油、葱花各 15 克，精盐、味精、粉芡、鸡汤各少许。

【做法】将冬瓜洗净沥干，先切成 1.7 厘米见方的瓜条，再改为菱形块，倒入沸水锅中煮 2～3 分钟，捞出放入鸡汤中浸泡，再捞出沥干。

锅放火上放入油，烧至八成热放入葱花炸一下，再放入瓜块、木耳、精盐、味精煸炒，下入鸡汤，烧开后勾入流水芡即可。

【功效】本菜脆嫩相兼，营养丰富。

第七节

18～19个月幼儿喂养方案

一、身心发育情况

有的爸爸妈妈在宝宝吃饭时，喜欢紧紧地盯着宝宝，催促他多吃一点，这样是不利于宝宝健康的。

其实不然，催促和说教，再加上营养学的灌输，只会使宝宝精神陷入过分紧张状态，唾液和胃液都停止分泌，食欲消失得无影无踪。

这个时期的宝宝大脑仍处于不太成熟的状态，宝宝的发育和成长，全靠来自外界的刺激。因此，对一岁半的幼儿，爸爸妈妈应注意培养其良好的生活习惯，以促进大脑的发育。

18～19个月宝宝的睡眠

睡眠是保证宝宝健康成长的重要条件之一。因此，宝宝就应从小培养一个良好的睡眠习惯。

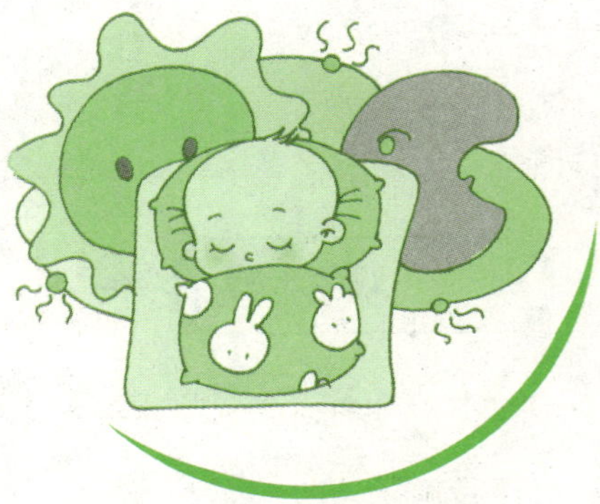

爸爸妈妈首先应让宝宝睡前排尿，按时入睡，睡时爸爸妈妈不哄不拍，不抱不摇，更不可让宝宝嘴里衔着东西睡，宝宝起床也要按时。良好的睡姿应是右侧卧，这样便于食物从胃向小肠移动，也减少对心脏的压迫。

宝宝这时的睡眠时间为12～13小时。其中夜间为10小时左右，白天2～3小时。

这个时期的宝宝极易生病

18～19个月的幼儿，其消化系统发育尚不够成熟，消化酶的活性差，胃液胃酸少，如喂养不当极易引起消化不良，如病原菌随污染食物进入肠道，很容易出现肠道感染。良好的饮食习惯是保证消化好的重要条件。爸爸妈妈应培养宝宝吃各种各样的食物，使幼儿得到较全面的营养。同时应按时吃饭，不吃零食。

此外，由于幼儿呼吸系统的防御功能不完善，例如鼻孔中几乎没有鼻毛，黏液腺体的分泌不足，再加上体内免疫球蛋白的水平比较低，所以易患流感、气管炎或肺炎等疾病。由于来自母体内先天免疫的抗体在这个时期也基本消失，而幼儿体内的免疫系统还很不完善，尽管幼儿的自动免疫在逐渐产生，但对疾病的抵抗力仍很弱。而且由于这期间宝宝与成人和年龄稍大的幼儿接触增多，所以容易患各种传染病。

营养物质需要增多

18～19个月的幼儿处于生长旺盛时期，体内需要的各种营养物质比较多，所以爸爸妈妈应加强宝宝的营养。

假如爸爸妈妈不注意科学地喂养幼儿，就极有可能出现一些如维生素D缺乏性佝偻病、缺铁性贫血等慢性营养不良性疾病。有些疾病甚至可以导致幼儿生长发育迟缓。

二、喂养有方

1. 维生素类药物，不要饭前吃

维生素是人体正常生长发育必需的一类有机化合物，天然存在于食物中，人体几乎不能合成，需要量甚微。维生素既不参加机体组成，也不提供能量。但维生素不仅是防止多种疾病发生的必需营养素，而且具有预防多种慢性退化性疾病的保健功能。所以很多爸爸妈妈都给幼儿补充维生素类药物。但幼儿饭前是不应该服用维生素类药物的。

幼儿饭前为什么忌服维生素类药物

维生素类药物口服后，主要经小肠吸收，如果在饭前空腹时服用，由于肠道内没有食物，所以药物很容易被迅速吸收到血液中，使血液中维生素浓度很快增高，在被身体组织利用之前，就会从尿中排出去，从而起不到应有的治疗作用。

饭后服维生素类药物有什么益处

幼儿饭后服用维生素类药物，由于肠道中有食物，维生素就会被逐渐吸收，则有利于其发挥治疗作用。尤其是脂溶性的维生素A、维生素D、维生素E和维生素K，易溶于脂肪中被吸收，更应在饭后进服。

此外，维生素与某些矿物质也有相互促进吸收的作用。如钙有助于维生素D的吸收，维生素有助于钙的吸收。钙还有助于维生素A的吸收，维生素C有助于铁的吸收等。这些互相促进吸收作用，也说明在饭后服用维生素较为适宜。

2. 宝宝发烧时不宜吃鸡蛋

宝宝感冒发烧了，妈妈想给宝宝补充营养，煮点鸡蛋给她吃，可是听人说，孩子发烧最好不要吃鸡蛋。可是鸡蛋的营养好，蛋白质含量高，正好可以补充孩子发烧的营养，为什么就不能给孩子吃呢？

为什么发烧时不能吃鸡蛋

大家知道吃饭后的体温会比吃饭前略有升高，这是食物的特殊动力作用，即食物在消化、转运、代谢及储存的过程的能量消耗引起。各种营养素的特殊动力作用强弱不同，蛋白质最强，其次是碳水化合物，脂肪最弱。如摄入蛋白质时该蛋白质所产生热能的30%因此而消耗，摄入碳水化合物时则少得多，只消耗其产生能量的5%~6%，摄入脂肪消耗最少仅有4%~5%。

由此可见，当孩子发烧时体内热消耗量大，如食用大量蛋白质的鸡蛋，会使体内热耗量增加，使孩子的体温更升高，不利于孩子早日康复。所以爸妈应在孩子发烧期间多鼓励孩子喝水，补充因发烧丢失的水分，同时多吃水果、蔬菜，饮食清淡易消化。当孩子体温趋于正常时，可以让孩子吃鸡蛋，以补充体内蛋白质的消耗。

宝宝发烧时，饮食上要注意

◎ 不宜吃高蛋白食品，包括蛋类。因为鸡蛋主要含有卵蛋白和卵球蛋白，是完全蛋白质，很容易被人体吸收。宝宝食用鸡蛋后会产生一定的额外热量，加剧发烧症状。

◎ 鱼、虾、螃蟹等海鲜最好不吃，因为这些食物也会额外增加身体的热量。

◎ 应该吃些清淡、易消化，并含有丰富维生素的食物，一般以流质或半流质食物为主，如米汤、稀饭、面条、藕粉等，并搭配些新鲜水果。

◎ 宝宝退烧后，可以食用清鸡汤面、菜泥粥等半流质食物。等到病情稳定后可以多补充瘦肉、鱼、海鲜等高蛋白食物，有利早日康复。

3. 别强迫你的宝宝多吃饭

自古以来人们就知道在愉快的气氛

中进餐是很重要的。在轻松愉快的心情和气氛中进餐，唾液和胃液分泌旺盛，幼儿不仅能吃得有滋有味，而且食物也容易消化。

如果母亲在孩子吃饭时紧紧地盯着孩子，催促孩子多吃一些，孩子耳边充满了催促和说教声，再加上营养学理论的灌输，幼儿的精神就会陷入过分紧张状态，于是，在交感神经的指挥下，唾液和胃液都停止了分泌，食欲也就一下子消失了。

吃饭的乐趣一旦成了进食的义务，你能吃得下吗？所以说爸爸妈妈不可强迫幼儿多吃饭。

4. 细嚼慢咽最健康

幼儿吃饭要细嚼慢咽，一般每餐需用半小时左右，这样才有利于幼儿健康。

细嚼慢咽有什么好处

一般来说，幼儿吃饭时应咀嚼慢一些。一方面，饭菜在口中多嚼嚼，能使食物跟唾液充分混合，唾液中的消化酶能帮助食物进行初步的消化，使吃下去的食物消化得更好些，吸收利用得更多些。同时，充分咀嚼食物，还有利于幼儿颌骨的发育，增加幼儿牙齿和牙周的抵抗力，并能使幼儿感到咀嚼食物的香味，从而增加食欲。

另一方面，幼儿细嚼慢咽可使胃肠充分分泌各种消化液，对食物进行完全的消化吸收。唾液跟食物混合后形成的食团很方便地进入到胃肠中，这种混合的食团在充分分泌的消化液中被消化，从而相应减轻了胃肠道的负担。

幼儿吃饭太快有什么弊端

如果幼儿吃得太快，饭菜尚未嚼烂就吞咽下去了，结果就会让胃花很大的力量去消化食物，而且还因消化液未能充分分泌而使食物消化不完全，酶的作用未能发挥，也影响了食物的消化，这样就会造成消化不良和胃肠道各种疾病。

另外，有些特殊的食物，如油炸花

爸爸妈妈来互动

把宝宝带到陌生的新环境，宝宝会表现出恐慌，这个时候爸爸妈妈要给他足够的安全感。爸妈可带一床宝宝用惯的毯子，或一个宝宝最喜欢的玩具一起进入“新环境”，可抱着宝宝四处走走看看，照照镜子，熟悉一下新环境。一旦宝宝对“新地方”有认同，他会反应灵敏，也会逐渐放松。

生、炒黄豆等，只有靠牙齿才能嚼碎，胃根本无法消化。一些孩子吃什么拉什么就是这个道理。

因此，幼儿在进食时千万不要狼吞虎咽，而应细嚼慢咽。

5. 宝宝饭前饭后半小时不宜喝水

幼儿饭前、饭后半小时和吃饭时都不宜喝水。有些小孩子在吃饭时总喜欢边吃饭边喝水，这是不符合饮食卫生的。

影响胃的消化功能

人的胃肠等器官，到了平时吃饭的时间，就会条件反射地分泌消化液，如牙齿在咀嚼食物时，口腔会分泌唾液，胃分泌胃酸和胃蛋白酶等，与食物碎末混合在一起，这样，食物中的大部分营养成分就被消化成易被人体吸收的物质了。

如果在饭前饭后半小时内喝茶饮水，势必冲淡和稀释了唾液和胃液，并使蛋白酶的活力减弱，影响消化吸收。如果幼儿在饭前口渴得厉害，可以先少喝点温开水或热汤，休息片刻后再进餐，就不致影响胃的消化功能了。

饭前饭后不宜喝冷饮

饭前喝冷饮，由于冷的刺激造成胃肠毛细血管收缩，从而影响了消化腺的分泌，使消化过程不充分，日久会影响消化功能。另外，冷饮中一般都含有较多的糖，会使血糖升高，食欲下降，饭后吃冷饮则会使胃部扩张的血管收缩，血流减少，会妨碍正常的消化过程。冷刺激还会使胃肠道蠕动加快，减少了营养物质在肠道中的吸收。所以饭后也不宜吃冷饮。

6. 宝宝贫血，从饮食调理入手

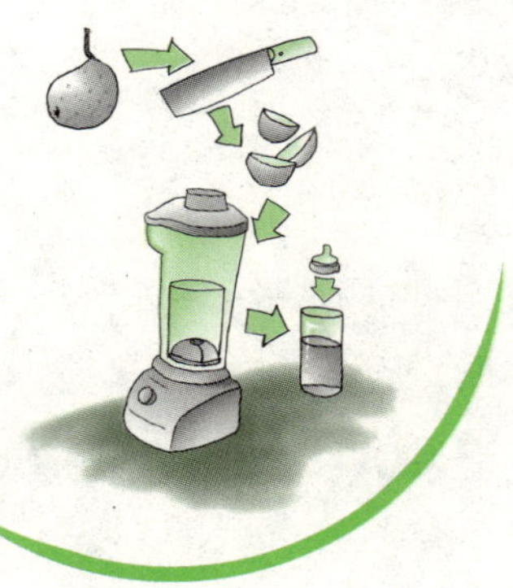

营养性缺铁性贫血首先应从预防入手，每年测查血红蛋白。

轻度贫血的食疗

对于轻度贫血，甚至可以不用服药，仅通过调整饮食，就能达到治愈贫血的目的。

在婴儿期要合理添加辅食，补充含铁丰富的食物，结合婴儿的消化吸收能力，可做一些鸡蛋羹、猪肝泥和鱼泥等。还可给婴儿补充一些含维生素C多的果汁。

幼儿期一定要纠正挑食、偏食或吃零食的不良饮食习惯。每天给幼儿准备一些动物性食物如卤猪肝、溜肝尖和鱼丸子等。瘦肉可以切成肉丝和蔬菜一起炒，如肉丝青椒、肉丝扁豆和肉末芹菜等。这类食品既好吃，又能促进蔬菜中铁的吸收。动物血也是铁的良好来源，可切成方块和豆腐一起炒。

此外，还可以给幼儿补充一些强化食品，现在市面上已有含铁饼干和用强化铁面粉做的各种面食。爸爸妈妈要注意的是要持之以恒地给宝宝添加这类食物。

调整饮食的效果是以血红蛋白上升到正常，并且隔1～2个月复查时仍然保持正常指标，通过调整饮食，幼儿免去了吃药的烦恼，贫血也得到了纠正。

药物治疗幼儿营养性贫血

如果发现孩子患了营养性缺铁性贫血，爸爸妈妈不必惊慌，因为治疗缺铁性贫血的药物很多，而且效果显著。最常用的是硫酸亚铁制剂，如血宝、宝宝福等。含有血红素铁的制剂有维血冲剂。

在血红蛋白恢复到100克/升后，可给幼儿补充叶酸和维生素B制剂。叶酸的给法是：口服，每次5毫克，每日3次。维生素B的给法是：肌内注射，每次15～100毫克，每日或每隔2～3日1次，血红蛋白恢复正常后，继续维持用药1个月左右。

7. 宝宝舌苔变厚怎么办

人的舌头表面称舌背，舌背上有一层苔状物称为舌苔。舌苔是咀嚼的食物残渣、脱落的上皮及唾液等混合而成的一层白色薄苔。

舌苔变厚是疾病的表现

当人有病时，因进食少或只进软

宝贝自己说

我瞪大双眼，弓起后背，伸开的双手突然紧握成拳头，脚趾弯曲，全身颤抖个不停。

小宝宝的心里话："哇，好可怕！（天啊，我要掉下去了！）……我害怕，我要逃离这个可怕的环境！妈妈，快来保护我！"

食，咀嚼动作及舌的动作减少，或唾液分泌减少，舌苔就容易堆积起来而变厚。因此说，舌苔变厚是患有疾病的一种表现。

舌苔的变化与消化系统功能有密切关系，舌苔变厚会降低味感，导致食欲下降，消化也会受阻。祖国医学认为："苔乃胃气之熏蒸，胃中有热，则舌中苔黄而厚。"

如何通过饮食调理改变舌苔变厚

母亲要经常观察孩子舌苔的变化，一是及时发现孩子的疾病，以利医治。二是尽快通过饮食调理改变舌苔变厚的状况，以利孩子进食。

舌苔淡白、薄白

多为寒症，多见于感冒的早期。爸爸妈妈可给孩子选择性偏热的饮食，如红枣糯米粥等，以软食、羹食为宜；副食选择清淡性温的牛肉汤、羊肉汤、蛋花汤、红糖水等，并可用醋、姜作调味品。水果可吃苹果、蜜橘和橙子等，不宜吃偏寒凉的食物如凉拌菜、黄瓜、冬瓜、绿豆芽、鸭蛋及冷饮等。

舌苔白腻或白厚腻

应选用温脾健胃的食物，少吃或忌吃甜腻厚味的食品，否则会导致腹胀或食欲减退。

舌苔微黄、黄腻或黄厚腻

此症为脾胃湿热、肠胃积滞所致，多见于感染、发热或消化功能紊乱，并常伴有口舌干渴、烦躁、大便干结或便秘等症状。饮食上宜选用清热利湿的食物如白萝卜、番茄、丝瓜、荸荠粉、藕粉、绿豆粥等，吃水果宜吃山楂、梨等。忌吃厚热食物如肥肉、羊肉等。

舌苔薄少或如镜面样光滑无苔，或舌苔部分剥落

多因胃肠湿热或阴虚火旺所致，多见于严重贫血、寄生虫病或慢性消耗性疾病。这种情况可选用绿豆汤、雪梨、西瓜等有滋阴降火、生津作用的饮食。忌食辛温的食物如羊肉、蒜、葱、姜、香菜等。

营养食谱

绿豆薏仁粥

锅中加适量水烧沸，放入绿豆 100 克，薏苡仁 50 克，然后再烧开，改文火熬成粥，至粥烂稠时加入白糖调匀。此粥适合舌苔微黄或黄厚腻的幼儿食用。

红枣糯米糖粥

锅内放水烧开，接着将去杂洗净的糯米 50 克加入再烧开，再加入洗净的红枣 10 枚，用文火熬至枣烂粥熟。此粥适合于舌苔淡白的风寒感冒。

8. 宝宝的一日食谱安排

食谱 A

早餐 7:00～7:30	红豆粥 70 克、松花蛋一个、小甜点 30 克
早点 9:30～10:00	梨一个
午餐 11:00～11:30	蒸饼 50 克、红烧排骨 40 克、素炒油菜 50 克
午点 15:30～16:00	桂圆 3 颗
晚餐 18:00～18:30	玉米饼 40 克、肉丝豆角 50 克、蒜泥茄子 30 克
晚点 20:30～21:00	苹果一个、面包片 20 克

食谱 B

早餐 7:00～7:30	蛋炒饭 50 克、肉松菠菜汤 50 克
早点 9:30～10:00	酸牛奶一杯
午餐 11:00～11:30	二米（大米、小米）饭 50 克、肉炒豆腐 40 克、荔枝爆丝瓜 50 克
午点 15:30～16:00	葡萄 50 克
晚餐 18:00～18:30	馒头 40 克、猪肝青椒 50 克、炒黄豆芽 30 克
晚点 20:30～21:00	梨一个、小甜点 20 克

三、吃什么才聪明

1. 绿橙色蔬菜，多多益善

蔬菜的颜色越深、越绿，其维生素的含量就越高。如油菜、小白菜、苋菜、菠菜和青椒等含胡萝卜素、维生素 B 较多。橙色蔬菜如胡萝卜、黄色南瓜等也含有较多的胡萝卜素。

胡萝卜素是绿橙色蔬菜中的一种植物色素，它在人体内受胡萝卜素双氧化酶的作用转变成维生素A，能起到与维生素A相同的重要生理作用。当人们不易获得含维生素A丰富的动物性食物时，可考虑让幼儿多吃一些物美价廉的绿橙色蔬菜。

2. 食物变玩具，提升宝宝智力

你的家里没有太多的玩具？没关系！黄瓜、面条、饼干……孩子们的日常食物，换一种思路，就可以变成有趣的游戏材料。提升宝宝智力，就从发现食物开始吧！

尝尝什么味儿

【玩法】将西瓜汁、黄瓜汁、柠檬汁等装在3个透明的杯子里，让宝宝观察一下，它们的颜色有什么不同？先用筷子蘸一点西瓜汁，让宝宝尝一尝，告诉他这是西瓜汁，问问他是什么味儿的？再用同样的方法，让他尝尝黄瓜汁、柠檬汁。

【效果】可以让宝宝辨别不同食物的味道，丰富味觉经验。

有趣的气泡

【玩法】准备一根吸管，盛一杯鲜榨西瓜汁或橙汁，多加入一些凉白开水或矿泉水稀释一下，放在桌子上。教宝宝将吸管放在杯子里，往里面吹气。吹气时会弄出声响，并且能产生很多泡泡，宝宝一定会觉得很有趣。由于是可以吃的东西，即使宝宝吹不好，吸进肚子里也没有关系。

【效果】可以锻炼宝宝小嘴的肌肉运动机能，增加肺活量。这还是一种放松情绪的好方法。

听话指物

【玩法】把橘子、苹果、香蕉、胡萝卜等摆放在一起。你说一样东西，宝宝就将相应的东西用手指出来。或者你说："把胡萝卜给妈妈。"宝宝就将胡萝卜递给你。开始时，可以从两种东西开始，等宝宝知道的食物名称多了以后，逐渐增加种类和数量，教他从众多的食物中，把你想让他拿的东西挑出来。

喂养小贴士

用食物玩游戏时，要注意一定要让宝宝主动参与，这会让宝宝对游戏更加感兴趣，而且会感觉更自信。爸爸妈妈要先给宝宝做示范，然后再引导他自己动手操作。

【效果】可以提高孩子的注意力和对语言的理解能力。

看看一样吗

【玩法】准备几张水果图片和相应的实物，如苹果、香蕉、梨等。将苹果、梨等洗净放在筐里，图片摆成一排。让宝宝先摸一摸水果，再看看相应的图片，比一比哪个是一样的？然后教他把实物水果放在相应的图片上。

【效果】教宝宝学会比较和观察，理解一一对应的关系。

抓面条

【玩法】将煮熟的面条放在托盘里，晾凉后端到宝宝面前，看看他有什么反应。宝宝可能会用手去捏、掐、扔着玩，或许捏起来放进嘴里，不管他怎么做都可以。如果面条掉在桌子上了，就教宝宝捡回托盘里。

【效果】可以锻炼宝宝的精细动作能力。

【小提示】事先一定要让宝宝把小手洗干净。最好用韧性好的面条，不容易抓碎。面条一定要晾凉后再端到宝宝跟前，防止烫伤宝宝。

蔬菜水果塔

【玩法】将苹果、梨、黄瓜、胡萝卜等切成大小不同的块，教宝宝按照大小不等的块码起来，大块的放在下面，小块的放在上面。还可以按照不同的颜色，交替码起来。比如红色的放在第一层，绿色的放在第二层。如果宝宝想吃一块水果，可以让他从中抽出一块来，看看码好的东西会不会倒下来。

【效果】宝宝从中将学会按照大小或颜色进行分类，构建空间概念等。

蔬菜、水果认一认

【玩法】你将蔬菜或水果洗净以后，带宝宝去厨房看一看。或者将它们装在置物筐里，放在桌子上。比如，你先拿出一根香蕉来，让宝宝看一会儿，告诉他：“这是香蕉，黄颜色的香蕉。”再拿一个西红柿，告诉他：“这是西红柿，红色的西红柿。”还可以让宝宝摸一摸。同样的方法，可以教宝宝认识很多蔬菜、水果。

【效果】可以增加宝宝对食物的认识，还能增加词汇量。

四、营养食谱

肉片烧菜花

【原料】菜花300克，猪瘦肉100克，猪油、酱油、花椒水、葱末、味精、湿淀粉、汤适量。

【做法】将菜花洗净掰成小瓣，猪肉切成片；勺内放油烧热，下菜花炒片刻盛出；勺内再放油烧热，下猪肉，葱末炒熟，再下菜花、酱油、味精，少加点汤烧干，加花椒水，勾淀粉芡出勺即成。

海米莴笋丝

【原料】莴笋400克，水发海米150克，味精、精盐、姜、花椒油、麻油各少许。

【做法】将莴笋去皮切成细丝，用开水焯透后，用凉水冲凉，沥去水分；姜切成丝。将味精、精盐、花椒油、姜丝同莴笋丝拌匀装盘，上面摆上海米，淋上麻油即成。

豆角炒肉丝

【原料】豆角150克，猪肉100克，油、酱油、葱花、姜丝、花椒水、醋、湿淀粉适量。

【做法】把猪肉切成丝，豆角切成斜丝，用开水焯一下，捞出。勺内放油烧热，用葱花、姜丝炸锅，下肉丝翻炒，炒至半熟加酱油、花椒水、豆角丝炒熟，再加醋，用淀粉勾芡出勺。

第八节 19～20个月幼儿喂养方案

一、身心发育情况

甜甜的巧克力在这个时期成了一些宝宝的小伙伴。饿了吃一块，累了吃一块，睡觉前再吃一块。

身体发育

体重	男孩约 12.64 千克	女孩约 11.92 千克
身长	男孩约 89.06 厘米	女孩约 87.42 厘米
头围	男孩约 48.44 厘米	女孩约 47.39 厘米
胸围	男孩约 49.06 厘米	女孩约 48.47 厘米
坐高	男孩约 54.02 厘米	女孩约 53.06 厘米
牙齿	此时宝宝大约萌出 16 颗牙，已萌出第二乳磨牙	

宝宝的手脚发育情况

这个月龄的宝宝已经能够独立行走了，还会牵拉玩具行走，能倒退着走，也会跑，但有时还会摔倒。有意思的是，这个时期的幼儿虽然能够扶着栏杆一级一级地上台阶，但他却并不喜欢这样，而是常常四肢并用地爬着上；让他下台阶时，他也不是扶着下而是向下爬或者用小屁股坐着一级一级地下。

这个时期的宝宝会用力地扔东西，并用杯子喝水，并且洒得很少，能够较好地用汤匙给自己喂饭吃。

宝宝的语言发育和其他发育状况

19～20 个月的幼儿能开始认真地学习语言，能翻动书页，看一些彩色插图，能够说出一些简单物品的名称，能够指出前后上下等方向，能够说出 4～5 个词连在一起的句子。在和小朋友们分手时会说“再见”，也能按照爸爸妈妈或爸妈的要求指出眼睛、鼻子和头发等。

这个时期的幼儿的注意力时间仍然很短，所以他不会安安静静地听你长时间地讲故事，尽管刚开始时他强烈要求你给他讲故事。

他们喜欢有些规律习惯的生活，他们也会对那些突然变化表现出强烈的反应。比如从奶奶家搬到姥姥家去住，他们会很不适应，会哭喊吵闹。如果把他们送到托儿所，他们也需要很多天来适应。

这个时期的宝宝身高每月增高约 9 毫米，体重每月约增加 200 克，有些宝宝已出了 14 颗牙。

二、喂养有方

1. 汤泡饭，不可取

一些爸爸妈妈喜欢用汤或开水泡饭吃，这种不良的习惯也会逐渐影响到幼儿；还有一些幼儿不爱吃蔬菜，爸爸妈妈为了避免幼儿营养素摄入不足而用汤给幼儿泡饭吃。其实，幼儿多吃汤泡饭会对身体健康产生危害。

用汤汁或开水泡饭吃，就会有很多饭粒还没有嚼烂就咽下去了，这样就会加重胃的负担，增加患胃病的机会。而且汤水较多的话，就会把胃液冲得很淡，这也不利于食物在胃肠道的消化。

所以说幼儿常吃汤泡饭对生长发育不利。

2. 吃瓜果前别忘了洗净削皮

苹果、梨、桃、杏、葡萄等水果营养丰富，不仅含有丰富的维生素，而且还含有一定量的蛋白质、脂肪、糖和矿物质。幼儿吃后不仅能增进食欲和帮助消化，还能增加养分，所以幼儿可适当增加饮食中瓜果的比重。但幼儿在吃瓜果时一定要注意卫生，所吃瓜果要洗净削皮。

运输流程中可能存在污染

由于瓜果本身的香味和甜味，极易招惹蝇虫叮咬。在生长、采摘和运输的过程中，又容易受病菌、寄生虫卵及农药的污染，所以在瓜果的表皮、果壳上，常常带有一些病菌、寄生虫卵或残留的一定量的农药。

幼儿的抗病解毒功能差

由于瓜果在运输流程中可能存在污染，而且由于幼儿的抗病能力差，解毒能力也弱，若吃了没有洗净和去皮的瓜果，就极易引起疾病，如急性胃肠炎、蛔虫病和农药中毒等。

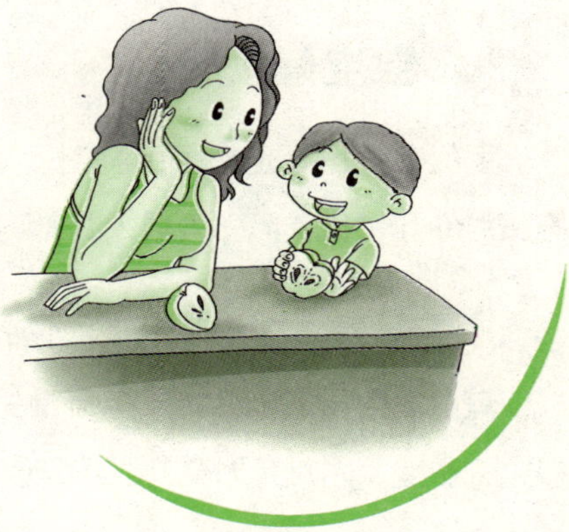

由于以上两个原因，因此幼儿在吃水果时，除了要用清水冲洗干净外，还要削皮后再吃。对于那些不能削皮的水果如葡萄、红枣等，要先洗干净，再用 80℃左右的热水浸泡 3～5 分钟，或放在淡盐水中泡 10 分钟，取出后用冷开水洗干净后再吃。

在将水果交给孩子时，爸爸妈妈应该记住，不能让孩子吃腐烂水果，吃水果也不可过量。

3. 美味的糕点可以给宝宝吃吗

糕点，是一种以食糖、油脂和面粉为主要原料，加以鸡蛋、牛奶、果仁、豆沙或枣泥等辅料，经烘烤、油炸或蒸制等方法制成的美味食品。由于花色繁多，且具有香、甜、酥、脆等特点，深受人们特别是幼儿喜爱。

糕点的含糖量太高

尽管成人特别是幼儿喜食糕点，但幼儿却不宜多吃糕点。

我国传统糕点的制作，是以糖、油和面为主料，糖在糕点中所占的比例远远高于一般的食品。糖摄入过多对幼儿的生长发育没有好处只有弊端，所以经常食用含糖分高的糕点是不符合营养学要求的，是不利于幼儿的正常生长发育的。

> **喂养小贴士**
>
> 爸爸妈妈要注意，含糖多的糕点更加不要给宝宝吃，因为过多的糖滞留在口腔中，容易被一些细菌作用生成酸而使牙齿脱钙，继而形成龋齿。

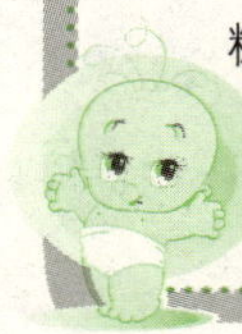

常吃糕点害处多

有些爸爸妈妈溺爱孩子，常把糕点当

做营养食品给孩子吃。殊不知这样会影响孩子的食欲，不仅使正餐食量减少，还易养成偏食的习惯，使处于生长发育期的幼儿所需要的各种营养素得不到及时补充，而造成营养不良。

4. 宝宝偏食怎么办

宝宝偏食一般是指宝宝偏向于某几类食物，只吃这几类食物而不吃其他的食物。偏食对幼儿生长发育会有很大的影响。

宝宝偏食会对生长发育有何影响

偏食很容易造成食物平衡严重失调，营养素摄入比例不当，使人的身心发展受到极大的影响，尤其是对幼儿，这种影响更为明显。

怎样改变宝宝的偏食

宝宝偏食并非是生来就有的习惯，它是后天形成的一种条件反应，通过教育，是可以改变的。

◎ 爸爸妈妈应了解孩子偏食的原因，有的放矢地采取措施。如有的孩子因某次吃“过”了某种食物而从此不爱吃，那么可以用“改头换面”的形式出现，以引起孩子的食欲；有的是因爸爸妈妈无原则的迁就，孩子撒娇，那么就应改变孩子任性的坏习惯。

◎ 注意孩子的年龄特征，改进烹调技术，以及孩子对食物的兴趣。如幼儿吃蔬菜，宜切得短，便于咀嚼，对豆腐、萝卜等缺乏鲜味的，则要讲究调味。爸爸妈妈善于动脑，一菜多吃，使孩子产生好奇心，以引起食欲。

◎ 要根据幼儿的思维特点，用生动形象的教育方法，引诱孩子懂得吃各种食物的好处，以改变偏食的习惯。也可和孩子一起看科普电视、电影，让孩子了解食品以转变对食物的态度。

◎ 注意发挥情绪、情感的作用。幼儿的情感常是行为的动力，年龄越小，情绪对行为的影响越大，爸爸妈妈忌用强制或粗暴的手段来逼迫孩子吃饭。因为不愉快的情绪不仅会降低食欲，影响消化，而且会产生对立情绪或恐惧心理，后果往往适得其反。

◎ 爸爸妈妈应以身作则，发挥榜样作用。要使幼儿养成良好的饮食习惯，爸爸妈妈应言传身教，避免在宝宝面前挑食、偏食，成为孩子模仿的榜样。

5. 对付宝宝边吃边玩的小妙招

有些孩子总是一边吃饭一边玩耍，饭凉了才吃了一丁点儿。对此，爸爸妈妈该怎么办呢？

其实，爸爸妈妈不应该在心理上把幼儿吃饭和玩分开。即使孩子在玩，但只要他也在吃饭就可以了。主要的问题是只玩不吃怎么办。遇到这种情况，爸爸妈妈不应呵斥宝宝，而是要规定一个时间界限，超过这个界限就收拾桌子，之后，即使孩子喊饿，也不给他饭吃。饿孩子一顿两顿饭对孩子影响不会很大。

这样做是为了让孩子接受教训，19 个月的宝宝已明白一些道理，这样做可以让他亲身体验到自作自受的"因果定律"。这里重要的是温和的态度和不声不响的实际行动，而不是不停地絮絮叨叨。

6. 宝宝饭量小需要看医生吗

宝宝的饭量没有一个绝对值，只是由营养学家根据不同年龄的幼儿需要多少以及他们的胃容量而制定的一个参考数值。其实幼儿的饭量和成人一样，也是没有固定的饭量标准的。有的成人一顿只吃 100 克的米饭，而有的成人一顿吃 250 克米饭还不够。

生长速度

营养学家参考了大量婴幼儿的饮食状况和生长发育增值，制定了一个可供参考的数值，这个数值在医学上称为生长速度。

婴儿期前 6 个月每月体重增加约 700 克，后 6 个月每月体重增加约 450 克，身高全年约增长 25 厘米；宝宝第二年体重增加 2500～3000 克，身高增长约 10 厘米；2～6 岁每年体重约增加 2000 克，身高增长 5～7 厘米。这些数字就是婴幼儿平均生长速度。

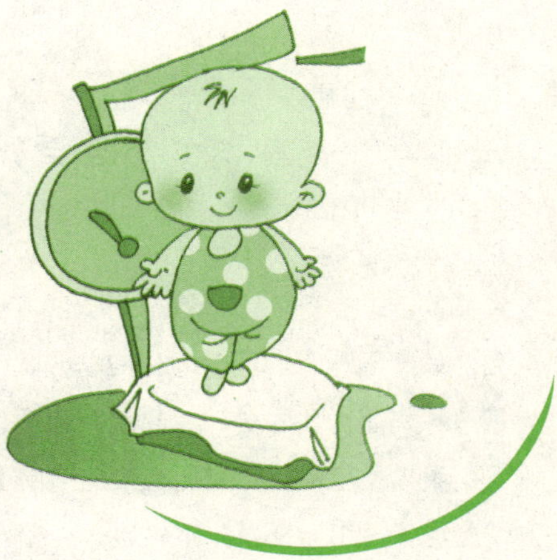

一般认为如果幼儿的生长发育达不到这些数字，就认为幼儿生长发育不正常。

宝宝长时间小饭量需要看医生

幼儿长期没有吃到应吃的饭量，爸爸妈妈就应看看宝宝是否有胃肠道、肝脏方面的疾病，以及是否有微量元素锌缺乏、维生素 B 缺乏等问题。如果宝宝长期饮食过少且营养失去平衡，就应该去看医生了。

7. 感冒宝宝的饮食必读

感冒是小孩常见的病，不管哪个季节都可能发生。由于四季气候不同，病毒性质不同，患儿体质各异，所以临床表现也各不相同。一般常见的分为风寒感冒和风热感冒两大类。还有流行性感冒，是由于流感病毒引起的急性呼吸道传染病，多在某一地区呈爆发性集体流行，传染力强，发病快。

感冒虽多易治愈，但由于幼儿脏腑未发育强壮，容易反复发作，加之幼儿又不知节制饮食，极易引起反复。感冒除用药物治疗外，饮食治疗也是不可缺少的。

清淡、好消化的饮食

幼儿患感冒的饮食调理可注意吃些清淡、易消化、水分多的食物。如能坚持每日摄入液体总量在 2500~3000 毫升，即可促进退热、发汗和排出病毒毒素，所以患儿宜吃清淡、含水分多且易消化、吸收的食物，如绿豆汤、米汤或水果汁等。

幼儿反复感冒还宜常食含锌丰富的食物如牛奶、猪肉、鱼、大豆和水果等。番茄含有多量胡萝卜素，其被人体吸收后能转化为维生素 A，具有增强黏膜抵抗力的功效，对防治感冒大有益处。

远离咸食

患感冒的幼儿应忌吃咸食，如咸菜、咸鱼等。因为咸食食后容易导致

爸爸妈妈来互动

亲子小运动

很多亲子互动是以“做运动”的方式出现的：爸爸仰面躺下，让宝宝在自己的肚皮上“如履平地”；或者，展开双臂，让宝宝在自己的手臂上“展翅高飞”；有的宝宝为了追赶妈妈抛出去的球，在地板上飞快地爬行；有的宝宝乐此不疲地运动，是一遍遍蹬踏大人的肚皮，要爬到大人的肩膀上去“高瞻远瞩”，而爸妈充满疼爱和鼓励的眼神，是这些“小运动员”不停地学会爬、学会走的初始动力之一。

病变部位黏膜收缩，加重鼻塞、咽喉不适等症，使人抵抗力下降。过食咸食易生痰，刺激局部引起咳嗽加剧。尤其是风寒性感冒要忌食咸寒食物。

营养食谱来防治

以下营养食谱可进行辅助治疗。

白菜绿豆饮　将绿豆 30 克上火煮至半熟。将洗净、切成薄片的白菜根放入煮绿豆的锅中，用文火熬至绿豆裂开、菜根烂熟为止，出锅前加入白糖，出锅即可喝汤吃豆。对患风寒感冒、汗出不透、周身困重、发热口渴、小便短赤者可起到辅助治疗作用。

萝卜生姜汁　将鲜萝卜 250 克洗净连皮切碎，生姜 15 克去皮切碎，然后两者混合捣烂出汁。此汁能祛寒疏风、解毒消肿，适于风寒感冒、咽喉肿痛患儿服用。

8. 宝宝的一日食谱安排

食谱 A

早餐	小米、玉米面糊、小肉卷
午餐	软饭、三色肉丸、黄瓜沙拉
午点	水果、饼干
晚餐	馒头、肉炒青椒、虾仁、蛋汤
晚点	牛奶

食谱 B

早餐	小米、玉米面糊、炒豆腐干
午餐	米饭、肉末炒胡萝卜
午点	水果、牛奶、饼干
晚餐	面条、肉末、青菜

三、吃什么才聪明

1. 膳食纤维好处多

膳食纤维又称为食物纤维，是一种糖类，但不能被人体吸收利用。它主要来自于植物细胞的细胞壁，包括纤维素、半纤维素、木质素、果胶和角质素等。蔬菜如芹菜、韭菜和竹笋，粗粮如甘薯和玉米中都含有丰富的膳食纤维。如果人们的膳食中缺乏膳食纤维，会引起多种疾病的发生。膳食纤维对人体的功能主要表现在以下几个方面。

刺激排便，减少结肠癌的发生

膳食纤维吃得少，可使肠道中粪便水分减少，大便干结，引起便秘。粪便中含有很多有害物质，如真菌毒素、某些酚类以及细菌的代谢产物如脱羟胆汁酸等。目前认为它们是导致结肠癌的致癌物质。便秘后因水分吸收使肠内的致癌物质浓度增加，与肠黏膜的接触时间也增加，所以增加了患结肠癌的概率。提供4～6个月的婴儿吃菜泥，除了补充维生素和矿物质外，还可补充膳食纤维，以促进大便通畅，防止便秘。

影响血糖，预防糖尿病的发生

实验发现，经常食用富含膳食纤维食物的人其空腹血糖水平及葡萄糖耐量试验结果均比少食膳食纤维者要好。而糖尿病患者服用果胶或豆胶后，餐后血糖水平也有所下降。另外，当糖尿病患者食用杂粮、麦麸等食物后，对胰岛素的依赖性也减少了。

降低血清胆固醇，预防胆结石的产生

当人体内的胆汁酸与胆固醇含量失去平衡，胆固醇过度饱和时，会形成结石。膳食纤维可降低胆汁和血清中的胆固醇浓度，从而减少胆结石的发病率。同时，部分膳食纤维还具有降低血脂的作用，从而可以减少心血管疾病的发生。

防止肥胖

进食较多的膳食纤维可增加胃内容物体积，产生饱腹感，减少食物的摄入量，从而能有效地控制体重，避免肥胖病的发生。

2. 豆腐吃太多，宝宝容易缺碘

豆腐营养丰富，含有铁、钙、磷、镁等人体必需的多种微量元素，还含有糖类、植物油和丰富的优质蛋白，素有“植物肉”之美称。豆腐的消化吸收率达95%以上。两小块豆腐，即可满足一个人一天钙的需要量。

吃豆腐有哪些“坏处”

豆腐纵有千百种好，吃时还是有些“忌讳”。由于豆腐的原材料大豆，含有皂角

苷，虽然能预防动脉粥样硬化，但也能促进体内碘的排泄。长期大量吃豆腐很容易引起碘的缺乏。

缺碘对婴幼儿的损害

碘是合成甲状腺素的重要原料，是婴幼儿大脑发育过程中不可缺少的微量元素。

如果婴幼儿在大脑发育期间缺碘，平均智力损伤将达到15%～20%，而且终身不能弥补。

喂养小贴士

豆腐的药用价值比较高，尤其适合春夏吃。因为春夏肝火比较旺，应少吃酸辣、多吃甘味食物来滋补，豆腐就是不错的选择。它味甘性凉，具有益气和中、生津润燥、清热下火的功效。

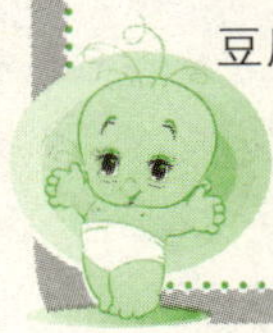

豆腐的最佳搭配

豆腐＋鱼取长补短

豆腐所含蛋白质缺乏蛋氨酸和赖氨酸，鱼缺乏苯丙氨酸，豆腐和鱼一起吃蛋白质的组成更合理，营养价值更高。

豆腐＋海带避免碘缺乏

豆腐里的皂角苷成分，好处是促进脂肪代谢，阻止动脉硬化发生；但易造成机体碘缺乏，与海带同食可避免这个问题。

豆腐＋萝卜避免消化不良

豆腐植物蛋白丰富，但多吃可引起消化不良，萝卜有助消化之功，与萝卜同食，此弊即可消除。

3.叶酸是宝宝的智力保证

叶酸让宝宝更聪明

叶酸是维生素B的复合体之一。我们知道，叶酸对孕妈妈尤其重要。孕妈妈在怀孕期间补充叶酸，有利于提高胎儿的智力，能使新生儿更健康更聪明。

宝宝出生以后，叶酸对婴幼儿的神经细胞与脑细胞发育也有促进作用。国外研究表明，在3岁以下的婴儿食品中添加叶酸，有助于促进其脑细胞生长，并有提高智力的作用。美国食品与药物管理局已批准叶酸可添加于婴儿奶粉中作为一种健康食品添加剂。

叶酸补充有讲究

含叶酸的食物很多，但由于叶酸遇光、遇热就不稳定，容易失去活性，所以人体真正能从食物中获得的叶酸并不多。如蔬菜贮藏2~3天后叶酸损失50%~70%；煲汤等烹饪方法会使食物中的叶酸损失50%~95%；盐水浸泡过的蔬菜，叶酸的成分也会损失很大。

寻找叶酸食物

绿色蔬菜

莴苣、菠菜、西红柿、胡萝卜、青菜、龙须菜、花椰菜、油菜、小白菜、扁豆、豆荚、蘑菇等。

新鲜水果

橘子、草莓、樱桃、香蕉、柠檬、桃子、李、杏、杨梅、海棠、酸枣、山楂、石榴、葡萄、猕猴桃、梨、胡桃等。

动物食品

动物的肝脏、肾脏、禽肉及蛋类，如猪肝、鸡肉、牛肉、羊肉等。

豆类、坚果类食品

黄豆、豆制品、核桃、腰果、栗子、杏仁、松子等。

谷物类

大麦、米糠、小麦胚芽、糙米等。

核桃油里也含有叶酸。

4.9种营养，促进宝宝脑发育

人们在研究脑功能中，对脑组织进行了全面的分析，最终发现对宝宝脑组织发育产生影响最大的营养有以下9种：

脂肪

脂肪是构成脑组织的极其重要的营养物质，在大脑活动中起着重要的不可代替的作用。

蛋白质

这个名称来源最早是由荷兰化学家马尔德 1938 年开始使用的。因为它对有生命的物质结构、功能和大脑发育起着很重要的作用，所以把它的希腊名字翻译成中文为“头等质量”，顾名思义我们知道蛋白质对人体的重要性。

维生素 C

维生素 C 在宝宝脑发育期起到提高脑功能敏锐的作用。

钙

钙具有保证大脑顽强工作以及对脑产生异常兴奋起到抑制，使脑细胞避免有害刺激的作用，因此妈妈哺乳期间对钙的摄取也是很重要的。

糖

糖是大脑活动能量的来源，具有刺激大脑的活动能力的作用，其原因是由于大量的糖能刺激胰岛素分泌增加，使血液中色氨酸含量提高，那么色氨酸又可刺激 5- 羟色胺的产生而增强了大脑神经源的活动，提高智力。

维生素 B 族

维生素 B 族包括：B_1、B_2、B_6、烟酸、B_{12} 等物质，它们对人体的作用十分广泛，而对脑的作用则是通过帮助蛋白质代谢而促进脑活动的，也就是说维生素 B 族对脑的作用是它与蛋白质共同作用的结果。

维生素 A

维生素 A 可以促进脑的发育，缺少维生素 A 可使智力低下，因此维生素 A 是促进脑组织发育的重要物质，因此妈妈为了宝宝大脑更好地发育，哺乳期要适量加以补充维生素 A，但不可过量。

维生素 E

维生素 E 具有保护细胞膜的作用，还能防止不饱和脂肪酸的过氧化。

碘

碘是人体生成甲状腺素的主要原料，也是宝宝神经系统发育的必要原料，宝宝脑发育离不开碘。

宝贝自己说

妈妈俯下身来看我。我开心地看着妈妈熟悉的脸，咯咯地笑了。不过，如果妈妈不抱起我，我会撅起小嘴的。

小宝宝的心里话：“嗯？那不是妈妈来了吗？好开心啊！可是妈妈怎么不抱我啊？嗯哼，妈妈抱抱！”

四、营养食谱

牛肉水饺

【原料】面粉250克，牛肉175克，白萝卜150克，葱末6克，姜末3克，香菜末10克，酱油、麻油、精盐、味精各适量。

【做法】

❶ 将白萝卜洗净，擦丝，用开水烫一下；将牛肉剁成泥，加入酱油腌浸一会儿，加水搅拌，由稀变稠时，加入烫过的萝卜馅，再加入葱末、姜末、酱油、精盐、味精、香菜末、麻油，搅拌均匀。

❷ 将面粉放入盆内，加入清水125克和成面团，稍醒，搓成条，揪成小剂子，逐个按扁擀成薄圆皮，打入馅心，捏成小饺子。

❸ 锅置火上，放清水烧开，把饺子下入锅内，待饺子浮出水面，用凉水点2～3次，煮熟捞出，即可食用。

【功效】牛肉的营养价值比猪肉高，有补脾肾、益气血、强筋骨、长肌肉、消肿利水的功效。白萝卜中含有芥子油，是辛辣味的来源，有促进胃肠蠕动、增进食欲、帮助消化的功效。此水饺是幼儿较理想的营养食品，有助幼儿健康成长。

苦瓜猪瘦肉汤

【用料】鲜苦瓜200克，猪瘦肉100克，食盐少许。

【做法】将苦瓜去核切块，猪肉切片，加清水适量煲汤，用食盐少许调味。

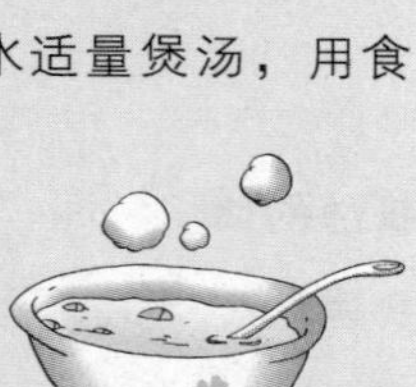

茭白炒青椒

【用料】茭白150克，青椒100克，素油50克，白糖20克，精盐5克。

【做法】将青椒、茭白分别切成细丝，再分别用素油炒熟，分开炒是因为青椒炒得时间长了，颜色要变黄，清香气味要减弱。两种原料都炒好后，兑在一起，放白糖及精盐，再炒0.5分钟即可。

第九节

20～21个月幼儿喂养方案

一、身心发育情况

挑食是宝宝的一种特殊心理，挑食不仅使宝宝的身体发育受到严重影响，还会使宝宝不能适应新的环境。

这个时期的孩子体重月增重在170克左右，身高增长在9毫米左右。幼儿的肚子仍然比较大，腹部向前突出。

宝宝的睡眠情况

这个时期宝宝的睡眠时间会因宝宝是否喜欢活动而不同。爱动的孩子，晚上很晚了都还不睡，早上也不是很晚才起床。比如有些孩子晚上9:00好不容易才入睡，早上7:00就起床了。而那些不爱活动的孩子则可以从晚上7:00睡到早上7:00。

午睡情况也一样，那些热衷于玩耍的孩子，或是在午前或是在午后只要睡1小时就可以恢复精神了，而那些爱静爱睡的孩子则可以睡到2小时以上。

宝宝的心理发育状况

这个时期的孩子能告诉母亲说要小便，也能自己拿勺子吃饭，可以说能“自立行动”了。但在宝宝内心深处，仍然对母亲有着一种割舍不断的依恋。这种依恋常表现为要把母亲拉到自己的身边。

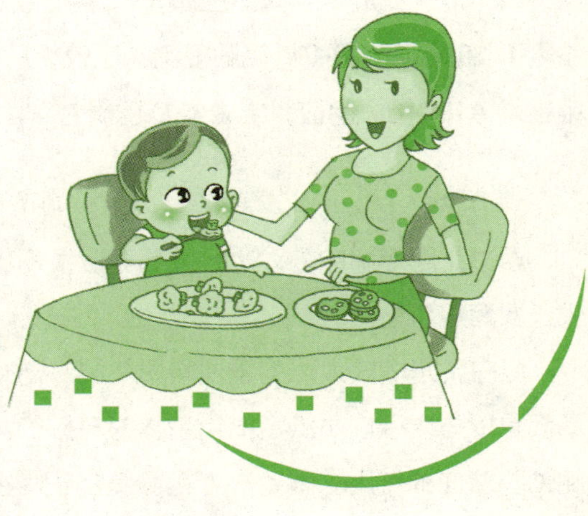

在自立与依赖之间摇摆不定，可以说是这个时期孩子的特征。因此爸爸妈妈一方面要允许孩子在某些方面存在依赖心理，以尽最大可能地使孩子幼小的心灵得到安慰；

一方面又要鼓励孩子使他向自立方向发展。也就是说，爸爸妈妈在这个时期照料孩子的主要任务是使孩子心理、性格能健康成长。让他养成在一些事情上依赖爸爸妈妈，而另外一些事情自己处理的习惯。

其他发育情况如果说 18 个月大的宝宝能数到 10 个数，那么这个时期的宝宝差不多可以和爸爸妈妈进行对话了。听到邻居家的小宝宝哭了，他会告诉爸爸妈妈“贝贝哭了”。听到电视中经常出现的简短广告语，宝宝也可以模仿着说了。

让他玩拼图游戏，他会将各种各样的形状分别插到原来的凹陷处。玩得高兴的宝宝如果遇上了不如意的情况，就会哭得非常厉害，跺脚拍手地哭闹，还学着扔东西以发泄愤怒。

这时期的宝宝差不多长了 15 颗牙。

二、喂养有方

1. 常吃猪肝营养多

在日常膳食中，很多爸爸妈妈都给宝宝添加一些猪肝，这种做法正确吗？幼儿常吃猪肝有什么好处？

猪肝的营养素含量

要想了解幼儿常吃猪肝有什么好处，我们可以先来看看猪肝的营养素含量。

每 100 克猪肝中含有蛋白质 19.3 克，铁 22.6 毫克，维生素 A 8500 国际单位，维生素 C 20 毫克。与 100 克肥瘦猪肉比较，后者的蛋白质含量为 13.2 克，铁 1.6 毫克，维生素 A195 国际单位，维生素 C 含量为零。

猪肝是幼儿生长发育必需的营养食品

通过和肥瘦猪肉的对比，我们可以发现猪肝富含营养。猪肝所含的营养素对幼儿生长发育极为有益。

蛋白质是构成人体的重要物质基础，幼儿体格的增长、器官功能的发育等生命活动都是以体内蛋白质的合成与积累为基础的。铁是制造血红蛋白的原料，可起到治疗和预防贫血的作用。维生素 A 与眼睛的正常视力有密切关系；与体表和体内的上皮细胞的形成有关；与糖蛋白的合成有关，免疫球蛋白也是糖蛋白的一种，维生素A缺乏后，可影响人体的免疫功能。维生素C参与机体重要的生理氧化还原反应；能参与细胞间质的形成，维持血管、肌肉和牙齿的正常生理功能；参与铁的吸收和利用，从而促进造血功能；维生素C还具有抗感染和防病的作用。

由上所述，可见猪肝确实是幼儿生长发育所需要的营养食品。爸爸妈妈有必要在日常膳食中给幼儿多补充一些猪肝。

2. 宝宝可以吃猪血吗

猪血是一种良好的动物蛋白，每100克猪血中含蛋白质12.2克，其蛋白质含量和肥瘦猪肉、鸡蛋的蛋白质含量差不多。猪血中的蛋白质含有人体所需的8种氨基酸。

猪血是抗癌保健佳品

猪血是抗癌保健的佳品。猪血中的血浆蛋白被人体的胃酸分解后，可产生一种能消毒、滑肠和分解物。这种物质能与侵入人体内的粉尘和有害金属起生化反应，最后经消化道排出体外。

猪血能促进受伤组织痊愈

猪血中还能分离出一种叫“创伤激素”的物质，这种物质可将坏死或损伤的细胞除掉，并能为受伤部分提供新的血管，从而使受伤组织逐渐痊愈。这种激素对器官移植、心脏病和癌症的治疗均有重要作用。

猪血还具有补血功能，每100克猪血含铁8.7毫克，比猪肉松、羊肝、牛肝的含量都高。猪血中所含的微量元素铬，可防治动脉硬化；其含的微量元素钴，可防止恶性肺病的发生。

所以，爸爸妈妈可时常给幼儿一些猪血吃，常见的是和豆腐一起炖成红白豆腐给宝宝吃。

3. 吃菠菜能治疗宝宝的贫血吗

幼儿贫血最常见的是营养性缺铁性贫血，其发生的根本原因是制造红细胞中的血红蛋白的原料即铁元素不足而引起的，有哪些原因引起铁元素不足呢？

为什么宝宝体内的铁元素不足

◎ 从食物中摄取的铁不够；

◎ 由于幼儿生长发育迅速，需铁量相对比成人多；

◎ 由于幼儿疾病引起铁消耗，如有肠息肉、钩虫病、腹泻或反复感染等疾病，都会影响铁的消化吸收，增加铁的消耗等，均可引起贫血。

喂养小贴士

当宝宝自己吃饭时，爸爸妈妈要及时地给予表扬。即使他把饭吃得乱七八糟，还是应当鼓励他。如果妈妈确实担心宝宝把饭吃得满地都是，可以在宝宝坐着的椅下铺几张报纸，这样一来等他吃完饭后，只要收拾一下弄脏了的报纸就行了。

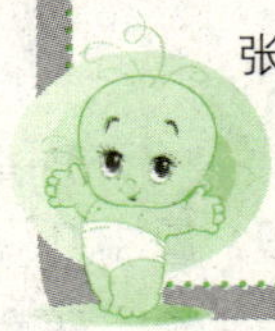

光吃菠菜并不能治疗贫血

治疗缺铁性贫血必须补铁，食物中的铁在十二指肠及小肠上端吸收。菠菜属于植物，其所含的铁量非血红素铁，这种铁必须先被溶解、游离，还原为二价铁离子后方能被吸收。所以光靠吃菠菜来治疗贫血，效果不是很好。

鱼、肉、鸡等动物性食物中存在着促进铁吸收的物质，将含有有利于铁吸收物质的食品与菠菜同时烹调，作为贫血儿的膳食则是可取的。如菠菜鱼肉丸子汤、猪肉菠菜馅饺子等，就是预防和治疗贫血的良好食品搭配的例子。

4. 宝宝吃皮蛋，当心铅中毒

皮蛋里哪儿来的铅

皮蛋是一种传统美食。但经化验分析，用传统方法制作的皮蛋中含有大量的铅。这些铅是从哪儿来的呢？

在制作皮蛋时，在鲜蛋的外面包裹的辅料中有一种叫密佗僧的东西，它的化学成分就是氧化铅。在制作放置的过程中，这些氧化铅就逐渐渗透到蛋内。经测定：每克皮蛋中含铅约 3 微克，每只皮蛋以 60 克计算的话，则含铅约 180 微克。

宝宝可以吃皮蛋吗

目前世界卫生组织规定，儿童铅的每日安全摄入量只有约 100 微克，也就是一个皮蛋中所含的铅就达到这一规定的 2 倍。

铅对儿童健康的危害性已为人们所熟知，特别是铅对儿童脑发育的影响。铅可以渗入脑部而引起智能迟缓、行为偏离，并造成生长速度减慢和贫血等多种不良后果。

因此，让儿童少吃甚至不吃含铅量高的皮蛋也是预防儿童铅中毒的措施之一。

5. 宝宝可以多吃鱼类食物吗

人们常说，吃四条腿的（如猪肉等）不如吃两条腿的（如鸡鸭或禽类等），吃两条腿的不如吃没有腿的。这没有腿的指的多是鱼类。事实上，没有腿的食物其营养素含量的确很高。

鱼类含有丰富的优质蛋白质

鱼类的可食部分是鱼肌，鱼肌含有较多的优质蛋白质。与牛肉、猪肉一样，其所含的必需氨基酸的含量及其相互间的比值都和人体需要的值相近，尤其与幼儿需要的值相近，鱼肌中含有的钙、磷等也有助于幼儿的骨骼生成和大脑的发育。

鱼肉是由肌纤维较细的单个肌群组成，肌群之间存在着相当多的可溶性成胶物质，这种物质可使鱼肉易被消化吸收，人体对鱼肉的吸收率可高达 96%。

鱼肉的其他优点

鱼肉不但含有丰富的动物性蛋白质，还具有其他优点：

◎ 鱼肉多含有饱和脂肪，这可防止血栓形成及降低血脂，减低冠心病和动脉硬化的机会。

◎ 脂肪含量少，即使多食也不会让人发胖。

◎ 含有较多的钙质和磷质，有助于骨骼和大脑的发育。

◎ 鱼肉中含有较多的核黄素，这是改善脑功能不可缺少的物质。此外，鱼肉还含有丰富的铁、锌、铜和磷等元素。

爸爸妈妈来互动

让宝宝参与劳动

当妈妈做事时，可让宝宝“帮忙”。比如说，妈妈理床，宝宝拉床单；妈妈摆碗，宝宝放筷子；妈妈剥豆择菜，孩子去倒豆荚；妈妈包饺子，给宝宝一小块面，让他尝尝自己包出的面疙瘩。每个孩子都会兴致勃勃地"参加劳动"的，在活动中，孩子会感受成功，得到乐趣。

所以说，幼儿吃鱼对生长发育是极为有益的。幼儿可以适当地多吃一些鱼类食物。

6. 为什么喝太多牛奶不好

牛奶营养丰富，但是过多地让幼儿饮用牛奶并不好。其主要原因是：

奶喝得过多，使幼儿减少了其他食物的摄入量，从而影响其他营养成分的摄入。例如牛奶中铁的含量很低，并且吸收率也很低，当其他食物不能补充足够的铁时，幼儿就容易发生缺铁性贫血。

牛奶喝得太多，体内的钙磷比例就会失调，这是由于牛奶中的钙磷比例与人体所需钙磷比例不一致的结果。体内钙磷比例失调，牙齿的抗菌能力就会减弱，就容易形成龋齿。

由于饮用牛奶常加白糖，长期摄入过多的蛋白质和糖，就会使幼儿体内B族维生素减少，导致体内钙和铬缺乏，而当钙和铬低于正常含量时，就会产生近视的结果。

有的幼儿喝了牛奶后，会产生腹胀、产气、腹痛、腹泻等症状。这是由于牛奶中的乳糖不能被消化所致。

7. 宝宝的一日食谱安排

早餐	大米粥、卤猪肝
午餐	米饭、鱼丸青菜汤、炒豆干
午点	水果、饼干
晚餐	水果、豆浆、小食品
晚点	馒头、肉末蒸蛋、番茄汤

三、吃什么才聪明

1. “低脂饮食”并不营养

现在有一些人认为控制胆固醇应从小开始，所以就对幼儿开始实行低脂肪饮食。其实，从小就控制宝宝的胆固醇，不仅没有意义，反而有损健康。

低脂饮食让宝宝发育不良

脂肪是脑发育不可缺少的营养物质，被营养学家列为八种健脑营养物质之首。据一项研究报告显示，实行低脂饮食的儿童，有1/4被诊断为“发育不良”。儿童若长期食用低脂食物，就可能得不到正常发育所需的足够营养。

均衡营养才健康

脂肪低常常意味着热量少，而热量少会很快产生饥饿感，这样，孩子们可能会乱吃零食。

当然，幼儿饮食应强调各种营养素均衡吸收，切忌偏食、挑食，同时幼儿也要多到户外活动，片面强调低脂肪饮食和高脂肪饮食对幼儿健康发育都是不利的。

2. 宝宝晒太阳等于补钙吗

晒太阳与补钙有什么关系

经常听到爸妈说“我给孩子晒晒太阳就可以补钙了”。其实晒太阳只能是促进钙的吸收，如果体内钙不足，怎么谈得上促进吸收。

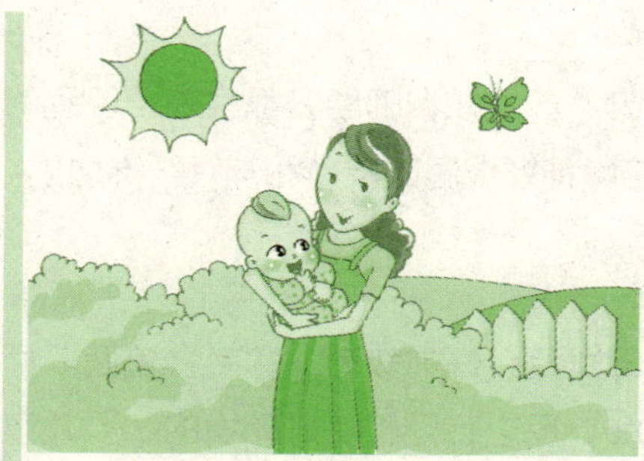

太阳中的紫外线能使人体内的维生素 D_2 转化为有活性的维生素 D_3，维生素 D_3 可以促进人体对肠道中的钙吸收。

晒太阳补钙的误区

让宝宝隔着玻璃晒太阳

阳光中的紫外线很少能穿透玻璃，因此隔着玻璃晒太阳等于没有晒太阳，让宝宝晒太阳一定要去户外。

把宝宝遮掩得太严实

妈妈虽然把宝宝带到了户外，但总担心宝宝受凉，给他穿上厚厚的衣服，或遮掩得严严实实不露出一点皮肤。这样，皮肤中的物质不能转化为维生素D，这个太阳也是白晒了。带宝宝外出晒太阳时，应尽量多露出皮肤让紫外线照射，阳光照射皮肤合成的维生素D，对于宝宝是最安全的，不会发生维生素D中毒。

宝宝在户外就能摄取维生素D

南方地区阴雨天或者有浓雾的天气比较多，雨雾都会遮掩阳光中的紫外线，同样会影响宝宝皮肤中维生素D的合成，导致缺钙。因此，带宝宝到户外晒太阳还是要选择有阳光的天气，而不是阴雨或浓雾天。

3.8 大因素决定宝宝智商

宝宝智力高低，不仅有先天性原因，也有后天因素，一起看看聪明宝宝有哪些因素构成。

遗传

一般来说，爸爸妈妈智商高，宝宝的智商也不会低。这种遗传因素还表现在血缘关系上，爸爸妈妈同是本地人，孩子平均智商为 102；而隔省结婚的爸爸妈妈所生的宝宝智商达 109；爸爸妈妈是表亲，低智商的宝宝比例明显增加。

晚育

女人在 23 岁之前 29 岁以后生育的宝宝，智力不如在 24~28 岁之间生育的宝宝。而男人在 30 岁左右当爸爸最合适。

早餐

早餐的质量高低对处于生长发育“旺季”的孩子来说显得特别重要。

活动

宝宝并不只是吃了睡、睡了吃的“动物”。多创造条件让宝宝活动，是促进宝宝大脑发育最有效的办法。小时候调皮捣蛋的孩子，长大了大多聪明。

母乳

母乳中含有多种促进宝宝智力发育的活性物质，特别是对智力发育有重要影响的牛黄酸比牛奶要高出 10 倍之多。吃母乳长大的宝宝比吃代乳品长大的儿童智商要高出 3~10 分。

肥胖

体重超过正常儿童 20% 的宝宝，其视觉、听力、接受知识的能力都会处于较低的水平。这是因为肥胖儿过多的脂肪进入脑内，会妨碍神经细胞的发育和神经纤维增生。

环境

生活在枯燥环境里的宝宝，如弃婴，得不到母爱及良好的教育，智商会较低。据研究调查表明，这类宝宝 3 岁时平均智商仅为 60.5，反之，处于良好环境的 3 岁儿童智商平均为 91.8。

药物

某些药物会影响宝宝的智力，如长期服用抗癫痫药物可使智商偏低，当停药若干年后，智商便会有所提高。

四、营养食谱

青煸鲜蚕豆

【原料】青蚕豆 750 克，豆油少许，精盐、白糖、葱花各适量。

【做法】将蚕豆剥去外壳，取豆粒；将勺放在旺火上，加入油烧热，下入蚕豆，炒到豆皮裂开时，加白糖、精盐，再炒 2～3 分钟，加入葱花，翻炒数下，即可出勺。

胡萝卜玉米渣粥

【原料】玉米渣 100 克，胡萝卜 3～5 个。

【做法】先将玉米渣煮烂，后将胡萝卜切开放入，煮熟，空腹食。

【功效】消食化滞，健脾止痢。

冬瓜鲤鱼汤

【原料】冬瓜 1 千克，鲤鱼 1 条。料酒、精盐、白糖、葱段、姜片、生油、胡椒粉。

【做法】将冬瓜去皮，去瓤，洗净，切成片。将鲤鱼去鳞，去鳃，去鳍，去内脏，洗净，下油锅煎至金黄色。锅中注入适量清水，加入冬瓜、料酒、盐、白糖、葱、姜，煮至鱼熟瓜烂，拣去葱、姜，用胡椒粉调味即成。

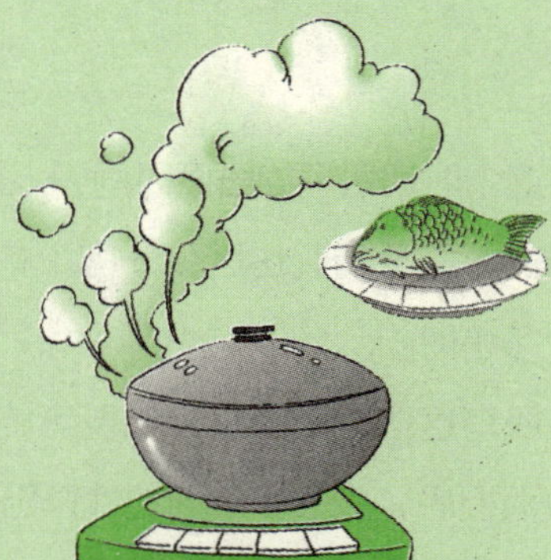

第十节 21～22个月幼儿喂养方案

一、身心发育情况

为宝宝营造一个良好的就餐环境，是十分重要的。

身体发育

体重	男孩约 12.82 千克	女孩约 12.10 千克
身长	男孩约 89.96 厘米	女孩约 88.32 厘米
头围	男孩约 48.73 厘米	女孩约 47.57 厘米
胸围	男孩约 49.89 厘米	女孩约 48.84 厘米
牙齿	出牙 16～18 颗	

21～22个月幼儿的手脚发育情况

这个时期的孩子什么都想模仿。这主要是由于他们学会了创造技巧。

宝宝站立行走的腿硬实起来了，可以用单腿站立 1～2 秒钟，也可以缓缓地向后倒着走，能上下台阶，还能爬上较低的桌子或沙发。手指的发育也灵活起来了，可以翻开书本的纸张。如果给他拧开水笼头，他也会在下面搓洗小手。

宝宝的睡眠状况

这个时期宝宝的睡眠时间因人而异。有一晚上只睡 10 小时的，也有夜间睡 12～13 小时的。午睡情况也因孩子的个性而不同，有白天只睡一小时的，也有午前午后各睡一个多小时的。

所有这些都是幼儿生长发育的正常情况，爸爸妈妈不必因孩子的睡眠时间过多或过少而担心，孩子会精确地计算出他恢复精力所需要的休息时间。

宝宝的语言发育情况

在这个时期，如果爸爸妈妈耐心地教宝宝数数，念儿歌，宝宝会有兴趣地学，他会跟着爸爸妈妈的节奏念出每句儿歌的最后一个押韵的音。这个时期是教孩子说话的好机会，爸爸妈妈不可错过时机。

宝宝的语言能力天天在进步。他在与爸爸妈妈日常生活、游戏和交流的同时，学会了不少词语。从 1 岁左右只会说一个词，到 21 个月开始，宝宝会用 20～30 个词语。

这个时期的宝宝在自己玩玩具时，会对着玩具说话；在搭积木时会小声叽叽咕咕。爸爸妈妈可参与到孩子快乐的游戏中，和孩子对话交流。爸爸妈妈要注意这时切忌用儿语和他对话，因为这样可能会耽误孩子学习说话。爸爸妈妈要习惯用规范的发音与孩子对话，要善于抓住一切机会鼓励孩子大胆说话。

孩子的个性在这个时期已明显表现出来了。喜欢听音乐的孩子在听到音乐时会竖起耳朵倾听，喜欢画画的孩子给他彩笔就会自己涂鸦，喜欢运动的孩子则会蹦蹦跳跳跑个不停。爸爸妈妈应尽量满足孩子某种爱好的需求。

这个时期的孩子体重月增加在 160～170 克，身高增长在 8～8.5 毫米，牙齿应该萌出 16 颗。

二、喂养有方

1. 怎样为幼儿安排饮食

从婴儿期进入到幼儿期后，随着幼儿月龄的逐渐增加，幼儿的乳牙依次长出，咀嚼能力逐渐加强，此时小儿的生长发育仍处于较快阶段。为了能满足幼儿生长发育所需的均衡营养，爸爸妈妈必须为幼儿科学地安排饮食。

幼儿每日需要的能量

1～2 岁幼儿其主食应以米、面等谷类食物为主，这是热量的最主要来源。蛋白质主要来自肉、蛋、乳类和鱼类食物。钙、铁和其他矿物质主要来自蔬菜，部分来自动物类食物。维生素则主要来自水果和蔬菜。

这个阶段的幼儿，每日饮食中营养素供给的要求是：热量为 4598～5016 千焦，蛋白质 35～40 克，维生素 A 1100～1300 国际单位，胡萝卜素 2～2.4 毫克，维生素 B 10.7 毫克，维生素 C 30～35 毫克。

幼儿每日饮食的食物安排

爸爸妈妈依照幼儿所需的各种营养素，再根据各种食物中营养素的含量，推算出幼儿每日所需的食物量。

一般来说，幼儿每日主食品约100克，肉、鱼、蛋、奶约100克，青菜50～100克，两餐间再加些点心、水果，水果每日约50克。

当然，食物量也不是固定不变的。如果一日的饮食中鱼、肉、蛋类供应多了些，便可少吃些豆制品；如果蔬菜供应得多些，那么就可以适当减些水果；副食如果吃多了些，主食就可少供应一些。

由于1～2岁幼儿的自身胃容量为200～300毫克，这就限制了幼儿每次的进餐量，所以幼儿每日应进餐4～5次，每日在两餐间加些点心，每餐间隔时间以4小时左右为好。

2. 给宝宝食用反季水果要谨慎

个头硕大的草莓，鲜嫩欲滴的樱桃……虽然刚跨入春季，但市面上已经出现了许多反季节水果。中看不中吃不说，更糟糕的是很多反季节水果是用一些化学物质催熟、保鲜的。

反季水果反健康

其实，正规的反季节水果本身是没有任何危害的，它们是在温室里通过大棚设施、提高室温等手段改变生长环境，从而让植物的成熟季节提前，并不是靠使用激素才生

爸爸妈妈来互动

让宝宝与“小动物”共餐

宝宝喜欢小动物，妈妈就可以找一些小狗、小猫、小猪的玩具罐。吃饭的时候，把“小动物”请上餐桌。然后告诉宝宝，小猫喜欢吃鱼骨头、小狗喜欢吃猪骨头等。吃鱼的时候，让宝宝把吃剩的鱼骨头“喂”给“小猫”吃。这样，宝宝就会很自觉地把吃剩的鱼骨头放到“小猫嘴里”。与“小动物”共同进餐让宝宝感受到吃饭的乐趣，既增进了食欲，也让宝宝养成良好的进餐习惯。

长的。

但为了增加产量，有些不法果农们经常过量使用植物生长调节剂，即激素。这些激素可以促进果实发育、生长和早熟，使用激素后可增产20%左右。“催”出来的反季节水果，虽然颜色可人，但里面的果肉还未成熟，不但尝不到香甜的鲜味，营养成分自然也“缩水”。

别让宝宝“被迫”性早熟

这些“问题水果”不但营养价值不高，还会给身体带来很大危害，儿童要谨慎食用，因为使用了激素的反季水果会让孩子性早熟。

经常食用激素、催熟剂含量较高的反季节水果，对正处于生长发育阶段的少年儿童来说，女孩会出现初潮提前等性早熟现象，而男孩则会导致性特征不明显。

3. 宝宝得了胃肠炎怎么办

宝宝患了消化不良或胃肠炎，又吐又泻。这时肯定什么东西都吃不下，一般应送到医院输液来补充水分和养分。如果宝宝能吃一些东西，首要的是给宝宝补充水分，以免因脱水而引起体内电解质紊乱。当宝宝病情稍有好转时，能给孩子吃些什么呢？

能给婴儿吃的食物

当宝宝吃得下东西后，爸爸妈妈可以根据宝宝胃肠的情况，给孩子吃以下食物：

◎ 医生给的口服电解质液；

◎ 清淡的菜汤、淡牛奶、白开水、米汤、苹果汁、鸡蛋汤；

◎ 稀粥、淡菜粥、烂面片、无糖饼干、点心、面包、面条、软饭；

◎ 鱼泥、苹果泥和蛋羹。

不可给患儿吃的食物

◎ 奶酪、白薯、煮鸡蛋、香蕉、酸水果（或梅子）、乳酸饮料，这些食物在胃内停留时间长，发酵以后能引起呕吐或加重呕吐反应。

◎ 蛋糕、碳酸饮料、咖啡、巧克力、砂糖以及太甜的食物，这些食物对胃肠的刺激性大，食后会加重胃肠负担。

◎ 生鸡蛋、花生、冰淇淋、奶油、脂肪含量高的食物和咸食，这类食物也不宜给患儿食用。其他如韭菜、芹菜、柿子椒、大蒜及有刺激性的蔬菜也不宜给患儿食用。

4. 拉肚子的宝宝能吃大蒜和鸡汤吗

一些爸爸妈妈知道大蒜具有杀菌作用，所以在宝宝腹泻时给宝宝吃大蒜以达到杀死细菌的作用，这种做法对不对呢？还有一些爸爸妈妈认为患儿发生腹泻时丢失了大量养分，所以用营养丰富的鸡汤来给宝宝补充营养，这可不可以呢？

不可给腹泻患儿吃大蒜

大蒜由于含有大蒜辣素这种抗菌物质，确实能对肠道杆菌起到抑制和杀灭作用，而且还经济实用。但对腹泻患儿却不能用这种办法。

宝宝日常发生的腹泻，多是由于受凉或食用了带有致病菌的不洁食物引起的。在患病期间，由于整个肠道都处于紧张刺激状态，如果在这时再食入大蒜，在大蒜产生抗菌消炎作用的同时，大蒜辣素也会加重对肠壁的刺激，使血管进一步充血、水肿，导致更多的组织液进入肠道内，使患儿腹泻情况加剧。

不可给腹泻患儿食用鸡汤

患儿腹泻时会丢失大量营养物质，有些爸爸妈妈希望通过喂患儿高营养的鸡汤以补充患儿营养物质的丢失。这能不能达到爸爸妈妈的期望呢？

喂患儿鸡汤不仅对患儿没有什么帮助，反而会使患儿腹泻不止，甚至会产生严重的酸中毒。这是因为鸡汤进入人体后，蛋白质合成增多，而每合成 1 克蛋白质需 17.55 毫克的钾，因此，钾进入细胞内，为维持离子平衡，钠就大量进入血液等细胞外液中，造成体液高渗，血液中的钠的含量就会大大超过正常值。因此对于患消化道疾病的患儿，尤其是急性腹泻的患儿，爸爸妈妈不要给喂大量鸡汤。

5. 培养宝宝良好的饮食习惯

由于幼儿年龄差异、消化器官功能的不同，他们在食物中的种类、数量、喂养方法、每日进食的次数和间隔时间上也相应有差异。但不管怎样，饮食做到定时、定量是基本的要求。

幼儿进餐次数与时间的安排

对于幼儿来说，因为食物在他们胃中消化的时间是 3～4 小时，所以一般两餐相隔时间以4小时左右为宜，在两正餐之间加点点心什么的。这样幼儿每日进餐以4～5次为宜，一般下午3点钟左右加一顿点心，晚10点钟睡前也给幼儿加一顿。

随着幼儿年龄的增长，胃容量的增大，进餐次数可相应减少，3岁以上的幼儿进食可逐渐按成人的饮食习惯来进行。

喂养小贴士

为了培养幼儿独立生活的能力，爸爸妈妈可以等宝宝满一岁时就把小勺给他，让他锻炼自己吃饭；两岁的时候，宝宝的手腕部已有力量端碗，这时可让宝宝尽量自己端碗，养成自己吃饭的习惯。

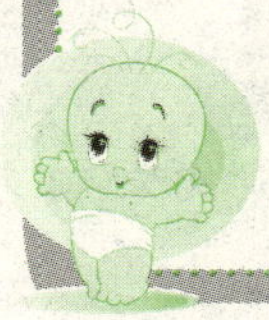

营造就餐时的良好环境

在进食之前，不要让幼儿做剧烈的运动，要使宝宝有平静而愉快的就餐情绪，且不要多吃零食。

进餐时，要让宝宝注意力集中在食物上。不要逗引孩子大笑，也不要惹幼儿哭闹，不要让幼儿边吃边玩。当孩子不认真吃饭时，爸爸妈妈要循序诱导，不要训斥、恐吓和打骂幼儿。

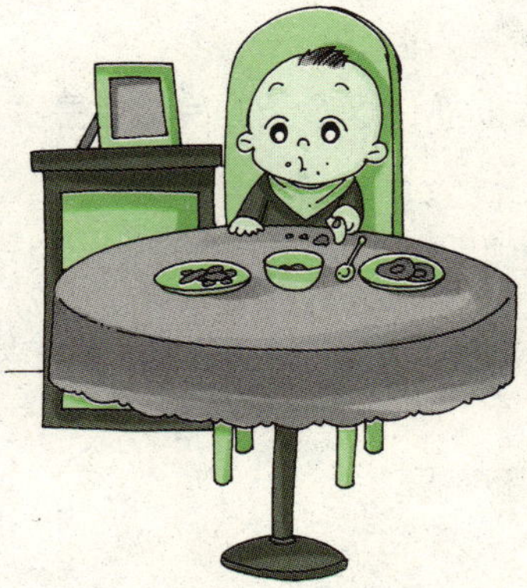

心情舒畅能使幼儿对食物产生兴趣和好感，从而引起他的旺盛食欲，促进消化液的分泌；同时，进食不要过急，要细细咀嚼，以促进消化腺分泌消化液，这样有利于食物的消化和吸收。另外，爸爸妈妈还要注意避免幼儿的偏食和挑食；爸爸妈妈应训练孩子吃各种各样的食物，以接受多方面的营养。

进餐要讲究卫生习惯

爸爸妈妈还要教育孩子，使用自己的茶杯、碗筷；进食前要洗手，饭后要漱口；吃饭时不能用手去拿碗碟里的菜吃；不吃掉在地上的东西；不吃不洁净的食物。

6. 宝宝的一日食谱安排

食谱A

早餐 8:00	大米豆粥一碗、花卷一个、腐乳适量
早点 10:00	水果一个
午餐 11:30	软米饭一碗、肉末炒胡萝卜、黄瓜丁

午饭 15:00	牛奶一杯、煮鸡蛋一个
晚餐 18:30	水饺一小碗、紫菜汤一小碗

食谱 B

早餐 8:00	牛奶 200 毫升、蔬菜饼干 50 克
早点 10:00	果汁一杯
午餐 11:30	蒜泥菠菜、肉炒鲜蘑（肉 20 克，鲜蘑 50 克）
午点 15:00	牛奶一杯、夹心蛋糕一块
晚餐 18:30	肉包子（肉末 50 克，芹菜 20 克，胡萝卜 20 克，韭菜 10 克）

三、吃什么才聪明

1. 营养套餐，吃出高个子宝宝

科学研究表明，每年 5 月是宝宝个子长得最快的时候。抓住这个天赐良机给宝宝合理补充最能促进长个子的营养吧！

虾皮碎菜蛋羹

【原料】虾皮 5 克、小白菜 50 克、鸡蛋 1 个、调味品等。

【制法】

1. 用温水把虾皮洗净泡软，然后切得极碎；
2. 小白菜洗净略烫一下，然后也切得极碎；
3. 将虾皮、菜末与打散的鸡蛋相混匀，少加水；
4. 加少许调味品，上锅蒸，或以微波加热 3～5 分钟。

【营养小秘密】

虾皮含有丰富的钙和磷，是很好的食品，应该让宝宝从小接受。小白菜经余烫后可以去除部分草酸和植酸，将更有利于钙质的吸收，鸡蛋的好处自不必说。这样一份蛋羹，至少能满足 6 个月大的宝宝全天蛋白质需要量的 30%，钙质需要量的 10%，为宝宝的骨骼发育添砖加瓦。

氽肝肉小丸子

【原料】鸡肝、鸡肉各 20 克、南瓜 50 克、半个蛋清、葱末、姜末、盐等。

【制法】

❶ 鸡肉去筋膜与鸡肝一道切成茸；

❷ 加盐、葱末、姜末、半个蛋清后向一个方向搅拌；

❸ 南瓜切碎，下油锅略炒，添水烧开后，下入肉丸，浮起即熟。

【营养小秘密】

一个一个富含多种维生素、脂肪和蛋白质的小丸子，会让宝宝长得更茁壮。尽管是动物性原料，但是非常软嫩好消化，一般 10 个月以上的宝宝都可以顺利地接受它。

氽鱼泥烩烂面

【原料】去骨鱼肉 20 克、鸡汤一碗、西红柿半个、龙须面 25 克。

【制法】

❶ 西红柿去皮切小块，鱼肉加盐捣烂；

❷ 烧热底油，炒西红柿，然后加入鸡汤，调味；

❸ 待汤滚后下入面条，再开后，调小火，下入鱼泥，漫火熬一熬，闻到鲜香味道了关火。

【营养小秘密】

鱼肉不仅可以让宝宝长高，还有利于他们的大脑发育，变得更聪明。寻常的烩面也能补充宝宝生长发育所需要的能量、维生素和脂肪。

2. 骨汤不是补钙佳品

一些爸爸妈妈为了增加孩子的营养和钙质，经常煲骨头汤给孩子吃，以帮助孩子骨骼成长，防止软骨病。这样做能不能达到效果呢？骨汤的营养价值究竟怎样呢？

从钙质的角度来看，骨汤只能提供少量的钙质，相比之下，吃豆腐或喝牛奶会是更佳的选择。

骨汤不仅钙质不多，它的脂肪含量却很高。据专家测定，在撇油前，每 100 克猪脊骨汤含 3.5 克脂肪。多喝骨汤会对心脏产生不良影响。因此，爸爸妈妈应给宝宝适当的骨汤喝。

3. 早餐补蛋白质，提高宝宝记忆力

一日之餐在于晨

眼下，有不少爸妈并不重视孩子的早餐。可是要知道，如果长期早餐没吃好、营养质量差，就不仅关系到孩子的生长发育和健康，还会影响孩子将来的学习行为、学业和发展。因为学习要用脑，而脑细胞代谢和活动的唯一能量来源是葡萄糖。只有保持正常血糖水平，才能有效保证大脑的葡萄糖供给。一旦血糖水平低下，大脑能量供应不足，人就会打瞌睡、注意力不集中，甚至头晕等。

如何才能保持正常的血糖水平和葡萄糖的供给呢？粮食是“主力军”。粮食类含有丰富的淀粉，摄入后，经过消化变成葡萄糖，被小肠吸收后，通过血流源源不断提供给大脑。所以，粮食摄入充足，大脑能源就得以保证，孩子就会精力充沛，注意力集中，记忆力好。

5类食物齐上阵

对孩子生长发育来讲，营养素要求全面。结构合理和营养质量好的早餐有5类食物：

◎ 粮食（谷物）

◎ 动物性食品

◎ 奶类

◎ 蔬菜

◎ 水果

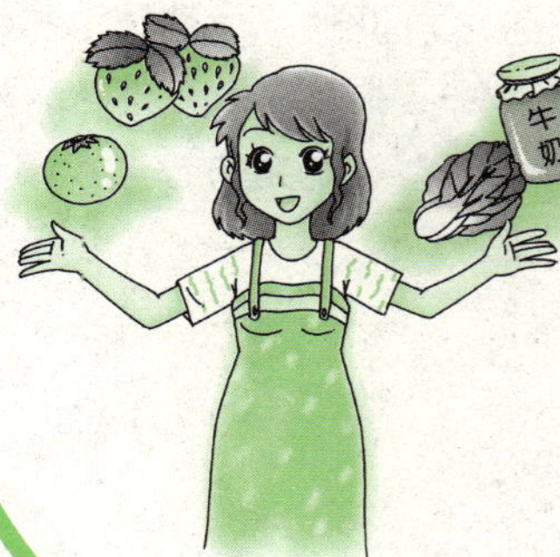

只含其中3类的早餐，营养质量为一般；只含1~2类的早餐，营养质量较差。

宝贝自己说

我眉筋突暴，脸部皮肤发红而且目光呆滞。

小宝宝的心里话：“坏了，妈妈！救命啊，我要拉臭臭！”

4. 锻炼宝宝的手指能力

许多智力玩具都具有训练手的精巧运动、手眼协调能力和激发孩子想象力的作用。最传统的搭积木、捏橡皮泥和新开发的各种变形玩具、插拼玩具都有上述功能，爸妈可先给孩子示范一下，然后就让孩子尽情去想，不必按说明书的要求去玩。

在孩子2岁左右，妈妈还应该抽出一点时间和孩子一起搞一些小制作，这对促进孩子手的灵巧性进而促进孩子智力发育都大有益处。

折纸

拿一张稍厚的纸，妈妈先折成一条小船（也可是小狗、小鹤、小衣服等），让孩子看怎么折，然后让宝宝涂上颜色。宝宝在学折时，开始会动作笨拙，妈妈不要着急，当孩子对折纸时，两边不对称，妈妈可帮他一下；当纸边翘起，妈妈可帮他压压平。折好的东西不要扔掉，还可以当游戏时的“道具”。

制作

在孩子两岁多时，可以让孩子在爸爸妈妈的看护下用小剪刀了，买一把圆头、塑料柄的小剪刀，让孩子先学剪直线，然后同妈妈一起搞一些小制作。在妈妈指导下，粘一粘，剪一剪，孩子一定会倍感快乐。

用筷子

让孩子用筷子也是训练孩子用手的方式。在孩子3岁左右，可以让他学用筷子了，孩子在使用了筷子后，小手会更加灵活。

许多游戏，如拍手歌、夹豆子、穿线、套圈、拍球都会提高孩子手的协调与运动能力，学绘画、学乐器也能大大提高宝宝手的灵巧性，为了让孩子心灵手巧，年轻的爸爸妈妈一定要记住，多训练孩子的双手。正如有位著名的教育家说过的那样：“儿童的智力发展，体现在手指尖上。”

5. 给宝宝的右脑打打分

大脑左半球主管数学、语言、逻辑、分析、写字等能力，右半球则主管想象、颜色、音乐、节奏等。2岁之前，婴幼儿只是利用映像来理解事物，沉浸于“右脑世界”之中。直到3岁左右，幼儿才开始能够自由言语，不过还是以直观映像为主，仍然是以右脑为中心。等到小学时期，就开始以左脑为中心来学习文字和数位。此时脑的活动从右脑转向左脑。

如果在孩子上学之前，右脑未能充分开发，那么以后再想对右脑进行开发可就难了。所以说学前期是开发孩子右脑的黄金时期，得随时给宝宝的右脑“充充电”，千万可别错过！

下面的测验题，可以帮助你检查宝宝右脑的发展情况，以便你做到心中有数。

孩子能记住初次见面的人的长相吗？

孩子喜欢木头、石头等自然材料做成的物品吗？

孩子肚子不饿时不吃饭吗？

孩子受到训斥不爱生气，改正很快吗？

孩子喜爱收集塑料玩具模型和其他小玩具吗？

孩子对电视或小人书中的人物记得清楚吗？

孩子看到大人做体育活动时总想模仿吗？

孩子愿和别人一起用餐吗？

孩子说话时总借助姿势（包括手势、表情、身体动作）来说明问题吗？

孩子对新玩具或游戏很快就感兴趣吗？

孩子走路时，喜欢左顾右盼，观察周围景物和人吗？

以上问题，回答“是”或“否”分别记“1”分或“0”分。

若得分在3分以下，则需对孩子施行右脑活化法；若得分在4~6分之间者，则表示右脑状况一般，需进一步训练；若得分在7分以上者，则为右脑状况良好。

四、营养食谱

果酱花糕

【原料】糯米250克，苹果酱130克，青红丝8克。

【做法】

❶ 把糯米洗净，用水浸透，上屉蒸熟。

❷ 糯米蒸熟后，搓成若干糯米团，并分别擀成0.2厘米厚的方饼，中间抹上苹果酱，然后将饼折叠1/3压在酱上，再拌点苹果酱，折叠另1/3，最后在饼面上撒上青红丝，切成方块即可。

饴糖大米粥

【原料】饴糖30克，粳米50克，清水适量。

【做法】

❶ 将粳米淘洗干净。

❷ 锅置火上，放入清水，烧开后，再放入粳米，煮至粥熟，加入饴糖，再煮开一会儿即可。

【功效】饴糖有缓中、补虚、生津润燥的功效。饴糖与大米合用，有补脾、和胃止痛、润燥作用。此粥可作为幼儿的补品。

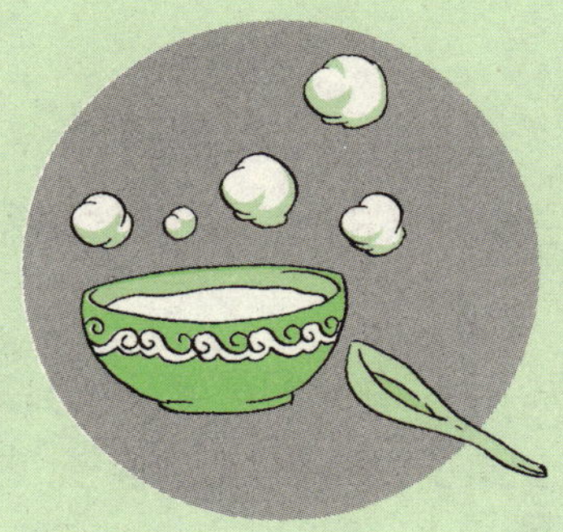

荷叶烙饼

【原料】面粉200克，植物油20克。

【做法】

❶ 将面粉先用沸水烫至六成熟，再用凉水揉匀，然后将揉好的面做成8个面剂，擀成2毫米厚的饼，再将4个面饼逐个刷上油，另外4个面饼与刷好油的4个面饼摞在一起，擀成薄饼。

❷ 锅置火上，放入油烧热，放薄饼，用中火烙熟。烙熟后分离为两张即可。

【特点】饼薄软香。

用沸水烫面，烙出的饼软香，适于幼儿的咀嚼能力。

【功效】此饼含有丰富蛋白质、脂肪、糖类、钙、磷、铁、维生素B、尼克酸等，具有清热凉血、养心益神、除燥祛烦功效。适宜幼儿食用。

第十一节 22～23个月幼儿喂养方案

一、身心发育情况

此时爸爸妈妈要警惕宝宝患有“蛋白质缺乏综合征”。

蛋白质是构成生命的基础，对轻度蛋白质营养不良的宝宝，要渐渐补充蛋白质，特别是高质蛋白食品，优质蛋白质的某些特定的氨基酸的摄入量对宝宝的生长发育颇为有益。

2岁左右的宝宝喜欢看电视动画片，喜欢听爸爸妈妈给他讲故事，喜欢大运动游戏，也很喜欢模仿成人的动作。他会学着把玩具收拾好，并且对自己能独立完成一些事情的技能感到很骄傲。

宝宝的手脚发育特点

这个月龄的幼儿走路已经很稳，能够跑还能自己单独上下楼梯。如果有什么东西掉在地上了，他会马上蹲下去把它捡起来。

这时孩子很喜欢大运动的活动和游戏，如跑、跳、爬、跳舞和踢球等。并且很淘气，常会推开椅子，爬上去拿东西，甚至从椅子上到桌子，从桌子上到柜子，总之，你会发现他一刻都闲不住。

现在他只用一只手就可以拿着小杯子熟练地喝水了，他用匙的技能也有了很大的提高，会自己洗手并擦干，会转动门把手，打开盒盖，会把积木叠起来或排成一排，会把珠子串起来，想用剪刀剪东西，还会用笔模仿着画线或圆圈。

心理和语言的发育

孩子的注意力集中的时间比以前长了，记忆力也增强了许多。这时的宝宝大约能掌握100个词汇。他能够迅速地说出自己熟悉的物品的名称，会说自己的名字，也会说一些简单的句子，能够使用动词和代词，并且在说话时能变化音调。

这时的宝宝喜欢一页接一页地翻书看，给他看图片，他能够正确地说出图片中所画物体的名称。看到图中的人物也会给以恰当的称呼，看到年老的男人称为爷爷，看到年老的女人称为奶奶。爸爸妈妈若让他干什么，他完全听得懂并且能去做。爱问“为什么”。这时的宝宝会学着唱一些简单的儿歌，还喜欢猜一些简单的谜语。

很多宝宝这个时期在家里谁都不要，他只要母亲一个人，白天一步不离开妈妈，晚上也要母亲陪着才睡得着。解决这个问题的关键就是要让孩子从家里走向外界，让孩子走出家门去接触其他小朋友，去探索、去发挥、去锻炼。

这个时期的孩子独立性还很差，如果突然给他改变环境，或让他与爸爸妈妈分开，他都会感到恐惧。

这个时期的幼儿腹部前突已比以前减轻了许多，大小便也能完全自我控制了。男孩平均体重为 12.01 千克，女孩为 11.40 千克；男孩平均身高 85.88 厘米，女孩平均身高 83.15 厘米。大约萌出了 16 颗乳牙。

二、喂养有方

1. 鸡蛋是理想的营养食品吗

鸡蛋是人们广泛食用、营养丰富而又方便的食品。对婴幼儿来说更是不可缺少的食品。

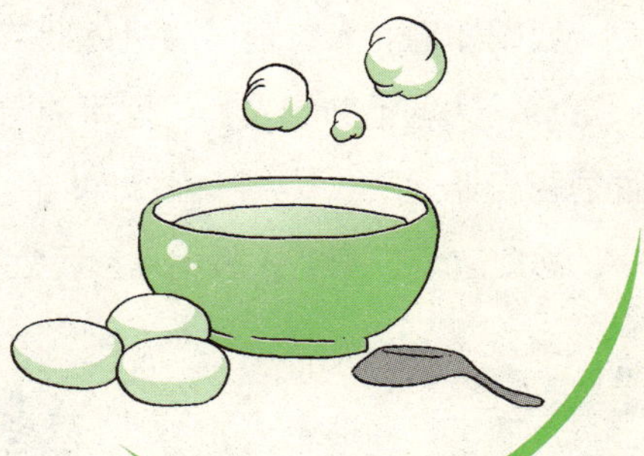

鸡蛋的营养素成分

鸡蛋的营养特别丰富。其蛋白质含量为 13%～15%，鸡蛋蛋白质在体内被分解成氨基酸后，其比例和人体蛋白质特别相近，非常容易被人体吸收。蛋类含脂肪 11%～15%，呈乳胶状态存在于蛋黄中，常温下是液体状，极易被人体吸收利用。鸡蛋的蛋黄中含磷、铁、钙、镁、铜、锌等元素。

蛋黄中铁的含量虽然丰富，高达 6%，但由于卵黄磷蛋白的存在而影响铁的吸收，但人们看中其含量高，仍不失为婴幼儿补铁的重要食物来源。

鸡蛋还含有丰富的维生素 A、维生素 D 和维生素 B_2，也含有少量维生素 B_1，其他维生素也大多存在于蛋黄中。可以说，鸡蛋是比较理想的营养食品。

鸡蛋的不足之处

按照平衡膳食的原则去分析鸡蛋，它也有不足的地方。如鸡蛋不含维生素 C，纤维素也接近于零。此外，鸡蛋的价格相当于粮食类的 2～3 倍，如果为人们提供热量，光靠鸡蛋是远远不够的。而且幼儿每日如食用鸡蛋超过 2 个，加上蔬菜进食少，就很容易引起大便秘结。

当然，人体需要的营养素是多种多样的，单靠哪一种食品肯定不能满足人体的需要，特别是处在生长发育较迅速时期的幼儿。所以鸡蛋仍不失为一种理想的营养食品。不过爸爸妈妈应注意给婴幼儿搭配其他食物一起吃。

2. 食用人参，宝宝容易性早熟

作为上等的滋补品——人参，近年来，服用的人越来越多，但是，许多人不针对每个人在年纪、体质各方面发生变化的需要，服用不合理，最终会造成不良后果。

不少爸妈，在孩子不足周岁时，即大食人参，给孩子服用人参，或将人参加入食物来补身，期望孩子有超凡的智力、出众的体格身材。

但是，结果事与愿违。小孩服人参蜂王浆后，除了换得一个假性性早熟外，并无其他收益。性早熟给孩子带来的是痛苦，给爸妈带来的是忧虑。

我们知道，人参有增加机体抵抗力、促进新陈代谢、增进食欲之功效。适宜于体质虚弱，久病不愈的人，可延年益寿，增强体质。但如果乱用，不但达不到疗效，反而危害身体健康。

除此之外，有些人服用人参还会引起过敏反应，如出现皮疹、瘙痒等。

爸爸妈妈来互动

让宝宝尝试动手的快乐

当你在厨房忙着准备饭菜时，可以让宝宝适当地“劳动”一下。例如开冰箱自己取酸奶、帮妈妈拿蔬菜、搅拌凉菜等。在这里，既充实了宝宝的游戏，又培养了他劳动的兴趣，在吃饭时他还能享受自己的劳动成果。或许那个时候，宝宝就不会挑剔食物的种类，而只专心品尝他参与劳动后的美食了。

3. 宝宝发育缓慢如何补救

如果你担心孩子的生长发育状况，最好是有规律地记录孩子的身高体重，以便实时了解孩子的生长状况是否正常。有些儿童天生就比一般儿童瘦小，但孩子生长速度明显慢于其预期的速度时就要引起注意了。

记录儿童期的生长情况

你可按规律的时段，记录孩子的身高和体重，并且可以把孩子的进展情况与高大的、一般的、瘦小的儿童的生长率进行比较。通常，孩子在整个儿童期，其身高和体重的生长都与标准生长率相近，某些时候也会产生一些差异。

有些儿童天生瘦长，只要身高和体重都按照恒定比率增长，就算是体重比预期的略少一点，也不必为此担心。当一个本来超重的儿童开始削减多余的体重时，首先表现出来的是体重增加不足。如果一个身材高的儿童的身高正按预期的在增长，但其体重的增长较正常稍慢，孩子体重的增加速率不正常，就应该去求医。如果体重和身高的增长速率不正常，甚至比幼儿还要慢许多，也应立即请医生诊视。如果你的孩子身高增长的速率正常，但体重的增加却与更高的儿童相似的话，便说明他正在变胖。

生长缓慢宝宝的补救

宝宝发育缓慢，很可能与爸爸妈妈不正确的喂养方式和烹调方法有关。在纠正宝宝的不良饮食行为时，也要修正爸爸妈妈的行为。

对策 1：对宝宝的进食要放松

爸妈只需要提供食物的种类，吃多少则应有宝宝决定。爸妈也必须了解每个宝宝的生长有个体差异，宝宝只要在正常范围内生长即为正常，而不能要求宝宝一定要“达标”，也不要去和其他的宝宝比较。

对策 2：饮食干预

爸妈提供的食物种类要多，但每种食物的量不要太多，让宝宝能接受不同颜色、不同味道和不同质地的食物。宝宝在接受新食物时都会将食物顶出或出现恶心，这是宝宝自我保护的能力，但爸妈不能就此将该食物从膳食中去除。最简单的方法是将宝宝不熟悉的食物经常让他看到，即使暂时不给他吃也无妨。这个技巧保证了宝宝一直有机会看到和尝试新食物。同时，在烹调食物时要注意色、香、味俱全，食物不要切得太大，要符合宝宝的口型才容易接受。

对策3：进餐时间的安排

不同年龄的宝宝进餐时间和进餐次数有所不同。4个月前每天一般进食7次配方奶粉，每次约120毫升（母乳喂养次数可更多）；4～6个月的宝宝每天进食6次配方奶粉，每次150毫升，加上一次米粉；7～12个月的宝宝每天进食4次配方奶粉，每次180毫升，加上3次辅食；1～3岁的宝宝则每天2～3次配方奶粉，总量400～500毫升，加上3次正餐。一般的进餐时间为20～30分钟，吃不完就应该取走，在两个小时内不再给宝宝任何食物。

对策4：利用就餐的环境

对一个注意力很容易分散的宝宝来说，进餐环境应安静，在视觉、听觉没有干扰的地方进行，还要固定喂食的人。宝宝的座位要舒适，身体要有支持，确保进食动作协调。小婴儿应该靠在喂食人的臂弯中或坐在大腿上；大一点的宝宝可坐在高椅上，让宝宝腾出双手自己进食。饭前饭后都不要进行剧烈的运动，可提早5~10分钟告诉宝宝要吃饭了，休息一下、洗手！

对策5：爸妈和宝宝的互动作用

爸妈要学习掌握宝宝饥饿时发出的各种信号，并及时做出反应，如将宝宝抱起、轻柔地说话、及时喂食，当宝宝吃饱时要及时停止。亲子互动作用的研究发现，最有效的喂食模式是由婴儿决定吃的时间、吃的速度和吃的量。而爸爸妈妈对宝宝进食特别焦急会影响这种互动作用，而使喂养更困难。

对策6：定期检查

定期去儿童保健门诊检查，测量体重、身高，只要宝宝生长正常或始终在自己的生长轨道中生长，爸妈就不用着急，这同时也提示宝宝的进食量已满足生长发育的需要。

4. “饥饿训练”让宝宝养成良好的进食习惯

有许多宝宝，看见食品不想吃，逢到吃饭待着不想吃，这使他们的爸爸妈妈伤透

喂养小贴士

养成宝宝良好的进食习惯

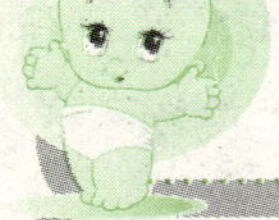

孩子具有良好的进食习惯，才能保证营养素的摄入，使孩子能够正常生长发育。也就是说，均衡营养组合+良好进食行为，才能培育出真正健壮的孩子。因此，“饥饿疗法”也是愉快的呵护疗法。

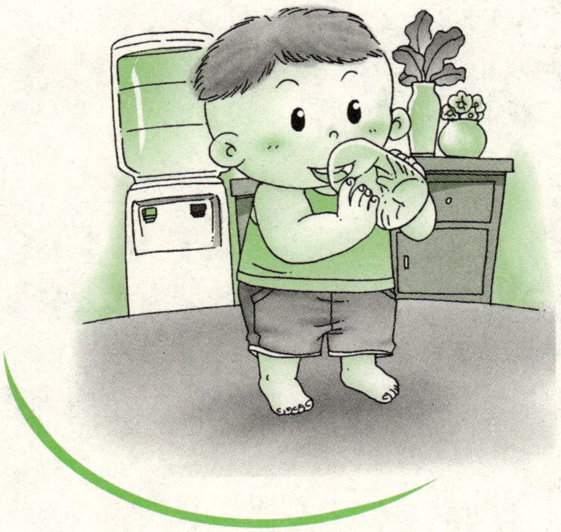

了脑筋。无论怎样劝诱、威胁，甚至打骂都无济于事。

怎么让孩子重新爱上吃饭

最有效的方法就是“饥饿疗法”：等到孩子真正饿时才喂他，并让他逐渐养成正常进食的规律和习惯。

由于孩子已经对吃饭兴致不足，开始实施饥饿疗法时，孩子即使已经饿了，也不会专心地坚持到吃饱，往往吃到半饱时就开始玩了。这时，爸妈要注意控制吃饭的时间，一般 20～30 分钟后就要停止喂养。等下次吃饭时间到了，再给他吃。当然，很可能孩子还没到下次吃饭时间就已经饿了，闹着要吃的。这时爸妈千万不能心软，要想尽办法分散孩子的注意力，让孩子玩喜欢的玩具，做喜欢的游戏，甚至可以带孩子外出。这段时间可以给孩子喝些水，但是绝不能给他任何东西吃。等到下次吃饭的时间到了，再给孩子喂饭。几次后，孩子就会明白吃饭的真正含义——不吃饱就会饿着。

贴心小叮咛

要提醒爸妈的是，不能用“谁让你平时不好好吃饭，就让你饿着！”这类的话刺激孩子。爸妈应该做出“装傻”、“同情”或“无奈”的举动，假装帮孩子到处找吃的，或找钱准备出去给他买食物，当然，最终肯定没有找到任何能吃的东西，也没有找到钱去买食物。这样就不会使孩子心里产生对“饥饿疗法”的抵触情绪。

饥饿的刺激能促使孩子明白吃饱的含义，不仅可以改变孩子对吃饭的兴趣，保证他每次吃到足够的量，保障孩子的生长发育。而且还会养成他集中注意力做事的习惯。

5. 个月宝宝的一日食谱安排

食谱 A

早餐 7:30～8:00	鸡蛋 1 个、粥一小碗、面包 1 片
午餐 11:00～11:30	米饭 1/2 小碗、肉炒青菜（鸡肉或猪羊肉 30～50 克，青菜 50～80 克）

午点 14:30～15:00	牛奶1瓶、鱼肝油1～2滴、水果30～50克
晚餐 18:00～18:30	面条一小碗、肝末30克、青菜30～50克
晚点 21:00～21:30	牛奶1瓶

食谱 B

早餐 7:30～8:00	鸡蛋羹1碗、馒头片2片
午餐 11:00～11:30	面条一小碗、青菜50～80克、动物血50克、肉类25克
午点 14:30～15:00	豆浆1瓶、鱼肝油1滴、适量零食
晚餐 18:00～18:30	稠粥一小碗、青菜50～80克、奶酪20克
晚点 21:00～21:30	牛奶1瓶

注：

1. 每日须保证1～2瓶牛奶或豆浆。
2. 每日吃鱼肝油1～2滴。
3. 每周保证吃动物肝脏、动物血2～3次。

三、吃什么才聪明

1. 选好乳钙有妙招

补钙品很多很多，给宝贝补哪一种钙更合适呢？这是妈妈们都很关心的话题。都说乳钙很适合宝贝，这是对的吗？

喂养小贴士

饭后补钙和分次补钙较好

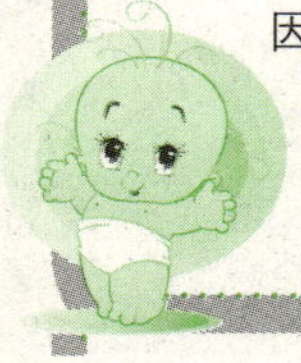

因为，食物在胃肠道消化后的某些产物，比如氨基酸等，可以促进钙的吸收，减少钙剂对胃肠道的刺激和便秘等副作用。每天服钙，分次服比一次服吸收好，另外，补钙的同时不要忘记补充维生素D。

为什么乳钙适合宝贝

乳钙是天然的骨骼营养品

虽然牛乳含有丰富的活性钙，钙磷比例合适，其中的钙容易被吸收，是膳食钙的最佳来源，但仅靠牛奶补钙，一天摄入的量很难满足宝贝成长发育的需要。乳钙以新鲜乳清为原料，从牛奶中提取，是一种新的天然钙源，特点是含钙量高、容易被人体消化吸收、安全无副作用，可以很好地满足宝贝骨骼的快速生长发育。

乳钙更适合宝贝娇嫩的肠道

乳钙不仅吸收率相对较高，而且是从天然牛奶中直接提取的，没有副作用，服用之后不容易使宝贝发生便秘、腹泻、胃口不好等问题。

怎样为宝贝选乳钙

来源是否安全

即用于提取乳钙的牛乳是否健康，产地环境是否符合相关标准。

含量是否科学

通常补钙提倡分次小量补充，相同的剂量分两次补充的吸收率，要比一次补充的吸收率高出约 1 倍。

剂型是否适合宝贝服用

一般片剂的吸收率较低，而冲剂会影响宝贝的喝奶量，而液体剂型的天然乳钙服用方便，吸收好。

2. 怎样做到蛋白质互补

爸爸妈妈如果在给幼儿安排膳食时能让幼儿同时吃入几种不同食物的蛋白质，则氨基酸之间常可盈缺互补，从而提高蛋白质的生理价值，这就是蛋白质的互补作用。

例如面粉与大豆及其制品同吃，大豆蛋白质中丰富的赖氨酸可补充小麦蛋白质中赖氨酸的不足，从而使面、大豆同食时蛋白质的生理价值提高。玉米中既缺赖氨酸又缺色氨酸，而小米和土豆的蛋白质中色氨酸较多，如将它们结合起来吃，它们所含的氨基酸就可以互相补充，这样人体就可以将两种食物的氨基酸都利用起来，形成完全的蛋白质，使蛋白质的质量得到改善。

单吃玉米，蛋白质的生物价只有 60，单吃小米，蛋白质的生物价只有 57，只吃黄豆、蛋白质的生物价也不过 64。但若是把这三种东西磨成面混合起来吃，蛋白质的生物价就能提高到 77，比单吃一种食物时蛋白质的利用率高。

3. 给宝宝服用维生素 A 别过量

维生素 A 是人体必需的营养素之一，它可以使软骨成熟、蜕变，并进行软骨骨化。人体内缺乏维生素 A，可减慢骨骺骨细胞的成熟过程，影响幼儿健康发育，但若摄取过量时，会过快地加速这一过程，引起骨骼、皮肤、黏膜及神经系统等多方面的病变。

影响骨的发育

幼儿体内维生素 A 过量时会影响骨的发育，可使软骨细胞造成不可逆转的破坏，使骨骺软骨板变窄乃至消失，医学上称为“骺线早闭”，骨不再向长处生长，所以会影响身高，而膜化骨可以照常生长，使骨向粗处生长，管状骨变短而粗，导致两下肢缩短畸形，头的外形也可能因此而改变。

引发“维生素 A 过剩症”

幼儿体内维生素 A 摄入过量时还会引起“维生素 A 过剩症”。临床上可见恶心、呕吐、头痛、体重减轻、囟门下降等一系列症状。幼儿表现为厌食、过度兴奋、头发稀疏、肌肉僵硬和皮肤瘙痒等。

因此，幼儿维生素 A 的摄入量要适当，一般正常健康幼儿不会缺少维生素 A，若确实缺乏，可适当多吃一些含维生素 A 多的食物，爸爸妈妈不宜随便给幼儿补充维生素 A 制剂。

4. 坚果可促进宝宝大脑和视力发育

1～3 岁是宝宝脑部和视力发育的黄金时期。常吃坚果对宝宝的大脑和视力的发育都很有好处。

坚果对大脑发育的作用

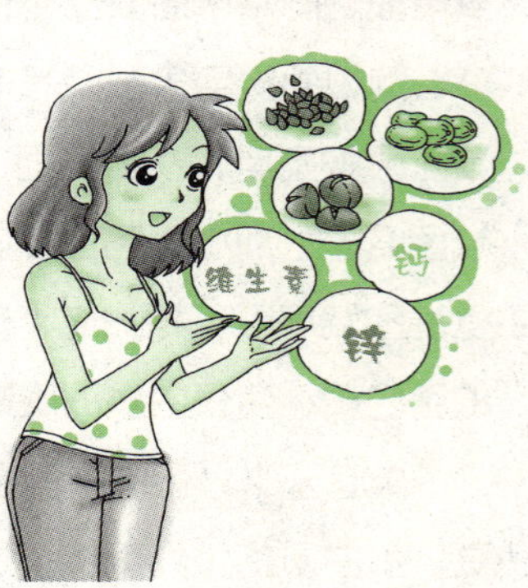

脂肪在发挥脑的复杂、精巧功能方面具有重要作用。给脑提供优良丰富的脂肪，可促进脑细胞发育和神经纤维髓鞘的形成，并保证它们的良好功能，对宝宝的大脑发育极为有益。

咀嚼坚果，让宝宝的眼睛更明亮

坚果除了其内含的亚油酸、亚麻酸能合成的 DHA 和 AA 对视网膜的完善有着促进作用外，其维生素及钙、锌等矿物质对视力的正常发育也有直接的影响。

生活中常见有益的坚果

核桃

核桃含有丰富的磷脂，它能补脑、健脑，促进大脑皮质的发育。

杏仁

杏仁是维生素 E 的最佳天然来源之一，它富含磷脂，但是中医认为杏仁有小毒，不宜多食。

瓜子

常见的有葵花子、南瓜子和西瓜子。葵花子富含不饱和脂肪酸及胡萝卜素，西瓜子含有丰富的锌，同时有健胃功效。吃瓜子应尽可能选择原味的瓜子，因为外裹的各种香料不但会增加热量，还会使人口干舌燥。

松子

含有丰富的维生素 A 和维生素 E，以及人体必需的脂肪酸、油酸、亚油酸和亚麻酸。

榛子

含有大量不饱和脂肪酸，以及维生素 A、B_1、B_2、烟酸等，经常吃可以明目、健脑。

喂养小贴士

怎么吃坚果

一岁以下的婴儿可以将杏仁、核桃、松子、榛子等用磨碎机磨成粉状，拌入色拉、菜中或是洒在饭上，这样不但可以增加口感，还可以充分吸收坚果的营养。

1~3 岁的幼儿每天可以吃 20~30 克的坚果。坚果类食物油性大，孩子消化功能弱，如果食用过多的坚果，就会“败胃”，引起消化不良，甚至出现“脂肪泻”。

四、营养食谱

虾仁汤面

【原料】虾仁、火腿丁、鲜豌豆、淀粉、蛋清、面条。

【做法】虾仁洗净，用蛋清、水淀粉抓匀，用油划过，捞出。碗内放盐，浇上烧好的鸡汤。把煮好的面捞到碗内。把虾仁、火腿丁、豌豆炒熟浇到面上。

山药炖鲫鱼

【原料】鲫鱼1条（约250克），山药100克，黄酒、葱段、姜片、盐、味精适量。

【做法】鲫鱼去鳞、内脏洗净，加酒、盐稍腌；山药去皮切片。取汤碗将山药片铺在碗底，上面放鲫鱼、葱、姜，加少许水并调味，置锅中隔水蒸30分钟即可。

猪排熬白菜

【原料】大白菜250克（去外面老帮），猪排250克，姜、黄酒各15克，油10克，盐、葱末、味精少许。

【做法】猪排切小块加水500克烧烂待用；旺火将油烧热，放入姜、葱末，爆出香味（不可炸焦），即放白菜，翻炒均匀后加盐，再炒匀；将猪排连汤一起放入，烧开后5分钟加进调料拌匀即可。

第十二节 23～24个月幼儿喂养方案

一、身心发育情况

宝宝的自我控制能力较差，只要是爱吃的食物，如糖果、牛肉干等，就不停地吃。

身体发育

体重	男孩约 13.7 千克	女孩约 12.50 千克
身长	男孩约 92.6 厘米	女孩约 90.1 厘米
头围	男孩约 49.8 厘米	女孩约 48.5 厘米
胸围	男孩约 51.1 厘米	女孩约 49.5 厘米

两岁左右的孩子最爱说，不住嘴地讲。喜欢同周围的人交谈，说话速度很快，听起来滔滔不绝，实际上没说出几件事来。虽然是胡乱瞎扯一气，但宝宝却说得很起劲。总的看来，这个时期的宝宝已经掌握了基本的语法结构，句子中有主语、谓语。熟悉宝宝的爸爸妈妈基本上可以听懂他在说什么。

宝宝的饮食情况

这个时期的孩子，一般是白天三餐，并在下午 3：00 左右加一餐，牛奶喝 400～600 毫升。

当然，一般在早晨孩子都不太想吃东西，所以多数孩子早餐就吃些面包、饼干、面条或是一个鸡蛋加 200 毫升牛奶。这个时期的孩子也不太爱吃米饭，有些孩子每顿能吃一碗，但更多的孩子吃不上一碗，不少孩子一日三餐合计才能吃一碗米饭。尽管这样，吃些鸡蛋、猪瘦肉和鱼类等辅食就可以了，也有些孩子，饭和辅食都吃得不多，但只要每日喝上 1000 毫升的牛奶就不会对孩子的发育有什么影响。

随着孩子能吃的辅食范围的不断加宽，不管是哪个孩子，都会表现出他喜欢吃与不喜欢吃的“偏食”现象。对这个时期的孩子来说，偏食只是孩子在味觉方面有个性，慢慢地，孩子各种食物都能吃了。

不吃蔬菜的孩子很多，但只要他们爱吃水果，一般来说也不会妨碍营养的摄入，只是不能长久这样下去。毕竟水果和蔬菜所含的营养素及它们所起的作用还是不一样的。

宝宝的其他情况

这个时期的孩子睡眠时间为 11～13 小时，有一天睡两次午觉的，也有只睡一次的。午睡时间从半个小时到两个小时不等。这主要是由孩子是否喜欢活动而决定的。

2 岁的孩子其心率为每分钟 100～120 次，呼吸频率为每分钟 25～30 次。

这个年龄的孩子，即使白天能告诉爸爸妈妈自己要小便，在夜里也不能做到这一点。

这个时期男孩的平均体重为 12.20 千克，女孩为 11.58 千克；男孩平均身高为 86.80 厘米，女孩为 84.22 厘米。

二、喂养有方

1. 2 岁宝宝的膳食安排要点

2 岁幼儿的牙齿逐渐出齐，咀嚼、消化功能也逐渐增强，但宝宝的胃肠功能仍未发育完全，所以在饮食品种和烹调方法上应作适当调剂。原则上是吃多餐，每日除三餐外，应加两餐，并应注意膳食组成。2 岁幼儿膳食安排要点如下：

优先供给富含蛋白质、维生素和矿物质的食品

凡经济条件宽裕或牛奶供应充足地区的家庭，每日仍应供给牛奶 250～500 毫升，并应供给瘦肉 25～50 克，鸡蛋 1 个，动物肝脏或鱼肉每周 1～3 次，并常吃豆腐、豆干等豆制品，以使动物蛋白质的摄入量占膳食蛋白质总量的 1/3 以上或动物蛋白质和豆类蛋白质占膳食蛋白质总量的 1/2 以上。

为保证维生素 C、胡萝卜素、钙和铁等元素的摄入，爸爸妈妈应让幼儿多摄入黄绿色新鲜蔬菜。其他蔬菜如萝卜、白菜和马铃薯等所含维生素和矿物质虽比有色蔬菜少，但也能供应一定的营养素。爸爸妈妈最好常给幼儿吃一些新鲜水果。

适量供给含糖类、脂肪较高的热量食品

谷薯类食物含糖量高，除供给人体热量外，还含有蛋白质、维生素 B、烟酸和钙、

铁等营养成分。

纯糖除供给热量外，无其他作用，如食用过多，不仅有损食欲，且易产生龋齿，所以幼儿应尽量少吃糖，特别是在饭前不要吃。

油脂能供给热量，脂溶性维生素以及必需脂肪酸，并有益于调味，也是幼儿每日膳食所必需的。但摄入不可过量，以免影响消化及其他营养素的摄入。

注意烹调方法

给幼儿准备膳食既要保证膳食中营养素完全、平衡，又要使食物色、香、味俱全，并要注意多样化，以便提高幼儿食欲。

肉类、蔬菜和主食米饭等均应细软，并且不宜让幼儿吃油炸、油腻、块大、质硬或刺激性大的食品。

2. 怎么提高宝宝的食欲

当发现孩子不爱吃饭时，爸爸妈妈一定要耐心查找原因，并及时予以消除。然后从少量开始，逐渐给孩子吃一些清淡易消化的食物，如小米粥和绿豆粥等，并要随着孩子的兴趣经常更换花样和逐渐增加食物的数量。

爸爸妈妈千万不要在孩子不爱吃饭的时候任意让孩子偏食一些水果、冷饮，因为这容易损伤孩子的脾胃，使孩子的食欲更低下；也不要强迫孩子吃饭；或让孩子吃那些自认为营养价值高而难以消化的食物，如肉类等，否则也会影响其食欲。

适当的时候，爸爸妈妈可以给孩子吃一些助消化的药物，如健胃消食片和胃蛋白酶合剂等。另外，要勤更换饭菜的花样，合理安排膳食，努力提高孩子的食欲。

3. 暴饮暴食要不得

爸爸妈妈应该合理安排幼儿每天吃饭的时间、次数和食量，切勿让幼儿暴饮暴食。

所谓暴饮，就是在短时间内喝大量的水。暴饮可致胃急性扩张，并冲淡胃液，同时，大量的水分可于短时间内进入血液及组织内而致水肿。暴饮后引起细胞水肿是相当危险的。

所谓暴食就是指一次吃的量太多，超过了正常的胃容量。许多孩子遇到特别喜欢吃的食物时就会猛吃一顿，这样在短时间内有大量食物进入胃肠，消化液供不应求，就会造成消化不良；由于胃内容量过大，使得胃失去了蠕动能力，机械性膨胀，可造成胃下垂或急性扩张；暴食也可因胃肠道血液大量集中，脑、心脏等重要脏器缺血缺氧而感到困倦无力；也可能会使胰腺的负担加重而发生胰腺炎。

4. 宝宝服药别加糖

宝宝生病，服药困难。许多爸妈为了顺利给孩子送服药物，最喜欢采用的方法就是：加糖和甜味饮料，或用果汁、牛奶等送服药物。殊不知，这些通常认为是“最佳”用药的做法，往往会带来不良后果。

服药加糖不可取

不少爸妈在给孩子在服苦味药时，喜欢用糖水或甜味饮料送服。其实，糖水会降低药效，甚至可能使药物失效而导致治疗失败。

果汁送药非所宜

许多爸妈把药物放在果汁中给孩子服，认为这样既补充了营养和水分，又为孩子们所喜爱，易于喂服药物。其实这样做是很不科学的，它不仅降低了药物的疗效，还会引起许多不良反应。

果汁中的果酸还会与膳食中的某些营养成分结合，影响这些营养成分的消化吸收。此外，果汁中一般都含有果酸和维生素 C，这些酸性物质容易导致各种药物发生变化，给宝宝健康带来不良影响。

牛奶送药法不妥

一些爸妈为了减轻孩子服药的困难，常将药片压成粉末放在牛奶中给孩子服。其实，这种做法并不妥当，还影响药效。牛奶中的成分会使药物不易被吸收，有些药物的有效成分甚至会被破坏。

爸爸妈妈来互动

帮宝宝进行小肌肉锻炼

用小沙包朝一个目标扔。

让他帮助你叠衣服。

往小桶里装沙子。

玩“眼睛、鼻子、嘴”的游戏，你说哪儿让他指哪儿。

5. 宝宝的一日食谱安排

食谱 A

早餐 8:00	大米鸡肉粥、面包片 2～3 片
早点 10:00	苹果 1 个或果汁 1 杯
午餐 11:30	软米饭一小碗、鱼片豆腐（生鱼片 50 克、豆腐 30 克）、炒青菜（青菜 50 克、笋片 10 克）
午点 15:00	橘子（香蕉）1 个、牛奶 100 毫升
晚餐 18:30	肉丝炒面（肉丝 20 克、青椒 10 克、面条 30 克）、豆沙包、菠菜汤 1 碗

食谱 B

早餐 8:00	豆浆 200 毫升、煎鸡蛋 1 个
早点 10:00	鱼肝油 2 滴、苹果 1 个
午餐 11:30	肉包子 1 个、凉拌黄瓜（番茄）一小盘、红豆粥 1 碗
午点 15:00	钙奶饼干 2 块、白开水适量
晚餐 19:00	小花卷 1 个、肉丸子 2～3 个（肉末 50 克、淀粉 10 克、鸡蛋 1 只）、紫菜萝卜汤 1 碗

食谱 C

早餐 8:00	豆浆 200 毫升、豆沙包 1 个
早点 10:00	水果 1 个
午餐 11:30	小花卷 1 个、蔬菜拼盘（芹菜 10 克、胡萝卜 10 克、苹果半个、番茄 1 个）
午点 15:00	牛奶 1 杯、钙质饼干 2 块
晚餐 18:30	肉末蘑菇挂面（肉末 10 克、鲜蘑 10 克、木耳 10 克、鸡蛋挂面 50 克）

食谱 D

早餐 8:00	红豆粥 1 碗、鸡蛋 1 个
早点 10:00	果汁 1 杯、鱼肝油数滴
午餐 11:30	软米饭、酱茄子、肉炒菜花
午点 15:00	牛奶 1 杯、芝麻甜酥饼干
晚餐 18:00	馅饼 1 个、蒜泥菠菜、番茄鸡蛋汤 1 碗

三、吃什么才聪明

1. 应对宝宝“蛋白缺乏综合征”

蛋白质是构成生命的基础，人体内蛋白质多了不利健康，但若长期供给不足，危害则更大，严重者可患“蛋白缺乏综合征”。

幼儿患“蛋白缺乏综合征”的症状

幼儿患了“蛋白缺乏综合征”，就会出现活动减少，精神倦怠，肌肉逐渐柔软无力，形体消瘦，食欲减退，生长发育迟缓，对各种疾病的抵抗力下降而容易患感染性疾病，智力发育也会受到影响。

患了“蛋白缺乏综合征”的幼儿，还会出现水肿、贫血、毛发脱落及皮肤发红等严重症状。

如何消除蛋白质营养不良

在我国，严重的蛋白质营养不良已经很少见，但轻度蛋白质缺乏在一些地区仍然存在。

对轻度蛋白质营养不良的幼儿，只要渐进补充高蛋白质，特别是高蛋白质食品，如乳制品、蛋类、鱼肉、猪肉、牛肉、羊肉以及大豆和豆类制品、五谷杂粮等，即可逐渐恢复健康。增加一些优质蛋白质和某些特定氨基酸的摄入量对幼儿的生长发育是极为有益的。

重度蛋白质营养不良的患儿则需要到医院就诊，除要增加蛋白质的供应外，还应采取相应药物配合治疗。

蛋白质的摄入应充足，但也不能过度。否则会加重幼儿肠胃负担，而且还会影响营养的平衡，造成体内酸碱度不平衡，使幼儿的生长发育受到不良影响。

2. 常吃菌类，促进宝宝智力发育

菌类食物对宝宝的大脑有良好的补益作用。以下三种食用菌是我们常见的，三种吃法也适合家庭操作。

香菇

香菇含有蛋白质、氨基酸、脂肪、粗纤维、B 族维生素、维生素 C、烟酸、钙、磷、铁等成分，还有人体必需的 7 种氨基酸。这些营养成分对脑功能的正常发挥有重要的促进作用，可以增强记忆，促进宝宝的智力发育。

香菇芹菜炒墨鱼

取香菇 12 克用水泡开，洗净、切丝；芹菜 300 克，去根、叶，洗净，切段；墨鱼肉 100 克，洗净，切丝。在锅内加水 100 毫升，烧开后加料酒 30 毫升，然后把墨鱼丝放入锅中煮一分钟，捞出备用。将锅烧热，放入熟猪油，烧至七成热时，放入芹菜翻炒三四分钟，再加入香菇丝和墨鱼丝继续翻炒 2 分钟，撒上精盐和味精即可。

蘑菇

蘑菇味鲜美，能增进食欲，调养胃气，可以增强宝宝的免疫功能。

蘑菇炖豆腐

取嫩豆腐 250 克，洗净，切小块；鲜蘑菇 100 克，洗净，切片。把蘑菇和豆腐放入沙锅内，加精盐和清水，以浸没豆腐为宜，中火煮沸后，再小火炖约 15 分钟，加入酱油、味精，淋上芝麻油即可。

黑木耳

黑木耳所含的磷脂主要是脑磷脂、卵磷脂、鞘磷脂、麦角甾醇，这对脑神经的生长发育有良好的滋养作用，可以健脑益智。

猪脑炖木耳

取猪脑 250 克，黑木耳 10 克，浸发，洗净。把鲜猪脑轻轻放入冷水中漂洗 30 分钟，去掉血筋膜，洗净后把猪脑放入碗内，加入葡萄酒 10 毫升，猪肉汤 30 毫升，精盐及葱、姜少许，蒸 10 分钟后取出。然后，在锅内加入油烧至七成热时，加入适量葱、姜煸炒几下，放入黑木耳翻炒 2 分钟，倒入葡萄酒 10 毫升，翻炒几下，再倒入鸡汤 30 毫升和少量清水，烧开后，放入猪脑和盐，

爸爸妈妈来互动

看橱窗

这个游戏适合在带孩子外出时进行。路过商店橱窗时，先让孩子仔细观察一下橱窗里陈列的东西。离开以后，要求孩子说出刚才所看到的东西。

小火炖20分钟，盛起倒入大碗中，加上味精及芝麻油。

四、营养食谱

豆芽菜炒虾仁

【原料】猪肝50克，净荸荠50克，油、精盐、白糖、味精、淀粉、葱、姜、料酒适量。

【做法】

❶ 猪肝洗净，切片，放入碗内用适量精盐、料酒、味精、干淀粉略拌渍。荸荠切片，葱切碎，姜切丝。

❷ 锅内放油50克，油热，放入葱、姜炝锅，再投入猪肝煸炒至五成熟，放入荸荠片，加入适量精盐、酱油、白糖，翻炒至熟即成。

青煸鲜蚕豆

【原料】青蚕豆750克，豆油少许，精盐、白糖、葱花各适量。

【做法】将蚕豆剥去外壳，取豆粒；将勺放在旺火上，加入油烧热，下入蚕豆，炒到豆皮裂开时，加白糖、精盐，再炒2~3分钟，加入葱花，翻炒数下，即可出勺。

芦笋烧香菇

【原料】芦笋（净）250克，水发香菇（去根）250克，黄酒25克，酱油50克，肉汤250克，素油75克，淀粉、糖、麻油、青葱适量。

【做法】将笋、香菇切丝，开油锅油开后倒入笋、香菇丝炒几下，加酱油、糖、肉汤旺火烧开，文火焖3分钟，加麻油、青葱拌匀，水淀粉勾芡即可。

【功效】此菜能提高人体的抗癌能力。

第三章

2～3岁宝宝营养方案

PART 3

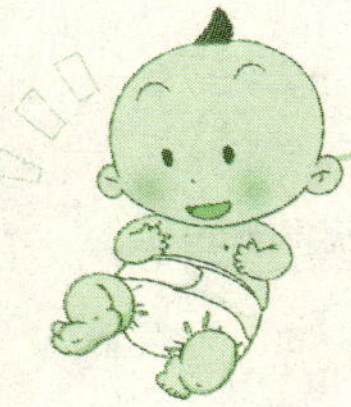

平衡膳食是宝宝健康成长的物质基础，为宝宝制定食谱时，需要注意各类食物的合理搭配。同时，也要经常变换烹调方式，尽量使口味多样化，增加宝宝的进食兴趣。

第一节

2岁1~3个月幼儿喂养方案

一、身心发育情况

2岁以后，宝宝的生理、心理发育明显加快。宝宝的观察力、接受新事物的能力迅速提高。

极强的好奇心促使宝宝用自己的眼光观察和提问，并且喜欢坚持自己的观点，表现出反抗性心理。这个时期，宝宝希望发挥自己的能力和智慧，大胆尝试，探索新的事物。

儿童保健专家教你科学喂养方法，解答令爸妈头疼的喂养问题。

这里将系统告诉你2~3岁宝宝的发育特点，让你对你的宝宝有更深入的了解。

身体发育

体重	男孩12.10~12.68千克	女孩11.66~12.24千克
身高	男孩88.45~90.69厘米	女孩86.6~87.9厘米
头围	男孩47.44~48.5厘米	女孩47.2~48.2厘米
胸围	男孩48.65~49.8厘米	女孩48.2~49.4厘米
牙齿	16~18颗	

体格发育

2岁后，体重缓慢增加，每年约2千克。颌面骨发育及面形渐变长。

感觉运动发育

2岁3个月的宝宝，走路稳，跑步快，会用双脚跳，也会向前跳，还能从矮的台阶上独立跳下并能站稳。有能跑能停的平衡能力，喜欢踢球。吃饭时喜欢学成人用筷子夹菜。用笔涂涂画画，画直线，画圆。喜欢玩套桶、套塔等。开始有数的顺序和空间感知能力。

语言、适应行为发育

孩子学会并记住家中各个人物的称呼，如爷爷、奶奶、外公、外婆、小姨等。开始学会用代词你、我。能说完整句子，“妈妈上班了”，“我要吃香蕉”。能分辨清楚长铅笔和短铅笔。吃苹果能分辨出多少。能知道桌上桌下、身体的前面后面。能知道爸爸是男的、妈妈是女的，也知道自己的性别。

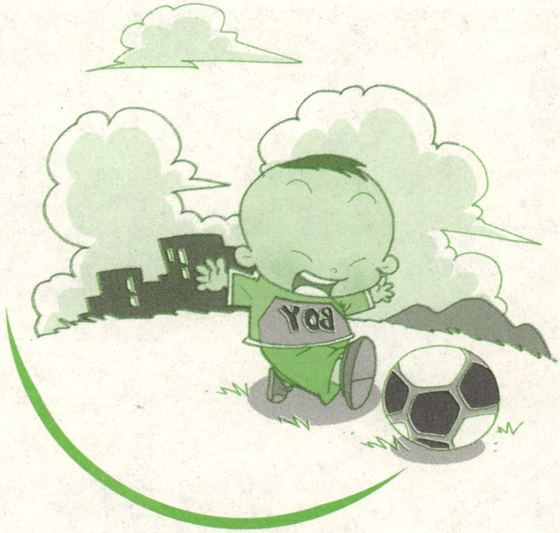

到户外玩耍后能知道自己的家门，会走回家的路。喜欢和小朋友交往。能用声音表现出自己的喜怒情绪，高兴时会笑得很开心，生气时会发脾气、吼叫。有很强的自主意识，要自己穿袜子、穿鞋。穿鞋时分不清左右。

心理发育

2岁后，宝宝的动作发育明显发展，能自己洗手、穿鞋，看书时能用手一页一页地翻。手的动作更复杂精细，有随意性。对宝宝心理发展有积极作用。在自我意识开始发展时，出现“自尊心”，爸妈在教育孩子时，要耐心诱导，对待宝宝的每一点进步都要表扬，不要同别的孩子比，要和宝宝自己的进步比。千万不要当着孩子的面同别人议论：“看××早就会了，我家宝宝就是不会！”孩子能懂得别人数落自己。损伤孩子的自尊心，会使心理发育受到障碍。

宝宝能应用简单句，使用陈述语气。喜欢学三个字的儿歌。对儿歌的记忆是自然而然，还不会有意识、主动地去记忆。记忆的东西不能保持很长时间，需要反复教，不断复习才能记住。

二、生长发育测评

智能发育测试（2岁3个月）

分类	项目	测评方法	通过标准
认识能力	分前后	让宝宝把手放到前面、后面(如果宝宝不懂,可以示范一次)	能分清前后，三试两成
	分左右	让宝宝依次伸出左手、右手、左脚、右脚(如果宝宝不会,可以示范一次)	能按指令伸出相应肢体,四试两成
	辨认1、2、3	把数字1、2、3分别写在小卡片上。先将1和2拿出,让宝宝指出1和2；再将2和3放在一起,让宝宝辨认	能辨认出1、2、3这三个数字,三试两成
言语	知道自己冷、饿、渴、困时怎么办	分别问宝宝冷、饿、渴、困时怎么办	能正确回答
	知道物品用途(刀、剪、钥匙等5～6种)	问宝宝:“妈妈切菜用什么？”“把绳子剪开用什么？”“宝宝开门用什么?”“画画用什么?”“喝水用什么？”“盛米饭用什么？”	
情绪与社会行为	懂得批评、避免大人批评	在适当场合,比如宝宝要打人时,用语言、手势、眼神批评宝宝	懂得批评（不继续这种行为)；知道避免批评（不做禁止过的行为),有简单是非观念

三、喂养有方

1. 让宝宝吃蔬菜的妙招

让宝宝多参与做菜

先带宝宝去购买他们不喜欢吃的蔬菜，回来后给他们择菜的机会。这样，等饭菜做好后宝宝会特别关注有自己参与的这顿饭，为自己能帮妈妈做菜感到自豪，尽可能地多吃。妈妈也可每次烹调完蔬菜，有意识地让宝宝帮忙做点什么，如大一点的宝宝可以帮着端菜，以此鼓励他们闻蔬菜的香气。这样，有助于培养宝宝的尝试蔬菜的欲望。

变着花样做蔬菜

想让不爱吃蔬菜的宝宝接受蔬菜，妈妈应该尽量变一些花样。宝宝大多都喜欢吃带馅的食物，对于不喜欢吃蔬菜的“铁杆”宝宝，妈妈一定要多动脑筋变化蔬菜的烹煮方式，如将胡萝卜等根菜类做成签或丝状或磨成酱泥，加入肉馅中做成小水饺、小包子、小馅饼或小馄饨，或把蔬菜添加于汉堡的碎肉中，制成汉堡包或其他食物。不但宝宝爱吃，从心理上乐于接受，大人们也一样爱吃。

不爱吃熟蔬菜换成生蔬菜

有的宝宝不喜欢吃炒菜、炖菜等做熟的蔬菜，喜欢吃一些生蔬菜，如西红柿、水萝卜、黄瓜等。对于这些能够生吃的蔬菜，妈妈可以把它们做成凉拌菜。当宝宝不喜欢吃熟菜时，可以适当吃一些这样的生菜。

玩打仗游戏

如果宝宝喜欢玩打仗，上餐桌后可把他们不喜欢吃的蔬菜比作敌人，让宝宝赶快把它“消灭”。这样的话宝宝一听便会来劲头。接着，妈妈可以根据蔬菜继续编故事：这块菜是敌人的司令，把他消灭了再端敌人的老窝——喝汤，吃光了这些菜你就胜利了。宝宝会为取得胜利很快地投入到进餐中，不过，这样的游戏要经常变换花样，避免宝宝厌倦。

用搭积木调动积极性

宝宝都喜欢搭积木。因此，宝宝每吃一口，妈妈就给他一块积木，等他吃完，所得到的积木便能搭一座城堡了，这样会调动宝宝吃蔬菜的积极性。

让宝宝猜猜蔬菜的做法

虽然妈妈心里想着让宝宝多吃一点，可脸上却要不露声色。先神色自然地和宝宝说些非常有趣的事儿，根本不提吃菜的问题。即使提也只限于“这菜的味道真好，你猜猜是怎么做出来的?”之类的话。于是，宝宝便会不停地猜呀猜，从中感到乐趣，心里留下愉快的记忆。这样，就会使他们一点儿都不觉得吃自己不喜欢的菜是件讨厌的事。

宝宝做得好时及时鼓励

对宝宝不爱吃或从未吃过的蔬菜，让宝宝尝一尝。虽然宝宝可能仅尝一点点，但这样能让他们发现更多喜欢吃的东西。宝宝做得好妈妈一定要及时赞扬和鼓励，同时拿出一件小礼物，让宝宝获得意外惊喜。过几天妈妈要求宝宝再多尝一点，逐渐增加量，由此使宝宝逐渐接受蔬菜。

2. 怎样给宝宝吃零食

随着人们生活的提高，市场上的零食是琳琅满目，应有尽有。一些爸爸妈妈为了让孩子高兴，总是满足孩子要吃零食的愿望。这样下去孩子的主食就可能减少，孩子的营养反而不足或者因营养过剩而成为肥胖儿。

给孩子加餐要定时

给孩子加餐最好定时，一般在两餐之间为好，睡前也可给宝宝喝些酸奶或吃些水果，但最好不要给点心或其他甜食，否则对胃和牙齿都不好。对爱吃甜食而又身体较胖的孩子可给热量少的水果、果汁或酸奶等；不爱吃饭的孩子则可给些饼干、蛋糕、面包或牛奶等含糖较高的食品。

怎样给孩子吃零食

给孩子的零食首先要选择合理，既要有水果类、瓜类，也要有坚果类、糖类和水产品类。这样营养才能得以全面和平衡。

其次，零食量宜少，一次不可进食过多，以防影响正常的饮食和生理过程。

泡泡糖加防腐剂，对宝宝机体有一定的毒性。巧克力热量太大，宝宝不宜大量食用，以防产生厌食、营养不良。

营养零食有哪些

那么，怎样在“形形色色”的零食中给孩子挑选比较有营养的零食呢？

◎ 南瓜子含有氨基酸、脂肪油、蛋白质、维生素 A、维生素 B，且含有胡萝卜素，具有驱蛔虫和抗血吸虫的作用。另外，它还可以防止宝宝营养不良、百日咳等症状。

◎ 西瓜子脆嫩、清香爽口、解馋，

喂养小贴士

爸爸妈妈为宝宝多做榜样

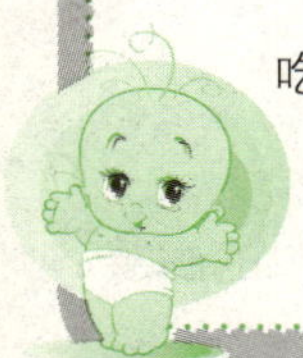

吃饭的时候，爸爸妈妈积极带头多吃蔬菜，并做出吃得津津有味的样子，这样会吸引宝宝觉得蔬菜很美味。千万不可在宝宝面前议论什么菜不好吃或自己不爱吃什么之类的，对宝宝的喜好产生误导。

含有丰富的蛋白质和不饱和脂肪酸，还含有一些B族维生素。西瓜子生吃可以化痰、去垢；炒吃具有凉血、止咳的功能，可以治疗宝宝吐血等症。

在瓜子的家族中，葵花子也是主要成员之一。它含有蛋白质、糖类、β－胡萝卜素等。

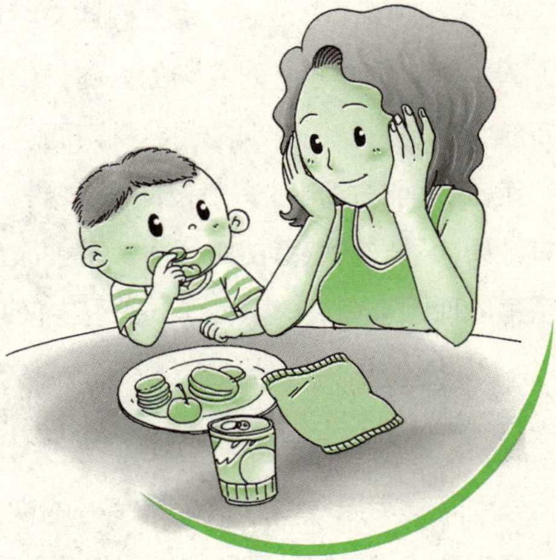

◎ 核桃、松子、花生也都是对人体极为有益的零食。核桃中含有较多的蛋白质，还含有维生素E等，是良好的滋补品。可以用它辅助治疗宝宝百日咳、小便频繁、皮炎湿疹、耳道脓肿等。松子有润肺止咳、通便之效。花生中含有大量的蛋白质类物质，能够润肺和胃，增加营养。

◎ 枣子含有较多的糖、蛋白质、脂肪、钙、磷等，能滋补脾胃，是调理脾胃的常用食品。糖炒栗子能和胃健脾、壮腰补肾、活血止血。

◎ 梅子几乎集酸于一身，因此，它能促进胃肠的运动和消化液的分泌，能够生津、润肠、止泻，对金黄色葡萄球菌、绿脓杆菌、大肠杆菌等也有一定的抑制作用。

3. 吃的别太“细”，来点粗纤维

粗纤维食品在我们日常生活中不可缺少。营养学家指出，吃的粮食过于精细，会造成维生素或人体内必需微量元素的缺乏，引起营养性疾病。

粗纤维食品主要包括玉米、黄豆、大豆、绿豆、蚕豆和北方的燕麦、荞麦等。此外海产品如海带、海蜇。菌类食品如黑木耳、银耳、蘑菇等。

给宝宝适量增加粗纤维食品，可促进宝宝咀嚼肌及牙齿、下颌骨的发育。能促进胃肠蠕动，增加胃肠平滑肌的收缩功能，防止宝宝便秘，同时可起到预防龋齿和结肠癌作用。

在为宝宝做粗纤维食品时，要做得细、软，以便于咀嚼。

4. 宝宝进餐不专注正常吗

给宝宝吃的自由。有些家长看着宝宝吃饭漫不经心，常常抱怨，喋喋不休地劝宝宝多吃，把鱼、肉、虾、蛋不停地夹给宝宝，这样做容易使宝宝产生逆反心理。事实上，宝宝1周岁后，对食物的兴趣开始减弱，对周围的多种事物感到新鲜，吃饭时不专心，这是一种正常现象；另一方面，宝宝的食欲并不像有的家长所认为的每餐都是恒定的，而是每天都有所波动。如果家长认为一天一定要吃多少，吃不完就强迫喂，其结果必然导致或者加重厌食。宝宝厌食有多种原因，有的是由疾病引起的，有的与宝宝心理因素有关，家长可以找医生来诊断，盲目给宝宝喂食是无益的。

5. 让宝宝定时定量专心地进食

定时、定量、专心进食是良好的饮食习惯之一，也是增进宝宝食欲的重要手段。良好的食欲又是保证宝宝摄取足够营养素、维持身体健康和生长发育的重要环节。

为使宝宝做到定时、定量、专心进食，爸妈应尽量促成宝宝形成进食的条件反射，建议做到以下几点：

◎ 进餐环境保持安静、整洁，心情愉快，思想集中。进食时不要逗玩、嬉戏或责训，不要说与进食无关的事。

◎ 规定进食时间，一般每日安排4～5次用膳。

◎ 做好进餐前的准备工作，如饭前先洗手，戴上围嘴静坐片刻，但时间不宜过长。

◎ 宝宝应坐自己的位置进食，不要经常调换位置。

◎ 让宝宝有自己专用的餐具，如碗、筷、匙和自己的小椅子。

◎ 两餐进食之间不给宝宝吃零食。

◎ 每餐饭菜的量适中，不要时多时少。

爸爸妈妈来互动

看图说话

把15张不同内容的图片放在桌上，叫孩子看一会儿，然后盖上。要求孩子把所看到的图片内容尽可能准确地叙述一遍。

6. 保证宝宝的营养均衡

在宝宝成长的过程中，每时每刻都要注意营养的均衡与全面。随着宝宝活动量的日益增多，对各类营养的需求量也明显加大。宝宝每天都需要摄入肉、鱼、蛋、牛奶以便从中摄取大量动物蛋白质，以满足生长发育的要求。豆腐、豆浆等豆制品也是良好的蛋白质来源。

除补充足够的蛋白质外，宝宝应每日多吃蔬菜、水果和主食（米饭、馒头等面食），以保证生长发育所必需的维生素、矿物质。

注意饮食上粗粮、细粮搭配，咸、甜搭配，干、稀搭配，也切记每日给宝宝喝1～2杯牛奶。

7.何时可以停止给宝宝喂饭

有的家长担心宝宝吃不饱而喂饭，一直喂到2～4岁甚至进了小学还在喂，等家长认为宝宝大了可以自己吃而不喂时，宝宝会有被冷落的感觉，他们认为喂饭是疼爱的表现，突然不喂了说明不关心他了，进而产生不满情绪，严重的甚至拒食。这时父母往往会作出让步，恢复喂饭，宝宝认识到这种方法有效，会把吃饭作为和大人交换条件的筹码，导致这种习惯难以改掉。所以，应该在宝宝2岁之前尽量让他学会自己吃饭。

8.宝宝挑食怎么办

随着记忆力的发展，味觉进一步发育，一岁左右的宝宝对食物有了喜恶，会挑剔，易出现偏食和挑食。对于偏食挑食的宝宝，要向他灌输吃一些食物的好处和不吃的坏处。同时，家长可提供多种食物，允许宝宝在营养价值相似的情况下选择，例如不喜欢吃鸡蛋，可用其他蛋代替；不喜欢吃猪肉可提供别的肉类。对宝宝不喜欢吃的食品，不要强迫，可采取一些措施让他慢慢接受。如一些宝宝不愿吃蔬菜，家长可以变换蔬菜的品种、烹饪方法和菜肴搭配，因为好奇心往往可以使宝宝愿意去尝试新的食物。其次，家长要言传身教，父母津津有味地享用蔬菜，会引起宝宝的兴趣。有的家长希望宝宝多吃些，喜欢用味鲜的食物替代一般的食物，一直上升到高级海鲜，实际上，这种盲目的升级代替是不可取的。因为到一定程度，宝宝也会对海鲜拒食，到最后没有什么食物可以挑选了。所以，家长不能盲目满足宝宝的要求，要从营养和科学的角度考虑宝宝的饮食。

9.宝宝的一日食谱安排

食谱A

早餐8:00	牛奶200毫升，菜（肉）包子1个（菜10克，肉10克）
早点10:00	香蕉1个（或苹果1个），鱼肝油（北方冬季适量服用）

午餐 12:30	拼盘（胡萝卜20克，肉丁20克，土豆12克，芹菜10克），米饭（适量）
午点 15:00	牛奶200毫升（或酸牛奶1杯），小花卷1个
晚餐 18:00	面条（面粉100克，蘑菇10克，木耳10克，猪肝10克）

食谱 B

早餐 8:00	小米粥一小碗，面包1块
早点 10:00	水果1个
午餐 11:30	米饭加荤、素炒菜一小碗（或带馅面食加粥）
午点 15:00	牛奶200毫升，水果1个
晚餐 18:00	米饭或面条，海菜汤1碗

食谱 C

早餐 8:00	牛奶200毫升，馒头片1～2片
早点 10:00	白开水1杯，饼干2块
午餐 11:30	米饭一小碗，清蒸鱼（50克），豆腐（30克），青菜（30克）
午点 15:00	牛奶200毫升，饼干1～2片，梨1个
晚餐 18:00	馒头1个（50克），蒸蛋羹（鸡蛋1个），肉片炒洋白菜（肉20克，洋白菜30克）

四、吃什么才聪明

1. 一些市售鲜榨果汁影响神经传导

色彩鲜艳，味道香浓的鲜榨果汁大多是用色素、香精和甜味剂等添加剂勾兑出来的，原果汁含量非常少，甚至没有，所以其营养价值远远比不上水果。

人工合成色素是以煤焦油为原料制成的，由于它成本低廉、色泽鲜艳，故为生产厂家广泛使用。但是许多人工合成色素除本身或其代谢产物具有毒性外，在生产过程中还可能混进砷、铅或其他一些有毒的中间产物。调查表明，儿童多动症与食用色素有关，某些人工合成色素对神经介质发生作用，影响神经传导，从而导致儿童多动症。人工合成色素和香精还可能会引起多种过敏性疾病、行为紊乱和神经性头痛。

如果发现西瓜汁或其他果汁中有液体分离的现象，即果浆浮在杯子上，下半部分则出现“精糖水”，这杯鲜榨汁便很可能掺进了色素和甜味素。最好不要给宝宝买没有安全保障的鲜榨果汁，但完全可以亲自给宝宝做鲜榨果汁，只需一个打汁机，就可以在家做货真价实的鲜榨果汁了，既安全又营养美味。无论是盒装的，袋装的或者饭店的都不能确保其品质，而有些鲜榨果汁是让顾客自己挑选水果，现场透明操作，这样就降低了安全隐患。

2. 炸薯条——含有神经毒素

一些宝宝尤其喜爱炸薯条，薯条的主要原料是土豆，属高淀粉类食品，在进行高温处理时会产生大量的可能致癌物——丙烯酰胺。

丙烯酰胺是一种化学物质，主要用于水的净化处理、纸浆的加工及管道的内涂层等。淀粉类食品在高温（>120℃）烹调下容易产生丙烯酰胺。丙烯酰胺是一种可能致癌物，具有神经毒性，医学观察发现，长期低剂量接触丙烯酰胺易出现嗜睡、情绪和记忆改变、幻觉和震颤等症状，伴随出汗和肌肉无力症状。

尽量在较低油温下炸土豆条，可减少丙烯酰胺约15%的生成量，将土豆在炸之前先煮熟，减少在高温油中炸的时间，最好控制在10分钟以内，也可相对减少丙烯酰胺含量。

应尽量让宝宝少吃炸薯条，可用土豆泥或蒸煮类土豆制品代替。

宝贝自己说

我会从高处拿东西了！

我的玩具熊呢？它在桌子上，桌子好高呀，我够不着。

聪明的我，搬来了一个椅子，只要爬上椅子我就可以够到桌子上的玩具熊啦！我一歪一扭地往椅子上爬……

突然，妈妈进来了。妈妈要帮我拿，我急忙摆摆小手，“不，不”。妈妈善解人意地护在我的旁边，帮我稳住桌子和椅子。

终于拿到玩具了，真高兴！妈妈表扬我：“瞧我家宝宝多棒！”

五、营养食谱

海带炖鸡

【原料】净鸡1只（1千克至1.5千克重），水发海带400克，明油50克，料酒、葱花、姜片、精盐、味精、花椒、胡椒面各适量。

【做法】将鸡剁块，海带洗净，切菱形块；锅内放入凉水，将鸡块下锅，用旺火烧开，撇去浮沫，加入葱花、姜片、花椒、胡椒面、料酒和海带，用中火炖到鸡肉烂时，撒入精盐、味精拌匀，即可出锅。

蛋黄烩豌豆

【原料】鸭蛋黄3个，豌豆200克，猪油25克，鸡汤（或清水），玉米粉、味精、盐、香菜末各适量。

【做法】炒勺化猪油，放蛋黄茸，略煸几下，放入鸡汤、鲜豌豆，烧开，去沫，放玉米粉煨浓，加盐、味精，出勺，装盘，撒香菜末即可。佐餐食。

【功效】醇香味浓，易于消化。

咖喱鸡蛋

【原料】鸡蛋2个，花生油30克，葱头丝、芹菜末、大蒜末、姜末各10克，咖喱粉5克，面粉5克，鸡汤、味精、盐各适量。

【做法】先用花生油把鸡蛋炒熟，打碎，撒盐和胡椒粉，起锅待用；余下花生油烧热，放葱头丝、芹菜末、大蒜末、姜末，炒至黄色，再放咖喱粉、面粉，炒出香味，用烧开的鸡汤冲开，搅匀，放味精、盐，过滤，弃渣后，浇在鸡蛋块上。佐餐食。

第二节

2岁4～6个月幼儿喂养方案

一、身心发育情况

为了宝宝的营养均衡，妈妈必须采取积极的方法，鼓励宝宝多食用蔬菜。

身体发育

体重	男孩 12.55～13.13 千克	女孩 12.1～12.68 千克
身高	男孩 90.3～91.7厘米	女孩 88.45～90.69 厘米
头围	男孩 47.7～48.8厘米	女孩 47.44～48.5 厘米
胸围	男孩 49.1～50.2 厘米	女孩 48.65～49.8 厘米
牙齿	18～20 颗	

体格发育

宝宝长大了，躯体和四肢的增长比头围快。为了支持身体重量和独立行走，尤其以下肢、臀、背部的肌肉发达。由于骨骼增长快，钙磷沉积亦增加。

宝宝的乳牙20颗已出齐，有一定咀嚼能力，但乳牙外面的釉质较薄。胃容量随年龄增长而增大，胃液的酸度和消化酶也逐渐增强。胰液消化酶的分泌有时受气候影响，炎热和生病时都会使其分泌受抑制。因此在夏季或生病时食欲会下降。幼儿期肠道相对较长，小肠内有发育很好的绒毛，所以吸收能力很强，对正在生长发育、物质代谢需求旺盛的幼儿是很有利的。但是，由于肠道壁薄、通透性强、屏障功能差，肠道内的毒素也容易被吸收而引起中毒症状。因此，在饮食卫生方面应格外注意。

感觉运动发育

能认识几种不同颜色的物品。还能认识圆形、长方形、三角形和方形。玩球时会接反跳球。会用面团捏成碗、盘等。能单足站立。自己会扶栏上楼梯，一步一级交替上楼。下楼梯双足踏一台阶。会分清晴、阴、风、雨、雪天气。知道大小顺序。会解扣子及开关末端封闭的拉锁。

语言、适应行为发育

两岁半左右的幼儿已掌握很多词汇，语言中简单句很完整。会背诵简短的唐诗，学会看图讲故事，叙述图片上简单突出的一点。能组织说“过家家”游戏，扮演不同角色如当妈妈、当娃娃、当医生等。能说出日常用品的名称和用途，如梳子梳头发时用，毛巾洗脸时用等。

心理发育

幼儿2岁后想象力开始出现，会把一种东西假想成另一种东西，如把一个小盒子当成汽车，边推边喊“汽车来了，嘀嘀”。思考问题和解决问题的方法，仍为直觉行动思维。思维和行动密切联系，在行动中思维，离开了行动便不再进行思维，如动手堆搭积木时，才想如何堆搭，堆搭到哪里就想到哪里，停止堆搭，也就不再思索。幼儿期思维活动还很简单，处于开始发展阶段。

二、生长发育测评

智能发育测试（2岁4个月）

分类	项目	测评方法	通过标准
大动作	足尖走路	在地上画一条约10米长的Z字形线，让宝宝用足尖在线上走路	能用足尖自如地走在线上，拐弯不摔倒 能不扶物站稳3～5秒
	单足站立	让宝宝不扶东西单足站立	能不扶物站稳3～5秒

续表

分类	项目	测评方法	通过标准
精细动作	为大中小瓶配盖	找出大小不同的 3 个螺口瓶子，把盖子打开，放在一旁打乱，让宝宝给 3 个瓶子配盖，拧好	能准确地为瓶子配盖，拧好
	倒米粒不洒出	在无把的小杯子里盛上 1/3 的米，示范宝宝把米粒导入另一个同样大小的杯子里	来回倒 2 次，米粒不洒出
认知能力	分清晴、阴、风、雨、雪	将分别表示晴、阴、风、雨、雪等天气情况的图片拿出，让宝宝分别找出表示这些天气的图片	能分清不同天气情况的图片
	认识水果 4 种，动物 4 种，植物 4 种	给宝宝出示表示水果、动物、植物的图片，鼓励宝宝说出它们的名字	能正确说出 4 种水果，5 种动物，2 种植物的名称
言语	背诵唐诗	鼓励宝宝背诵唐诗	能背诵 1～2 首唐诗
	说 4 个英语单词	鼓励宝宝用英语说“你早”、“谢谢”、“再见”，以及几种食物，如“香蕉”、“苹果”、“橘子”等	能用英语说两种礼貌用语，两种水果的名称

智能发育测试（2 岁 5 个月）

分类	项目	测评方法	通过标准
大动作	在单排砖上顺利行走	将普通长方形的砖 10～20 块放倒，窄面连接成平衡木，鼓励宝宝在上面行走	能行走自如
精细动作	会写 0 和 1	让宝宝用蜡笔写 0 和 1 这两个数字	“0”能封口，“1”能竖直
	会按秩序放好套筒 6 层	用市售的套筒玩具（6～9 个筒状带盖的小盒子）示范套筒，鼓励宝宝做	能按由小到大的顺序套上 6 个以上

续表

分类	项目	测评方法	通过标准
认知能力	认识交通工具6种	准备交通工具图片8～12张，请宝宝说出交通工具的名称和在什么情况下应用	能认识并说出6种交通工具的名称和用途，如飞机在空中飞，船在水上走，汽车、自行车在街上跑，火车在铁轨上行驶，救护车送病人等
	知道5以内两边一样多	在宝宝面前放2堆糖果，一堆在两边分别放3块糖果，问宝宝两边都是几。再在另一堆两边分别放1块和3块糖果，问宝宝两边各是几。让宝宝指出两边一样多的一堆糖	能正确说出4种水果、5种动物，2种植物的名称
	会复述3位数	以每秒1个数字的速度读“421”，要求宝宝复述	能准确复述3位数字
言语	能听懂耳语正确传3～4个字的话	用3～4个字为一句与宝宝做传话游戏	能准确地传3～4个字的话，三试两成
情绪与社会行为	帮助成人干一点事，如分糖果、扫地、洗玩具等	当你做家务时，观察宝宝是否知道帮忙干点活	能帮助干一点需要配合的家务活

智能发育测试（2岁6个月）

分类	项目	测评方法	通过标准
大动作	走平衡木	示范在离地10厘米、宽约15厘米的平衡木上行走，鼓励宝宝做	能在平衡木上行走自如
精细动作	画“十”字和正方形	示范“十”字形、正方形，鼓励宝宝画	“0”能封口，“1”能竖直
	会解结，按扣	在宝宝脱或穿上衣时，让他解开或按上扣子	能不用帮助解结，按扣
	开合拉锁	示范开合末端封闭的拉锁，鼓励宝宝做	能自己开合拉锁

续表

分类	项目	测评方法	通过标准
认知能力	认识4种颜色	将红、黄、黑、白4色的积木或珠子放在宝宝面前，让他按颜色的名称拿出相应的积木或珠子	能准确取出相应颜色的积木和珠子，四试二成
	认识4种几何图形	将圆、三角形、正方形和菱形分别画在白纸上，要求宝宝按照你说的名称指出4种几何图形来	能正确指出图形，三试二成
	知道3种动物的特点和生活习性	给宝宝出示动物的图片，或带宝宝到动物园，让宝宝说出动物的习性，如小兔子有两只长耳朵，爱吃萝卜爱吃菜；小鸟有翅膀，会在天空飞等	能说出3种动物的名称、特征及生活特点和习惯
言语	会叙述10种图片，每幅图讲述1个特点	给宝宝出示16～18种图片，包括动物、植物、食物、衣物、家具、交通工具等，要求宝宝说出物品的名称和它的特点（形状特点或用途）	能说出10种图片的名称，每幅图讲出一个特点
	学会唱2～3首歌曲	宝宝愉快时，让他唱歌（在3个音阶内的儿童歌曲）	会唱2～3首歌曲，节拍、旋律、吐词较准
情绪与社会行为	能玩过家家，会表达意见，服从命令	让宝宝与其他小朋友在一起玩，引导他玩“过家家”游戏，观察其表现	乐意与小朋友在一起玩“过家家”之类的合作游戏，会服从命令

三、喂养有方

1. 宝宝吃饭时注意力的集中

一般说来，幼儿吃饭不像成人那样，一顿饭安安静静、慢条斯理地吃下来，这是由孩子的天性决定的。爸爸妈妈不可以成人的饮食标准来要求幼儿。在幼儿吃饭时，爸爸妈妈应怎样做呢？

不催促孩子吃饭

吃东西时细嚼慢咽无论是对食物的消化吸收还是对胃肠来说都是有利的。吃东西时急急忙忙吞咽下去是有害的，爸爸妈妈要教育孩子吃饭时应细嚼慢咽。

不分散孩子的注意力

在进餐时应把孩子的玩具收起来，不可让孩子边吃饭边玩玩具；在孩子吃饭时，应关上电视机，以免孩子的注意力在电视而不在饭菜上。

喂养小贴士

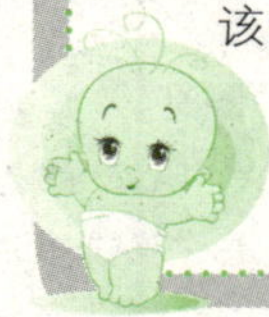

爸爸妈妈在宝宝吃饭时，不要对宝宝发火，以免破坏进餐时的轻松愉快气氛；也不要纵容孩子，不该吃的食物就不要让孩子吃，该少吃的食物爸爸妈妈应有所限制。

不强制孩子吃饭

有些孩子由于身体状态不佳或有偏食、挑食或厌食的毛病，吃饭很少，爸爸妈妈害怕孩子摄入的营养素不够而强制孩子吃饭。

强制饮食对于幼儿的机体和个性来说，都是一种最可怕的压制，是幼儿身心健康的大敌。有时孩子不想吃饭，那就是说孩子当时并不需要食物。

不强求孩子吃饭

强求是以软磨的形式出现的变相强制。有的爸爸妈妈强求孩子吃饭，变着法子说呀、劝呀，让孩子提要求呀，这些做法都不妥。

不讨好孩子吃饭

有些爸爸妈妈因孩子吃饭表现好就“讨好”孩子，给孩子提供奖赏。什么糖果、饼干、冰淇淋、大蛋糕等，这样不利于孩子养成健康的饮食习惯。

2. 纠正宝宝吃独食的小秘籍

为了让宝宝吃好，爸爸妈妈常常买些或做些宝宝爱吃的食物。这样做让宝宝感到在家中的特殊地位，形成了自私的心理。部分宝宝吃惯了独食，别人吃他一点东西他就不依不饶。

纠正宝宝独食的毛病，要先从分食开始。吃东西时，保证每个家庭成员都有份，即使为了保证宝宝的健康给他多一些，也要让他知道，这不是他的特权，别人需要时，也要有同样的权利。

吃饭时，要全家人到齐后再一起吃，不能让宝宝先上桌挑拣爱吃的东西。平时应让宝宝养成谦让的习惯。宝宝礼让时，被让人应说“谢谢”，让宝宝意识到他的行为是受到肯定的。即使被让人不吃，也要说明情况原因。如爸爸有虫牙，不能吃过甜的东西，奶奶牙不好，不能吃硬的东西等。以免让宝宝产生“反正他们不会真吃，只需假装让”的心理。

喂养小贴士

任何好习惯的培养都离不开父母的鼓励、表扬和以身作则，换句话说，宝宝的饮食习惯是可控的，而这个主动权掌握在父母手里。

3. 养成宝宝文明就餐习惯

❶ 给宝宝戴上一个大围嘴，或者围上一件旧衣服，这样可以有效地保护宝宝的小衣服不会被污染。❷ 准备两块湿毛巾，及时擦干净宝宝弄脏的小手小脸。❸ 每次只给宝宝少量小块的食物，这样既方便宝宝进食，也防止宝宝将食物弄得到处都是。❹ 尽量为宝宝提供那种不会弄脏小手指的食物，比如可以选择面包、米饭、水果丁、煮烂的蔬菜等，这样可以降低宝宝将衣物和餐桌弄得一团糟的概率。

4. 宝宝营养不均衡的解决办法

宝宝长得白白胖胖，就一定营养均衡吗？调查数据显示，大部分宝宝虽然食物摄入量极多，但存在膳食结构不合理的现象，有的宝宝往往只吃几种食物，时间长了就容易导致营养失衡。当宝宝营养不均衡时，身体、心理上都会出现一些信号，如此时父母能采取适当的补救方法，就可让宝宝免受“营养不均衡”的困扰。

❶ 宝宝长时间闷闷不乐，伴有反应迟钝。此时宝宝可能出现蛋白质与铁质的缺乏，应该多吃点儿肉类、蛋类及奶类食物。❷ 宝宝不能踏实入睡，且容易忘事。宝宝体内可能缺乏B族维生素，应该多吃点儿核桃仁、杏仁、动物肝等来提高身体所需的B

爸爸妈妈来互动

依次说出名称

把6样东西按先后次序排列在桌上，让宝宝看上几十秒钟，然后藏起来。要求宝宝凭记忆依次说出这6样东西的名称。

族维生素。③宝宝情绪变化无常，乱发脾气。此状况可能是由于宝宝过多摄入含糖量较高的食物所致，所以应该减少饮食中的甜品。④宝宝性格孤僻，动作不灵活。体内维生素C缺乏就会导致上述现象，所以在日常生活中，要增加维生素C的摄入，白菜、西红柿、苹果等都是很好的食品。⑤宝宝睡觉出现手脚抽筋、磨牙症状。这是缺乏钙质的信号，此时就要增加豆腐、奶制品的进食量。

另外，以前家长都把肥胖儿看成是营养过剩，其实不然，有一些肥胖宝宝是由于挑食、偏食等饮食习惯，造成身体所需的营养素不达标，从而导致身体不能正常分散热量。对于肥胖宝宝来说，一定要减少高脂肪食物的摄入，同时要增加摄入食物的种类，做到合理搭配，还有就是要多参加体育锻炼，及时排解身体的热量。

5.宝宝的一日食谱安排

食谱A

早餐 8:00	牛奶200毫升、馒头片1～2片、煎鸡蛋1个
早点 10:00	鱼肝油3滴、钙剂1克、香蕉1根
午餐 11:30	米饭50克、香菇炒油菜（油菜50克、香菇50克）、番茄汤
午点 15:00	牛奶200毫升、全麦饼干
晚餐 18:00	花卷1个（50克）、红烧鲤鱼（鱼50克）、素炒芹菜（菜50克）、肉丝汤1碗

食谱B

早餐 8:00	虾仁、小白菜、挂面汤甩鸡蛋（虾仁10克、挂面50克、鸡蛋1个）
早点 10:00	果汁一杯、饼干
午餐 11:30	馅饼（肉20克、冬瓜末50克、白菜30克、韭菜10克）、小米粥（小米、桂圆、葡萄干）
午点 15:00	豆浆1杯（200毫升）、威化饼干2块
晚餐 18:00	小馒头1个（50克）、肉炒青椒（肉50克、青椒50克、番茄10克）、鸡蛋汤1碗

食谱C

早餐 8:00	牛奶200毫升、馒头片1～2片、煎蛋角（鸡蛋1个、肉末30克）
早点 10:00	鱼肝油3滴、钙剂1克、橘子1个

午餐 11:30	米饭（米50克）、肉末蘑菇炒油菜（蔬菜50克、肉20克）、番茄汤
午点 15:00	牛奶200毫升、全麦饼干
晚餐 18:00	花卷1个（50克）、红烧鲤鱼（鱼50克）、素炒芹菜（菜50克）、酸辣汤（榨菜、鱼头）

四、吃什么才聪明

1. 吃坚硬食品可防止牙齿畸形

近年来，儿童牙齿错合畸形的发病率越来越高，其中一个重要原因是：儿童食品越来越精细，孩子的咀嚼功能弱化。专家建议爸妈多给孩子吃牛肉干、烧饼等“坚硬耐磨”的食品，保证孩子的牙齿整齐健康。

牙齿畸形的原因

◎ 遗传因素

◎ 后天因素

在后天因素中，咀嚼功能退化是主要原因之一。现在的儿童食品越来越精细，大量奶制品、面包、膨化食品，使孩子的咀嚼功能越来越弱，牙齿和口腔内外的肌肉得不到应有的锻炼，导致肌肉无力、萎缩，颌骨发育异常，但牙齿的数量并没有减少，所以儿童牙齿错合畸形的发病率也越来越高。

精细的食物还容易引起牙齿龋坏，出现牙齿缺损、乳牙过早丢失、恒牙萌出间隙不足，进而造成牙齿排列不齐。

爸爸妈妈要注意

在替牙期内补钙对于牙齿及颌骨生长的作用远低于咀嚼功能训练。应加强儿童咀嚼功能训练，充分锻炼口腔肌肉功能，进而有效刺激下颌骨的生长发育。要多给孩子吃一些坚硬耐磨的食品，如排骨、牛肉干、烧饼、锅巴、馒头干、苹果等。孩子2岁左右乳牙基本完全萌出后，应定期到正（规口腔专科检查，预防龋齿，保证恒牙的正常）萌出，同时对有颌骨异常发育的患儿进行早期干预治疗。

2. 宝宝不吃早餐影响智力发育

儿童吃好早餐有益健康，这个道理似乎大家都知道，但很多爸妈却很难做到。

不吃早餐影响智力发育

研究发现，经常吃早餐，特别是每天都吃早餐的孩子，总体的健康水平明显高于不吃早餐的学生，他们喜欢运动，有较好的饮食习惯，而不吃早餐的学生除了集中力低外，反应也慢，身材瘦削，长不高，往往有营养不良的表现。

追踪调查的结果显示，不吃早餐的孩子大脑小于每天吃早餐的孩子，即便他们后来注意到了健康饮食，但已萎缩的大脑也无法恢复成长，仍比从小就有吃早餐习惯的人小，因此，智力发育就差。

喂养小贴士

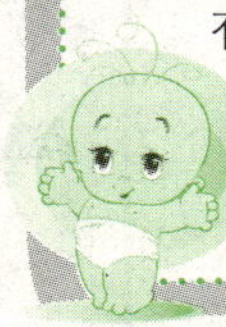

早餐提供的能量应占全天总需要量的30%。在形式上，早餐应该有干有稀，只干无稀，难以下咽；只稀无干，不耐饥，还不能得到充足的营养。

合格早餐的特点

国内外营养学界的共同的意见是：儿童早餐不但要吃，而且要吃好。那么，什么样的早餐是儿童理想的早餐呢？

营养充足的儿童早餐应该做到食物多样化，要包括四类食物，即粮谷类食物、动物性食物、蔬菜与水果、奶类或豆类食物。

粮谷类食物

如米饭、面包、烧饼、发糕、面条、粥，含有的大量碳水化合物，可为孩子提供充足的能量，能保证整个上午有充沛的精力投入学习。

动物性食物

如蒸鸡蛋、香肠、酱猪肝、蒸鱼、蒸鸡蛋糕，既能提供孩子生长发育需要的优质蛋白质，又能提供上午需要的部分能量。

蔬菜与水果

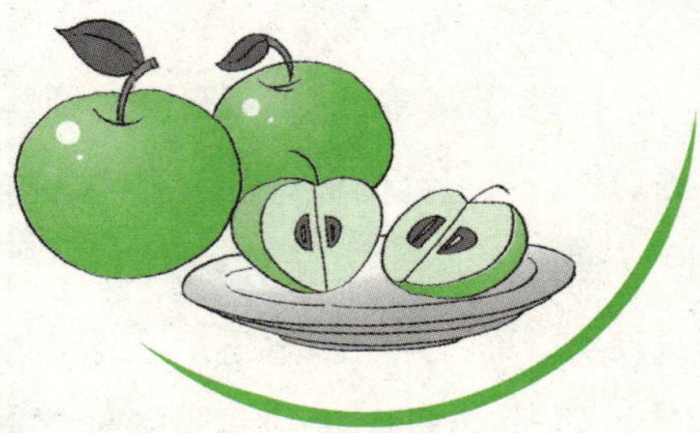

如炒芹菜、生拌洋葱丁、糖拌西红柿、菠菜汤、苹果、杏、樱桃，所含的维生素C与矿物质，有利于满足上午大脑与各器官的

代谢需要。

奶类或豆类食物

如牛奶、酸奶、奶酪、豆浆、豆腐、炒黄豆芽或豆腐干，能提供优质蛋白质，也能提供在儿童发育中占有重要地位的矿物质钙。

如果早餐中具有其中三类食物，就算是合格的早餐，如果只具有一类或两类食物，则这顿早餐的质量就是差的。需注意的是，早餐时如有水果，量不宜大，30克左右即可。

3. 让宝宝聪明的食物

所有的爸爸妈妈都有一个共同愿望，就是让宝宝变得聪明、伶俐。科学研究证明：食物可以改善大脑的发育，健脑、养脑的第一原则就是从各种食品中吸取均衡营养。所以，在吸取营养时，重要的是选择有利于健脑、养脑的各种食品。

动物的内脏和瘦肉、鱼

含有较多的不饱和脂肪酸及丰富的维生素和矿物质。水果如苹果、香蕉，不但含有多种维生素、无机盐和糖类等构成大脑所必需的营养成分，而且含有丰富的锌，锌对增强记忆力有很大益处。常吃水果，可促进智力的发育。

豆类及其豆制品

含有丰富的蛋白质、脂肪、糖类及维生素A、维生素B等，尤其是蛋白质和氨基酸的含量高，以谷氨酸含量最为丰富，谷氨酸能促进脑神经的活动，是大脑赖以活动的基础。

硬壳类食物

如核桃、花生、杏仁、葵花子、松子等均含有对大脑思维、记忆、智力活动有益的脑磷脂和胆固醇。

蔬菜、海鲜

有助于大脑的发育。健脑食品的选择应适宜宝宝的消化吸收，量要适合、全面，不能偏重某一种或以健脑食物替代其他食物。摄入食物种类要广泛，避免营养不全面而影响宝宝正常的身心发育。

五、营养食谱

豆腐蒸蛋

【原料】豆腐2块，鸡蛋4个，猪肉末50克，水发香菇数朵，花生油、生抽、盐、味精、胡椒粉、葱末各适量。

【做法】将豆腐放入热水中氽透取出，沥干水，放入碗中用筷子搅烂。鸡蛋打入碗中，用筷子调匀，放入少许盐、味精、生抽、胡椒粉搅拌均匀，再放入豆腐。将洗净的香菇去蒂切碎成末。将猪肉末、香菇末、葱末放入豆腐碗中拌匀，浇上花生油，放入蒸笼中用旺火蒸10分钟，浇少许香油即成。

炒牛肉丝水芹

【原料】牛肉丝250克，水芹段150克，酱油25克，素油50克，淀粉25克，葱、姜末、黄酒、盐、麻油、味精、糖适量。

【做法】牛肉丝加入盐、黄酒、淀粉上浆；取碗放进酱油、葱、姜末、黄酒、麻油、味精、糖拌匀待用。开油锅油温五成，投入牛肉丝，旺火翻炒，下水芹及拌好的调料，速搅拌透，浇上明油即可。

【功效】此菜富含优质蛋白质及多种维生素，可健脾养胃，增进食欲。

肉片炒香干

【原料】猪肉片150克，五香豆腐干100克，青椒片25克，素油40克，酱油25克，海米10克，黄酒、糖、盐、姜、葱、味精、淀粉适量。

【做法】猪肉片放碗里加盐、黄酒、淀粉上浆，海米用开水泡发，香干切片用开水烫过捞出，沥干水。开油锅，油温五成，投入肉片，倒进海米翻炒一会儿，下进青椒片、香干片拌匀后即放进酱油、糖、姜、葱、味精搅匀，水淀粉勾芡，浇上明油即可。

【功效】此菜含多种蛋白质及维生素，是日常营养菜肴之一。

第三节

2岁7～9个月幼儿喂养方案

一、身心发育情况

各种营养素过多，不但起不到促进智力、身体发育的作用，反而影响宝宝的健康。

身体发育

体重	男孩 13.0～13.53千克	女孩 12.55～13.13 千克
身高	男孩 91.35～93.38厘米	女孩 90.3～91.7 厘米
头围	男孩 47.88～48.95厘米	女孩 47.7～48.8 厘米
胸围	男孩 49.45～50.54 厘米	女孩 49.1～50.2 厘米
牙齿	20 颗乳牙	

体格发育

此阶段的幼儿，躯体动作和双手动作在继续发展，比前阶段熟练、复杂，而且增加了随意性，可以比较自如地调节自己的动作。可以自由轻松地从楼梯末层跳下，会独脚站立。双手动作协调地穿串珠，会用手指一页一页地翻书，会将纸折叠成长方形。对周围事物有极大的好奇心，喜欢不断地提问。

感觉运动发育

喜欢看图书、听故事，能回答故事中的主要问题。穿鞋时能分清左、右。学习自己洗脚，自己穿有扣子的衣服。喜欢帮助妈妈做事。能自己收拾衣物和玩具。

语言、适应行为发育

宝宝会用简单句与人交往，不仅会用“你”、“我”、“他”代词，还会用连词。知道许多日常用品的名称和用途。所用简单句包括主语、谓语和宾语。所用的词汇中以名词最多，动词次之。直接用名词陈述自己或别人的行为。开始出现问句，如“我们上哪儿去玩？”开始学会等待，如去公园玩碰碰车要排队等候。

心理发育

幼儿在认识物体时，几乎都是按照物体的形状进行选择，而不是注意物体的颜色。说明此期幼儿认识物体，首先注意的物体形状而不是物体的颜色。开始出现想象力，但比较简单，只是实际生活的简单的重现，如在家里用娃娃当宝宝，自己当妈妈，送娃娃上幼儿园等。但想象力能使幼儿做出超越当时现实的反映，心理现象可以更为活跃丰富。

此阶段，幼儿的思维方式仍明显地带着行动性。思维与行动密切联系。能分出物品大小。能摹仿画横线、竖线。口数数能数 6～10。与周围人们有广泛复杂的交往，促进了情绪和情感的发展，出现高级情思的萌芽。如成人给予他简单事情做，完成后会体会到“完成任务”的愉快。和小朋友相处，会引起友爱、同情等情感体验。认识简单行为准则，如“对”或“不对”或“不可以”。

二、生长发育测评

智能发育测试（2 岁 7 个月）

分类	项目	测评方法	通过标准
大动作	登上三层的攀登架	鼓励宝宝在儿童游乐场或幼儿园的攀登架下往上爬，大人在一旁看护	能爬上 3 层攀登架（每层间距 12～15 厘米）
精细动作	会捏面塑	用一个小面团示范捏成盘子、碗、苹果等，鼓励宝宝模仿	能捏成 2～3 件小物品
	会解结，按扣	在宝宝脱或穿上衣时，让他解开或按上扣子	能不用帮助解结，按扣
	开合拉锁	示范开合末端封闭的拉锁，鼓励宝宝做	能自己开合拉锁

续表

分类	项目	测评方法	通过标准
认知能力	认识4～5种不同职业	向宝宝出示不同职业图片，问宝宝“这是谁？”“他是干什么的？”	能正确回答6～8种职业及作用，如司机开汽车、农民种粮食、警察捉坏人、医生给人看病等
	背数、点数、按数取物	要求宝宝口头背数；然后出示20个扣子让宝宝将扣子逐个点数放入盒子里，点数到口述与实物不符不止，再让他“拿3个给我”	能口头数数到20；点数到3；能拿出3个扣子
言语	回答故事中的问题	要求宝宝讲一个他已经熟悉的故事，如《拔萝卜》，讲完后，提问：“谁先去拔，拔什么，怎样才能拔出来？”	能准确回答故事中的问题
	回答“如果”后面的结果	用宝宝熟悉的故事如《小兔乖乖》提问：“如果小白兔以为是妈妈回来了，把门打开了会怎样？”	能准确回答
情绪与社会行为	学会等待	观察宝宝在适当的场合如排队买东西或玩耍需要等待时的表现	知道要排队，并耐心等待

智能发育测试（2岁8个月）

分类	项目	测评方法	通过标准
大动作	举手过肩投球2米以上	示范举手过肩向远处抛小皮球，鼓励宝宝做	能举手过肩向远处抛球，球落地处离宝宝2米以上，三试二成
	熟练骑足踏三轮车	让宝宝骑足踏三轮车	熟练骑三轮车，会走直路，转弯
精细动作	定形撕纸	用缝纫机在白纸上轧成圆形、三角形、长方形等形状，示范照着针孔将纸撕成相应形状	会撕圆形、三角形、长方形等形状
	会写2～4个数字	示范书写1、7、4、2等数字	会正确书写2～4个数字

续表

分类	项目	测评方法	通过标准
认知能力	初步理解时间概念	当宝宝有某种强烈的要求时，告诉他“等吃过饭再……”或“等爸爸回来后再……”，观察到时间后他是否还有这种要求	到时间后，仍有要求，或准备做所要求的事
	认识6~8个数字	出示数字卡片，让宝宝指认	会认6~8个数字，三试二成
	颜色、字卡、数字、配对	让宝宝在10张彩图中将颜色相同的两张图片找出来；将宝宝认得的汉字和数字每个字各写两张混在一起，要求宝宝将相同的字找出来	能按指定的颜色、汉字、数字在卡片中找出来
言语	介绍家庭相册中的人和职业	当家里来了相册中有的亲戚或客人时，请宝宝向他介绍相册中的人，告诉他们来人是谁，干什么职业，在哪工作等	能说出带来家里的亲朋好友的职业，在哪工作等
情绪与社会行为	购物当助手	带宝宝到商店购物时，让他帮助购物取物并介绍该物品的名称和用途，回家后让宝宝复述	喜欢帮助大人购物，能说出所购的2~3种物品的用途

智能发育测试（2岁9个月）

分类	项目	测评方法	通过标准
大动作	会接距离1米抛过来的球	与宝宝对面而立，相距1米左右，将大皮球直接抛向宝宝的胸前，鼓励他用双手接住	能接住距1米左右直接抛来的球，三试二成
精细动作	每分钟穿上10个珠子	用纸绳和内径约5毫米的木珠与宝宝穿珠比赛，看他1分钟能穿上几个	1分钟能穿上10个，三试一成
认知能力	扣子分类	将一堆扣子倒在纸上，先示范取出4~5个不同的扣子做样板，让宝宝从一大堆扣子里挑出与样板颜色、大小、形状完全相同的扣子。再让宝宝将分好的扣子按颜色合拢，再按大小或形状合拢	能按照大人的指令给扣子分类

续表

分类	项目	测评方法	通过标准
言语	反义词配对	出示10对反义词卡片中任一词，让宝宝从卡片找到反义词	能准确找出6～7对反义词，每对词三试二成
	会用相册讲自己小时候的故事	在适当场合，鼓励宝宝向他的小朋友或他喜欢的大人用相册介绍自己过去的事情	能准确找出6～7对反义词，每对词三试二成
情绪与社会行为	能帮大人做家务如收衣服	大人收拾晾干的衣服时，请宝宝帮忙，将每个人的衣服分别放在衣柜中一定位置，适当的时候让他取出自己的衣服	乐意帮助大人收拾衣服，能记住自己放衣服的地方

三、喂养有方

1. 2岁半幼儿的喂养特点

2岁半后，幼儿乳齿刚刚出齐，咀嚼能力不强，消化功能较弱，而需要的营养量相对高，所以要为他们选择营养丰富而易消化的食物。饭菜的制作要细、碎、软，不宜吃难消化的油炸食物。

要有充足的优质蛋白质

幼儿旺盛的物质代谢及迅速的生长发育都需要充足的且必需氨基酸较齐全的优质蛋白质。幼儿膳食中蛋白质的来源，50%以上应来自动物蛋白质及豆类蛋白质。

热量适当，比例合适

热量是幼儿活动的动力，但供给过多会使孩子发胖，长期不足会影响生长发育。

膳食中的热量来源于三类产热营养素，即蛋白质、脂肪和糖类。三者比例有一定要求，幼儿的要求是：蛋白质供热占总热量的12%～15%，脂肪供热占25%～30%，糖类供热占50%左右。各类营养素要齐全，在一日的膳食中要有以谷类食品为主，要供给优质蛋白质的肉、蛋类食品，还要有供维生素和矿物质的各种蔬菜。

2.2岁半宝宝的进食心理分析

进入幼儿期的孩子，愿意自己做事，不愿按成人意见办事，但喜欢模仿别人动作。心理活动受外界的影响，是被动的。开始有语言和思维，开始形成习惯。

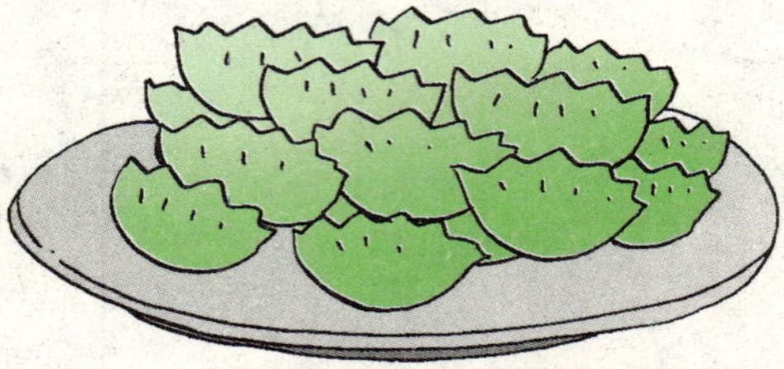

在进食方面，喜欢自己吃饭，用自己固定的碗和勺，并坐在固定的座位上。2岁以下的幼儿对食物的花样变换没有兴趣，喜欢吃已经习惯了的食物，如每日蛋羹、面片、菜粥也不会厌烦，对没吃过的食物持怀疑态度，喜欢菜、饭拌在一起吃，还喜欢吃包子、饺子等带馅食品，特别喜欢自己用手拿着吃。因此，对3岁前的幼儿要注意培养良好的饮食习惯，从小给予多种食品，接触各种味道，以免挑食、偏食，才能获得全面均衡的营养。

3.要警惕让宝宝食过敏的食物

宝宝吃了某种食物后表现出了湿疹、血管神经性水肿，甚至出现腹痛、腹泻或哮喘等症状，这说明宝宝对此种食物过敏。

这就要求爸爸妈妈在给宝宝调节食谱时避免摄入致敏食物，尤其应留心过敏体质的宝宝，如果宝宝误食了致敏食物会使病情加重或复发。

要判断哪种食物使宝宝过敏，爸爸妈妈就应仔细观察或去医院做皮肤过敏实验、食物负荷试验等，以此来协助诊断。平时，如宝宝食用某一食物后出现过敏症状，之后渐渐消失，再次食用又出现相同症状，如此反复几次即可初步判断宝宝对此食物过敏。

最常见的引起过敏的食物是异性蛋白质食物，如大虾、鱼类、动物内脏、鸡蛋(尤其是蛋清等)。个别宝宝对某种蔬菜也过敏，如黄豆、毛豆等豆类，蘑菇、木耳等菌类。个别宝宝对香菜、韭菜、芹菜也会过敏。

喂养小贴士

每周都制定一个天天不重复的食谱，让宝宝对每天的食物都有新奇感，并尽量做到形状和味道都有变化，这样不仅能为宝宝均衡地补充营养，也可以有效地避免宝宝出现偏食。

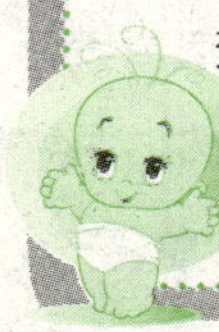

尽量避免宝宝食用使其过敏的食物，等宝宝再长大一些，消化能力增强，免疫功能日趋完善时，有可能逐渐脱敏。

4. 山楂的妙用，你知道多少

促进消化吸收

山楂能增加胃蛋白酶的分泌，具有助消化的功能，能帮助消化胃中食物，尤其是脂肪类。

宝宝胃内各种辅助成分分泌不足，由于生长发育的需要，蛋白质和脂肪的摄入量较多，如调理不好容易造成积食、消化不良，出现腹胀、腹满、恶心、不想进食的症状，经常给宝宝吃一些山楂，能起到调理肠胃，促进肠胃的消化吸收功能。

营养丰富

山楂中富含多种矿物质，如钙、磷、铁、钾、钠，特别是维生素 C 的含量很高，在水果中是最多的。

维生素 C 能帮助体内形成细胞胶，维持正常的组织功能，预防坏血病。宝宝的免疫调节功能较差，而维生素 C 可以增强宝宝对疾病的抵抗力，能促进伤口愈合，对痢疾杆菌有较强的抑制作用。

配白糖水

用山楂配白糖水，可作为宝宝在秋冬季常用饮料，是宝宝泻胃火的良方。

5. 宝宝不宜多吃的十种食物

可乐饮料：可乐饮料中含有一定的咖啡因，咖啡因对机体中枢神经系统有很强的刺激作用。由于宝宝正处于身体发育期，体内各组织器官尚未成熟，会造成宝宝兴奋，易患多动症等。

彩色食品：彩色食品所用色素虽少，也会导致慢性中毒，合成色素一旦附着在黏膜表面易发炎，形成溃疡。

人参食品：宝宝不宜吃人参食品。人参食品有促使性激素分泌的功能，食用这类食品会导致性早熟，影响身体正常发育。

腌制品和熏制品：腌制食品中含有大量二甲基亚硝酸盐。熏制食品使食物炭化产生致癌物质，对宝宝的毒害很大。

大量的动物脂肪：宝宝大量食用动物油中的饱和脂肪，会影响对钙质吸收，可造成血脂和血液中胆固醇增高，诱发心血管疾病。

浓茶：浓茶中含有大量鞣酸，鞣酸在人体内遇铁便生成鞣酸铁，难以被人体吸收，容易造成人体缺铁，引发缺铁性贫血。而且喝茶可使宝宝过度兴奋，影响宝宝的睡眠。

街头小贩制作的零食：如糖葫芦、棉花糖、油煎饼等。这些零食看上去很诱人，但大多都不符合国家卫生要求，个别食品色素和糖精大大超标，有的干脆细菌超标，所以这些食物对身体不仅有害，还常会发生消化不良等多种疾病。

爆米花：爆米花中含有过量铅等金属元素，会对神经系统发育造成危害。

罐头食品：大多数罐头食品都经过防腐处理，食物中含有多种致病物质，会加重各组织解毒排泄的负担，可以引起慢性中毒。

泡泡糖：泡泡糖中含有增塑剂等多种添加剂，有一定的微量毒性，对宝宝来说都不宜食之。另外，宝宝吃泡泡糖的方法不卫生，容易造成肠道疾病。

6. 哪些宝宝需要吃强化食品

强化食品是在食品原料中添加必需的特殊营养素，如各种维生素、矿物质、氨基酸等，这些又称为强化剂。需要添加营养强化剂的食品叫媒体食品，如牛奶、代乳粉、饼干、饮料、果酱等。强化食品使得宝宝能方便地从中获得所需要的额外营养素，以满足生长发育的需要。

哪些宝宝需要强化食品？一般来说，天然的各种食品通过合理搭配，注意品种的多样化，提供可以生长发育所需的数量，进行科学合理的烹调，加上宝宝能够全面摄取、不是挑食偏食，完全能满足身体的需要，不必加用强化食品。但宝宝胃肠通道患

爸爸妈妈来互动

打保龄球——投掷

准备6个空的矿泉水瓶，摆放成三角形当保龄球。给宝宝一个小皮球，教他站在离瓶子1米左右的位置，将球扔向瓶子（也可以用脚将球踢出去）。瓶子推倒后，重新码好，接着玩。可以根据宝宝的能力，调整他和瓶子之间的距离。

了病，消化功能受到影响；或宝宝生长发育过快，一般饮食不能满足需要；以及有挑食、偏食习惯的宝宝，其食谱狭窄，也容易出现营养缺乏情况；另外，人工喂养的宝宝需要近似人奶的配方奶。以上几种情况家长宜合理给予强化食品。

怎样正确选择强化食品？选择强化食品要“对号入座”：要针对宝宝需要加以选择，如母乳喂养的宝宝可选择铁强化食品，以防贫血。牛奶喂养的宝宝选用强化维生素 A、维生素 D 的牛奶，可有效地预防佝偻病。平时不爱吃蔬菜、水果的宝宝可选择维生素 C 强化食品。只吃细粮，不爱吃杂粮的宝宝可选择含有维生素 B_1 的强化食品。少吃牛奶和豆制品的宝宝宜选择钙强化食品。食用强化食品剂量要有“分寸”：强化食品摄入过少不能起到补充营养的作用。如果摄入过量会适得其反，引起营养素中毒。如吃了强化铁的奶粉，又加服强化铁米粉会引起铁中毒。食用强化维生素 A、维生素 D 的食品，又补充维生素 A、维生素 D 制剂也会引起中毒。所以营养强化剂的量不要超过生理需要量。一般在强化食品包装上都注明了强化剂的量，家长可以参考。

另外，由于宝宝的营养状况是不断变动的，所以不要把强化食品不间断地长期给宝宝食用，否则会使某种营养素补得“过头”，破坏了它与其他营养素之间的平衡，要采取吃一段时间、停一段时间的方法更妥当。

7. 宝宝为什么喜欢快餐

走在街道上能够看到各种各样的快餐店里座无虚席，生意火暴，顾客大都是宝宝和他们的家长，为什么宝宝都喜欢快餐呢？

快餐迎合宝宝的口味

一项调查表明，在宝宝最喜欢吃的食物中，12.3%是油炸类，21.8%是甜食类，7.9%是谷物类，21.0%是肉类食品，而 14.8%是饮料食品。其中，爱吃油炸食品的原因中，有 73.3%的宝宝认为好吃，而 5.7%的宝宝认为有香味。而快餐尤其是洋快餐中正恰恰拥有这些吸引宝宝的东西，炸猪排、炸鸡腿和炸土豆条等油炸食品，又香又脆，确实很吸引宝宝。

广告的作用

为了让自己的品牌深入人心，快餐企业大打广告战，在全国许多电视台的黄金时段都能看到洋快餐广告。商家正是针对宝宝对新鲜事物的好奇心，广告中利用明星形象，展示各种美味食品，更用随餐赠送的小玩具吸引宝

喂养小贴士

不要突然让宝宝断零食

突然不准宝宝吃零食，可能会使幼儿心理产生挫折而哭闹，这时妈妈就必须耐心对待，有忍受宝宝哭闹的心理准备，但也不可因心疼或受不了而妥协、让步，否则会功亏一篑。此外，妈妈要改的是宝宝的一个习惯、一件事，而非他本身，所以妈妈也要避免用其他物质上的奖品来鼓励宝宝。

宝们的眼球，牢牢抓住了这一消费群体，使宝宝们成为洋快餐店的忠实顾客。

家长的不恰当诱导

调查中发现，我国城市儿童通常在节假日、生日、考试成绩好的时候到快餐店就餐。被调查者中有66.2%的宝宝在节假日由父母带着去快餐店；34.3%在洋快餐店庆祝自己的生日；在考试成绩好或表现好的时候，17.8%的宝宝会从父母那里得到吃洋快餐的奖励。换句话说，许多家长把洋快餐作为礼物送给宝宝，洋快餐被当成奖励，无形中向宝宝传达了“洋快餐是好的、高级的”这种含义。

快餐给了宝宝什么

看着自己的宝宝贪婪而香甜地吃着炸薯条喝着可乐，不少家长可能都沉浸在幸福之中，可能会庆幸为挑食的宝宝找到了简便易得的食品。殊不知，宝宝身体疲弱，生长发育迟缓都与这种饮食结构有关。油炸食品不容易消化，多吃容易得胃病。宝宝的胃肠道功能还没有完全发育成熟，高温食品进入胃内后会损伤胃黏膜而得胃炎。油脂在高温下会产生一种叫“丙烯酸”的物质，这种物质很难消化。多吃油炸食物的宝宝会感到胸口发闷发胀，甚至恶心、呕吐或消化不良，个别宝宝吃了油炸食物后还会连续几顿吃不下饭。而长期吃甜食，嗜饮甜饮料会给儿童带来精神方面的隐患，使宝宝情绪激动，具体可以表现为好哭好闹，爱发脾气，多动好动，容易烦躁。

8. 怎么给宝宝适当选择零食

选择含有丰富营养素、低糖、低能量、高膳食纤维的食品

如水果、酸奶、奶片、枣、牛肉干、粗纤维饼、海苔片等。核桃仁、花生、杏仁等坚果类食品虽含维生素 E 和锌、铁等矿物质，但脂肪含量也多，只宜适量吃，不可过多。

尽量不选或少选含糖高、脂肪多的食品。

如巧克力、冰激凌、糖果等食品。这些食品虽有特殊风味对宝宝具有一定的吸引力，但这些食品毕竟含糖、脂肪高，为防止龋齿和肥胖则尽量少吃。各种人造奶油食品，如奶油蛋糕含能量高，可导致肥胖和血脂升高；此外，大多西点都用氢化植物油，含大量的“坏脂肪”反式脂肪酸，增加了人们患心脑血管疾病的风险。果脯类食品在制作过程中维生素已遭破坏，除含能量外其他营养素很少。其他如水果糖、果冻都没多少营养，少吃为佳。

不要选择过咸、腌制食物及油炸膨化食品作为零食

油炸食品，含能量高、营养低、不易消化，如炸薯片、薯条等。膨化食品，如虾条、雪饼等，主要是糖、淀粉和膨化剂制成，蛋白质含量很少，并且有的产品含大量色素、防腐剂、香精，多食不利，可导致肥胖。话梅类食品含盐分多，对健康也不利。至于街头烧烤，除了不卫生、质量不可靠且会产生致癌物，当然是最好不吃。

不宜购买附带玩具的小食品

不少厂家为引诱儿童购买食品，在包装袋内附带游戏卡或各种小食品。这些附带物没有经过消毒，极易传染疾病。再有这些玩具存在极大安全隐患，容易误吸误食。我国已明令禁止食品中附带玩具。

9. 宝宝的一日食谱安排

食谱 A

早餐 8:00	牛奶 200 毫升、肉包子 1 个
早点 10:00	苹果 1 个、鱼肝油 3 滴、钙剂 1 克
午餐 11:30	肉卷 1 个（面 50 克、肉末 20 克、葱 1 克）、蒸蛋羹 1 碗（蛋 1 个）、冬瓜汤（冬瓜 20 克、虾皮 10 克）
午点 15:00	牛奶 200 毫升、芝麻饼 1 个
晚餐 18:00	卤面条 1 碗（面 50 克、肉片 20 克、番茄 20 克、黑木耳 5 克）

食谱 B

早餐 8:00	牛奶 200 毫升、面包 2 块、鸡蛋 1 个
早点 10:00	鸭梨 1 个、鱼肝油 3 滴、钙剂 1 克
午餐 11:30	米饭一小碗、海米油菜 1 盘、番茄鸡蛋汤 1 碗
午点 15:00	鲜橙汁 200 毫升、雪饼 2 块
晚餐 18:00	八宝粥 1 碗

食谱 C

早餐 8:00	牛奶 200 毫升、果酱馒头 1~2 片
早点 10:00	豆腐脑 1 碗、橘子 1 个、鱼肝油 3 滴
午餐 11:30	米饭 1 碗（米 50 克）、酥鱼（鱼 50 克）、炒绿豆芽（豆芽 50 克）、小白菜虾米皮汤（菜 10 克、虾米皮 10 克）
午点 15:00	牛奶 200 毫升、膨化米花 10 克
晚餐 18:00	猪肝片炒面条（面 50 克、肝 20 克、黄瓜 30 克、木耳 10 克）、青菜豆腐汤（青菜 20 克、豆腐 20 克）

四、吃什么才聪明

1. 血豆腐能给宝宝补铁吗

宝宝可以吃血豆腐吗

孩子不爱吃东西爸爸妈妈发愁，孩子太爱吃一种食物爸爸妈妈也发愁。有的爸爸妈妈发现两三岁的宝宝非常喜欢吃血豆腐后反而开始担心，吃血豆腐会影响发育吗？营养专家介绍，小孩吃血豆腐没有问题，但是要注意每天不能超过 50 克，最好选择真空包装的鸡血和鸭血。

宝贝吃血豆腐的几点注意

血豆腐里面含有蛋白质、铁等营养物质，幼儿吃血豆腐可以补血。对于幼儿吃血豆腐，王勇医师提出了几点建议：

◎ 建议幼儿吃血豆腐最好选择鸡血和鸭血，因为这两种血豆腐口感比较嫩，营养物质容易吸收。

◎ 炒血豆腐之前要用水浸泡，一定要炒得十分熟才给孩子吃。不管是煮、炖还是炒，给孩子吃“熟”的很重要。

◎ 血豆腐虽然营养价值较高，但是由于动物血液的成分比较复杂，而且还有滑肠作用，虽然不会造成腹泻，但是也不能常吃。一天不要多于 50 克，不要天天吃。

2. 摄入的脂肪要合理

脂肪在宝宝成长过程中起着十分重要的作用。

满足宝宝对热量的需要：脂肪是热量供给的主要来源，处在生长发育阶段的宝宝，机体新陈代谢旺盛，需要大量的热量，正是脂肪满足了宝宝对热量的需要。如果宝宝饮食中脂肪供给不足，将导致热量不足，进而影响其身体正常发育。此外，由于得不到充足的热量，宝宝所吃食物必将增多，从而增加胃肠的负担，导致消化功能的紊乱。

脂肪有利于神经系统的发育：磷脂是构成脑细胞、脑神经、血小板的重要成分，也是人体其他组织细胞、神经形成及发育的重要原料。如果宝宝饮食中长期缺乏不饱和脂肪酸，将对脑髓神经的正常发育和智力发展造成很大的影响。

有利于脂溶性维生素的摄入：脂溶性维生素A、维生素D、维生素E等只有在脂肪中溶解才能被机体吸收。如果脂肪摄入不足，势必影响其吸收，会使宝宝的呼吸道、生殖器官黏膜和骨骼的发育受到影响。

脂肪对脏器有保护作用：脂肪多分布于皮下、腹腔和肌肉间隙，起着填充间隙、保护内脏及关节的作用。脂肪不足的宝宝，肢体各器官受伤害的机会增多。脂肪中的不饱和脂肪酸是合成磷的必需物质，对皮肤的微血管有保护作用。

含脂肪多的食品主要有食油、奶油、蛋黄、肉（尤其是肥肉）、肝等。

要知道，脂肪摄入过多会引起肥胖，摄入过少会使体重减轻。所以，爸爸妈妈要控制好宝宝的摄入量。

3. 四大坏习惯影响宝宝智力

在日常生活中一些熟视无睹的问题，常能影响孩子智力的发育，值得爸爸妈妈注意。

头发过长

同人体的其他组织或器官一样，头发也需要营养，且其所需的营养物质种类有几十种之多。由于头发所需营养全部来自头部的血液循环，所以头发过长，所消耗的营养势必就多，大脑的正常生

> **爸爸妈妈来互动**
>
> **找朋友——配对**
>
> 准备3组大小、颜色相同的瓶子，打乱顺序，然后请宝宝从中找出一模一样的瓶子来，进行配对练习。

理活动就会受到影响。

食不厌精少食或不食粗纤维蔬菜

这些孩子大便在肠道中的停留时间将会延长，人体就会吸收其中过多的有毒物质。当这些有毒物质的量超过肝脏解毒能力时，多余部分将通过血液循环进入大脑侵害中枢神经，造成中枢神经中毒，出现记忆力下降、注意力分散、思维迟钝等症状，久之影响智力发育。

甜食过量

脑部的正常发育离不开充足的蛋白质和维生素。而甜食过量可影响食欲，从而减少高蛋白及多种营养物质的摄取。

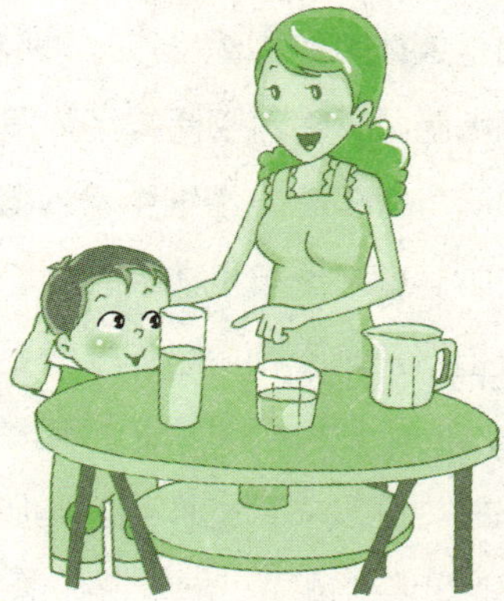

轻视早餐

美国学者的实验证明，在其余实验条件相同的情况下，吃高蛋白早餐的孩子的学习成绩优于吃素食早餐者，而不吃早餐孩子的学习成绩更差。

五、营养食谱

糖醋藕片

【原料】净藕 250 克，素油、糖、干淀粉、醋、盐、番茄沙司适量。

【做法】将藕切成 3.96 厘米长、1.65 厘米宽的片，放盐浸透，拍上干淀粉。开油锅，油温七成，将藕片逐一下锅，煎至呈黄色捞出。锅留底油，加盐、糖、清水 50 克，烧开后加醋、水淀粉勾芡，翻几下淋上明油、沙司出锅，浇在煎好的藕片上即可。

煸烧肘子

【原料】猪肘 1 个，素油 25 克，酱油 150 克，黄酒 50 克，花椒粉、糖、姜块、葱段、茴香适量。

【做法】将肘子洗净、去毛，切成 5 厘米见方的块，用热水洗过。锅放油烧热，油温七成，下进肘子煸透，加水 250 克及黄酒、姜（拍扁）、葱、花椒、茴香，旺火烧开，文火烧烂，加糖，收汤即可。

茶叶烧鲤鱼

【原料】鲤鱼 500 克，绿茶 25 克，素油、酱油、盐、黄酒、糖、醋、姜、葱末、味精、淀粉适量。

【做法】鲤鱼去鳞、鳃，内脏洗净，两边肉厚处划 3 直刀，用盐、酒腌 10 分钟，茶叶用开水泡 3 次，每次泡 5 分钟，用开水 150 克左右，共泡茶水 500 克左右备用。油锅烧开后将鱼拍上淀粉入锅炸透滗去油。加酒、酱油、糖、醋、葱、姜、茶叶水旺火烧开，文火烧至汁剩 100 克时下味精，水淀粉勾芡即可。

第四节 2岁10～12个月幼儿喂养方案

一、身心发育情况

幼儿全身的各个器官都处于幼稚、娇嫩的阶段，它们的活动能力有限。

身体发育

体重	男孩 13.53～15.60 千克	女孩 13.13～15.13 千克
身高	男孩 93.4～95.6 厘米	女孩 91.7～93.2 厘米
头围	男孩 49.8～50.95 厘米	女孩 48.7～49.8 厘米
胸围	男孩 50.5～52.5 厘米	女孩 50.2～52.2 厘米
牙齿	20 颗乳牙。	

体格发育

3岁末，脑的重量为1000克，整个幼儿期脑容量只增长100克。但脑内的神经纤维迅速发展，在脑的各部分之间形成了复杂联系。神经纤维的髓鞘化继续进行，尤其运动神经锥体束纤维的髓鞘化过程进行更显著。为幼儿动作发展和心理发展提供了生理前提。

神经系统的抑制过程明显发展，但兴奋过程仍占优势，因此，幼儿仍容易兴奋。

幼儿期大脑皮质活动属于特别重要的特征，就是人类特有的第二信号系统开始发育，为儿童高级神经活动带来了新的特点。儿童借助于语词刺激，可以形成复杂的条件联系，这是儿童心理复杂化的生理基础。

感觉运动发育

3岁的孩子，自主性很强，能随意控制身体的平衡和跳跃动作。可掌握有目的地用笔、用剪刀、用筷子和杯以及折纸、捏面塑等手的精细技巧。学会单脚蹦，会拍球、踢球、越障碍、走S线等。

语言、适应行为发育

3岁孩子，主动接近别人，并能进行一般语言交往。学会复述经历，学会较复杂用语表达。好奇心强，喜欢提问。生活自理能力增强，会自己穿脱衣服及鞋袜。此阶段，个性表现已很突出，喜爱音乐的爱听录音机的歌曲，对画画感兴趣的喜欢各种颜色，对文学感兴趣的喜听故事，朗读也带表情，语言流畅，能表达自己的意思，会讲故事，背诗词等，会编简单谜语。

心理发育

幼儿期儿童的心理发育是在新的生活条件和各种活动中向前发展。

3岁儿童独立行走后便能自由行动，主动接近别人，和其他儿童一起玩，接触更多事物，对幼儿期儿童的独立性、社会性和认识能力的发展均有积极作用。

3岁儿童的双手动作发展得复杂多样，自己穿脱衣服，自己洗手、洗脸等。双手协调，不论在动作的速度和稳定性上都有明显增进。

3岁儿童已掌握300～700个词，和人交往时已能使用合乎日常语法的简单句，并出现问句形式。

由于动作和语言的发展，智力活动更精确，更有自觉性质，在感知、想象、思维方面都得到发展。幼儿透过游戏活动，开始出现高级情感萌芽，懂得一些简单的行为准则，知道“洗了手才能吃东西”，“不可以打人，打人妈妈不喜欢”。这些行为准则，可以和小朋友们和睦相处，也是为品德发展做准备。

自我意识开始发展。自我意识就是人对自己和自己心理的认识。人由于自我意识的发展，才能进行自我观察、自我分析、自我体验、自我控制以及自我教育等。

自我意识是人的意识的一种表现。人的意识形成是和参与社会生活及言语发展直接联系的。幼儿能够自由活动，可广泛参加社会生活，同时又为掌握语言、为意识发展创造了条件。自我意识发展，使儿童作为独立活动的主体参加实践活动。自己提出活动目的，并积极地克服一些障碍去取得吸引他的东西，或做他想做的事，这种积极行动和取得的成功，能激起他愉快的情感和自己行动的自信心，从而促进儿童独立性的发展。此阶段的儿童，喜欢自己做事，自己行动，常说“我自己来”、“我自己吃”，“我偏不”，成人应尊重儿童独立性的愿望和信心，同时要给予帮助。

幼儿自我意识发展，当他开始出现的“自尊心”受到戏弄、嘲笑、不公正待遇或在别的儿童面前受到责骂等时，可引起愤怒、哭吵或反抗行为。自我意识的发展具有复杂的内容，经历很长的过程，在幼儿期只是开始发展。

二、生长发育测评

智能发育测试（2岁10个月）

分类	项目	测评方法	通过标准
大动作	交替双足下楼梯	示范交替双足扶栏杆下楼梯，鼓励宝宝做	能自己扶栏杆一步一阶下楼梯，每阶高15厘米以下，3～4阶即可
	单足跳远	示范用左右脚单腿跳远，鼓励宝宝做	能单腿跳远12厘米，左脚或右脚通过即可，三试一成
精细动作	会用刀子将馒头切开	示范用钝的餐刀将馒头片（约1厘米厚）一切两半，鼓励宝宝做	能一手按住馒头片，另一手持刀将它切成两半，三试一成即可
认知能力	按能吃、穿、用、玩等将物品分类	分别问宝宝铅笔、钥匙、皮鞋、皮球、大衣、枪、香蕉、枕头、门、汽车等10种东西（可用图片或实物）是干什么的	能按“吃的、穿的、用的、玩的”等用途进行分类，10种答对8种即可
	鉴别石头剪子布游戏中谁输谁赢	与宝宝做石头剪子布游戏，观察宝宝是否懂输赢	能懂输赢，5次中4次判断正确
言语	复述4位数字和自己家的楼号、楼层、门牌号	以每秒一个字的速度，告诉家庭所在的各个号码，鼓励宝宝复述	能正确重复4位数字，能复述家庭门牌号码
情绪与社会行为	做客有礼貌，懂得行为要有分寸	带宝宝去做客时，事先要求宝宝要有礼貌，如进门问人好，送给主人的礼物不能争着打开，主人给食品或玩具玩时，要表示感谢，不乱动主人家的东西	懂得做客时要有礼貌，行为有分寸，能基本按照大人的要求做

智能发育测试（2岁11个月）

分类	项目	测评方法	通过标准
大动作	距离1米处踢球入门	用两只小凳子相距1米作为球门，在距球门一米处示范踢球入门	能踢球入门，三试一成即可
	双足立定跳远	在地上相距33厘米处各画一条线，示范双足立定起跳从一条线跳过另一条线	能两足立定跳过33厘米的距离，脚不踩着线，三试二成即可
精细动作	粘贴画	在白纸上画一个女孩脸，用黑毛线剪成头发、辫子，用红毛线剪成蝴蝶结，让宝宝用胶水涂在纸上，将头发、红头绳贴在女孩的头上	能按要求粘贴好头发、头绳
	画人	让宝宝画一幅站着的全身的人像，男女都可；再画一个人头的轮廓，添上头发、眼镜等，让宝宝添上其他部位	自己能画人的2～3个部位，能在人像上添上2～3个部位
认知能力	知道爸妈工作单位和地点	问宝宝："宝宝在哪里上班"，"在什么地点"	能正确说出爸妈的工作单位及地点
	分清冬夏的衣服和食物	用两张分别表示冬天和夏天的图片或挂历，作参考图，问宝宝："冬天要穿什么衣服，吃什么东西？""夏天穿什么衣服，吃什么东西？"	能分别说出2～3种冬夏季节的衣着和食品
言语	简要复述去新地方的经历	在宝宝要去一个地方之前，可先作一番介绍，宝宝从新地方回来之后鼓励他简要复述自己的经历	能用4～5句话，简要复述自己的新经历
情绪与社会行为	作完整自我介绍	鼓励宝宝以一问一答的形式向别人作完整的自我介绍，可问姓名、性别、父母姓名、工作单位、家庭住址（市、区、胡同或小区、楼号、单元、门牌号等）	能正确回答问题

智能发育测试（2岁12个月）

分类	项目	测评方法	通过标准
大动作	跳高10厘米	用高约10厘米的纸盒作为障碍物，示范跳过去	能跳过高10厘米的障碍物，三跳一成
精细动作	将纸剪成小口或纸条	用儿童专用钝头剪刀示范将纸剪开一个口子，再剪开纸条，鼓励宝宝做	能剪开一个小口或剪成纸条，三试一成
	折纸成长方形、三角形或狗头	用2张正方形的纸(10厘米×10厘米)，示范对折成长方形、三角形，再将三角形的两个锐角向前折作为狗的耳朵(在中间画出狗脸)	能模仿折或长方形、三角形和狗头
	用筷子夹花生米	示范用筷子夹起花生米到盘中	一分钟内能用筷子夹起2~3粒花生米放入盘中
	拼图5~6块	将一张动物贺年卡片切成5~6块，示范拼出原形	能在2分钟内正确拼出动物原形，可以多试几次
认知能力	找出图中缺少的部位	在纸上画一些动物或人物或用具，故意少画1~2个部位(如兔子少耳朵、人少嘴巴、椅子少腿、汽车少轮子等)	能正确指出图中缺少的主要部位，6幅图指对4幅为通过
	查地图	示范在世界地图中找到中国，在中国地图中找到居住的城市，在本地区图中找到家庭所在地，鼓励宝宝依次找出	能在地图上找到中国，自己居住的城市和家庭所在地
	数概念	让宝宝口头数数、点数扣子，复述5位数，取5个扣子，辨认数字	能背数1~20，点数到5，取5个扣子，认识6~10个数字
	认汉字	将宝宝认识的汉字填在表下	能认识20~30个数字
	认颜色	让宝宝在红、黄、蓝、黑、白、绿、紫中找出你要他找的颜色来	认识4~6种颜色
	认几何图形	让宝宝在画有圆形、三角形、正方形、长方形、梯形、椭圆形、菱形、五角形的图中，找出你要求他找的图形	认识4~6种几何图形

续表

分类	项目	测评方法	通过标准
言语	会说英语单词	将宝宝会说的英语单词填在表下	会说10个左右的英语单词(主要是名词、动词和礼貌用语)
	猜谜语	家长可根据物品的特点编简单的谜语10个,让宝宝猜一猜是什么	能猜中7～8个
	背诵儿歌或唐诗	鼓励宝宝将学过的儿歌或唐诗背出来	能背诵8～10首儿歌或唐诗
情绪与社会行为	帮成人做些力所能及的家务活	在适当的场合,如妈妈正忙着做家务时,观察宝宝是否主动帮着干一些力所能及的家务活,如择菜、扫垃圾等	主动并乐意帮助大人干些家务活

三、喂养有方

1. 3岁幼儿的喂养特点

儿童与成人每日饮食都应当平衡搭配适当，这样才有利于身体的营养吸收和利用。每顿应以主要供热量的粮食作为主食，也应有蛋白质食物供给，作为幼儿生长发育所需的物质。奶、蛋、肉类、鱼和豆制品等都富有蛋白质。人体需要的20种氨基酸主要从蛋白质食物中来，各类蛋白质所含氨基酸种类不同，必须相互搭配，摄入氨基酸才全面。如豆腐拌麻酱，氨基酸可以互相补充，其营养相当于动物瘦肉所提供的营养，这种互相补充叫做蛋白质互补。

蔬菜和水果是提供维生素和矿物质等微量元素的来源，每顿饭都应有一定数量的蔬菜才符合身体需要。

有些家庭早饭只是牛奶、鸡蛋，不提供糖类食品。身体为了维持上午所需热量，只好将宝贵的蛋白质当做热量消耗掉，影响幼儿生长发育。有些家庭早上只有粥、馒头、咸菜之类，只能供热量用，无蛋白质食品也不符合幼儿生长发育的需要。幼儿食物烹调要符合消化功能，即细、软、烂、嫩，还要适合幼儿口味，避免用调味品，如味精、花椒、辣椒、蒜等。

2. 不要吃太多的生冷瓜果

婴幼儿的消化功能不完善。夏天天

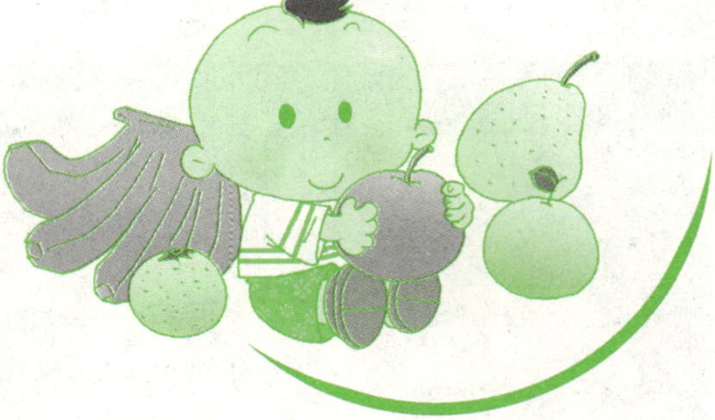

气炎热，食欲又欠佳，消化道中的消化酶分泌较少，酶的活力也较低。如果吃了过多的生冷瓜果，因糖分较多，再加上冷的刺激，会影响食物的消化吸收，造成消化紊乱。如不能积极治疗而拖延下来，变成慢性，会造成幼儿营养不良症。所以生冷瓜果不能多吃，少量、适当吃一点则不至于影响健康。

3. 别忽视了宝宝的口腔卫生

水是人体生存的重要养料，水分占人体总重 70%左右。水可以帮助人体消化，吸收营养，排泄废物，还能维持人体体温的恒定，保证人体血容量。缺水会造成某些脏器功能衰竭。

补充水分，应根据气候、温度、年龄、活动量来增减。冬季每日所需水量约 1000 毫升，夏季约 1500 毫升。宝宝要在上午或午饭时摄入全天水量的一半或大部分，晚饭不宜太咸，六点以后尽量少喝水，以免晚上尿床。上午在早餐与午饭之间要喝一次水，用白开水、绿豆汤之类或不加糖的饮料，也可吃一些水果。如果早餐吃饱了，喝水时就不必加点心，不过，多数宝宝早餐由于爸爸妈妈赶点去上班，来不及从容地吃饱，到十点左右就感到饥饿，此时可以加少量点心充饥。或者将宝宝平时最喜欢吃的食物给他，将零食也纳入食谱之内。如果运动量大时，应加些盐水，正常幼儿喝水量可参考：1~3 岁每日喝 1250~1750 毫升。

为了让宝宝多喝些水，介绍几种食疗饮料：

冰糖煮梨水：富含钙、磷、铁、维生素 B_1、维生素 B_2、维生素 C 等。清肺止咳，清喉降火。

山楂冰糖水：山楂内含有内脂、苹果酸、维生素 C 等。能消食积淤，健胃宽膈，散淤血等。

甘蔗萝卜水：用于润噪止咳，治虚热咳嗽。

4. 宝宝吃饭时恶心、呕吐怎么办

2 岁多的宝宝牙齿已经长齐，所以喜欢嚼一些干硬的食物，但还有一部分宝宝没有养成咀嚼的习惯，部分宝宝甚至只肯吃米糊、烂饭或牛奶，菜和肉稍微大一些就咽不下去，出现恶心甚至引起呕吐现象。

这是因为妈妈养育宝宝过分细心，每天用肉泥、菜泥喂宝宝吃，时间一长，宝宝因此失去了咀嚼的机会，只能接受糊状或小颗粒状食物。如果宝宝到现在为止还不能接受块状食物，爸爸妈妈可以从以下几方面训练宝宝：

逐渐调整宝宝饭食的性状，把泥状食物改为碎末食物，宝宝习惯后再过渡到吃小块食物。要循序渐进，切忌直接改为喂干饭。

平时可给宝宝吃一些猪脯肉、肉枣、鱼柳、鱼干之类的零食，让宝宝练习咀嚼，锻炼牙齿。

爸爸妈妈在为宝宝准备饭菜时，要注意食物的色香味。吃饭时，爸爸妈妈的态度也很重要，大人和颜悦色，宝宝就会心情愉快，乐于接受食物。万一出现恶心、呕吐现象也不要抱怨，以免引起宝宝紧张。

5. 便秘的宝宝从“吃”治起

有的宝宝经常排便困难，严重时半天解不出大便，有时虽解出来却使肛门破裂出血，甚至引发痔疮。

预防宝宝的便秘

改善饮食：在饮食中加入适当粗粮，如玉米面、红薯。适当吃一些粗纤维食品，如芹菜、水果。要多饮水，使肠道不至于因过分缺水而蠕动缓慢。同时可以适当增加宝宝的食欲，使排便次数增多。

定时排便：每天定时排便。最好养成早上排便的习惯，因为晚上肠胃把一天的食物已经消化吸收好，早上排便可以将残物尽快排出体外，避免粪便在肠内停留时间过长，否则肠道会遭受毒素的毒害。

宝宝便秘的处理

宝宝便秘时，应鼓励他不要害怕，把开塞露剪开，润滑后插入肛门，挤入药水，可起润滑作用。上药后鼓励宝宝多憋一会儿，然后去排便。

如果临时没有开塞露，也可将肥皂头切成长条，使表面光滑，湿润后（用水泡一下）放入肛门。肥皂的刺激也可引起排便。

6. 测测你的喂养方法是否得当

孩子不愿吃饭，你的第一反应是什么？

A：那不行，一定要让他吃，不能让孩子由着性子。

B：孩子是不是病了？

正确答案：B

专家分析：宝宝的消化系统会不会有问题，这是妈妈首先要考虑的，如果得了胃溃疡或胃炎等，孩子通常会有食欲不佳、嘴里有异味、面色差、舌苔变厚、大便不正常等情况，这时要赶紧带他去看医生。

当然，也可能宝宝对某些事物不喜欢，如果妈妈硬是逼着他吃，会使宝宝更加厌恶吃饭或吃这类食物了。

孩子不爱活动，吃得也很少，你会怎么办？

A：带孩子多活动，可以增加食欲。

B：没有关系，咱家孩子就是这种性格。

正确答案：A

专家分析：如果宝宝平时运动量不足的话，就会使胃肠道蠕动减弱，导致胃肠功能较差，消化液分泌不足，吃饭时就没有胃口。

当你知道宝宝特别喜欢吃某种食物，会怎么做？

A：喜欢吃，就让他多吃点。

B：那些孩子不爱吃的食物，我要想办法做得让他爱吃。

正确答案：B

专家分析：宝宝喜欢吃的，妈妈就做，宝宝不喜欢吃的，妈妈就不做，长此以往会造成孩子的营养不均衡。所以，妈妈对宝宝的挑食，不能采取迁就的态度，而应该想办法让宝宝吃。

宝宝吃的饭和全家人一样吗？是否存在硬和辣的食物？

A：没有，小孩的饭菜还是要做得软一些。

B：和全家人一起吃，口味偏好也应该是接近的。

正确答案：A

专家分析：宝宝的咀嚼能力一般来说比较差，如果食物过硬，宝宝吃起来会很费劲，就不喜欢吃了。如果食物太辣，或有其他异味怪味，宝宝也同样不会喜欢。

你家宝宝的零食是否达到7种以上？

A：是的，孩子吃零食也能补充营养。

B：没有那么多，我和他爸爸都不让他多吃零食。

正确答案：B

专家分析：宝宝都喜欢吃零食，但是如果零食吃得太多，尤其是饭前吃零食，更会影响孩子吃正餐的食欲。有些妈妈甚至把甜点、饮料、糖果等作为宝宝好好吃饭的上方宝剑，吃饭时许诺给予某种奖励，久而久之，宝宝会形成有奖励就吃饭、没有就不愿意吃的坏习惯。

在孩子吃饭时，你会训斥他吗？

A：从来没有这样做。

B：没办法呀！他老是不好好吃饭！

正确答案：A

专家分析：有些爸爸妈妈脾气比较暴躁，会强行给孩子喂饭，不听话就会训斥，或是讲些恐怖话语和故事吓唬孩子，甚至打骂。其结果会造成用餐期间笼罩着紧张气氛，令孩子产生强烈的逆反心理，更加不愿意吃饭。

计让孩子爱吃饭

亲子竞赛：要鼓励孩子自己动手吃饭，并及时加以表扬和鼓励。在孩子吃得较慢时，可以让宝宝和妈妈进行比赛，妈妈吃一口，宝宝吃一口，看谁吃得多，吃得快！

喂养小贴士

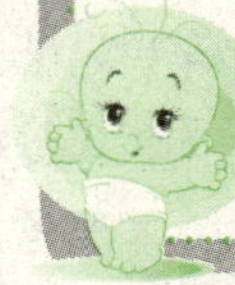

宝宝吃饭时，应关掉电视，收拢玩具。一顿饭的时间最好控制在30分钟之内。

7. 如何控制宝宝的零食量

不能将零食作为奖励

不要将零食作为奖励、惩罚、安慰或讨好宝宝的手段，长此以往，宝宝会形成一种错觉，以为奖励的东西都是好东西，无形之中在心理上产生一种认知感，这些食物是好吃的，并且喜欢吃。有的妈妈对宝宝的要求百依百顺，如宝宝觉得零食好吃，便允许他没完没了地吃，一味地迁就。这不是宝宝的问题，而是妈妈本身的问题。其实，妈妈稍微耍点心思，宝宝就不会为了要吃零食而闹腾了。比如，在给宝宝拿零食时，最好不要让他看见装满零食的盒子。因为，宝宝一旦看见盒子里还有，吃完马上还会再要，这么大的宝宝他是不会克制自己的愿望的。妈妈可事先把要给宝宝吃的零食拿出一点，放在一个器皿里，宝宝以为就这么多，吃完了自然也就罢休了。

合理安排吃零食的时间和量

吃零食不要距离正餐太近，应在两餐中间吃，不可离正餐时间太近，以免影响食欲。也不要在临睡时吃，以免增加消化系统负担，影响睡眠，晚上睡前一小时喝不加糖的牛奶以利睡眠和补充钙。每天吃零食的次数应尽量控制在 3 次内，量不宜过多，这样才不会影响正餐。大量吃零食，就会占去主食的位置，长此以往，容易引起营养不良，另外可以准备一些水果，让宝宝正餐时吃饱些。

适量减量

如果宝宝已经喜欢上了零食，妈妈可与宝宝协商，每日或每周可食用的零食分量

喂养小贴士

口味不要偏重

宝宝的选择性其实不大，多半妈妈做什么菜，他就得全盘接受，所以大人的饮食对宝宝的口味有绝对的影响。如果父母本身口味就很重，常烹调高甜、高脂、高盐、油炸等威胁肠胃健康的食物，宝宝多半难逃肥胖的魔掌。不过，普遍来说，中国人的口味较重，油脂、鱼、肉、蛋的摄取量过高，所以为了宝宝的健康，父母的饮食可能也得跟着改，采用较清淡、爽口等未经过度烹调的方式，久之宝宝的口味就会改变哦！

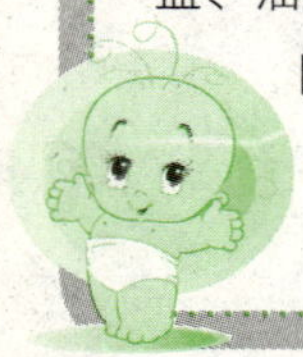

喂养小贴士

想成功戒掉宝宝的零食，妈妈应该采取温和而坚定的态度，也就是，说到做到，不要严厉地凶宝宝，更不要威胁、利诱，只要坚持原则、柔声劝阻即可。举个例子来说，如果宝宝晚上吵着要吃零食，妈妈这时就得拿出魄力，用坚定的态度告诉宝宝，现在要睡觉，明天早上才可以吃。就算宝宝哭闹，妈妈都不能妥协，久之宝宝就会知道，哭是没有用的，而乖乖顺从。

为多少，最好是妈妈和宝宝都可以接受的范围，订一个双方都同意的标准，可以减少宝宝吃零食的概率。此外，妈妈还可以巧妙地逐次减少每回约定的分量。

8. 多用家庭食品替代市售零食

市售零食	家庭替代食品	制作方法	营养安全分析
饼干	红薯饼干	将红薯去皮煮熟后去红薯纤维制成薯泥；加入发酵粉，发酵约半小时后，再与油、苏打、碳酸钙、香草汁、水等拌和；掺入面粉揉匀，经过压皮、打印、烘烤等过程，即制成红薯饼干。	与普通饼干相比，红薯含有丰富的维生素、矿物质等营养成分，可以调节人体代谢平衡，提高钙的吸收及其在体内的积累，加速骨骼生长；改善营养不良和失眠，提高记忆力，提高免疫力，增加血色素等。自治饼干不添加防腐剂等，更加美味健康。
怪味蚕豆	焖蚕豆	将蚕豆去皮洗净，放入锅内，加水大火煮开后用小火焖至蚕豆酥。	焖蚕豆采用水煮的方式，更好地保留了蚕豆中的磷脂、胆石碱等营养成分。由于不是油炸，更加避免了有害化学物质的产生。加入的调料比较少，更加适合宝宝清淡的口味。焖煮的方式，使得蚕豆更利于宝宝消化吸收。
奶茶	自制果汁	取新鲜水果适量，用榨汁机榨汁即可。	自制的新鲜果蔬汁，可以最大程度减少营养物质的损失，保留良好的口感。并且没有奶茶中的香精、色素、防腐剂，非常有利于宝宝健康，也是宝宝补充维生素的良好饮品。

续表

市售零食	家庭替代食品	制作方法	营养安全分析
冰淇淋	冰凉水果奶昔	把香蕉和酸奶倒入搅拌机，搅拌后倒入碗里；把冰块打碎，倒入容器里；放一半的冰与香蕉糊搅拌，倒入杯子；把剩下的冰倒入香蕉糊上；把西瓜打成汁，倒入冰上即可。	冰淇淋中添加的甜味剂、起酥油等，经常食用非常不利于宝宝的健康。而自制冰凉水果奶昔口感独特，宝宝也喜欢，并且含有大量水分、多种氨基酸及糖，是清热解暑当仁不让的佳品。
果冻	水果沙拉	取小番茄、苹果丁、葡萄、新鲜樱桃、草莓等水果适量，将以上水果摆在盘内，淋上酸奶即可。	果冻中含有的琼脂等会影响宝宝微量元素如钙、铁的吸收；而水果沙拉含有丰富的维生素C、维生素A以及人体必需的各种矿物质(含量最多的是钾)，大量的水分和纤维质，可促进健康，增强免疫力。
奶油蛋糕	奶酪	牛奶倒入奶锅，煮到冒小气泡还没有沸腾；关火，挤入柠檬汁或者倒入白醋，边倒边搅拌，搅到奶酪和乳清分离结束；把纱布铺在大碗里，把分离后的牛奶全部倒进去，然后把纱布拎起来，放入冰箱冷藏六七小时就行了。	奶油蛋糕多是由精面粉加上大量香精、色素、氢化植物油做成的，是典型的高糖高脂食品；而与蛋糕相比较而言，奶酪热量较少，并是含钙最多的奶制品，而且这些钙很容易吸收；奶酪能增进人体抵抗疾病的能力，促进代谢，增强活力，保护眼睛健康并保护肌肤健美；奶酪中的乳酸菌及其代谢产物对人体有一定的保健作用，有利于维持人体肠道内正常菌群的稳定和平衡，防治便秘和腹泻。
薯条	鸡汁土豆泥	将土豆放锅里煮熟(高火大约煮30分钟)，剥去皮；把土豆加盐，加牛奶捣成泥；将鸡汤烧开，加入黑胡椒粉，用稀淀粉勾芡；把鸡汁浇到土豆泥上就可以食用了。	土豆不油炸是非常健康的食品，含有大量淀粉以及蛋白质、B族维生素、维生素C等，能促进脾胃的消化功能。
烤羊肉串	手抓羊肉	青山羊肉剁成大块下入锅中煮熟，装盘；青红椒切碎丁，与葱末、蒜泥放入碗中，加入酱油调均，再放入香油；上桌时，带沾汁上即可。	一串烤羊肉串中含致癌物苯并芘1.03~4.00微克。苯并芘进入人体后可使正常细胞发生癌变。手抓羊肉采用水煮的方式，柔嫩多汁，味道鲜美，既满足了口感，又提供了营养。

续表

市售零食	家庭替代食品	制作方法	营养安全分析
可乐	自制龟苓膏解暑汁	普通调羹舀龟苓膏粉3～4匙，先用温开水调匀，再用沸水冲开，放置一段时间后待凝成膏状备用。如要更有嚼劲，冲调时多放些龟苓膏粉即可；将膏体切成小块，随意搭配入鲜牛奶、酸奶、红豆羹、椰汁等，即可做成鲜奶龟苓膏、红豆相思龟苓膏、酸奶龟苓膏、蜜糖椰汁龟苓膏等饮料了。	儿童饮可乐有害。可乐中含有咖啡因。幼儿对咖啡因较成人更敏感，所以不要给宝宝喝可乐型饮料。 而龟苓膏具有清热去湿及解毒作用，能清除体内的湿毒，对敏感湿疹、暗疮、生癣等均有帮助，无疑是更加健康的食品。
火腿肠	酱汁肉	将酱油、盐、白糖、大料、桂皮、花椒、葱、姜、蒜等调料放入锅内煮沸，即成酱汤；肉块要用开水焯一下，以去腥去污，然后放入酱汤酱煮，小火烧煮约两小时以上，要防止过烂；在酱煮的过程中，须翻动数次；肉品酱好以后，把酱汤收浓，去掉杂质，涂抹在酱肉上，待汁凝结，便成鲜美的酱汁肉了。	火腿肠在制作过程中，添加有一定量的防腐剂，长期大量地食用，就相当于摄入较高含量的化学物质。自制酱汁肉，采用的肉新鲜有保障，并且不额外添加防腐剂，比较适合宝宝食用。
汉堡包	肉夹馍	面粉加酵母、少量盐和温水搅拌均匀，揉成光滑的面团；发酵后擀成圆形饼坯。将饼坯放入，烙熟；将香菜、尖椒、香葱洗净，和卤肉一起切碎，边切边加卤汁，成馅料；将饼拦腰切开，不要完全切断，将肉馅夹入即可。	汉堡包中的肉属于油炸食品，其脂肪含量高，在胃里停留时间长，不易消化吸收；油炸食品在高温中加热，维生素破坏严重，还可能产生有毒物质，一锅油反复用，还可产生致癌物质。用肉夹馍替代汉堡包，不但达到了形似的要求，并且避免了油炸方式，更多维生素等保存下来，营养更丰富。
虾条	虾泥丸	将虾仁清洗干净，加少许料酒和盐搅拌均匀后再用水冲洗；将虾仁剁碎，加适量的盐、淀粉，顺时针方向搅成泥状，再用手抓成小球形；将虾球与姜片一起放入沸水中煮熟，再加少量盐调味即可。	虾条含铝，摄入过多的铝，会引起神经系统的病变，干扰人的思维、意识和记忆功能。市售虾条多是添加香精，没有什么虾的成分。而虾泥丸很好地保留了虾的营养价值，能增强人体的免疫力，并且更加美味。

续表

市售零食	家庭替代食品	制作方法	营养安全分析
鸡米花	番茄鸡球	先在鸡肉上划出斜方格花纹，然后把它切成小块；蛋白、淀粉、盐调匀后拌匀在鸡块中。先爆炒一下鸡块，肉一发白即刻出锅；起锅加酒、盐、糖、番茄汁等加高汤4~5汤匙，再倒入淀粉汁，使汁变稠，再加鸡球拌匀浇油少许，即可上桌。	鸡米花其实是鸡肉裹着面经油炸而成，经过高温油炸后，会生成有害物质；而自制的鸡球不经油炸，而且与番茄配合。番茄富含维生素A、C、B_1、B_2以及胡萝卜素和钙、磷、钾、镁、铁、锌、铜和碘等多种元素，还含有蛋白质、糖类、有机酸、纤维素。近年来发现番茄还具有新的保健功效和防治多种疾病的药用价值。所以宝宝使用，好处也多多。
吸吸果冻	羊棒骨	将羊棒骨洗净控干，入开水锅(沙锅最佳)氽透，捞出后另换一锅(砂锅最佳)；凉水烧开，加入酱油(最好用白色酱油)、食盐、花椒、葱段、姜片、茴香(包成小包)，再把羊棒骨，改用小火炖烂即成。	果冻其实就是香精加色素加甜味剂的产物，没有什么营养价值。而羊棒骨中的骨髓是动物器官中十分重要的一个部分，造血干细胞就由骨髓供应。骨髓不仅味道好，营养价值确实不错，并其是骨髓化到汤里后变白的汤最有营养，最香，是动物当中最有营养的。
巧克力派	煮玉米	先将玉米洗净放在锅内，加水至水能淹没玉米；用大火煮开，再继续煮15~20分钟，改用小火焖烧10分钟后，开锅看看，将上面和下面的玉米翻一下身；再用大火烧开，煮10分钟左右就行了。	巧克力派多由低档巧克力添加香精和糖制成，不利于宝宝健康。而玉米含有丰富的钙、谷胱甘肽、维生素、镁、硒、维生素E和脂肪酸。每100克玉米能提供近300毫克的钙，几乎与乳制品中所含的钙差不多，是非常好的自制零食。
膨化食品	燕麦饼	取一容器加1汤匙牛油、1/4茶匙黄糖粉、1/2茶匙盐、5汤匙鲜奶拌匀；再添加100克快熟麦片、1/4茶匙泡打粉并揉成粉团；将粉团分成小份，压成薄片，掺入鲜奶，洒上芝麻，放入撇炉；微波炉预热175℃，微波约20分钟即可。	膨化食品营养是不全面的，它具有高糖、高脂肪、高热量、高味精含量的特点。而且膨化食品通常含铅量比较高，铅特别容易蓄积在儿童体内，造成长期、慢性的危害。而燕麦则是很好的健康食品，其含有丰富的维生素，蛋白质的氨基酸组成比较全面，人体必需的8种氨基酸含量均居首位，是不可多得的营养食品。

续表

市售零食	家庭替代食品	制作方法	营养安全分析
炸鸡	番茄酱鸡翅	加入色拉油，可以稍微多一点，不热时就放蒜头和大料；油热后，放鸡翅翻炒，表皮变色就可以放酱油了；翻炒不超过半分钟，放番茄酱；翻炒不过半分钟，放水，没过鸡翅即可，大火收汁即可。	有研究说，1个炸鸡腿等于60支香烟的毒性。而自制的番茄酱鸡翅，则把鸡翅含有多量可强健血管及皮肤的成胶原及弹性蛋白等，保留下来。肉类与番茄中的维生素C等物质配合，营养更加全面。
糖果	黑巧克力	购买即可。	吃糖比较容易引起龋齿(蛀牙)。如果吃的是奶糖，黏附力更强，极易残留在牙齿间隙及牙缝中；且在奶糖的原料中还常加入有机酸，更易导致牙齿的损伤，造成牙组织松弛、脱钙、溶解，形成龋齿。而适量吃黑巧克力可以增加血液中的维生素E等抗氧化成分；现在许多研究表明黑巧克力对人的身体健康特别有好处。

9. 宝宝的一日食谱安排

食谱A

早餐 8:00	牛奶200毫升、蒸蛋羹（鸡蛋1个）
早点 10:00	橘子1个、鱼肝油3滴
午餐 11:30	猪肝炒面（面50克、肝30克、葱适量）、凉拌菜拼盘（莴笋、萝卜各20克、豆腐干10克）、排骨汤加小白菜（排骨和小白菜各20克）
午点 15:00	牛奶200毫升、夹心饼干1～2片
晚餐 18:00	米饭（米50克）、青菜氽丸子（肉末30克、青菜30克）

食谱B

早餐 8:00	牛奶200毫升、素合子2个
早点 10:00	橘子1个、香蕉1根、鱼肝油3滴
午餐 11:30	米饭1碗（米50克）、鱼香肉丝一份、冬瓜汤（冬瓜20克、虾皮10克）

午点 15:00	牛奶 200 毫升、曲奇饼干 2 块
晚餐 18:00	蛋炒饭 1 碗（米 50 克、鸡蛋 1 个）、炒绿豆芽（豆芽 30 克）、小白菜虾米汤（小白菜 10 克）

四、吃什么才聪明

1. 宝宝吃什么有助于长高

决定身体高矮的因素很多，其中供给足够的营养素是很必要的，其根本就是平衡膳食。日本研究身材的川田博士推荐有助于长高的五类食品：

牛奶，被称为全能食品，对骨骼生长极为重要。

沙丁鱼，是蛋白质的宝库。

菠菜，是维生素的宝库。

胡萝卜，含丰富的胡萝卜素。

柑橘，维生素 A、维生素 B、维生素 C、钙的含量较高。国内专家推荐有助于长高的最佳食品共有 100 多种。

其中最常见的有小米、荞麦、鹌鹑蛋、毛豆、扁豆、蚕豆、核桃、芝麻、花生仁、油菜、青椒、芹菜、番茄、柿子、葡萄、动物肝脏、海带、紫菜等。

2. 鱼肝油丸要吃吃停停

不少爸爸妈妈给宝宝服用鱼肝油丸，来补充身体所需维生素和各种营养。其实，

爸爸妈妈来互动

小响桶——节奏练习

选择一个方便宝宝抓握的瓶子，在瓶子里装入豆子，拧好瓶盖儿，一个会发出声音的响桶就做好了。宝宝可以拿着瓶子摇晃，用瓶子敲打地面等，摇晃或敲打的力量不同，发出的声音也会不一样。

鱼肝油丸不能长期不间断服用，否则会发生中毒现象，即便对症服用也应吃 2～3 周后停服 1～2 周。

鱼肝油富含丰富的维生素 D 和维生素 A，其中维生素 D 可促进肠黏膜对钙质吸收；维生素 A 能提高机体抵抗力，改善视力水平等，对身体确有好处。但是维生素 D 和维生素 A 都属于脂溶性维生素，长期大量服用会使它们在身体内蓄积，进而引起维生素中毒，早期表现为恶心、呕吐、头痛、毛发脱落等。因此，建议服用鱼肝油的宝宝要吃吃停停，不要不间断长期服用。

另外，有的宝宝长期服用鱼肝油丸后会引起尿结石，这是因为维生素 D 过多引起血液中钙、磷水平升高所致。尿结石与尿液排泄量以及身体的一些病变有关，建议经常服用鱼肝油丸的患者，平时一定要注意多喝水，以增加排尿量，防止钙质沉淀。患有尿路结石或体质虚弱的宝宝，则不宜服用鱼肝油丸。

3. 常吃核桃能让宝宝更聪明吗

核桃仁不仅外形非常类似于人脑的形状，而且核桃仁中所形成的能量也即营养结构与人脑的需求极为吻合，并且容易被大脑吸收。

核桃中含有大量的脂肪和蛋白质，它们是大脑最好的营养物质。

核桃的蛋白质中还含有一种对人体极为有益的物质——赖氨酸。它是健脑的重要物质，能够给予大脑神经所需的营养，有助于提升孩子的智力，增强记忆力。

核桃含有丰富的维生素 B 和维生素 E。

B 族维生素参与机体内蛋白质、脂肪、糖的代谢，能使脑细胞的兴奋和抑制处于平衡状态。而维生素 E 具有防止脑细胞衰老的功效，从而增强记忆力、强健大脑。

核桃中的卵磷脂，对脑神经有良好保健作用。

它可以提高大脑活力，加快脑部神经细胞之间的信息传递，从而使神经系统顺畅地传递信息，达到安定神经，增强记忆和提高学习效率的目的。

因此为了宝宝的聪明健康，请多给宝宝吃些核桃。核桃是宝宝益智、健脑的守护神。

五、营养食谱

泥鳅炖豆腐

【原料】活泥鳅300克，豆腐250克，盐、葱、姜、黄酒、味精、淀粉各适量。

【做法】

❶ 将活泥鳅放入盆中养1~2日后，去鳃、内脏，洗净。

❷ 将泥鳅放入锅内，加盐、葱、姜、黄酒、清水适量。用武火烧沸后，转用文火炖煮，至泥鳅五成熟时，加入豆腐，至泥鳅熟烂时，调水淀粉、味精即成。分顿食之。

【功效】此品有利湿清热之功，适于甲肝湿重淤热型。对小便不利、发热不高、头重乏困、水肿、食欲不振等症状的患儿，效果颇佳。

沙司三丁

【原料】土豆300克，胡萝卜、黄瓜各100克，鸡蛋1个，牛奶25克，番茄沙司50克，色拉油100克，盐、味精适量。

【做法】土豆、胡萝卜煮熟后去皮切丁，黄瓜切丁后用盐腌20分钟后沥干盐水；鸡蛋分开黄、白，蛋白蒸熟切丁，蛋黄用打蛋器一面搅打，一面慢慢滴入色拉油直至成为奶油浆。在各种丁上浇上奶油浆、牛奶、番茄沙司，加盐、味精即可。

【功效】此菜可明目润喉，强心降压。

蚝油牛肉

【原料】牛肉1千克（去筋络），蚝油25克，素油、葱、黄酒、酱油、糖、味精、小苏打粉、盐、干淀粉适量，蛋清1个。

【做法】牛肉洗净，切薄片，加酒、蛋清、小苏打、适量水腌4小时后加水淀粉拌匀，油烧热入牛肉片炸至断血出锅；锅留底油，加酱油、蚝油、糖、盐、葱、味精、水烧开，再加少许水淀粉勾芡，再将牛肉放入，加少许麻油炒匀即可。

【功效】此菜补脾胃、益气血，可治脾虚水肿、虚损消瘦等症。

附录

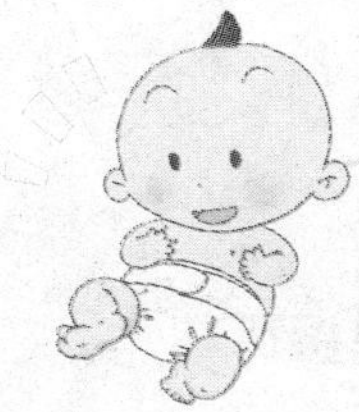

婴幼儿疾病食疗

附录

婴幼儿疾病食疗

1. 鹅口疮

症状：新生儿鹅口疮是一种霉菌（白色念珠菌）引起的口腔黏膜感染性疾患。患儿口腔布满白色物质，形状如“鹅口”，因此叫“鹅口疮”。患这种病，主要是奶头、食具不卫生，使霉菌侵入口腔黏膜。长期服用抗生素的宝宝也容易患此病。

家庭防护：鹅口疮比较容易治疗，可用制霉菌素研成末与鱼肝油滴剂调匀，涂搽在创面上，每 4 小时用药 1 次，疗效显著。用 1% 甲紫涂搽疗效也不错，但因用药后口唇周围染色，影响观察并污染衣物，故临床上用得很少。

食疗：

苦瓜汁

材料：苦瓜一根，冰糖适量。

做法：将苦瓜榨成汁取 60 毫升，放入沙锅内煮开，适量冰糖加入溶化搅匀，即可服用，不拘时服。

冰糖银耳羹

材料：银耳，冰糖。

做法：将银耳 10~12 克，加冷开水浸一小时左右，待银耳发胀后再加冷开水及冰糖适量，放蒸锅内蒸熟，一顿或分顿食用，每日一次。

健康小贴士

心脾积热型小儿鹅口疮表现为口腔舌面满布白屑，面赤唇红，烦躁不宁，叫扰啼哭，口干或渴，大便干结、小便短黄。虚火上浮型表现口、舌白屑稀散，周围红晕不显著，面白唇红，口舌糜烂，神疲乏力，口干不渴。

2. 脐疝

症状：满月后，脐带脱落部位早已愈合。但是有的宝宝肚脐却越来越向外突出，膨胀出一个包，皮肤颜色正常，这就是脐疝。脐疝是因为脐带脱落之后，脐带血管及胶样物质退化消失，腹膜与瘢性皮肤组织相粘连，两侧腹直肌鞘的正中纤维未形成，这样，就在脐部形成一个薄弱的环口。当宝宝用力哭闹时，腹压增高，脐部腹膜向外膨出而形成脐疝。

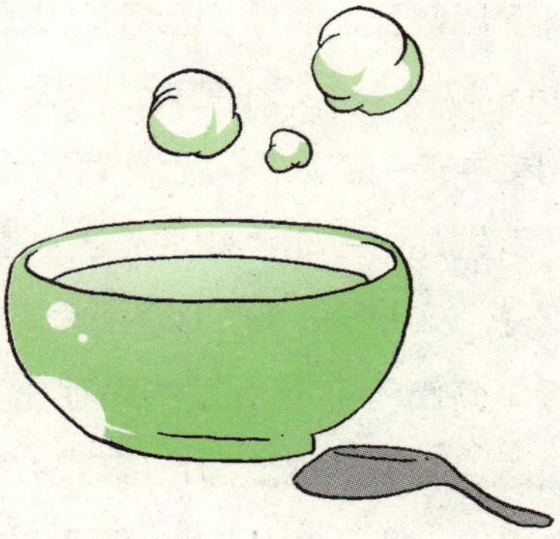

家庭防护：脐疝无须治疗，随着年龄的增长，脐周围肌肉发育完好，在2岁以前可以自行愈合。但如果脐环过大就难以自愈了，需要手术修补治疗。患有脐疝的，应尽量避免其哭闹、便秘、咳嗽等情况出现，因为这几种情况都会使腹压增高，加重脐疝，影响脐环的愈合过程。如脐疝过大可用纱布包裹腹部，但注意不要过紧，以免引起不良后果。已满3岁的，如果脐疝仍未愈合，应考虑手术修补。

食疗：

萝卜汁

材料：红心萝卜一个，白糖适量。

做法：将萝卜洗净，去皮，切块，捣成泥状挤出汁水或用榨汁机榨汁，加白糖调味，共煮2～3分钟，温服。此法可治疗宝宝便秘，减轻腹压，预防脐疝的发生。

3. 湿疹

症状：婴儿湿疹是吃奶的宝宝身上较常见的一种皮肤疹，也叫奶疹，此病一般是由于过敏引起的，具体原因比较复杂，在吃牛奶的宝宝身上更为多见，所以有人推测可能是由于对异性蛋白不适应而引起的过敏。典型的婴儿湿疹多发生在头、面、耳部周围。开始呈红色小米粒大小的疙瘩，较密集，后出现黄色、半透明的黏稠渗出液，而后结痂。在双眉、头皮、耳垂周围黄痂较多。此疹也可发生在大腿根、腋下、外阴部、颈部等处，常因摩擦而使皮肤红肿、糜烂，形成鲜红色潮湿的伤面。患儿因剧痒而烦躁不安，用手抓患处，可引起出血，继发细菌感染，严重者可化脓发热。患处附近的淋巴结肿大。

家庭防护：❶给患儿洗脸、洗澡时不要用肥皂刺激，如身体、四肢湿疹较重时，暂时不要盆浴，洗后要立即涂药。❷给患儿换上清洁、柔软舒适的衣服，枕头要常换洗，衣服被褥均要用浅色的纯棉布制作，不要用化纤制品。❸不要使患儿着冷受热，要躲避冷风，夏季不要暴晒。❹乳母应忌食辛辣刺激性食物，如辣椒、葱、蒜、酒等。❺喂患儿的牛奶应多煮些时间，用以破坏牛奶中的致敏物质。患湿疹严重时要及时请皮肤科医生治疗，家长不要随便给患儿涂药，以免加重过敏。一般湿疹经治疗后容易好转，但也容易复发，不过不用着急。

食疗：

荷叶粥

材料：粳米30克，鲜荷叶1张，食糖少许。

做法：粳米常法煮粥，待粥熟时，取鲜荷叶，洗净，覆盖粥上，再微煮少顷，揭去荷叶，粥成淡绿色，调匀即可，可加食糖少许。

4. 水痘

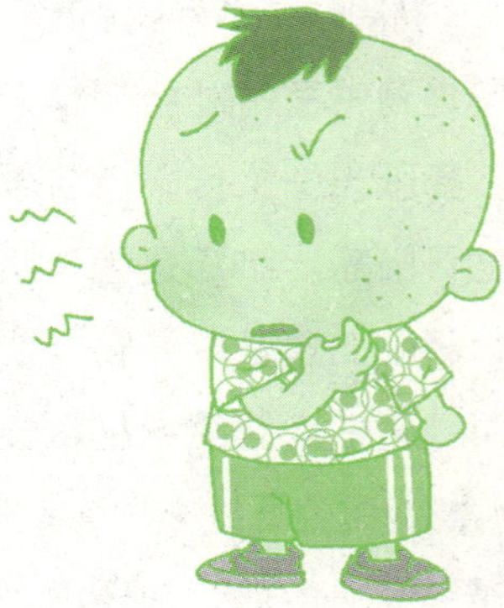

症状：水痘是水痘病毒引起的急性传染病，发病后的主要表现是皮肤和黏膜出现斑丘，疱疹。水痘的潜服期为14~17天。水痘主要通过呼吸道飞沫和接触传染。准妈妈如果产前患水痘，新生儿可患先天性水痘。水痘症状较轻，发热多在39℃以下，有流涕、喷嚏、咳嗽等症状。发热后可出疹，几小时之间斑疹就变为丘疹，接着又变为水疱。疹子大小不等，疱疹易破，并痒。水疱干后结痂，2~3周可脱落。因皮疹分批出现，丘疹和疱疹可同时存在。可并发皮肤感染、肺炎等。患水痘后终身免疫。水痘多发生于6个月以上的，冬天季节患病率高，尤其是在托儿所的，常以接力形式流行患病，病毒传播途径是接触或呼吸道飞沫传染。

患了水痘常有些低热，当日可见头部发际中、面部、身上有红色皮疹出现，一天左右这些皮疹大部分变为大小不等的圆形疱疹，内含透明液体，3～4天后疱疹逐渐结痂。由于陆续又有新的皮疹出现，所以呈现新旧同时存在的情况，病程一般需要10～14天，大部分皮疹结痂脱落痊愈，不留疤痕。

水痘几乎遍及全球。水痘和带状疱疹是两种特殊的感染形式，都是由水痘－带状疱疹病毒引起的高度传染性疾病。初次感染水痘—带状疱疹病毒即为水痘，而潜伏在体内的病毒被激活后则为带状疱疹，后者多见于成人。水痘是最容易传播的疾病之一，在儿童中的传播占90%以上。水痘患儿全身可见水疱疹。平均数量为200～300个，还伴有发热。最常见的并发症是皮肤感染，水痘病毒性肺炎和脑炎，遗留下瘢痕是妇女最担心的问题。水痘患儿不能入托、上学，需等全身疱疹完全干燥结痂后才能解除隔离，一般在10天左右。

家庭防护：患水痘并不可怕，可得到终身的免疫。患水痘后应剪短指甲，衣服、被褥要清洁，以免感染。疱疹瘙痒、破溃可用外用药。患水痘期间，要做好隔离工作，多让幼儿休息，多喝水。给吃些清淡的食品，不要吃鱼虾等刺激性的东西。要保持室内卫生，室内要常通风换气。不要给洗澡，要勤换内衣。由于在出疱疹期有严重的瘙痒感，因此要注意给剪短指甲，以免用手抓破皮疹，造成感染，留下瘢痕。

食疗：

竹笋苡仁粥

材料：竹笋50克，薏苡仁30克，粳米60克。

做法：将鲜竹笋洗净，切片；薏苡仁、粳米，淘洗干净。锅置火上，放入适量清水，下入竹笋片、苡仁、粳米，同煮粥，先用大火烧开，后用文火，粥熟即成。

特点：清热和胃，利湿透痘。本膳用苡仁，味甘、淡，性凉，有健脾益气、清利湿热的功效。竹笋，清热解毒，益气和胃，与粳米共煮成粥，能益气、清热、利湿。可为水痘患儿治疗时辅助食用之。

5．风疹

症状：风疹是由风疹病毒引起的常见的急性传染病。此病症状较轻，主要是低热、上呼吸道炎症、出疹。从出疹前5天到疹后5天均有传染性，因此要注意隔离。患儿的口鼻、咽分泌物、大小便和血液均有病毒。风疹的潜伏期为10～21天。风疹患儿有低热或中度发热、流涕、喷嚏、咳嗽、咽痛、眼结膜充血等症状，可出现呕吐与腹泻，发热后1～2日出现皮疹，先出在面颈部，然后往下蔓延，一日之内出遍躯干四肢，手、足心一般不出疹。一般3天消退，退后没有色素沉着。

家庭防护：风疹多无合并症，但病后2周要注意休息，多喝水。个别患儿在病后数周可出现肾炎、脑炎等。风疹没有特效治疗，发热期要卧床休息，吃软的易消化食物。在风疹流行期间，不要让去公共场所，室内要通风。风疹病毒可侵犯胚胎导致先天畸形，妊娠早期妇女感染了风疹，新生儿易患先天风疹综合征，可对青春期少女及育龄期妇女实施免疫接种。接种后6~11天少数人有低热、皮疹、淋巴结炎等接种反应。

食疗：

苦瓜豆腐汤

材料：苦瓜150克，瘦猪肉100克，豆腐400克，料酒、酱油、香油、精盐、味精、植物油各适量。

做法：将苦瓜切细条；瘦肉跺成末，加料酒、酱油、香油腌10分钟；豆腐切块；炒锅置火上，加油烧热，下瘦猪肉末划散，加入苦瓜条翻炒数下，倒入沸水，推入豆腐块，用勺划碎，加酱油、精盐、味精，淋入香油即可。佐餐食用。

6.发热

症状：正常宝宝的基础体温为36.9~7.5℃，基础体温指的是直肠温度，即从肛门所测得，一般口腔温度较其低0.3~0.5℃，腋下及颈部温度又较口腔温度低0.3~0.5℃。一般当体温超过基础体温1℃以上时，可认为发热。其中，低热是指体温波动于38℃左右，高热时体温在39℃以上。连续发热两个星期以上称为长期发热。

家庭防护：宝宝不会叙述自己的病情，不舒服时只会哭，因此，家长要仔细观察患儿的情况。❶健康的宝宝活泼好动，如果发热后仍精神较好，想玩想动，病情就不大严重。如果精神不振，表情淡漠，倦怠，就是病情较重了。❷一般面色红润，如果面色不对，发黄、发青、发紫等均是重病的表现。❸高热后要注意是否烦躁、兴奋，如果对周围的响动敏感，惊恐，要特别注意，可做物理降温，解开衣被，防止发生惊厥。❹如发现前囟饱满隆起，要请医生检查。如有剧烈呕吐，或喷射性呕吐；有腹泻，或里急后重；有皮疹出现等，均应尽快请医生诊治。

食疗：

绿豆汤

材料：绿豆 50 克，水 500 克，冰糖适量。

做法：将绿豆煮烂，取其绿豆汤，加入适量冰糖。绿豆具有清热、解毒、祛暑的作用，服之既能补充营养，又利于毒素排泄，从而可以协助退热。

健康小贴士

尿液里有尿色素，正常人的尿液是淡黄色的，如果喝水多，尿液就增多，尿的颜色就浅一些。发热时，人体内的水分由皮肤和肺排出，而尿量减少，尿色素在尿中的浓度增高，尿的颜色也就逐之变深。

7．流感

症状：流感多发在冬春季，6 个月至 3 岁的宝宝是流感的易感人群。生病宝宝表现为高烧、头痛、咳嗽、全身酸痛、疲倦无力、咽痛，有时还会出现恶心、呕吐、拉肚子等。流感容易诱发多种严重并发症，如肺炎、心肌炎、中耳炎、脑膜炎等。

家庭防护：需及时治疗、隔离患流感的宝宝。一般要隔离至退热，平均约一周左右。尤其是在流感发病前 3 天内传染性最强，要注意消毒措施。患流感且咳嗽的宝宝在饮食上应避免给他吃凉性的食物，卧床休息，补充适当水分。

食疗：

生姜萝卜汤

材料：生姜 25 克，萝卜 50 克，红糖适量。

做法：生姜切丝，萝卜切片，两者共放锅中加水适量，煎煮 10~15 分钟，再加入红糖适置，稍煮 1~2 分钟即可。

8．咳嗽

症状：咳嗽是儿科中常见的疾病，多发生在冬春季节。由于小儿呼吸系统防御功能不健全，咳嗽反射不敏感，咳嗽的症状和大人不一样，较小婴儿会在喝水、吃奶时发呛，严重的只要吃奶，就会发呛。

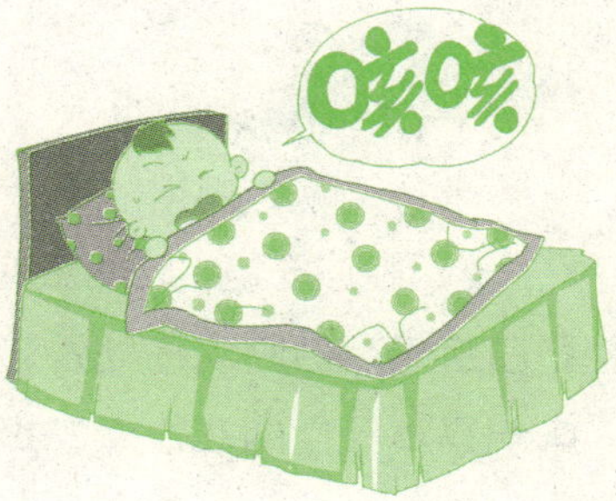

家庭防护：为了避免宝宝晚上咳嗽难受，最好让宝宝侧卧，左右侧轮换着睡，并将头部或上身用毛巾垫得高一些，这样可以缓解呼吸困难让宝宝舒服一些，同时可以避免呼吸道分泌物返流到气管引起咳嗽。宝宝咳嗽得很厉害时，不宜玩耍得太疲劳，不然会加重咳嗽。另外，需注意给宝宝保暖，尤其是脚心和头顶部不要受凉，但也不要让宝宝身体过热。喝温热的苹果汁和梨汁、开水或温的牛奶、米汤可使宝宝黏痰变得稀薄，缓解呼吸道黏膜的紧张状态，促进痰液咳出。可以使用一些比较安全有效的中药外敷方法，如百草琼浆益气贴、夏季使用的三伏贴等。

食疗：

百合梨糖

材料：百合10克(鲜百合更好，用量加倍)，梨1个，冰糖适量。

做法：将百合洗净，梨切片。百合、梨、冰糖三者混合放入碗中，蒸熟，放冷后即可。

9. 口腔溃疡

症状：口腔溃疡是小儿易患的一种口腔黏膜疾病，口腔溃疡处为边缘色红，中心是黄绿色的溃烂点，疼痛剧烈，流口水。患病宝宝经常伴有口臭、口干、尿黄、大便干结。轻者只溃烂一二处，重者可扩展到整个口腔，甚至会引起发烧以及全身不适。

家庭防护：无论哪种原因的口腔溃疡，宝宝都会感到非常疼痛，吃东西的时候更是会疼上加疼，最要命的是溃疡在短时间内还好不了，非要经过一到两周的时间才能痊愈。对付口腔溃疡还没有特效疗法，但可减轻宝宝的痛苦。首先，在宝宝口腔有溃疡时，要仔细观察宝宝的口腔，找到溃疡的具体部位。如果溃疡在颊黏膜处，就要进一步找到造成溃疡的原因，比如看看患处附近的牙齿是否有尖锐不光滑的缺口，如果有这种缺口，就应当带宝宝去医院处理。

同时，饮食镇痛：不要给宝宝吃酸、辣或咸的食物，否则宝宝的溃疡处会更痛。应当给宝宝吃流食，以减轻疼痛，也有利于溃疡处的愈合。

还需要转移宝宝的注意力：多关心一下宝宝，多和宝宝谈心，转移他的注意力，给宝宝创造一个轻松、愉快的生活环境。此外，还有一些小偏方能促进宝宝溃疡愈合，爸爸妈妈不妨试试：1.将维生素B2和维生素C药片1～2片压碎成面，撒于溃疡面上，让宝宝闭口片刻，每日2次。这个方法虽然很有效，但是会引起一定的疼痛，小宝宝可能会不太配合。2.用全脂奶粉，每次1汤匙并加少许白糖，用开水冲服，每天2～3次，临睡前冲服效果最佳。通常服用2天后溃疡即可消失。3.西红柿切开挤汁，然后把西红柿汁含在口中，每次含数分钟，一日多次。

有些宝宝的溃疡症状会反复发作，对此情况，给宝宝适当补锌会有所好转。锌在肌红蛋白里含量最高，比如牛肉、猪肉、动物肝脏，还有硬坚果，但宝宝不能吃硬坚果，爸爸妈妈可以把坚果磨成粉，冲泡给宝宝喝。

预防永远比治疗更重要，想让宝宝远离烂嘴巴的苦恼，最重要的是在平时注意调整饮食，多给宝宝吃一些富含核黄素的食物，如牛奶、动物肝脏、菠菜、胡萝卜、白菜等。督促宝宝多喝水，注意口腔卫生，并保持大便通畅。

食疗：

猪肝绿豆粥

材料：大米、猪肝各100克，绿豆30克，盐适量。

做法：绿豆适量放陶罐内用冷水浸泡10多分钟，放火上煮沸约2分钟(不宜久煮)，这时绿豆未熟。蛋打入碗内拌成糊状。取绿豆水冲鸡蛋花，加入适量白砂糖饮用。每日早晚各1次。

10.小儿腮腺炎

症状：小儿腮腺炎，民间也叫“痄腮”，表现为耳下腮部肿胀疼痛，严重的还会出现高烧、恶心、呕吐。患病宝宝面部就像打肿脸的胖子，一般会一侧的腮先肿胀，后波及另一侧。发病1～3天最明显，以后逐渐消退，约2周肿胀完全退尽。

家庭防护：一旦发现腮腺炎，患儿应立即隔离，卧床休息；最好给宝宝食用软、易消化的食物，如粥等，开始的饮食应为流食，以后逐渐过渡到半流食，最后恢复到正常饮食；要多饮开水，保持口腔清洁，也可用复方硼砂溶液漱口；肿胀部位可用中药外敷，外敷后可减少局部疼痛；宝宝得了腮腺炎，应隔离至腮腺肿胀完全消退后才可入托或上学。

食疗：

绿豆菜心粥

材料：绿豆60克，白菜心2个，粳米50克，食盐适量。

做法：将绿豆、粳米洗净，加水适量，煮烂成粥前加入白菜心，以少许食盐调味，再中火煮20分钟。

11.腹痛

症状：腹痛有多种原因，诊断时要考虑各方面的因素，才不会贻误治疗。一般分为以下几种情况：

❶急性、慢性腹痛。急性腹痛要首先考虑外科疾病。慢性腹痛多数是内科疾病。

❷从发病的年龄看。1岁以内婴儿，以肠套叠、内科疾病为多见。幼儿以肠蛔虫症、内科疾病、嵌顿疝等较多。儿童以肠蛔虫症、急性阑尾炎、肠痉挛、肠系膜淋巴结炎及其他内科疾病较多见。

❸按腹痛发作部位诊断。上腹正中部疼痛者多为消化性溃疡、急性胃炎、急性胰腺炎、胸膜炎、大叶性肺炎、胆道蛔虫症等；右上腹疼痛者可考虑肝炎、胆囊炎、胆石症、肠蛔虫症等；左上腹疼痛，一般为脾脏疾患等；肚脐周围疼痛多为肠蛔虫症、肠痉挛、急性肠炎、过敏性紫癜等；右下腹部的疼痛可分为急性阑尾炎、肠系膜淋巴结炎、肠结核等病症；左下腹部则多痢疾、粪块堵塞、乙状结肠扭转等，腰部疼痛者可考虑肾盂肾炎、输尿管结石等。

❹从腹痛原因分析。可分为腹内、腹外及外科性原因。腹内原因包括，肠蛔虫症、肠痉挛、急性胃炎、急性肠炎、出血性小肠炎、痢疾、便秘、肠系淋巴结炎、原发性腹膜炎、溃疡病、胰炎等。腹外原因（或全身性疾病）包括，大叶性肺炎、胸膜炎、心包炎、心肌炎、变态反应性疾病（荨麻疹、过敏性紫癜、哮喘）、上呼吸道感染、腹型癫痫等。外科原因是指，急性阑尾炎、肠套叠、肠梗阻、胆道蛔虫症、回肠憩室穿孔、肾盂积水、肾结石、卵巢囊肿扭转、髂窝脓肿，嵌顿疝等。

家庭防护：对于消化不良引起的腹痛，家长不必紧张，注意调整宝宝的饮食即可。每日饮食的量和次数要有规律，不要暴饮暴食，多吃青菜、水果。对于肠道蛔虫引起的腹痛主要是养成饭前便后洗手的好习惯。因便秘引起腹痛者，家长应矫正宝宝偏食，促其多吃富含纤维素、果胶的蔬菜和水果，养成定时排便的习惯，腹痛就会随便秘的解除渐渐消失。对于其他类型发作时可局部热敷，也可酌情给予解痉、镇痛等对症治疗。

食疗：

葱白粥

材料：葱白5克、粳米50克。

做法：将粳米洗净后与葱白一同放入锅中，加适量清水煎煮成粥即可。本方具有调中和胃的作用，主治小儿腹痛。

12.腹泻

症状：一岁以内的婴儿，腹泻发病

率很高。这是因为婴儿消化功能不成熟，发育又较快，所需热量和营养物质多，一旦喂养或护理不当，就容易发生腹泻。常见的腹泻原因有：进食过多，或次数过多，加重了胃肠道的负担；喂的质量不当，使食物不能完全被消化；喂养不定时，使肠道不能形成定时分泌消化液的条件反射，使机体消化功能降低等。总之，不合理的喂养是婴儿腹泻的主要原因。另外，由于食物或用具污染，使婴儿吃进带细菌的食物，引起宝宝胃肠道感染也能引起腹泻。当婴儿着凉，患感冒、肺炎等疾病时，也可引起消化道功能紊乱而发生腹泻。

家庭防护：如果婴儿腹泻严重，伴呕吐发热、眼窝凹陷、口渴、口唇发干、尿少，就说明已经引起脱水了，应该去医院输液治疗。为防止婴儿脱水，应在婴儿腹泻次数较多时，适量减少饮食，甚至禁食，使胃肠得到休息。同时，口服补液或自配糖盐水、盐米汤，盐少许，少量多次，以防脱水发生。患腹泻的婴儿要注意腹部保暖，以减少肠蠕动，可以用毛巾裹腹部或热水袋热敷腹部，同时让婴儿休息。排便后可用温水清洗臀部，防止臀红发生。

食疗：

蛋黄膳

材料：鸡蛋（每天 1 个）。

做法：将鸡蛋煮熟后去壳和蛋白，用蛋黄放在锅内小火熬炼取油，1 岁内婴儿每天一个蛋黄油，分 2~3 次服，3 天为一个疗程。

特点：治疗腹泻，并有补脾益胃止泻作用；鸡蛋黄加少许面粉和姜丝所蒸出的鸡蛋饼也有同等功效。

13. 菌痢

症状：小儿菌痢全称为细菌性痢疾，生病宝宝表现为腹痛、腹泻、呕吐、发热、脓血便。严重的会出现突发高烧、昏迷、痉挛、呼吸不畅等现象。菌痢多发在夏秋两季。

家庭防护局：患病宝宝应卧床休息，腹痛时腹部可放热水袋。饮食一般以流质或半流质为宜，忌食多渣、多油或有刺激性的食物，瓜果桃梨、雪糕等生冷之物也暂勿食用，以免增加胃肠负担，加重胃肠功能紊乱。宝宝大便有里急后重时，可让大便解在尿布上，可防止肛门直肠脱垂。每次大便后妈妈需用温水洗净臀部，并用 5 %鞣酸软膏涂于肛门周围的皮肤上。如有脱肛时，可用纱布或软的手纸涂上凡士林，托住脱垂的肛门，一面轻轻按摩，一面往上推，可复位。宝宝的食具、衣被均需消毒。

石榴止痢煎

材料： 酸石榴皮15~30克，红糖适量。

做法： 取酸石榴皮15~30克加水煎，再加适量红糖，即可饮用。

14.肠套叠

症状： 肠套叠是指一段肠套入邻近的另一段肠腔内，是婴儿时期的急腹症。这种病有几个特点：男孩多于女孩；多发生在4~12个月以内的健康胖宝宝身上；发病季节多在7~8月份。有以下几种发病原因：对增加辅食不适应；夏季饮用冷食多，引起肠道病毒、细菌感染机会多；这个年龄抵抗力弱。以上因素可能引起肠蠕动紊乱，诱发肠套叠。

家庭防护： 患了肠套叠，是很痛苦的，肚子阵阵绞痛，剧哭不止，双手紧握，四肢乱动，面色苍白。发作1~2分钟后，腹痛消失，患儿安静如常。约15分钟后，腹痛再次出现，重复循环，伴有呕吐。起病后到8~12小时，由于肠管缺血、坏死，可发现果酱大便排出，这时切莫认为是肠道感染，应马上到医院就诊。

食疗：

枸杞藕粉汤

材料： 枸杞25克，藕粉50克。

做法： 先将藕粉加适量水小火煮沸后，再加入枸杞，煮沸后，可食用。每日2次，每次100~150克。

15.蛔虫病

症状： 蛔虫病是常见的肠道寄生虫病，往往影响宝宝的食欲和肠道功能，妨害宝宝的生长发育，应引起家长的重视。人主要是吃进蛔虫卵而感染的。如吃生瓜果不洗烫，饭前便后不洗手，吃不洁的凉拌菜或泡菜，喝不清洁生水，吮指，啃东西等。成虫寄生在小肠内会引起以下症状：食欲不好、腹痛、疼痛一般位于脐周或稍上方，反复发作，疼的时候喜欢让人按揉。有的宝宝可出现偏食或异食癖，喜欢吃墙皮、纸、土块等。蛔虫症可引起恶心、呕吐、腹泻或便秘。如蛔虫较多，可造成营养不良、贫血、发育迟缓等。蛔虫病还可引起神经症状，使出现低热、精神不振、头痛、睡眠不好，夜间磨牙、易惊等。蛔虫有在腹内游走的习惯，可并发肠梗阻、胆道蛔虫症、蛔虫性阑尾炎等，危胁生命。

家庭防护： 对无症状的可不必急于治疗，如果不再感染，一年内可将成虫自然排出。对于有明显症状的，要使用药物驱虫。对并发症，要及时送医院诊治。对于蛔虫病，重在预防，教育宝宝养成良好的卫生习惯，保持手的清洁，饭前便后要洗手。家长不要随便给宝宝买街头小贩的不洁食品，熟食要加热。生食蔬菜要洗烫干净，水果要洗净去皮。

食疗：

桃叶汁饮

材料： 鲜桃叶 60 片。

做法： 把新鲜桃树叶洗净打烂，开水冲泡，连渣服下。

丝瓜仁

材料： 丝瓜仁。

做法： 将适量黑生丝瓜子去皮取仁，空腹温水送服。每次 50 粒，每日 1 次。

16. 蛲虫病

症状： 蛲虫就是小白线虫，主要感染 1 岁以上的宝宝，尤其在幼儿园、托儿所集体生活的，感染此病的较多。蛲虫病是这样得的：人吞入虫卵后，虫卵在胃及十二指肠内孵化，在肠中发育成成虫。当夜间熟睡时，肛门处于松弛状态，蛲虫爬到肛门排卵，使宝宝感到奇痒。有的宝宝用手去抓，造成手的污染，不但可使自己再次感染蛲虫，而且手摸过的东西还会感染他人。当然蛲虫卵也很容易污染被褥及其他地方。

家庭防护： 实际上蛲虫的生命力只有 1～2 个月，如果注意卫生，不吃药就能自愈。要给宝宝养成饭前便后洗手的习惯，勤洗被褥，勤洗烫内裤，玩具要定期消毒。提倡尽早穿满裆裤。经过这样预防，1～2 个月后，不吃药蛲虫就消失了。

食疗：

香榧子

材料： 香榧子适量。

做法： 将香榧子炒熟，不可烧焦，备用。5 岁以上儿童，每日每次 2 粒，嚼细烂，日服 3 次。连服一周。5 岁以下小儿，服榧子粉为宜。即炒熟榧子，研细末，每次 1 克，温开水送服。日服 3 次，连服 1 周。

17. 便秘

症状：便秘是指大便干硬不正常，排泄困难的症状。小儿便秘可见大便干、硬难解，或隔 2～3 天甚至更长时间才排便一次，多因饮食不当、乳食积滞，燥热内结，或病后体弱不足所致。以饮食疗法治之，根据不同证型酌选方药，多可收到较好的效果。

家庭防护：饮食调节，对于喝牛奶的宝宝，要适时地添加润肠辅食，如蔬菜汁、新鲜水果汁、西红柿汁等。训练排便习惯，不滥用导泻药，如经常服用导泻药，会使肠壁活动依赖于药物，导致肠道功能失调，反而会使便秘加重；适当服用通便食品，对于长期便秘的宝宝可以在医生指导下服用一些调整肠道功能的保健食品，另外，每天晚上为宝宝做顺时针的腹部按摩，也是很有效果的。

食疗：

红薯粥

材料：新鲜红薯 150 克，粳米 100 克，适量白砂糖。

做法：取新鲜红薯 150 克洗净切成小块，加入洗净粳米 100 克及适量清水同煮为粥，快熟时加适量白砂糖搅匀调味，再煮片刻即可。

18. 呕吐

症状：呕吐是婴幼儿常见病之一，呕吐多由宝宝脾胃功能失调发生。患病宝宝表现为乳、食物经宝宝的食道自口吐出。患病的宝宝应注意饮食，最好禁食一二顿，然后喂食容易消化且细软的食物，胃功能正常后恢复正常饮食。

家庭防护：注意饮食，宜定时定量，避免暴饮暴食，不要过食煎炸、肥腻食品及冷饮；呕吐较轻者可进易消化的流食或半流食，少量多次给予，呕吐重者暂予禁食；令患儿侧卧以防呕吐时呛入气管；积极查明呕吐原因，针对病因治疗。给药时药液不要太热，服药宜缓，可采用少量多次服法，必要时可服一口，停一息，然后再服。

此外，对待宝宝应该循循善诱，温和的教导，不应当对宝宝大声呵斥；防止宝宝受到惊吓。

食疗：

山楂汤

材料：山楂 100 克，白糖 25 克。

做法：将山楂洗净去核，切碎，浓煎成汁，加入白糖搅拌均匀。每次 50 毫升，一日 3 次，连服 3 日。

19. 小儿紫癜

症状：过敏性紫癜是儿童常见病之一，属于自身免疫性疾病，发病急是它的突出特点。近年来过敏性紫癜发病率呈上升的趋势，6~14 岁儿童的发病率较高，患病儿童多数是过敏体质。宝宝过敏性紫癜发病较急，宝宝或家长首先看到的通常是皮肤紫癜，大多开始出现在双侧小腿，踝关节周围，有时还伴有荨麻疹，病情较重的宝宝上肢、胸背部也可出现出血点，甚至会有大片瘀斑或血性水泡。紫癜的特征是高出皮肤、大小不等、呈紫红色、压之不退色的出血点。一般 1~2 周消退，也可反复出现或迁延数周、数月不退。其次是有关节疼痛，约有 1/3~2/3 患儿会发生关节红肿疼痛，不能走动。多见于踝关节、膝关节，甚至部分患儿出现关节腔积液。关节肿胀的特点是消退后不留后遗症。还有少数患儿出现脐周疼痛、呕吐，甚至便血、肠套叠。另有约 30% 的患儿会出现肾脏损害，如血尿、蛋白尿或管型尿，这种较严重的表现称为紫癜性肾炎，一般发生在病后 2~4 周。肾炎发病轻重不一，多数为轻型，通常不治自愈，少数可出现肾功衰竭、尿毒症。

家庭防护：从家长和宝宝配合治疗的角度来讲，调节饮食在宝宝过敏性紫癜的治疗中就显得尤为重要了。首先应给予素食，不要有鸡、鸭、鱼、虾、牛奶或各种肉类。经过治疗紫癜消失 1 个月后，才可恢复动物蛋白的饮食，恢复的原则是含动物蛋白的饮食一样一样的逐步添加。3 天加一种，吃后无过敏反应再加第二种、第三种。这样既保证了安全，也有利于发现过敏原为何种动物蛋白。

其次，治疗期间患儿应控制自己不要到冷空气或人群密集环境中去，避免剧烈运动、过度疲劳，杜绝感染机会。因为，病毒或细菌的感染可导致紫癜的复发，一般 3 个月内患儿情况平稳，以后复发的机会很少。如果紫癜迁延不愈，超过 3 个月，复发机率就会增多。

食疗：

绿豆红枣汤

材料：绿豆、红枣各 50 克，红糖适量。

做法：将绿豆、红枣洗干净后加水适量，煮至绿豆开花、红枣涨成圆而鼓时，加红糖适量即成。

20. 小儿流涎

症状：小儿流涎多见于 1 岁左右的

宝宝，经常发生在断奶前后，宝宝变现为流口水较多，因此俗称小儿流口水。流涎的原因很多，一般分为生理性和病理性两大类。由于婴儿的口腔浅，不会节制口腔的唾液，在新生儿期，唾液腺不发达，到第五个月以后，唾液分泌增加，六个月时，牙齿萌出，对牙龈三叉神经的机械性刺激使唾液分泌也增多，以致流涎稍多，均属生理现象。随着年龄的增长，口腔深度增加，婴儿能吞咽过多的唾液，流涎自然消失。如果宝宝超过 6 个月时还是流涎，多是因为脾胃虚弱，不能摄纳津液所致，治疗应以健脾益气，燥湿和胃，补肾摄涎为主。病理性流涎是指婴儿不正常地流口水，常有口腔炎、面神经麻痹，伴有小嘴歪斜、智力下降等。如果到了 2 岁以后宝宝还在流口水，就可能是异常现象，如脑瘫、先天性痴呆等。

家庭防护：无论是生理性流涎还是病理性流涎，均应该及时处理。常流口水的宝宝，由于唾液经常浸泡下巴等部位的皮肤，也会引起局部皮肤发红，甚至糜烂、脱皮。所以，局部护理是非常重要的：平时可用柔软质松敷料垫在颈部以接纳吸收流出的口水，并经常更换。最好能经常用温水给宝宝清洗面部、下颌部及颈部，清洗完了可涂些儿童专用的油脂类护肤品。保持口周、下颌、颈部等部位的干燥，可在颈部涂擦爽身粉，并要及时更换围涎巾，尤其是在冬季。

食疗：

白术糖

材料： 生白术 30~60 克，绵白糖 50~100 克。

做法： 先将生白术晒干后，研为细粉，过筛；再把白术粉同绵白糖和匀，加水适量，调拌成糊状，放入碗内，隔水蒸或置饭锅上蒸熟即可。（每日服 10~15 克，分作 2~3 次，温热时嚼服，连服 7~10 天）